HOMŒOPATHIE

ET

ALLOPATHIE.

HOMŒOPATHIE

ET

ALLOPATHIE

PAR

LUD. DE PARSEVAL,

Docteur en Médecine de la Faculté de Paris.

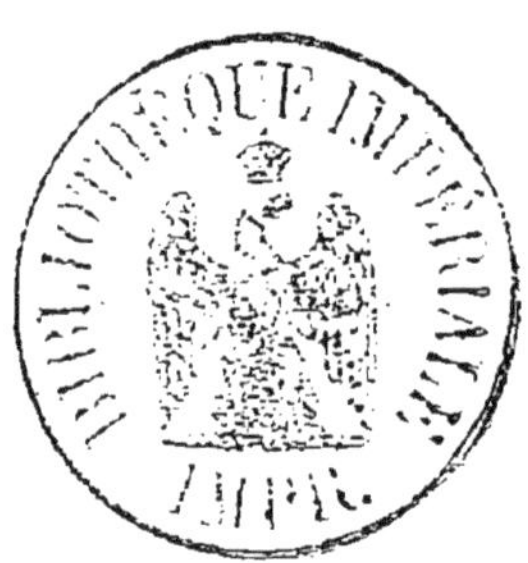

Il faut chercher, sur l'objet de notre étude, non pas ce qu'en ont pensé les autres, ni ce que nous soupçonnons nous-mêmes, mais ce que nous pouvons voir clairement et avec évidence ou déduire d'une manière certaine. C'est le seul moyen d'arriver à la science. DESCARTES.

(*Règle 3 pour la direction de l'esprit*).

Celui qui connaît la vérité et qui la tient cachée, sera puni de Dieu.

SAINT JUSTIN.

A PARIS,
CHEZ J. B. BAILLIÈRE,
LIBRAIRE DE L'ACADÉMIE IMPÉRIALE DE MÉDECINE,
RUE HAUTEFEUILLE 19.

LONDRES, H. BAILLIÈRE, 219, REGENT-STREET.

NEW-YORK, H. BAILLIÈRE, 290, BROAD-WAY.

MADRID, C. BAILLY-BAILLIÈRE, CALLE DEL PRINCIPE, 11.

1856.

Marseille. — Typ. et Lith. Barlatier-Feissat et Demonchy, place Royale, 7 A.

PRÉFACE.

Deux doctrines médicales, l'allopathie et l'homœopathie sont aujourd'hui en présence, et la lutte qui se continue depuis long-temps déjà entre elles excite au plus haut degré l'attention des hommes sérieux. Il est en effet peu de sujets qui offrent un intérêt plus direct et qui aient une aussi immense portée. L'allopathie est-elle une erreur? L'homœopathie est-elle une vérité? La question est posée, on ne saurait trop tôt la résoudre, l'humanité souffre et attend.

Malheureusement, le plus grand nombre de ceux qui sont appelés à prononcer sur la doctrine nouvelle, apportent, dans le débat, des préjugés et des passions. Les médecins la proscrivent sans l'examiner, les gens du monde la repoussent sans la connaître. Cependant le seul moyen de bien juger est d'étudier les deux doctrines dans leurs principes, dans leurs procédés, dans leurs résultats, d'interroger à la fois leur passé, leur présent, leur avenir. Si l'erreur a tout à craindre d'un examen impartial, la vérité a tout à en espérer

Faire connaître et apprécier les deux doctrines, voilà donc quel doit être le but de tous les hommes vraiment convaincus, et c'est celui que nous nous sommes proposé dans ce travail.

Nous soumettrons d'abord l'allopathie à une critique impartiale. Nous dirons sur elle la vérité, la vérité tout entière. Cette doctrine est en possession de l'enseignement officiel, elle jouit des honneurs académiques ; et cependant, de l'aveu même de ses partisans, elle manque d'unité dans ses principes, elle est incertaine dans ses indications. Ce n'est point là, en un mot, cette science médicale à la recherche de laquelle tant de médecins d'un véritable talent se sont vainement consacrés depuis des siècles.

Dans cette étude que nous nous proposons de faire de l'allopathie, nous nous efforcerons de ne laisser dans l'ombre aucune partie de notre sujet, nous multiplierons les preuves et les détails. Nous aurons surtout recours à la logique des faits. Et quand nous présenterons une assertion, nous fournirons toujours les preuves à l'appui. Ces preuves, c'est *aux allopathes eux-mêmes* que nous irons les demander ; car, disons-le une fois pour toutes, nos citations seront empruntées aux hommes éminents de l'école ancienne, et, quand le jugement d'un homœopathe se présentera sous notre plume, nous aurons soin de signaler l'école à laquelle il appartient. Nous puiserons également nos citations dans les traités les plus récents et les plus estimés ; c'est ainsi qu'on nous verra citer souvent les ouvrages de MM. Trousseau et Pidoux, Monneret et Fleury, Fabre, Andral, Chomel, Valleix, Grisolle, etc.... En un mot, afin d'éloigner toute pensée de partialité, *nous ferons juger l'allopathie par les allopathes.*

Nous pouvons dire avec Montaigne : « Je n'eusse pas osé remuer si hardiement les mystères de la médecine, si je n'y eusse esté acheminé par ses aucteurs mesmes. Si vous les veoyez quelque jour, vous trouverez qu'ils parlent bien plus rudement à leur art, que je ne fais ; *je ne fais que la pincer , ils l'esgorgent.* »

Nous chercherons ensuite à faire connaître l'homœopathie. Cette doctrine choque les préjugés du vulgaire ; au premier abord elle offre même quelque chose d'étrange dans son principe des semblables et sa posologie, elle a contre elle l'opinion de la généralité des médecins et des Académies. Nous verrons cependant qu'elle n'est repoussée que parce qu'elle est mal connue, ou plutôt parce qu'elle n'est pas connue. Une dans ses principes comme la vérité, offrant au praticien une certitude jusqu'alors inconnue dans les indications, elle opère la guérison, comme la nature dont elle suit les lois, sans perturbations et sans laisser après elle ces maladies médicamenteuses trop communes dans la pratique ancienne. Quand elle ne guérit pas, souvent elle soulage ; jamais elle ne nuit.

L'homœopathie est mal connue, disons-nous. Et, en effet, parmi les gens du monde, parmi les médecins même, chose triste à dire, plusieurs croient que l'homœpathie consiste dans l'emploi de la méthode expectante aidée d'un bon régime; d'autres pensent que le seul fait de donner les médicaments à petite dose constitue l'homœopathie; d'autres enfin croient qu'elle consiste dans l'emploi d'un seul remède de nature particulière administré dans toutes les maladies. Pour eux ce n'est pas une doctrine, c'est une sorte de recette qui n'a pas rang dans la science. Il en est encore qui la représentent comme un de ces nombreux systèmes, basés sur des hypothèses et sortis d'une imagination plus ou moins ingénieuse, comme il en surgit incessamment dans l'histoire de la médecine, et qui disparaissent avec leurs auteurs; mais le plus grand nombre, quand on parle d'homœopathie, se figurent une création bizarre, différant en tout point des idées reçues en médecine, brisant avec toutes les traditions et repoussant tout un passé glorieux et plein d'utiles enseignements.

Nous nous efforcerons de rectifier ces fausses notions que l'ignorance ou la malveillance propagent. Disons-le, tout d'abord, l'homœopathie est une doctrine complète; loin d'être basée sur des spéculations théoriques, elle repose tout entière sur les faits. Substituer l'observation aux conceptions purement théoriques, le fait aux déductions hypothétiques, telle est sa méthode, tel est son but. L'Homœopathie n'est point sortie toute faite du cerveau de Hahnemann, elle a ses racines dans le passé, elle remonte aux premiers âges de la médecine et sa loi des semblables a été sanctionnée par l'expérience des siècles. Comme méthode pratique on l'a employée de tout temps sans se rendre compte, il est vrai, des principes sur lesquels elle repose, sans lui donner cet ensemble, cette unité de vue auxquels elle est parvenue aujourd'hui. L'homœopathie, enfin, ne vient nullement détruire les vérités médicales, elle vient seulement les compléter; elle ne veut pas briser la statue d'Hippocrate, elle place seulement à côté celle de Hahnemann. L'homœopathie, loin d'avoir cet exclusivisme passionné qu'elle rencontre chez ses adversaires, rend justice aux remarquables travaux de l'ancienne école; elle fait mieux : elle les utilise, comme on peut le voir dans ses livres, dans ses journaux. L'anatomie, la physiologie, la pathologie, etc., ont fait d'immenses progrès ; la thérapeutique seule, de l'aveu des allopathes eux-mêmes, est demeurée en arrière. Soumise aux spéculations des théoriciens, sans principe arrêté, et subissant des variations incessantes, elle était, elle est encore dans l'enfance. Eh bien ! L'homœopathie vient compléter les sciences médicales par une thérapeutique basée sur une loi immuable, riche de recherches consciencieuses et considérables sur les vertus et le mode d'action des médicaments.

Ce livre est le résultat d'une conviction qui s'est formée par la comparaison de la philosophie des deux écoles, et surtout des résultats cliniques qu'elles fournissent. Notre propre pratique n'a fait que lui donner une nouvelle force. C'est au sein même des Facultés de Paris et de Montpellier, auprès de ces maîtres illustres auxquels nous demandions vainement une conviction médicale, qu'ont été écrites un grand nombre des pages qu'on va lire. Elles ont pour éléments principaux les résultats de patientes et laborieuses recherches. Nous n'avons d'autre prétention que de présenter avec clarté les faits et les arguments qui peuvent permettre d'apprécier les deux doctrines. Propager la vérité et faire le bien dans la mesure de nos forces, telle est notre seule ambition. Puissions-nous porter la lumière chez quelques-uns de ces esprits fermes et honnêtes qui ne savent pas juger sans connaître, et qui, lorsqu'ils ont une conviction, ne craignent pas de l'avouer hautement ; chez quelques-uns de ces hommes qui, lorsqu'ils tiennent une vérité dans la main, l'ouvrent tout entière pour la répandre !

Nous avons fait de nombreux emprunts à l'école allopathique ; nous utiliserons également les remarquables travaux publiés par les homœopathes, et particulièrement par MM. Pétroz, Léon Simon père et fils, Magnan, A. Rapou, Escallier, Comte de Bonneval, Béchet d'Avignon, Teste, Leboucher.

Du reste, nous ne nous dissimulons nullement ce que ce livre présente d'incomplet ; c'est ainsi que nous avons dû sacrifier la forme pour donner une part plus large aux faits. En face des dénégations que nous oppose l'école allopathique et des préjugés qu'on apporte dans l'examen des deux doctrines, pouvions-nous trop multiplier les citations ?

En terminant, nous dirons avec un fervent apôtre de la nouvelle doctrine que nous aurons encore l'occasion de citer, avec notre savant confrère dont la robe doctorale est cachée sous la robe de bure :

« Le blâme que nous jetons sur les médications incendiaires, irrationnelles de l'allopathie ne retombe point sur les médecins qui les croient bonnes. La bonne foi les excuse... Nous reconnaissons hautement tout ce qu'il y a d'honnêteté, de dévouement chez les médecins en général....

« Ceux qui trouveraient encore de quoi s'offenser de notre zèle, voudront bien considérer que nous devons placer le bien général avant le bien des particuliers, la conscience avant l'intérêt; l'humanité avant les médecins, la vraie science avant les lambeaux d'une thérapeutique sans principe. Qu'on ne vienne pas, après cela, nous accuser de descendre trop bas, quand nous nous abaissons quelquefois à relever des injures dirigées contre nous du sein des Académies, ou quand nous stigmatisons une pratique contraire à la médecine. Nous ne connaissons qu'une dignité, la dignité de la conscience. On ne descend jamais quand on s'abaisse pour élever à soi; et, quant à la forme que l'on donne à la pensée, elle n'est jamais sans dignité, quand elle est celle que demandent l'époque où l'on vit et la majorité des lecteurs auxquels on s'adresse. »

MARSEILLE, Août 1856.

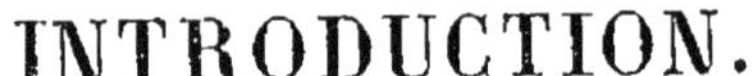

INTRODUCTION.

INTRODUCTION.

Ne croyons pas que le vrai soit victorieux dès qu'il se montre; il l'est à la fin, mais il lui faut du temps pour soumettre les esprits.

FONTENELLE.

La première chose à faire pour bien juger est de connaître, et quand on connaît bien, l'erreur est encore possible quand la passion intervient.

(Bulletin de l'Académie de Bruxelles.)

§ I.

On reproche à l'homœopathie les persécutions qu'elle a eu à subir et l'opposition qu'elle rencontre encore, comme si les plus belles conquêtes de l'esprit humain n'avaient pas eu à traverser les mêmes épreuves.

« Une des plus tristes lois que doive subir tout progrès, dit M. le professeur Bouillaud, c'est une opposition, une résistance plus ou moins violente. Toute réforme, toute révolution scientifique ne s'est réellement accomplie qu'après avoir reçu la consécration, le baptême dont il s'agit. Non, il n'est permis à personne d'inventer impunément quelque grande vérité, *surtout quand cette vérité est en opposition avec*

2

les idées généralement reçues et enseignées par les hommes qui occupent de hautes positions. Plus la réforme est grande, profonde, fondamentale, plus les intérêts et les opinions qu'elle choque sont nombreux, plus aussi l'opposition qu'elle rencontre est grande elle-même. »

Ces paroles d'un des adversaires les plus ardents de l'homœopathie disent assez quelles luttes étaient réservées à la nouvelle doctrine. Peu de réformes, en effet, ont été aussi profondes, aussi radicales que celle accomplie par Hahnemann : elle blesse à la fois les convictions et les intérêts des savants, les préjugés des masses ; aussi l'opposition soulevée a-t-elle été immense.

Il n'est que trop vrai ; l'histoire des hommes de génie, de ces élus de Dieu, qui marchent à la tête de l'humanité, n'est qu'un long et douloureux martyrologe. Si l'on enlevait au genre humain toutes les sublimes découvertes qui ont été accueillies d'abord par le sarcasme et les persécutions, il retomberait dans la barbarie. Personne n'ignore tout ce qu'eurent à souffrir dans ce genre Copernic, Galilée, Guttemberg, Christophe Colomb, Salomon de Caus, Watt, Denis Papin, Newton, Descartes, Parmentier, Lavoisier, Jacquart et tant d'autres. Qui ne sait que les premières applications de la vapeur à la locomotion tentées sur la Saône et le Doubs en 1781, par le marquis de Jouffroy, et plus tard par Fulton, furent considérées comme absurdes de par l'Académie, de par cette même Académie qui a nié la chute des aérolithes et l'éclairage au gaz. N'avons-nous pas entendu récemment proclamer à l'Académie le nom de Charles Dallery, l'inventeur du système à hélice et des chaudières tubulaires, ces deux découvertes qu'il a fallu plusieurs hommes de talent et de longues années pour faire adopter? Dallery cependant repoussé de tous est mort méconnu, après avoir brisé sa machine dans un accès de désespoir.

Mais renfermons-nous dans le domaine médical, les faits n'y sont que trop nombreux. En 1547, Amatus Lusitanus découvrait les valvules des veines. Fallope, Thaddæus Dunus, le grand Vesale lui-même en nièrent l'existence. Eustache et Vallesius avancèrent qu'une pareille proposition était ridicule. Le blâme fut général et trente ans après, Fabrice d'Aqua Pendente pût, à juste titre, s'attribuer l'honneur d'avoir sauvé cette découverte de l'oubli.

Les vérités anatomiques mises en lumière par Vesale, lui valurent les persécutions de ses contemporains; ses adversaires les plus acharnés furent Jacques Silvius et Riolan, c'est-a-dire deux anatomistes célèbres de cette époque.

L'admirable découverte de la circulation du sang par Harvey, est une de celles qui ont rencontré en médecine la plus vive opposition. Tout ce qui faisait autorité dans la science, prodigua à l'envi les railleries à son auteur. Plus d'un demi-siècle après, la faculté de Paris, par l'organe de l'un de ses membres, concluait que Harvey n'était qu'un novateur absurde; on l'appelait par dérision *Circulator*. Sanctorius, grâce à ses longues et laborieuses expériences sur la transpiration insensible, éprouva le même sort. Pecquet qui découvrit la route suivie par le chyle pour arriver au torrent circulatoire, et qui, par cela même, mit à néant l'ancienne doctrine de la préparation du fluide sanguin par le foie ne fut pas plus heureux.

Ambroise Paré se vit en butte aux attaques des médecins les plus illustres de son temps, pour avoir repoussé l'emploi de la cautérisation des plaies par armes à feu, qu'on pratiquait alors avec de l'huile bouillante.

Avenbrugger, praticien modeste de Vienne, inventa la percussion, découverte méconnue de ses contemporains et bientôt oubliée même dans sa patrie. Corvisart, en la tirant de cet incroyable oubli, eut la gloire de l'inventer en quelque sorte une seconde fois. L'admirable découverte de l'auscultation eut à soutenir à son origine une véritable lutte. Un médecin, aujourd'hui très-haut placé dans la hiérarchie scientifique, déclarait qu'il n'avait pas l'oreille assez fine pour entendre l'herbe pousser. Dans les hôpitaux les médecins appliquaient le stethoscope, n'importe sur quel point de la poitrine, et déclaraient qu'ils n'entendaient pas le souffle bronchique.

Qui ne connaît l'opposition soulevée dans le public et parmi les médecins par l'inoculation de la variole et la vaccine?

Le quinquina importé d'Amérique en Europe en 1638, fut plus d'un siècle avant de passer dans la pratique générale. Blondel, professeur à la faculté de Paris, et l'un de ces hommes qu'on trouve toujours sur la route des vérités nouvelles pour leur barrer le passage, prétendait que les Américains empoisonnaient cette écorce. Guy-Patin écrivait à son ami Falconnet : « Le quinquina ne « guérit pas la fièvre intermittente, et nous l'avons abandonné, *Jacet ignotus, sine nomine, pulvis.* »

On voit avec regret figurer Boerrhaave parmi les médecins qui refusèrent d'employer ce précieux médicament.

L'introduction des remèdes chimiques en médecine fut long-temps proscrite ; la faculté de Paris défendit d'insérer dans les thèses des opinions qui leur fussent favorables. L'illustre Bâcon ne fut pas lui-même exempt des préjugés de son époque, et il en donna une preuve trop remarquable en niant la légitimité du système de Copernic (1).

L'ingratitude et l'injustice des contemporains a eu pour effet de nous priver de plus d'une œuvre importante. Ainsi Descartes, après avoir travaillé plusieurs années à son *Cosmos*, ayant appris la condamnation de Galilée n'osa pas publier cet ouvrage (2).

Si des découvertes aussi simples en elles-mêmes, que le sont plusieurs de celles que nous venons de citer, ou tout au moins d'une vérification facile, ont eu tant d'obstacles à vaincre, doit-on s'étonner qu'une doctrine médicale aussi étrange que semble l'être l'homœopathie ait rencontré elle aussi des obstacles dans sa marche? M. le professeur Anglada après avoir fait un rapide tableau des découvertes qui sont demeurées long-temps méconnues, termine par les réflexions suivantes :

« Accueillons les découvertes nouvelles sans parti pris, sans engouement, comme sans froideur. *Soumettons les au contrôle d'une expérience impartiale.* Jugeons les à l'œuvre, quelles que soient leurs prétentions avouées, avec le désir sincère de faire bonne justice au droit. Ne perdons pas de vue les leçons de l'histoire. Acceptons, comme une loi fatale, la proscription qui attend toute découverte à sa naissance,

(1) *Cosmos* de Humboldt, t. 2, p. 408.

(2) *Ibid* t. 3. p. 21.

mais ayons assez d'indépendance et de fermeté pour n'en être pas complices. »

Si l'Académie avait procédé dans l'examen de l'homœopathie comme le veut M. Anglada, le blâme qu'elle a jeté sur cette doctrine aurait une valeur réelle, mais c'est ce qu'elle n'a pas fait ; aussi, ses assertions ne peuvent avoir aucune portée aux yeux des hommes sérieux. Imitant leurs devanciers, les académiciens ont jugé les travaux de Hahnemann, sans les soumettre au contrôle d'une *expérience impartiale*, et, par cela même, ils ont ajouté une découverte sublime de plus à toutes celles que ce corps savant avait déjà proscrites.

Nous lisons dans la lettre que l'Académie adressait à ce sujet au ministre de l'instruction publique :

« Chez nous, comme ailleurs, l'homœopathie a subi aussi l'épreuve des faits ; elle a passé au creuset de l'expérience ; et chez nous, comme ailleurs, l'observation, fidèlement interrogée, a fourni les réponses les plus catégoriques, les plus sévères. »

Or, nous le demandons, quels sont les essais sur lesquels l'Académie motive son jugement ? Un corps savant ne doit-il pas produire, à l'appui des opinions qu'il émet, des expériences entreprises sous ses yeux et par des hommes compétents ? Peut-on procéder avec trop de circonspection, alors qu'il s'agit d'une question qui intéresse la vie humaine ? Si l'Académie avait voulu savoir sérieusement à quoi s'en tenir sur l'homœopathie, son devoir était de confier à des homœopathes instruits le soin d'entreprendre une série d'expériences, sous les yeux même de la Commission nommée par elle. C'est ainsi que la Société de médecine homœopathique de Paris l'avait compris, lorsqu'elle offrit son concours pour le cas où la Commission se livrerait à des expérimentations. Mais l'Académie préféra s'en rapporter aux essais entrepris par M. Andral, entre les mains de qui les expériences devaient nécessairement échouer. Voici ce que furent ces essais.

En 1834, lorsqu'ils eurent lieu, l'homœopathie était introduite depuis peu en France, la matière médicale n'était pas encore traduite et il n'existait aucun livre qui pût faciliter la pratique ; aussi, les homœopathes eux-mêmes étaient-ils loin de posséder des connaissances complètes ; ceux qui savent combien la pratique de cette doctrine est hérissée de difficultés jugeront par là de ce que devaient être les connaissances homœopathiques de M. Andral. Or, qu'advint-il? Ce professeur détacha de la pathogénésie de chaque médicament expérimenté un ou deux symptômes pour les adapter à une maladie quelconque, sans avoir égard aux causes et aux symptômes de cette maladie. Ainsi, sachant que l'*aconit* est un des principaux médicaments usités en homœopathie contre le mouvement fébrile dans les maladies dites inflammatoires, M. Andral administra l'*aconit* dans tous les cas de ce genre ; il suffisait qu'il y eût fièvre pour qu'il donnât l'*aconit* ; en un mot, M. Andral prescrivait l'*aconit* comme il eût fait d'une saignée dans son système et avec ses opinions. Que la *bryone*, que la *belladone*, que la *camomille*, que la *noix vomique*, etc., etc., fussent indiqués par l'état du malade, qu'ils répondissent aux causes, aux symptômes de l'état morbide, qu'importe, il y avait fièvre, il fallait donner l'*aconit*. Voilà l'homœopathie faite par M. Andral, telle qu'on la trouve relatée dans le *Bulletin général de thérapeutique*. Mais rapportons quelques observations :

« **Aconit** 8°. — 1° Gastrite ; *symptôme prédominant*, fièvre intense. — Effets : Deux pulsations de moins dans les vingt-quatre heures ; le lendemain, une variole se déclare.

« 2° Fièvre intermittente quotidienne ; *symptôme prédominant*, impulsion du cœur. Effet nul. »

« **Belladone** 8°. — 1° Hemiplégie ; *symptôme prédominant*, trouble de la vue. Effet nul.

« 2° Bronchite ; *symptôme prédominant*, toux opiniâtre. Effet nul. »

Toute la série d'expériences offre la même précision. Ainsi donc, une *gastrite*, c'est-à-dire, un des noms de maladie les plus vagues, et une *fièvre intense*, appellation non moins vague, telles sont les indications qui ont suffi à un professeur sérieux et savant pour employer l'*aconit*. Et notez quelle gastrite, une variole se déclare le lendemain !

Autres indications de l'*aconit : une fièvre intermittente quotidienne, avec impulsion du cœur !* Le silence est ici la meilleure critique. A quoi bon continuer, pour entendre qu'une *hémiplégie avec trouble de la vue* a été traitée par la *belladone*, qu'une *bronchite avec toux opiniâtre* demande le même médicament, etc. ?

Malgré toute la science de M. Andral et le respect qu'il mérite comme professeur, il est impossible de ne pas s'étonner d'une semblable manière de procéder. Son erreur a été de croire que la nouvelle doctrine était cet art routinier, cette médecine facile que pratiquent les allopathes. Si l'allopathie se contente d'un symptôme prédominant pour indiquer une médication, il n'en est pas ainsi de l'homœopathie ; elle tient compte au contraire des causes, de l'ensemble des symptômes et des moindres nuances de l'état morbide. M. Andral a donc fait, si je puis m'exprimer ainsi, de l'homœopathie allopathiquement, et le résultat des ses essais entachés d'une légèreté inexcusable, ne peut être pris au sérieux. Voici du reste ce que pense de ces expériences un de ses collègues de la l'Académie de médécine, M. Jourdan :

« M. Andral, dit-il, n'a pas puisé aux sources véritables, faute de connaître la langue allemande, et il ne connaissait pas l'homœopathie. »

Et il ajoute :

« Il est inconcevable qu'un homme du mérite de M. Andral, ... Il n'aurait pas du permettre qu'on attachât son nom à une chose qu'il est impossible de qualifier..... *ou la note entière est une plaisanterie, ou elle a été faite par un infirmier.* »

M. Andral, dont on ne peut d'ailleurs accuser la bonne foi, a reconnu lui-même l'insuffisance de ses essais. Il écrivait peu de temps après ses expériences, dans le *Bulletin de thérapeutique* (t. VII., p. 14-15) :

» Sans préjuger la question que les Homœopathes ont soulevée dans ces derniers temps, sur la propriété qu'auraient les agents curatifs de déterminer, dans l'organisme, les maladies qu'en allopathie on se propose de combattre par eux, nous croyons que c'est là une vue qu'appuient quelques faits incontestables, et qui, *à cause des conséquences immenses qui peuvent en résulter, mérite au moins l'attention des observateurs.* A supposer, ce qui est très-probable, que Hahnemann soit tombé à cet égard dans l'exagération, si facile aux théoriciens, parmi les faits nombreux qu'il cite à l'appui de ses opinions, il est certain qu'il en est quelques uns qui sont parfaitement en harmonie avec sa pensée. *Que l'on répète ces expériences, il est vraisemblable que l'on verra surgir quelques autres faits aussi authentiques. Qu'un esprit vigoureux médite ces faits, qu'il les compare après les avoir explorés sous toutes leurs faces*; **qui sait les conséquences qui en pourraient jaillir?** »

Que d'aveux dans ces quelques lignes et que de réflexions elles éveillent dans l'esprit! Voilà une des sommités de la science, membre de l'Académie de médecine, de l'Institut de France, professeur à la Faculté, qui entrevoit la vérité; mais qui ne se sent pas le courage de l'aborder de front, et qui remet cette importante tâche à un esprit plus vigoureux. Cette faiblesse ou plutôt cette timidité donnera, à ceux qui voudront bien y refléchir, le mot de l'énigme, et leur fera comprendre comment il se fait que l'homœopathie ne soit pas acceptée et patronée par les princes de la science. Les uns, comme M. Andral, n'ont pas le courage de faire jaillir d'une étude consciencieuse, la vérité qu'ils entrevoient; les autres, s'écrient avec M. Bouillaud; « *Si je l'avais vu, je ne le croirais pas.* » Que dire ensuite d'une Académie qui, n'ayant pour juger l'homœopathie, que les expériences de M. Andral, expériences auxquelles les paroles mêmes de ce professeur enlèvent toute autorité, prononce en dernier ressort et condamne une doctrine déjà adoptée et préconisée par un grand nombre de praticiens distingués.

Mais, pourquoi nous étonnerions-nous du jugement porté par l'Académie. Ne nous a-t-elle pas habitué à de pareilles injustices? Avons-nous oublié ces paroles d'un membre de la savante Faculté, le docteur Deslon : « *Il*

« *serait plus aisé de faire couler les quatre grands fleuves* « *de France, dans le même lit, que de rassembler les* « *savants de Paris, pour juger de bonne foi une question* « *hors de leurs principes.* » N'avons-nous pas vu la même Académie aller jusqu'à refuser de reconnaître les faits dont une Commission, nommée par elle-même, avait constaté la réalité?

Le 11 août 1784, l'Académie proclamait que le magnétisme n'existait pas. Plus tard, sur la proposition de MM. Adelon, Pariset, Marc, Burdin aîné, Husson, elle nomma, après de vives oppositions, une nouvelle Commission composée de MM. Leroux, Bourdois de la Motte, Double, Magendie, Guersant, Husson, Thillaye, Marc, Itard, Fouquier, Gueneau de Mussy, *laquelle affirma la réalité des phénomènes du magnétisme.* Alors l'Académie refusa l'impression du rapport de cette Commission alléguant que, *si les faits annoncés par la Commission étaient vrais, ils détruisaient la moitié des connaissances physiologiques*; *qu'il était donc dangereux de les propager au moyen de l'impression.* (Séance du 28 juin 1831.)

L'homœopathie avait-elle aussi le tort de détruire la moitié de ces connaissances allopathiques pour lesquelles MM. les Académiciens éprouvent toutes les sollicitudes de la paternité? Si l'homœopathie est une vérité comme beaucoup l'affirment, il serait cruel, nous le comprenons, de tomber du fauteuil académique sur les bancs de l'école, de devenir élève après avoir été maître, d'avouer qu'on était dans l'erreur, et de voir un bon nombre de ces livres, dont on se fait un titre de gloire, condamnés à l'oubli. Il serait pénible aussi de refaire une éducation médicale, d'étudier cette nouvelle doctrine, dont le savant Dufresne disait quelle est *un vrai casse-tête*, et de renoncer aux douces habitudes d'un nom qui n'avait plus besoin de célébrité, quand il est si facile, au contraire, de se faire illusion à soi-même en se reposant sur son propre savoir. De bonne foi, peut-on croire que ceux qui ont usé leur intelligence à se former des opinions, une position, à se créer une petite église au milieu de l'école allopathique, soient disposés à abandonner l'une et l'autre, sans une nécessité toute-puissante? Mais, l'évidence, la conscience, dira-t-on! L'évidence, il n'y en a plus à un certain âge que pour les opinions qu'on a long-temps caressées, qu'on s'est faites ou qu'on s'est laissé faire, et cela suffit à la conscience : *Etenim Deus mundum tradidit disputationibus hominum.*

Ce n'est pas sans raison que Locke a dit :

« Quel est celui qui pourra, par les meilleures raisons, se laisser dépouiller tout-à-fait de ses anciennes opinions, de toutes ses connaissances, et de tout le savoir qu'il a eu tant de peine a acquérir par les travaux constants de toute sa vie, et se résoudre à adopter des idées toutes nouvelles? Les raisonnements les plus sévères et les plus concluants ne pourront pas autrement le convaincre que le vent ne pourra déterminer le voyageur de la fable à quitter son manteau. »

En vérité, nous nous étonnons toujours qu'on en soit encore à faire à l'homœopathie, cette pauvre objection de l'opposition des médecins allopathes. Si l'homœopathie venait seulement ajouter un moyen de plus à l'ancien arsenal thérapeutique, ceux-ci auraient été plus libres dans leurs allures, l'adoption de ce moyen se serait faite peu à peu, à petit bruit, et rien n'eût été changé sous le soleil; mais, non, les homœopathes ne se proposent rien moins que de proscrire l'ancienne thérapeutique pour lui en substituer une nouvelle : là est tout le secret de l'opposition qu'a rencontrée leur doctrine.

Et à ceux qui s'étonneraient encore de voir si peu de médecins placés dans des positions officielles, pratiquer ouvertement l'homœopathie et en professer ostensiblement les principes, nous demanderons pourquoi certain professeur de la faculté de Montpellier se vit contraint de ne plus parler d'homœopathie dans ses cours; pourquoi, le médecin en chef d'un des hopitaux militaires de Paris, esprit distingué et praticien habile, après avoir emprunté franchement à Hahnemann quelques-uns de ses procédés s'est arrêté tout-à-coup dans cette voie, pourquoi? (1).

Veut-on savoir comment les allopathes traitent leurs confrères suspects d'homœopathisme; nous pourrions multiplier les exemples, nous n'en citerons qu'un seul, mais tout récent. Nous empruntons l'extrait suivant à la *Gazette hebdomadaire de médecine et de chirurgie* (*Num.*

(1) Nous lisons dans les *Lettres sur l'homœopathie ou réfutation complète de cette méthode curative* (p. 228): « Enfin en dehors de ces deux autorités médicales de premier ordre, la Faculté de Paris et l'Académie de médecine, le corps des médecins de cette grande cité, tenant à honneur de suivre les inspirations de ses illustres chefs, a repoussé de son sein les homœopathes en écrivant dans son règlement : « Tout membre qui acceptera une consultation avec un *somnambule*, *magnétiseur*, *homœopathe* ou *charlatan de la même espèce*, sera considéré comme démissionnaire » (Règlement de l'association des médecins de Paris).

du 11 janvier 1856.) Le simple énoncé du fait qu'il renferme dispense de toute réflexion et les hommes d'honneur sauront lui assigner sa juste valeur.

Séance du 4 Janvier 1856.

Présidence de M. Cruveilhier.

« Ont été exclus de la société anatomique à *l'unanimité* :

1° Comme auteurs de publications homœopathiques, les membres correspondants dont les noms suivent :

MM. J. P. Tessier, Gabalda, Frédault, Jousset ;

2° Pour un acte flétrissant, déjà puni par la justice ;

M. N.... (1) membre correspondant.

« *Le Secrétaire* : Docteur Axenfeld. »

MM. Tessier, Fredault, Gabalda, Jousset ont immédiatement protesté contre cet acte odieux qui accole leurs noms à celui d'un malheureux frappé par la justice et qu'il eût été plus généreux de laisser dans l'oubli.

MM. les docteurs Milcent et Ch. Ozanam, également homœopathes et membres de la Société anatomique, ont adressé, à M. Cruveilhier, président, une lettre de démission. Nous remarquons le passage suivant dans la lettre de M. le docteur Milcent :

« Comme la plus intime communauté de principes, de travaux, de sacrifices à la vérité, m'unit aux honorables médecins qui viennent d'être exclus ; comme de plus, j'ai eu récemment l'honneur d'être frappé des foudres de la Faculté et privé d'un service au Val-de-Grâce, je ne m'explique pas comment la Société anatomique a pu me faire l'injure de m'oublier

(1) La *Gazette hebdomadaire* a cité le nom de ce médecin, les journaux homœpathiques ont cru plus convenable de le passer sous silence.

dans son exclusion. Je viens donc réclamer contre cet oubli qui m'offense, ayant à cœur d'être exclu en aussi bonne compagnie.

« Agréez, M. le Président, cette sincère expression des sentiments de votre très-humble serviteur et ancien élève. »

Si le blâme jeté par l'Académie a influencé le public et a mis ainsi obstacle aux progrès de l'homœopathie, il en est de même de l'opposition systématique de la généralité des médecins. A certains égards, cette opposition a lieu de nous étonner. On comprend, en effet, qu'au premier moment ils aient regardé l'homœopathie, comme n'ayant pas encore une valeur assez réelle, pour réclamer de leur part des études et des essais souvent longs et difficiles. Cette doctrine comptait, en effet, un petit nombre de partisans, elle était encore peu connue dans ses applications, et apparaissait, d'ailleurs, entourée d'une certaine étrangeté. D'un autre côté, après tous les essais infructueux tentés depuis des siècles en médecine, l'*esprit*, comme le dit Bâcon, *se prend à désespérer de la vérité, et les études deviennent froides et languissantes*. Cette négligence à expérimenter, qui eût été impardonnable pour un corps savant appelé à juger la question, avait quelque excuse pour chaque médecin pris isolément. Mais depuis, lorsque les succès de l'homœopathie ont été connus de tous, lorsqu'on a vu cette doctrine envahir le monde et être pratiquée par des milliers de médecins dont le nombre augmente encore tous les jours, une semblable indifférence n'est plus excusable.

Il est certaines réflexions qui devraient se présenter à l'esprit des médecins et qui sont bien faites pour les frapper ; Si l'homœopathie est une jonglerie, comme il en est encore qui se plaisent à le dire, il faudrait convenir qu'Hahnemann était un esprit bien maladroit. Quand on veut tromper les hommes, on cherche à les entraîner par quelque chose capable de les séduire, par quelque théorie brillante. Ici, au contraire, c'est un principe, la loi des semblables, qu'au premier aperçu la raison est disposée à rejeter ; c'est en outre une posologie qui excite le rire, l'incrédulité. Avec de pareils éléments, l'homœopathie avait à peine six mois à vivre et pourtant, malgré de semblables entraves, elle a envahi le monde. Mais, dira-t-on, les homœopathes ont changé leurs principes ; nullement, ils sont restés les mêmes. Voilà le fait le plus étonnant, et tout homme raisonnable en déduira nécessairement cette conclusion : Il faut que l'homœopathie soit appuyée sur des faits, sur des résultats incontestables, pour être parvenue au point où elle se trouve, alors qu'elle brave tous les préjugés répandus dans les masses, et qu'elle a eu à subir l'opposition des corps savants et même celle de quelques souverains.

La conduite des homœopathes est faite également pour impressionner ceux qui étudient sans passion. Y trouve-t-on quelque chose qui ressemble au charlatanisme? Le charlatan, dont les actes ne sont dirigés que par la cupidité, évite autant que possible le contact avec les gens instruits capables de le démasquer ; il s'ingénie toujours à cacher ses procédés. Les homœopathes, au contraire, ne cherchent que le grand jour et, s'adressant à tout le monde, ils ne demandent qu'une chose, l'examen ; mais l'examen loyal et impartial. Le charlatan sacrifie tout à la cupidité, il veut parvenir à tout prix ; les homœopathes, au contraire, sacrifient tout à leurs croyances, positions acquises, honneurs, espérances; du jour où ils se sont rangés sous la bannière de Hahnemann, les facultés, les hôpitaux, les Académies, leur sont fermés. S'il est pénible de renoncer à un brillant avenir et d'user sa vie dans des luttes incessantes, de se voir en butte aux mépris des uns, aux railleries des autres, il ne l'est pas moins de voir s'éloigner de soi ces professeurs dont on avait acquis l'estime, ces amis dont on a partagé les travaux et les luttes. Et cependant, c'est là ce qu'ont fait tous les homœopathes, c'est là ce qu'ont fait encore les Tessier, les Escallier, les Frédault, et tous ces internes des hôpitaux de Paris que nous avons vus remporter les premiers prix dans les concours, et qui avaient le droit de tout espérer, en ne s'écartant pas de la route où ils étaient entrés. Aussi, quand ces hommes d'honneur et d'intelligence viennent dire aux allopathes, avec l'accent d'une ferme conviction, avec l'autorité de la conscience : Nous avons expérimenté la nouvelle doctrine et nous en avons obtenu des résultats bien supérieurs à ceux des méthodes ordinaires que nous connaissons, que nous avons pratiquées comme vous. Cette vérité médicale que nous poursuivions vainement nous l'avons enfin trouvée; elle est dans la réforme de Hahnemann, c'est là qu'est la vie de l'humanité, l'avenir de la médecine; nous n'avons pas fait un seul essai pour nous en convaincre, nous en avons fait cent, nous les avons multipliés par l'expérimentation pure et par la clinique, et depuis bien des années que nous les renouvelons sans cesse, nos succès ne se sont pas démentis. Au nom de l'humanité souffrante, nous vous adjurons de vérifier nos assertions, de répéter nos expériences, nous sommes prêts à vous offrir tous les moyens de conviction ; nos dispensaires, nos congrès vous sont ouverts.

Nous le demandons, des paroles aussi graves méritent-elles d'être repoussées avec dédain, avec mépris, comme on l'a fait trop souvent, comme on le fait encore ?

On pourrait s'expliquer, jusqu'à un certain point, l'indifférence des médecins, s'ils croyaient être en possession de la vérité médicale, et si leur pratique leur fournissait des résultats satisfaisants ; mais il n'en est pas ainsi, on entend au contraire tous les jours les praticiens les plus instruits, ceux-là surtout, proclamer le néant de leur art, et signaler l'incertitude, et mieux, les dangers de la thérapeutique. Après avoir parcouru les différentes voies qu'ont frayées tous les esprits éminents, dans l'espoir d'arriver à la vérité, ils en ont été réduits à avouer que leur attente avait été déçue. Le plus grand nombre, découragés, se sont renfermés dans un scepticisme profond, et se sont abandonnés à l'aveugle routine des temps, arrivant à cette déplorable conviction, que la médecine est incapable de réaliser le degré d'exactitude qui caractérise les autres sciences naturelles. D'autres, plus courageux, ont renoncé à chercher les principes généraux et les grandes lois de la science, se bornant à accumuler des faits, à étudier et à perfectionner les détails ; mais, eux-mêmes l'avouent, leurs efforts manquent de direction et d'unité, privés qu'ils sont d'un fil conducteur ils errent dans un dédale inextricable.

En face de ces efforts infructueux, de ce découragement universel, de ces dissensions intestines qui minent l'édifice médical, ne semble-t-il pas que tout médecin doit à sa conscience d'essayer cette doctrine, dont le célèbre Wolff disait : « *C'est un fait notable qu'on n'ait point encore vu un seul homœopathe jeter à son art les désespérants reproches, que les plus loyaux d'entre les allopathes n'ont pas épargné au leur.* »

Et, cependant, il est déplorable d'avoir à le dire : ces médecins, qui jugent l'homœopathie si sévèrement, non-seulement ne l'ont pas soumise au contrôle de l'expérience, mais ils n'en connaissent même pas le premier mot. Et, pourtant, dans l'intérêt même de la dignité médicale, ils devraient au moins jeter un simple coup-d'œil sur les livres de l'école homœopathique. S'ils ne veulent pas le faire avec le désir de s'instruire, du moins qu'ils le fassent afin de paraître les avoir lus. Qu'ils ne l'oublient pas, il est aujourd'hui beaucoup de gens du monde qui, par affection pour leurs proches ou pour la satisfaction de leur intelligence, ont pensé que l'homœopathie méritait qu'on l'examinât, qui savent ce qu'est cette doctrine, qui en connaissent les principes, les procédés, qui ont lu tous les ouvrages des homœopathes mis à leur portée. Que veut-on que pensent ces laïques, lorsqu'ils entendent des médecins lancer contre l'homœopathie des objections qui portent à faux, lorsqu'ils voient des hommes, dont la mission est de guérir, ignorer souvent jusqu'au mode de préparation de ces globules dont ils se moquent ?

Les médecins ont écrit quelques livres contre l'homœopathie, et rien ne montre mieux que ces ouvrages l'ignorance où ils sont de cette doctrine. Je ne connais pas de livres plus propres que ceux-là à faire des prosélytes à l'homœopathie. M. de Genoude rapporte avoir été converti au catholicisme par la lecture des ouvrages de Voltaire et de Rousseau. Les livres des allopathes ont déjà amené à l'homœopathie bon nombre de médecins, et ils lui en amèneront beaucoup d'autres, nous y comptons bien. Et peut-il en être autrement, lorsqu'à des faits on répond par des plaisanteries tout au plus dignes des journaux charivariques, lorsqu'à des arguments sérieux on oppose des personnalités, des injures ? La passion est mauvaise conseillère, et lorsqu'on écrit sous sa dictée, les colères sourdes, les secrètes jalousies débordent. Quoiqu'on fasse, elles reviennent à la surface, et le public sérieux, qui juge, voit de quel côté sont la raison et la vérité. Le frère docteur Espanet, médecin de la grande Trappe, écrivait, à propos de sa conversion à l'homœopathie :

« Nous tenons à vous faire savoir qu'en cherchant tous les éléments du jugement que nous nous disposions à prononcer en notre âme et conscience, nous ne nous bornions pas seulement à lire les journaux, les ouvrages historiques, dogmatiques, pratiques et de controverse des homœopathes, mais nous allions puiser des observations dans le camp opposé ; et que, loin de reculer devant les longueurs de notre entreprise, nous fouillâmes dans le passé et jusque dans les premières années des journaux de la médecine officielle, où nous ne trouvâmes... hélas ! que des sottises !... Enfin, nous écrivions à des amis sages et instruits, à des médecins recommandables pour avoir leur opinion ; en un mot, nous cherchions à nous éclairer de toute manière. Eh bien! nous l'attestons ici, dans aucun livre, dans aucun journal, dans aucun pamphlet, dans aucune lettre, nous n'avons pu poser le doigt sur une objection, nous ne disons pas sérieuse, mais simplement convenable. En effet, pour renverser l'homœopathie, la doctrine la plus logique, il fallait attaquer son principe; pour nous en éloigner, il fallait nous prouver que ce principe était absurde, car n'eût-il été que contestable, il était encore de notre devoir de l'embrasser : *Melius anceps quam nullum*. Et l'on s'attaquait bonnement aux propositions doctrinales accessoires, et plus volontiers à leurs conséquences, et plus volontiers encore aux doses infinitésimales, contre lesquelles il n'y avait raisonnablement que des faits à invoquer, puisqu'elles sont elles-mêmes un fait ; or, si le raisonnement était incompétent contre le fait de la puissance des doses hahnemanniennes, s'il était impuissant contre les propositions doctrinales, s'il n'osait pas même s'attaquer au principe, nous prenions les contradicteurs en flagrant délit d'inconséquence, et, si vous voulez, d'ignorance, à moins qu'il ne faille dire : de mauvaise foi; et force nous était de nous abandonner à la logique (1). »

Parmi les médecins, le plus grand nombre, faute de pouvoir opposer à l'homœopathie des arguments sérieux, affecte de se renfermer dans un silence majestueux, disant que la nouvelle doctrine est trop absurde pour mériter qu'on l'attaque; mais leur impuissance se cache mal sous cette affectation de mépris; d'autres, plus hardis, se livrent à des guerres de mots, s'attaquent à des incidents, à des chiffres insignifiants, se gardant toutefois d'aborder de front ces principes où ils viendraient se briser contre le génie de Hahnemann ; ou bien, après

(1) Étud. élém. d'homœop., p. 98.

avoir créé une homœopathie de leur façon, afin de se donner une victoire facile, ils rompent des lances contre un fantôme et poussent ensuite des clameurs triomphantes. C'est ainsi qu'a procédé une des sommités allopathiques, M. Pidoux, dans sa critique de l'homœopathie qui est pourtant ce qu'on possède de plus convenable en ce genre. Selon M. Pidoux : 1° l'homœopathie est une méthode substitutive ; 2° les effets médicamenteux qui produisent la guérison, doivent l'emporter en intensité sur la maladie naturelle auxquels on les substitue ; 3° Enfin, toute la science du médecin homœopathe se réduit à deux connaissances expérimentales : celle de la totalité des symptômes morbides et celle la totalité des symptômes médicamenteux.

Nous trouvons les appréciations de M. Pidoux trop étranges pour en entreprendre la réfutation sérieuse. Elles nous rappellent une anecdocte qui fera comprendre notre réserve.

L'un des quarante de l'académie Française se présente un jour à Cuvier en lui disant : Je viens vous soumettre une question d'histoire naturelle. Chargé de rédiger une partie de la lettre E de notre dictionnaire, à propos du mot écrevisse j'ai écrit :

« L'écrevisse est un poisson rouge qui marche à reculons. »

— Monsieur, répliqua Cuvier, votre définition est excellente ; à ces traits, tous les mangeurs d'écrevisses (et ils sont nombreux) les reconnaîtront.

— Au moment de prendre congé de son confrère, Cuvier lui dit à l'oreille :

« Entre nous, l'écrevisse n'est pas un poisson ; l'écrevisse n'est pas rouge ; l'écrevisse ne marche pas à reculons. A part celà, votre définition est parfaite ; conservez-là, dans l'intérêt...... des mangeurs d'écrevisses. »

Il en est de même des définitions de M. Pidoux ; l'homœopathie n'est pas une méthode substitutive, les effets médicamenteux ne doivent pas l'emporter en intensité sur les phénomènes morbides, et toute la science du médecin homœopathe ne doit pas se réduire à deux connaissances expérimentales. A part cela, les considérations de M. Pidoux sont excellentes, et je l'engage à les conserver dans l'intérêt...... des mangeurs d'écrevisses ou des allopathes qui redoutent la lumière.

Au contraire, lorsque les homœopathes se permettent de juger et de critiquer l'allopathie, c'est qu'ils en ont acquis le droit par des études sérieuses. N'ont-ils pas partagé dans les facultés les travaux de leurs adversaires, n'ont-ils pas été élèves des mêmes maîtres et n'ont-ils pas, comme eux, après avoir payé le même tribut à la science, reçu le même titre? La plupart des homœopathes ont de plus pratiqué l'allopathie pendant un laps de temps plus ou moins long. Je sais bien que certains allopathes, du jour où nous avons quitté leur drapeau, affectent de nous considérer comme des ignorants. Soyez donc un peu moins présomptueux, MM. de l'allopathie, et permettez à vos confrères homœopathes de connaître aussi bien que vous, l'anatomie, la physiologie, la pathologie, toutes ces sciences, sans la connaissance desquelles on ne peut être bon médecin. N'oubliez pas qu'il est certains homœopathes qu'on a vus briller au premier rang dans ces écoles, qui affectent aujourd'hui de les mépriser. C'est envain que vous descendez jusqu'à effacer leurs noms du frontispice de ces livres auxquels ils ont collaboré; leurs travaux, que vous voudriez détruire, et pour lesquels jadis vous aviez des éloges, ne seront pas oubliés, et le public éclairé, n'en ira pas moins répétant que les homœopathes jugent une doctrine qu'ils connaissent, tandis que vous voudriez en juger une autre que vous ne connaissez pas. Combien en est-il, en effet, parmi les allopathes qui aient suivi l'exemple de l'illustre représentant de l'école hipprocratique!

Dans une lettre à M. Donné, M. le professeur Lordat, après avoir désigné l'homœopathie comme une méthode thérapeutique nouvelle, louée et pratiquée par *des hommes dignes de beaucoup de considération*, s'exprime ainsi :

« Je n'admets ni ne rejette l'homœopathie que je n'ai pas eu le temps d'étudier (1). J'en ai entendu porter des jugements si divers, si opposés, par des hommes graves, éclairés, que *je dois rester en suspens jusqu'à ce qu'il me soit permis d'avoir un avis, c'est-à-dire, jusqu'à ce que j'en aie fait un* PROFOND *examen*; d'autant que cette méthode a le suffrage d'un des maîtres les plus distingués, de M. d'Amador, professeur de pathologie et de thérapeutique générale.» Plus loin, M. Lordat ajoute : « L'opinion d'un homme de cette valeur (M. d'Amador) qui comprend l'art d'une façon si large et si féconde, est très-digne d'attention, alors surtout que sans rien retrancher de la science, telle que l'ont faite les âges, il s'efforce de l'agrandir par des acquisitions qui lui paraissent profitables. »

(1) M. Lordat a entrepris des travaux considérables en physiologie, qu'il complète incessamment par de nouvelles publications.

Il est malheureusement des médecins qui s'étant engagés à la légère dans une lutte contre les homœopathes, ont tant écrit et tant fait, qu'il leur est désormais bien difficile de revenir sur leurs pas (1) ; d'autres après des querelles qui se sont envenimées, combattent surtout dans l'homœopathie, les homœopathes; la colère les aveugle, vainement des faits d'une invincible éloquence se pressent autour d'eux, il ne laissent pas de dire en imitant le mot fameux de Rioland (2) : j'aime mieux me tromper avec

(1) Monsieur, dis-je un soir au docteur Sangrado, j'atteste ici le Ciel que je suis exactement votre méthode; cependant, tous mes malades vont en l'autre monde. Mon enfant, me répondit-il, je pourrais te dire à peu près la même chose : je n'ai pas souvent la satisfaction de guérir les personnes qui tombent entre mes mains ; et si je n'étais pas aussi sûr de mes principes que je le suis, je croirais mes remèdes contraires à presque toutes les maladies que je traite ? — Si vous m'en voulez croire, Monsieur, repris-je, nous changerons de pratique. Donnons, par curiosité, des préparations chimiques à nos malades ; le pis qu'il en puisse arriver, c'est qu'ils produisent le même effet que notre eau chaude et nos saignées. — Je ferais volontiers cet essai, répliqua-t-il, si cela ne tirait point à conséquence ; mais j'ai publié un livre où je vante la fréquente saignée et l'usage de la boisson ; veux-tu que j'aille décrier mon ouvrage ? — Oh ! vous avez raison, lui repartis-je ; il ne faut point accorder ce triomphe à vos ennemis ; ils diraient que vous vous laissez désabuser ; ils nous perdraient de réputation. Périssent plutôt le peuple, la noblesse et le clergé ! Allons donc toujours notre train. Après tout, nos confrères, malgré l'aversion qu'ils ont pour la saignée, ne savent pas faire de plus grands miracles que nous ; et je crois que leurs drogues valent bien nos spécifiques.

(LESAGE. Histoire de *Gilblas de Santillanne.*)

(2) Ce médecin, très-connu pour sa probité, se roidissait académiquement contre l'évidence de la circulation, jusqu'à dire un jour : « J'aime mieux me tromper avec Galien qu'être circulateur avec Harvey. »

Galien que guérir avec Hahnemann. Il en est enfin qui ne se sentent pas le courage de soutenir la lutte, de compromettre leur position et leur avenir, qui d'ailleurs n'ont peut-être pas encore assez de foi en l'homœopathie pour lui faire un pareil sacrifice. Des hommes graves assurent que si le Gouvernement prenait ouvertement l'homœopathie sous son patronage, il se trouverait bon nombre de médecins qui ne se souviendraient plus de l'allopathie; il en est, déjà, disent-ils, parmi ces derniers, qui se ménagent une porte de sortie, et qui se tiennent prêts, en cas d'éventualité, de manière à prendre part à toutes les bénédictions; d'autres, enfin, hommes sans convictions, qui font de l'allopathie et de l'homœopathie, et quelle homœopathie! le tout au choix du client. *Quelle odeur de magasin*, comme disait Joséph de Maistre; mais nous nous plaisons à croire que ce sont là des assertions sans fondement.

La plupart des médecins, avons-nous dit, ont repoussé l'homœopathie sans l'étudier. Leur erreur a été celle des savants qui :

« Jugent des choses nouvelles par comparaison avec les anciennes, auxquelles ils les assimilent, et d'après leur imagination qui en est toute remplie, tout imbue (1), » — « qu'on ne juge pas, ce que l'on ne sait pas, par ce que l'on sait, a dit le professeur d'Amador, quand il faut, au contraire, soumettre ce que l'on sait à ce que l'on découvre, car ce qu'on sait ne sera jamais l'équivalent de ce qu'on ignore. »

Nous le reconnaissons cependant, quelques médecins ont entrepris des expériences, elles n'ont pas réussi

(1) Bacon *nov. org. aphor. CIX.*

et elles ne devaient pas réussir. Il suffit à cet égard, de rappeler ce qu'ont été les essais de M. Andral. Combien d'expériences semblables ont échoué pour n'avoir pas été faites convenablement ! Quand M. de Humboldt annonça à l'Académie des sciences que, d'après l'expérience de M. Dubois-Reymond, une contraction musculaire produit un courant électrique susceptible de dévier l'aiguille du galvanomètre, on répéta l'expérience sans succès, et il fallut que l'auteur vint lui-même a Paris pour obtenir les effets annoncés. Que les gens qui essaient fassent, comme Mariotte, répétant d'abord, sans succès, les expériences du prisme, puis s'assurant par de nouvelles expériences mieux conduites, que Newton avait raison.

Guyard rapporte (p. 141), que l'illustre Laënnec avait fait, consciencieusement, des expériences dont l'insuccès le conduisit à rejeter l'homœopathie; mais ne voilà-t-il pas que le savant chimiste, aujourd'hui membre de l'Académie de médecine, qui lui avait préparé ses médicaments, vient déclarer que les préparations, faites sur les documents de Laënnec, n'étaient point conformes aux exigences de l'homœopathie !

Nous ne dirons rien de quelques essais entrepris en France, dans les hôpitaux, et dont les allopathes ont fait grand bruit. De plus habiles que nous se sont chargés de les faire connaître sous leur véritable jour, et notre travail ne saurait comporter ces détails; disons-le, seulement, les allopathes n'ont pas montré, pendant ces expérimentations, ce calme et cette impartialité qui sont les meilleurs indices d'une bonne cause; ils se sont laissés influencer par de mesquines passions; les essais de M. Andral et le jugement de l'Académie, qui sont les faits les plus saillants qu'on invoque à ce sujet, nous ont suffisamment édifiés.

Que ceux qui croiraient encore à l'impartialité des allopathes, dans les essais qui ont été entrepris, lisent ce qu'écrivait, en novembre 1841, le docteur Melicher, envoyé par le roi de Prusse, à Rome, après avoir étudié ce qui s'était passé à Naples :

« Au lieu de laisser les homœopathes suivre tranquillement leurs traitements, les commissaires allopathes les accablèrent des questions les plus niaises, et portèrent le trouble partout. *Non contents d'inquiéter les homœopathes de toute manière, ils ne surent qu'inventer pour tourmenter aussi les malades, qui finirent par se croire enfermés dans une caverne de démons....* Cinquante jours s'étaient écoulés, lorsque le bruit se répandit dans la ville que tous les malades de la clinique homœopathique étaient morts les uns après les autres. Ce bruit arriva jusqu'à la cour. Le prince Ferdinand, accompagné de deux généraux, s'y transporta sur-le-champ. L'étonnement fut grand en le voyant paraître. Il demanda au commandant de l'hôpital, le chevalier Melendoz, et au directeur de Horatiis, la liste des morts. Pas un seul malade n'avait succombé ; le prince se prit à rire... »

§ II.

Conquêtes de l'Homœopathie dans les hautes régions de la Science et de la Presse.

Malgré tous les efforts de ses adversaires, l'homœopathie a conquis sa place dans la science, elle s'est élevée et se maintient à côté de l'allopathie ; une lutte sérieuse s'est établie entre elles qui tôt ou tard amènera le triomphe de la vérité.

Nous savons que certains médecins affectent de considérer l'homœopathie comme un procédé, comme une sorte de médication secrète, indigne de l'attention des savants, et les gens du monde se laissent facilement influencer par ces assertions, lorsqu'elles sont présentées avec assurance. Il ne sera donc pas inutile de montrer ce qu'ont dit, de la nouvelle doctrine, les hommes les plus éminents de l'école ancienne. Nous pensons que les témoignages de Broussais, Huffeland, Brera, Thomassini, etc., valent bien, à cet égard, ceux de MM. X. ou Y.

Le studieux Schenk dit :

« Hahnemann s'est acquis par sa méthode une gloire immortelle...... *C'est à lui que revient le mérite d'avoir le premier tenté et mené à bonne fin une réforme efficace de l'art de guérir* (1).

Von Vivenot, à Vienne, exhorte les médecins de l'école, au milieu de l'anarchie qui les désole, à expérimenter, sans préjugés, la nouvelle méthode.

Le vénérable et savant Huffeland, premier médecin du roi de Prusse, le plus illustre des praticiens allopathes modernes, a appelé l'homœopathie la *seule médecine directe*.

« L'homœopathie, disait-il, mérite toute notre attention.. Sans vouloir examiner quelle peut être l'influence du régime et des petites doses, *j'ai vu souvent, et bien des gens dignes*

(1) *Encyclopadie d. ges. Wasserherlk III.*

de croyance ont vu fréquemment aussi l'homœopathie se montrer efficace dans les maladies graves, où toutes *les autres méthodes avaient échoué* » (1).

Huffeland ajoutait encore : (2)

« Elle (l'homœopathie) rendra les praticiens plus attentifs à la sémiologie trop négligée jusqu'à ce jour ; elle les rendra plus attentifs aux règles diététiques ; elle fera cesser la croyance à la nécessité des fortes doses; elle introduira une plus grande simplicité dans les prescriptions ; elle conduira à un plus sûr moyen d'essayer les remèdes et d'arriver à la connaissance de leurs propriétés ; en aucun cas, elle ne peut faire du mal. »

Stürmer (3) avoue que l'homœopathie a été féconde en bienfaits, et qu'elle semble en promettre encore davantage pour l'avenir.

A Walker (dans son Traité de *pathology founded on the natural system of anatomy and physiology*) reconnaît la convenance de la loi générale de similitude et du précepte des petites doses.

Strumpf (4) rend justice aux expérimentations de Hahnemann et de ses disciples, et reconnaît les services quelles ont rendus à la matière médicale.

Hirschel (5) dit « qu'on sera forcé d'utiliser les connaissances que l'homœopathie a données, des propriétés positives des remèdes. »

(1) *Dict. homœop.*; Berlin 1831.

(2) loc. cit.

(3) Z. Vermittl, vol. 3, p. 124.

(4) Allg., Méd., Cent., Zeit., 1843, p. 97.

(5) Méd., Argos IV, 28.

J.-A. Schmidt, Jörg, Vogt, Henschel, J. Wendt, Wedekind ont également rendu justice aux travaux de Hahnemann et de son école.

Les deux plus célèbres professeurs d'Italie, Brera et Thomassini (1) ont reconnu la haute valeur de la doctrine nouvelle. Le premier, après avoir parlé des progrès incessants de l'homœopathie sur tous les points du globe, s'exprime ainsi :

« Quoiqu'elle soit décriée par les uns comme bizarre, par les autres comme inutile, et que beaucoup la trouvent absurde, on ne peut cependant méconnaître qu'aujourd'hui *elle tient son rang dans le monde savant*. Elle a ses livres, ses journaux, ses chaires, ses hôpitaux, ses cliniques, ses professeurs et son public. Bon gré, malgré, ses ennemis doivent l'accueillir; car sa position actuelle le commande. Elle mérite un examen impartial; malheur au médecin qui croit qu'il ne pourra point apprendre demain ce qu'il ignore aujourd'hui ! *N'entendons-nous pas tous les jours des plaintes sur l'insuffisance et l'incertitude de la médecine* ? Et ne sont-ce pas précisément les médecins les plus instruits, ceux qui réussissent le mieux dans la pratique, qui savent douter de la solidité de leurs connaissances ? Ce sentiment dirigeait sans doute la plupart des médecins allemands qui se sont livrés a l'étude de l'homœopathie, lorsqu'ils ont triomphé de la répugnance qu'elle leur inspirait. » (*Ontologie médicale.*)

Plus loin, Brera confirme la vérité du principe homœopathique et l'efficacité des petites doses de médicaments, d'après des expériences qu'il a faites avec du pus variolique dilué.

Le docteur Botti terminait ainsi un discours de rentrée

(1) Discorsi di fr. Romano, Napoli, 1828.

à la Faculté de médecine de Gênes, discours dans lequel il place Hahnemann au premier rang parmi les bienfaiteurs de l'humanité :

« A quel résultat final doit parvenir la méthode Hahnemanienne, actuellement répandue partout : je ne pourrais le déterminer ; mais j'ai dans mon âme l'espoir qu'il sera *inouï et immense.* »

Une violente attaque ayant été dirigée contre l'homœopathie au sein de l'Académie de médecine de Belgique, les docteurs Varlez, Carlier et Dugniolle la repoussèrent victorieusement, et les débats firent du bruit. La *Gazette médicale de Paris* en prit occasion pour dire :

« On s'étonnera de nous voir prendre au sérieux un ordre d'idées tant bafoué en France dans les Société savantes ; mais nous sommes d'avis qu'*une croyance quelconque qui se répand dans toutes les parties du monde savant, attirant à elle un certain nombre d'hommes distingués, mérite toujours d'être examinée.* »

M. Isidore Bourdon, de l'Académie de médecine, après avoir analysé les doctrines de Hahnemann, disait :

« Ne peut-on pas conclure que Hahnemann, que l'on considère comme méconnaissant les principes de l'art, n'a, au contraire, rien avancé qui ne puisse parfaitement s'adapter aux fondements éternels de la médecine hippocratique ? »

M. le professeur Trousseau et M. le docteur Pidoux ont donné place à la méthode homœopathique dans leur traité de matière médicale et de thérapeutique, sous le nom de *Méthode substitutive*, et ils se sont crus obligés de consacrer une partie de la préface de cet important ouvrage à l'examen de cette doctrine. Ils confirment dans plusieurs passages la valeur de la loi de similitude.

On lit dans le *Formulaire magistral* de 1845, par M. Bouchardat, professeur d'hygiène à la Faculté de Paris, à l'article : *Médecine substitutive ou homœopathique* :

« La médication substitutive dont *on commence maintenant à reconnaître l'importance*, est appelée *à dominer la thérapeuthique des affections chroniques.* Je suis loin de vouloir défendre, d'une manière absolue, le principe sur lequel elle s'appuie, etc. »

Citons encore le témoignage d'un homme de génie, l'illustre Broussais, mort trop tôt pour l'homœopathie, au service de laquelle il eût apporté l'autorité de son nom. Déjà, dans son *Examen des doctrines médicales*, il avait dit de Hahnemann :

« L'humanité lui devra de la reconnaissance pour les conquêtes que son système fera sur ceux qui sont étrangers à la saine raison. »

Plus tard, il entreprit des expériences au Val-de-Grâce, fut converti à la nouvelle doctrine par les soins du docteur Frappart, et se soumit lui-même à un traitement homœopathique. Il a paru dans le journal *le Capitole* (21 janvier 1840), une lettre du docteur Frappart, au sujet de cette conversion, et M. le docteur Magnan affirme avoir eu personnellement l'occasion de recueillir de M. le docteur Broussais, fils du célèbre professeur du Val-de-Grâce, la confirmation de ce fait (1).

On lit dans la *Gazette médicale de Paris* (25 no-

(1) De l'*Homœopathie*, p. 139.

vembre 1854), un mémoire sur les propriétés anti-névralgiques de l'*aconit*, par M. Imbert Gourbeyre, ancien interne des hôpitaux de Paris, lauréat de l'Académie impériale de médecine et de la Société de médecine de Bordeaux, professeur à l'École préparatoire de médecine de Clermont-Ferrand. Voici comment l'auteur de ce mémoire expose les motifs qui l'ont guidé dans ses recherches :

« Je n'ai pas craint, au rebours de la coutume française, d'interroger longuement Hahnemann et ses disciples. Si je me défie d'un côté, et sur certains points, de l'enthousiasme et de l'exagération naturels à toute école, je me défie encore plus de l'autre, de cet exclusivisme étroit et passionné qui, proscrivant et les doctrines, et les hommes, et les faits, porte atteinte à l'indépendance scientifique, à la dignité professionnelle et au véritable progrès. Quoique étranger à l'école de Hahnemann, je me suis donné la peine de l'étudier à fond, pour conquérir le droit d'en parler sciemment.

« J'ai tâché de mettre en relief quelques points qui me paraissent incontestables, et de jeter quelque jour sur des questions peu connues et mal jugées. »

Comme tous ceux qui ont fait des recherches sérieuses sur les travaux de Hahnemann, M. Gourbeyre est arrivé à une opinion favorable à l'homœopathie :

« Le célèbre thérapeutiste allemand (Hahnemann) a, certes, le droit d'être écouté quand il s'agit des propriétés curatives des médicaments. En France, à cette heure, nous sommes de vingt ans, au moins, en arrière des travaux de matière médicale qui ont été publiés à l'étranger, tandis que les thérapeutistes comme Pereira, Giacomini, Werber, etc., sans s'enrôler sous la bannière de Hahnemann, ont cité cependant avec respect, et mis à profit les nombreux travaux de son école, et lui ont accordé, dans leurs Traités élémentaires, une légitime hospitalité; les thérapeutistes français ignorent complétement les études pharmacologiques si remarquables de l'école allemande ; il semble *qu'ils n'osent point en parler* , et ceux mêmes qui en ont traité quelquefois dans leurs ouvrages ou , dans les journaux scientifiques , m'ont paru jusqu'à présent, pour la plupart , *en parler sans connaissance de cause* , presque toujours *sans dignité et avec prévention.*

« Il faut bien pourtant qu'on le sache , et je ne saurais trop pour mon compte proclamer cette vérité , l'école hahnemanienne offre aux médecins les ressources les plus précieuses pour le traitement des maladies... Pour l'*aconit* en particulier, et même en général pour la plupart des médicaments , l'école hahnemanienne nous apporte des matériaux aussi considérables que solides et sérieux. ... Il est constant que l'école hahnemanienne , forte de sa belle loi thérapeutique de similitude , s'est beaucoup préoccupée de perfectionner et de parfaire ses pathogénésies , arsenal immense où elle puise toutes ses médications..... Toutes les recherches des observateurs sont venues confirmer, sur tous les points, les vérités thérapeutiques signalées par Hahnemann... Plus j'étudie dans mon éclectisme les travaux de matière médicale de toutes les écoles , plus je suis étonné , en me tenant toujours sur le terrain de l'observation,et en ne parlant que des faits,des conclusions favorables qui en sortent pour l'école hahnemanienne. *Je mets au défi tout médecin sérieux et intelligent , qui voudra remuer à fond, dans toute la tradition et l'observation modernes tous les travaux de matière médicale, de ne pas arriver par la logique des faits à la même opinion.....* Dans le chaos thérapeutique où nous sommes actuellement , au milieu des nombreuses théories , classifications , lois , systèmes divers imaginés pour jeter quelque jour sur l'action des médicaments , je ne connais qu'une seule loi , une seule qui mérite véritablement ce nom : c'est la loi de similitude , formulée de toute antiquité par Hippocrate , et réellement démontrée et généralisée par Hahnemann et son école.

« Toutes les autres lois, s'il en existe, car, pour moi, je n'en connais pas, ne sont fondées, ni en droit, ni en fait, elles sont toutes le produit de l'inspiration pure, tandis que la loi de la similitude ne s'imagine point. Elle n'est pas une explication ingénieuse; elle n'est, pour ainsi dire, qu'un grand fait, une résultante nécessaire de deux ordres de faits incontestables : le fait physiologique et le fait thérapeutique. Elle sort naturellement des entrailles mêmes de l'observation.... Cette loi n'est niée et ne peut être niée par personne; je parle ici seulement des esprits sérieux qui ont étudié à fond notre matière médicale....

« Cette mine, si riche et si féconde (la loi de la similitude), dont on connaît parfaitement l'existence, n'est point exploitée et reste improductive. Cela tient, en grande partie, à ce qu'en France les études de matière médicale sont profondément négligées. Depuis cinquante ans, notre génération médicale s'est illustrée dans les champs de la pathologie et de l'anatomie pathologique, mais parmi toutes les célébrités médicales dont nous sommes fiers, à juste titre, *je cherche en vain un thérapeutiste et je n'en trouve pas.* »

En terminant, M. Gourbeyre s'écrie :

« J'ai tenu à être long et très-probant en cette matière, parce que ces faits et autres semblables ont été contestés et niés *avec autant de légèreté que d'ignorance*, et que ce n'est que par la connaissance exacte et intime des propriétés des médicaments que l'on peut parvenir à fonder une thérapeutique véritablement rationnelle. »

M. le docteur Marchal, de Calvi, ancien médecin principal des armées et professeur agrégé de la Faculté de Paris, dans un article remarquable, publié par la *France médicale et pharmaceutique*, expose la confusion, le désordre, l'absence de principes de l'allopathie.

« Il n'y a plus en médecine, dit-il, et depuis long-temps, ni principes, ni foi, ni loi. Nous construisons une tour de Babel, ou plutôt nous n'en sommes même pas là, nous ne construisons rien. »

Et il ajoute :

« La doctrine la plus générale qui existe est la doctrine homœopathique. Cela est étrange et douloureux, c'est une honte pour la médecine, mais cela est. »

Après avoir fait une appréciation de l'homœopathie et blâmé certaines des vues de Hahnemann, il ajoute :

« Telle quelle, cependant, elle suffit à établir que Hahnemann fut un homme de génie. On se complaît (à la vérité c'est *généralement par ignorance*), à confondre dans le même jugement, dans la même réprobation, dans le même sarcasme, la doctrine homœopathique et la thérapeutique homœopathique. Certes, je ne me constituerai pas le défenseur de la thérapeutique homœopathique, et je ne crains pas d'avouer que je participe à l'incrédulité, à la répugnance qu'elle soulève généralement. Il faut reconnaître, néanmoins, que nous lui avons emprunté un bon moyen prophylactique contre la scarlatine, et *il ne serait pas impossible qu'on pût lui faire d'autres emprunts aussi utiles.* Ainsi, M. Cabarrus jouit d'une grande vogue parmi les artistes lyriques, pour un traitement très-efficace et très-prompt de l'enrouement, et il me paraît très-difficile qu'une confiance si générale ne repose que sur une illusion (1). Mais laissons de côté la thérapeutique homœopathi-

(1) Au mois de juillet dernier, à propos des travaux de MM. Mendt et Marchal (de Calvi), sur la fatigue de la voix et les maladies du larynx chez les chanteurs, M. A. de Rovray, chargé de la revue musicale au *Moniteur*, s'exprimait ainsi dans le journal officiel :

« Les récents travaux du docteur Mendt, dont nous avons rendu compte, ont appelé l'attention de plusieurs médecins distingués sur les maladies de la voix et sur la fatigue du larynx. Je citerai,

que, et concluons, quant à la doctrine, qu'elle est la plus compréhensible, la plus générale qui existe. »

M. Marchal examine ensuite le naturisme d'Hippocrate, repris sous d'autres noms par Stahl, puis par Barthez, et dont l'école de Montpellier conserve aujourd'hui la tradition, et il conclut ainsi :

« En somme, on peut dire, quoique cela puisse paraître blasphématoire, que la doctrine hahnemannienne, qui reconnaît une triple spécificité morbide, à laquelle elle oppose ou prétend opposer des spécifiques thérapeutiques, lui est véritablement supérieure. Quant à l'organicisme, c'est à n'en pouvoir douter la plus pitoyable des doctrines, si tant est que l'on puisse prostituer le nom de doctrine à une semblable puérilité, car on ne peut trouver d'assez petit nom pour une si petite chose »

La presse, autrefois hostile à l'homœopathie et qui plaisantait si volontiers sur les infiniment petits, s'est vue entraînée dans le mouvement des esprits, et ne craint pas aujourd'hui de témoigner hautement de ses sympathies pour la nouvelle doctrine.

Dans le numéro du *Siècle*, du 5 janvier 1856, à propos de la conservation et de la reproduction des sangsues,

avant tous les autres, M. Cabarrus, que les artistes regardent comme leur sauveur, parce qu'il leur rend la voix sur-le-champ par un vrai miracle. » (*Moniteur Universel*, 15 juillet 1855).

Ce que M. A. de Rovray considère comme un vrai miracle, n'est autre chose que l'application scientifique la plus simple et la plus élémentaire des lois homœopathiques, entre les mains du docteur Cabarrus, l'un des praticiens homœopathes les plus répandus de la capitale.

M. Louis Jourdan proclame hautement ses sympathies pour la doctrine homœopathique et annonce son prochain triomphe.

« Croiriez-vous, dit-il, que nous sommes encore assez barbares en France, pour que nous permettions à la vieille médecine d'appliquer, bon an mal an, quarante millions de sangsues sur les corps de nos parents, de nos amis malades ! En supposant que la quantité de sang humain dont chaque sangsue se gorge, et celle qui s'échappe de l'ouverture pratiquée par son dard triangulaire, équivalent en moyenne à deux onces seulement, on arrive à ce résultat, que la moyenne du sang répandu chaque année par ordre des médecins, est de quatre-vingt millions d'onces. C'est un total de deux millions cinq cent mille kilogrammes de sang, c'est-à-dire, un fleuve de sang de l'élément vital par excellence, dont la nature ne nous a probablement départi que le strict nécessaire.

« Et nous avons la fatuité de croire que nous sommes un peuple civilisé ! La sangsue a ses partisans effrénés et ses adversaires ; je suis parmi ces derniers..... Et c'est pourquoi l'homœopathie, qui exclut la sangsue et la saignée du traitement des maladies est, à mes yeux, la médecine par excellence. Aussi, le jour où il arrivera aux éleveurs de sangsues ce qui est arrivé aux maîtres de poste lorsqu'ils ont vu passer le premier convoi de chemin de fer, ce jour-là sera, n'en déplaise, ô Broussais ! à votre grande ombre, un beau jour pour l'humanité tout entière. »

La *Gazette de France* a publié dans sa revue scientifique du 12 décembre 1855, un examen de l'homœpathie. L'auteur de ce travail, après une courte notice biographique sur Hahnemann, présente une exposition générale de sa doctrine, et ne craint pas de faire justice en passant de toutes ces puériles objections qu'on ne cesse d'opposer à la loi de similitude et aux doses infinitésimales.

« Il y aurait sans doute de l'imprudence et de l'injustice, dit-il, à repousser systématiquement les bons résultats que peut faire obtenir l'homœopathie; elle a été jugée trop sévèrement; on ne lui a pas tenu compte des services qu'elle pouvait rendre à la médecine. »

L'article se termine par une juste appréciation de l'excellent travail publié sur les doses infinitésimales par l'un des homœopathes les plus distingués de Paris, le docteur Magnan.

Un écrivain du même journal, M. Jobard, le défenseur de la propriété intellectuelle, après avoir parlé de ces découvertes qu'on persiste à vouloir méconnaître, et qui, cependant, pourraient produire d'immenses résultats, s'écriait! Tel a été le sort de l'homœopathie!

Nous avons cité la *Gazette de France* et le *Siècle*, deux journaux qui s'adressent à un public tout différent; nous pourrions en citer d'autres dans la presse politique; constatons seulement que ces journaux littéraires qui pénètrent dans toutes les familles et qui popularisent l'instruction, sont entrés dans la même voie.

Les allopathes, effrayés de ce mouvement qui menace de les déborder, jettent déjà des cris d'alarme. Le temps n'est pas encore loin où M. le professeur Magendie disait à son cours d'ouverture :

« On s'est beaucoup occupé de médecine durant l'année qui vient de s'écouler. Les médecins se sont réunis en congrès; un ministre a pris de solennels engagements.... Tout semble donc nous sourire; le vent souffle pour nous. Mais, au milieu de ce concours de circonstances et de présages heureux, se *revèlent des symptômes alarmants.* On délibère sur l'avenir de la médecine ! Ne devrait-on pas plus tôt prendre quelque souci de son existence même? Je m'explique :

« La médecine ne peut exister qu'à la condition que les malades aient foi en elle et qu'ils viennent réclamer ses secours ; *ce n'est pas par la théorie qu'elle vit, c'est par la clientèle.* Or, *il est impossible aujourd'hui de se le dissimuler, une certaine partie abandonne la médecine classique* qu'on appelle ironiquement la vieille médecine, et les malades vont se livrer, *corps et biens*, à ce qu'ils nomment la médecine nouvelle. L'homœopathie, car, c'est à elle surtout que je fais allusion, ne se propose rien moins que de renverser tout l'édifice médical. »

Les voilà donc traduites ces craintes secrètes qu'on cherche à dissimuler. Il s'agit bien de théories vraiment, quand la clientèle menace de passer aux homœopathes !

Je vis de bonne soupe et non de beau langage.

Passe encore si les malades n'abandonnaient que leurs corps; mais, ils livrent leurs biens! Audacieux malades qui entendent ne laisser aux allopathes que leurs théories, chétive consolation en vérité et qui semble ne pas être du goût du rédacteur en chef du l'*Union médicale.* Où allons-nous, s'écrie d'un ton lamentable M. de Latour, dans son numéro du 5 février 1853 :

« Mes chers confrères, L'HOMŒOPATHIE GAGNE DU TERRAIN; LE FLOT MONTE, MONTE A VUE D'ŒIL. La voilà, dit-on, avec la jeune et belle impératrice, entrée dans le palais de César. De temps en temps, nos Sociétés médicales voient s'éloigner de leur giron des membres jusque-là restés fidèles. Le mois dernier, encore, une de ces Sociétés a été affligée par une lettre de démission, basée *sur une désertion vers l'homœopathie*, et adressée par un confrère qui *avait donné des gages à la science sérieuse.* OU ALLONS-NOUS ? OU ALLONS-NOUS ?

§ III.

Conquêtes de l'homœopathie en Europe et en Amérique.

Au milieu des progrès incessants de l'homœopathie, il est un fait à signaler, c'est l'empressement avec lequel elle a été adoptée par les classes élevées et instruites de la société. Nous avons vu des gens de haute condition et d'une grande intelligence, des pairs d'Angleterre, des ambassadeurs, des généraux, non-seulement accorder leur cônfiance à la nouvelle doctrine, mais encore, frappés de ses succès, l'étudier eux-mêmes pendant de longues années et se dévouer tout entiers à sa propagation.

M. le docteur Rapou écrivait, au retour d'un voyage, pendant lequel il avait parcouru l'Angleterre, l'Allemagne, l'Autriche, la Prusse, etc.

« C'est surtout dans les classes élevées et instruites que l'homœopathie a fait les progrès les plus rapides. Ce fait est important à signaler par sa généralité, car je l'ai observé partout en Italie, comme en Angleterre et en Allemagne. L'homœopathie satisfait l'intelligence ; l'allopathie tire sa force des préjugés qu'elle a semés dans les masses, tels que les *humeurs*, les *purgations*, les *irritations*, les *contraires* et autres notions de cette espèce qui ont quelque apparence de vérité, et se saisissent aisément par une comparaison grossière avec les phénomènes ordinaires du monde extérieur. L'allopathie, dans les remèdes, prend la quantité en haute considération :

l'odorat, le goût, les sens internes en reçoivent l'impression. Elle vide le canal digestif par les deux extrémités, agite l'économie entière, révulse par la douleur; congestionne les parties, répand le fluide sanguin; tous les sens sont frappés de ses manœuvres, et le malade et l'entourage, témoins de l'action extérieure de la médication, sont charmés de ces opérations actives. On croit que tout cela attaque le mal; on voit, on sent, on est satisfait. Ainsi, l'ignorance se plaît aux procédés allopathiques. Les esprits éclairés peuvent seuls apprécier la valeur de la médication spécifique qui prévient, dès l'abord, par la simple vérité de son principe et l'harmonie des préceptes qui en découlent. De là, cette faveur dont l'homœopathie jouit dans les classes élevées de la société; de là, cette foule d'hommes du monde instruits, qui, autour de nous, se livrent avec amour à son étude, et plusieurs, à sa pratique. Eh! que nos adversaires ne nous accusent pas d'appeler à notre aide cette propagande des laïcs; elle s'est produite d'elle-même. La médecine inspire nécessairement un vif intérêt à tout homme; car, il n'est aucune science qui touche d'aussi près à son bien-être. Et, si son étude est restée jusqu'à présent dans le domaine de l'école, c'est qu'il faut une résolution ferme et inébranlable d'embrasser la profession médicale, pour surmonter la répugnance qu'inspire l'incohérence des préceptes thérapeutiques et le chaos de la matière médicale; quel homme du monde, pouvant se livrer à des études fructueuses et agréables, consentira jamais à cultiver cette vaine science qui ne laisse qu'incertitude et dégoût!... »

A entendre certains médecins, l'homœopathie aurait fait son temps (sic.); d'abord accueillie dans quelques pays avec enthousiasme, elle aurait eu le sort des erreurs qui, lorsque le calme succède à l'entraînement, voient venir la disgrâce après la faveur. Nous en sommes désolés pour ces médecins, mais c'est précisément l'inverse qui a eu lieu. L'homœopathie après avoir subi l'épreuve des persécutions, a conquis dans la science le rang qu'elle méritait d'y occuper ; pendant que les allopathes repoussaient sans l'étudier cette nouvelle doctrine, celle-ci gagnait sans cesse du terrain ; elle a marché, elle marche encore, il suffit de regarder autour de soi pour s'en convaincre.

Maintenant jetons un coup d'œil rapide sur les conquêtes de l'homœopathie en Europe et en Amérique.

Angleterre. Les allopathes à défaut d'arguments scientifiques en sont réduits à faire un reproche à l'homœopathie du succès qu'elle a obtenu dans les classes élevées de la société. Après avoir signalé la nomination du prince Albert au grade de chancelier de l'université de Cambridge, M. X. X., rédacteur du courrier du monde médical pour la *Gazette des hôpitaux*, fait les réflexions suivantes :

« Si la science tirait son éclat du nom et de la position des hommes qui la patronent, nous lui promettrions en Angleterre une splendeur sans égale ; mais le moindre roturier de génie fait bien mieux son affaire que tous les ducs et princes du monde. Les homœopathes ne sont peut-être pas de notre avis, eux dont les établissements, surtout en Angleterre, sont soutenus par les plus hauts seigneurs de la noblesse et de la finance. Ainsi l'ancien dispensaire Curie, fondé par Leaf et qui est connu sous le nom : *The London homœopathic médical institution*, est soutenu par les ducs de Wellington et de Badfort, les comtes de Wilton, de Grosvenor, le marquis d'Ailesbury ; *The West London homœopathic dispensary*, est sous le patronage des comtes de Dembigh, de Schrewsbury, lord Darre, sir Standford Graham, la princesse de Sutherland, la marquise de Wellesley, la comtesse Cardigan, ladys Suffield, Graham, Inglis, Campbell, etc... les faits que nous venons de rapporter sont assez étranges. »

Certain personnage de Molière trouvait étrange aussi qu'il y eût des malades qui ne voulussent pas mourir dans les formes! Voilà, en effet, des malades bien mal appris! des malades qui raisonnent, des malades qui préfèrent guérir *jucunde* que de ne pas guérir par les saignées, les moxas, et les cautères (1).

La guérison de la reine mère a singulièrement contribué à la propagation de l'homœopathie. Atteinte d'une maladie déclarée incurable par les allopathes, elle fut sauvée par un homœopathe allemand, le conseiller docteur Stapf, qu'on avait appelé à la cour. Nous avons vu que la noblesse était placée à la tête du mouvement homœopathique. Outre les dispensaires que nous avons déjà désignés, il y a encore *Westminster and Lambeth*,

« (1) Quand Argan parle à M. Diafoirus de pousser son fils Thomas à la cour, celui-ci répond : « A vous en parler franchement, notre métier auprès des grands ne m'a jamais paru agréable, et j'ai toujours trouvé qu'il valait mieux pour nous autres demeurer au public. Le public est commode, vous n'avez à répondre de vos actions à personne, et, pourvu que l'on suive le courant des règles de l'art, on ne se met point en peine de ce qui peut arriver. Mais ce qu'il y a de fâcheux auprès des grands, c'est que, quand ils viennent à être malades, ils veulent absolument que les médecins les guérissent.

TOINETTE.

Cela est plaisant! et ils sont bien impertinents de vouloir que, vous autres messieurs vous les guérissiez; vous n'êtes point auprès d'eux pour cela, vous n'y êtes que pour recevoir vos pensions et leur ordonner des remèdes, c'est à eux de guérir s'ils peuvent. »

MOLIÈRE, *le Malade imaginaire.*

homœopathic médical institution and dispensary, sous le patronage des lords Linedoch et Kinnaird. La nouvelle doctrine possède en Angleterre un grand nombre d'hôpitaux. Un des premiers a été fondé par le riche négociant Leaf, qui, ayant été guéri d'une maladie réputée incurable, s'est dévoué depuis à la propagation de l'homœopathie. Lord Milton; est le president du conseil d'administration de cet hôpital. Londres a, en outre, un enseignement officiel homœopathique qui compte quatre professeurs. L'institut homœopathique est sous le patronage de lord Grosvenor et du comte d'Essex.

L'université de médecine d'Édimbourg, qui, il y a environ quatre ans, rayait de ses tableaux le professeur Anderson, comme pratiquant l'homœopathie, subit maintenant des professeurs homœopathes, par décret royal de la reine Victoria.

Autriche. — L'introduction de l'homœopathie dans les états Autrichiens est due au célèbre Marenzeller, alors médecin en chef des troupes de Bohême et exerçant à Prague en cette qualité. Le comte Gyulay, commandant général et maréchal-de-camp fut guéri par lui d'une cardialgie que les allopathes avaient renoncé à soigner. L'Empereur frappé de cette cure ordonna des essais qui furent couronnés de succès. Les allopathes s'efforcèrent d'empêcher la publication du rapport. Le comte de Fickelmont, ambassadeur d'Autriche auprès de S.M. le Roi des Deux-Siciles, qui se trouvait alors à Vienne, écrivait à ce sujet au général duc Luigi Carraffa, partisan de l'homœopathie, et désireux à ce titre de connaître les résultats des expériences ordonnées par l'Empereur :

« La méthode a subi de la manière la plus brillante l'épreuve à laquelle elle a été soumise. Cela explique pourquoi les antagonistes apportent des difficultés à la publication du rapport ; j'ai trouvé que depuis mon dernier voyage à Vienne, l'homœopathie y a fait d'immenses progrès. Il finira cependant par devenir impossible de se refuser à l'évidence des faits : Les malades guéris sont une preuve parlante qui fait nécessairement des prosélytes (1). »

Une guérison qui fit aussi grand bruit à la cour de Vienne fut celle de l'archiduc Jean, par le docteur Marenzeller. Elle fut d'autant plus remarquée, que l'empereur et l'archiduc Antoine venaient de mourir de la même maladie, traitée par les émissions sanguines. Le docteur Marenzeller fut nommé médecin de l'archiduc Jean.

L'empereur Ferdinand cassa les dispositions prises par son père pour l'abolition de l'homœopathie, dont la pratique fut désormais permise. En 1828 parut un arrêté impérial qui ordonnait l'expérimentation de l'homœopathie dans l'hôpital militaire.

On peut citer, parmi les propagateurs les plus ardents et les plus dévoués de la nouvelle doctrine, en Autriche, le vénérable chanoine comte de Guttenhof, le professeur Hermann de la célèbre Académie Joséphine, le docteur Lœderer, médecin de la famille des Metternich ; la princesse de Metternich, elle même, qui sut reconnaître le bienfait de la santé que l'homœopathie lui avait rendue, en

(1) Discorsi di romano, pag. 286.

obtenant à la nouvelle doctrine l'appui tout-puissant du prince son époux ; le professeur Zlatarowich, inspecteur au bureau central de la pharmacie militaire, le docteur Fleischmann, médecin de l'hôpital homœopathique de Gumpendorf, à Vienne, hôpital que l'archiduc Maximilien a doté d'une somme de 30,000 florins, etc., etc....

A Linz (Haute-Autriche), la guérison de Mader, président du landsrath, popularisa l'homœopathie ; cette ville, ainsi que celle de Kremsir, ont un hôpital homœopathique.

Déjà, en 1839, on comptait plus de quatre cents médecins homœopathes dans la seule monarchie autrichienne. Aujourd'hui l'Autriche est le pays où l'homœopathie est le plus généralement appliquée ; tous les médecins et chirurgiens de l'armée sont homœopathes, à de très-rares exceptions près. Le docteur Wurmb, médecin homœopathe, vient d'être nommé professeur à l'Université de Vienne ; le docteur Zlatarovich, membre correspondant étranger de la Société Gallicane homœopathique de Paris, est professeur de matière médicale à la célèbre Académie militaire Joséphine, où sont admis les élèves les plus brillants de la faculté. A Vienne, actuellement, l'allopathie en est réduite à attaquer pour se défendre, tandis que l'homœopathie se défend pour renverser.

Nous ne terminerons pas cet aperçu sur la situation de l'homœopathie, en Autriche, sans rappeler une guérison qui a retenti dans toute l'Europe. Le maréchal Radetzki avait, à l'angle interne de l'œil droit, une tumeur fongueuse et bleuâtre qui résistait à tous les moyens prescrits par les plus illustres praticiens de Milan, réunis en consultation. L'empereur lui envoya son propre oculiste, le professeur Jœger, qui déclara le mal incurable ; le professeur Flarer fut du même avis. Alors le maréchal s'adressa à l'homœopathie, qui, en quatre mois, le guérit complétement. M. le docteur Varlez, membre de l'Académie royale de médecine de Bruxelles, ayant voulu tenir la confirmation de ce fait du maréchal lui-même, en a reçu la lettre suivante :

« Vérone, ce 13 décembre 1849.

« Monsieur,

« C'est avec plaisir et reconnaissance que je déclare que c'est à M. Hartung, médecin homœopathe, que je suis redevable de la guérison d'un mal ophtalmique fort sérieux, et que, me trouvant déjà abandonné par d'autres médecins, c'est à cet art que je dois la vue, sinon la vie.

« Les détails sur le cours de la maladie et du traitement se trouvent dans la *Gazette universelle homœopathique* de l'année 1841.

« Recevez, etc.

« Signé : RADETZKI. »

Hongrie. — Le vice-roi, archiduc palatin Joseph, prit, en Hongrie, l'homœopathie sous sa protection, et elle lui doit une grande partie des progrès qu'elle y a faits.

En septembre 1844, les deux chambres des états de Hongrie accueillirent, presque à l'unanimité, d'après les instructions expresses insérées dans les cahiers des délégués des Comités de la Diète, la demande de l'établissement d'une chaire et d'un hôpital homœopathiques dans la capitale de la Hongrie ; le 9 octobre, le vœu fut envoyé à S. M. l'empereur, et le 24 du même mois, parut le rescrit impérial qui fondait l'hôpital homœopathique et établissait une chaire d'homœopathie. Trois hôpitaux ont encore été fondés depuis, et l'homœopathie, soutenue par la haute classe, a pénétré partout.

Prusse. — *Arrêté ministériel*, (16 *août* 1841), qui accorde une première somme pour l'érection d'un hôpital homœopathique, et une seconde pour son entretien, à la condition : 1° que le traitement sera exclusivement homœopathique ; 2° que le médecin, nommé par le gouvernement, fera publiquement des leçons de clinique homœopathique, auxquelles les étudiants de l'Université seront admis, sous les mêmes conditions qu'aux autres hôpitaux.

Extrait de la lettre autographe de S.M. le roi de Prusse au docteur Marenzeller, de Vienne, médecin en chef de l'armée Autrichienne.

Monsieur,

Je vous suis très-obligé de la recommandation que vous m'avez faite, par votre lettre, d'accorder ma protection à la médecine homœopathique ; une telle recommandation faite par un homme qui, comme vous, a pratiqué cette doctrine pendant presqu'un âge d'homme, est d'un grand intérêt : j'accorderai à cette doctrine médicale tout l'appui nécessaire à son libre développement.

« Postdam, 3 janvier 1842. »

Le docteur Ægidi, homœopathe, a été nommé médecin ordinaire de S. A. R. le prince de Prusse. Rappelons que l'illustre Hufeland, choisit pour lui succéder auprès du

Roi de Prusse, dont il était le premier médecin, l'un des disciples les plus fidèles et les plus renommés de Hahnemann, le docteur Stapf (1).

Saxe.— Le sénat de Leipsick, par son arrêté du 10 septembre 1832, autorise l'érection d'un hôpital homœopathique dans la ville. Les deux chambres, dans leurs sessions de 1839 et 1840, ont alloué diverses sommes sur les caisses de l'état pour l'entretien de l'hôpital clinique homœopathique de Leipsick. L'homœopathie possède un enseignement public.

Le prince Henri de Saxe a nommé le docteur Schwartze, homœopathe, son médecin ordinaire. Confirmation de cette nomination par le roi en 1841.

L'inauguration solennelle de la statue d'Hahnemann a eu lieu au milieu d'une immense concours de médecins, sur un magnifique emplacement, offert par le duc de Cöthen, près des débarcadères et de la jonction des chemins de fer qui traversent ses domaines.

Duché d'Anhalt.— *Arrêté du* 10 *août* 1839 qui nomme Hahnemann, conseiller privé.

Lettre écrite à Hahnemann :

Je suis heureux..... Par la découverte et la fondation de la médecine homœopathique, répandue actuellement déjà dans toutes les parties du monde, vous avez rendu un si grand service à l'humanité, que je me réunis volontiers à vos admirateurs. Comme chef de l'État, je me sens, en outre, doublement obligé de vous exprimer ma plus vive reconnaissance

(1) Salevert de Fayolle, *Principes de la doct. méd. homœop.*, p. 96.

pour les biens si grands que moi et mon pays avons retirés de votre pratique médicale ; veuillez recevoir ce souvenir ci-joint comme preuve de ma souveraine satisfaction et de l'estime de vos services. »

Duché de Saxe-Meiningen. — « Prenant en considération les progrès continuels de l'homœopathie, et ne voulant pas qu'une doctrine basée sur la science et l'expérience, et exercée par des médecins en titre, soit gênée dans son développement, arrêtons : etc.

En 1840, nomination du docteur Stapf, homœopathe, médecin de S. A.

Duché de Baden.— La deuxième chambre des états a voté, à l'unanimité, dans la session de 1838, une adresse au gouvernement pour qu'il établit une chaire d'homœopathie dans chaque université, et qu'aucun candidat ne fût autorisé à exercer la médecine, s'il n'avait donné des preuves d'études homœopathiques. Même vote renouvelé en 1840.

On compte parmi les médecins qui se sont le plus dévoués au service de l'homœopathie : à Baden, le docteur Kramer, conseiller privé de S. A.; à Heidelberg, le docteur Arnold, professeur de la faculté ; à Freyburg, le docteur Werber, professeur de la faculté, etc.

Duché de Brunswick.— Le docteur Muhlenbein, homœopathe, conseiller du Landgrave de Hesse, médecin de la famille ducale de Brunswick, est nommé conseiller privé de S. M.

Le docteur Fielitz, homæopathe, professeur de l'école

de médecine, est nommé examinateur officiel des candidats qui étudient l'homœopathie à la faculté.

Royaume de Wurtemberg. — 1831. Après avoir entendu le Collége royal suprême de Stuttgard, révocation de l'ordre qui défendait de pratiquer l'homœopathie dans les hôpitaux publics, et application de cette doctrine dans ces établissements.

Bavière. — 1833. Adresse des deux Chambres en faveur de l'homœopathie.

1837. Proposition aux Chambres d'une allocation au budget pour l'entretien de l'hôpital homœopathique.

1843. Dans la trentième séance de la Chambre haute, sur la proposition d'un membre, que le Gouvernement royal devait accorder le plus grand appui à la médecine homœopathique, la proposition fut votée amendée, en ce sens que le Gouvernement accorderait à l'homœopathie un appui égal à celui qui a été accordé jusqu'à présent à l'allopathie. La deuxième Chambre accepte la proposition de la Chambre haute. Le professeur Roth envoyé en Autriche par le Gouvernement pour observer le résultat comparatif du traitement des deux écoles dans le choléra, publia à son retour un volumineux rapport, où est établi à 10 pour 100 la moyenne des morts chez les homœopathes et à 50 pour 100 celle des allopathes.

A la tête du mouvement homœopathique, on remarque surtout le docteur Reubel, doyen de la Faculté de médecine de Munich, et professeur de physiologie ; le conseiller Widmmann ; un naturaliste distingué, Buchner, docteur en médecine, docteur en droit, docteur en théologie, etc.

Suisse. — Genève a été le foyer d'où l'homœopathie a rayonné sur toute la Suisse et les États voisins. Cette ville a plusieurs praticiens habiles. Tous les homœopathes connaissent la *Bibliothèque homœopathique* de Genève, journal fondé par un médecin dont le nom a brillé dans l'école allopathique.

Lausanne, Bâle, Fribourg, etc., ont aussi leurs médecins homœopathes.

Royaume des Deux-Siciles.—1842. Décret du Roi qui accorde à la Société homœopathique le titre d'*Académie royale*, et lui concède tous les droits appartenant aux Sociétés savantes.

1844. Décret qui ordonne l'impression des statuts de l'*Académie officielle homœopathique*. Le docteur Di-Blasi, ex-président de la Société royale de vaccine, médecin nommé d'office *delle morte repentine*, ex-secrétaire de l'Académie des sciences médicales de Palerme, a été un des défenseurs les plus énergiques de l'homœopathie en Sicile. Son ouvrage sur le traitement homœopathique du choléra constatant la supériorité de la nouvelle méthode a été recommandé aux autorités siciliennes, par le Gouvernement, témoin des succès de l'homœopathie contre le fléau

Espagne. — Ordre royal qui établit une chaire et une clinique homœopathiques, et autorise la formation de la société homœopathique.

On lit dans le *Bulletin de la Société hahnemannienne* de Madrid, octobre 1847 :

« Nous sommes heureux de pouvoir annoncer que S. M. la reine Isabelle II, extrêmement satisfaite (*sumamente satisfescha*) de l'homœopathie et des services rendus par notre digne président, a daigné, en témoignage de sa satisfaction, décorer le docteur Nuñez de la *grand-croix de l'ordre royal de Charles III*, et l'a choisi en même temps pour son médecin ordinaire (*so medico de camara.*) »

L'homœopathie compte de nombreux partisans parmi les médecins les plus distingués ; il suffit de citer le docteur Francisca de Paula-Folch, professeur à la Faculté de Barcelonne ; le docteur Joseph Nostenchi, membre de l'Académie nationale ; Joaquim de Hisean et Bartholomi Obrador, professeurs à la Faculté des sciences médicales de Madrid ; le docteur Félix Janer, directeur et doyen de la Faculté de Barcelone et professeur de clinique médicale, etc., etc.

Nous lisons dans un journal allopathique (*France médicale et pharmaceutique*, 1er juillet 1855) ;

« L'homœopathie semble faire de *sensibles progrès* en Espagne. M. le docteur Perry vient d'être décoré de l'ordre de Charles III, pour services rendus aux espagnols résidant à Paris. »

Russie. — 1833. *Ukase du Sénat.* S. M. l'empereur, sur la proposition du ministre de l'Intérieur, et d'après l'avis du Conseil-d'État, par son décret du 28 septembre, a ordonné ce qui suit :

1° Que le traitement par la méthode homœopathique est permis aux médecins qui ont un droit légal de pratiquer la médecine ;

2° Qu'il sera établi des tableaux mensuels par le physicat et le conseil de médecine dans les capitales, et par les autorités médicales dans les districts des gouvernements, sur les traitements homœopathiques et sur leurs suites, pour pouvoir en publier des extraits dans le journal du ministère ;

3° Que les physicats et le conseil médical, et les magistrats médicaux de gouvernement, devront requérir des médecins homœpathes lorsqu'il s'agira de porter une décision sur une affaire homœopathique.

1838. Ordre de l'empereur au docteur Hermann, d'ériger un hôpital militaire homœopathique à Tultschin, en Podolie ; il lui donne le rang de général d'état-major.

1845. Le 16 décembre, ouverture solennelle d'un hôpital homœopathique à Moscou, en présence du gouverneur général, prince de Schtscherbattof.

M. le docteur Bigel est honoré de la confiance de l'un des fréres de l'empereur Nicolas. S. M., elle-même, s'adressait à l'homœopathie. (1) L'aristocratie accorde, du reste, en Russie, comme partout, son patronage à la nouvelle doctrine. L'amiral de Mordwinoff, le conseiller des colléges de Korsakoff, figurent au premier rang parmi ses partisans. Les médecins homœopathes sont nombreux ; il en existe non-seulement à St.-Pétersbourg et à Moscou, où des ukases de l'empereur ont fondé des pharmacies homœopathiques ; mais encore à Cronstadt, à Riga, etc., etc.

(1) Tous les journaux français rapportaient récemment encore que la reine douairière, dans la maladie grave dont elle était atteinte, avait accordé toute sa confiance au docteur Mendt, homœopathe.

Italie. — Rome. — Le prince Esterhazy, ce puissant seigneur autrichien dont les domaines réunis formeraient un petit royaume, et les serviteurs une belle armée, voyageait en Italie accompagné d'un médecin homœopathe, le docteur Kinzel. En passant à Rome, il le laissa dans cette ville, où il devait attendre son retour. Kinzel employa ce temps à pratiquer, à populariser l'homœopathie, et, lorsqu'il partit avec le prince, il avait déjà préparé le terrain à d'autres tentatives de propagation. Après lui, plusieurs praticiens s'établirent à Rome, et, entre autres, le docteur Braün, qui était venu dans cette ville avec l'ambassadeur du roi de Prusse, dont il était le médecin. Rome compte aujourd'hui plusieurs médecins homœopathes.

Naples. — M. de Villalba, ambassadeur d'Espagne à Naples, patrona un des premiers l'homœopathie dans cette ville. Le prince royal de Wurtemberg, guéri à Rome par le docteur Necker, médecin du général en chef, le baron Köller, contribua beaucoup à la répandre dans cette ville ; il attacha à sa personne un médecin homœopathe, le docteur Schmidt, élève de Necker. Le général Köller, adressa lui-même les œuvres de Hahnemann à la société médicale de Naples. Ces œuvres furent traduites, et, sur l'ordre du Roi, on procéda à des essais cliniques qui réussirent complètement. Plusieurs médecins distingués se déclarèrent alors ouvertement en faveur de l'homœopathie, et à leur tête, le docteur Cosmo de Horatiis, président de l'Académie médico-chirurgicale et médecin du roi. Ce savant professeur a rendu compte des essais tentés à la clinique de Naples, dans un ouvrage intitulé : *Saggio di clinica omeópatica. Napoli* 1828.

Padoue. — L'homœopathie y compte des praticiens distingués; le docteur Lambrecht, professeur d'obstétrique à la Faculté, le docteur Sounenberg, médecin en chef de l'hôpital militaire, etc.

Gênes. — On cite parmi les partisans les plus dévoués de l'homœopathie dans cette ville, le docteur Botto, professeur de clinique à la Faculté; le docteur Soleri, professeur agrégé au collége de l'Université; le chevalier d'Onis, commissaire des guerres, etc., etc.

Turin. — Le chanoine Cottolongo a fondé, dans cette ville, un hôpital homœopathique qui porte son nom; la comtesse Barolo a suivi son exemple. On remarque parmi les homœopathes un célèbre praticien, le docteur Chio, membre de la Faculté.

Duché de Lucques. — Le duc de Lucques s'est déclaré ouvertement le protecteur de l'homœopathie à sa cour.

Nice maritime. — L'homœopathie a, dans cette ville, l'hôpital de la Providence, dont le savant chanoine de Cessoles, homœopathe distingué, est le directeur, et qui a pour médecin le docteur Finella. Nice compte, en outre, plusieurs praticiens homœopathes.

Il y a trois mois à peine, cette ville était témoin d'une

imposante solennité ; les partisans de l'homœopathie, réunis à la villa Arson, ont assisté à une fête splendide, suivie d'une séance scientifique, à laquelle les homœopathes du midi de la France étaient représentés par deux médecins distingués, le docteur Sollier, père, de Marseille, et le docteur Bechet, d'Avignon.

Duché de Parme. — On lit dans la *Gazette du Midi*, du 23 août 1855 :

« S. A. R. Louise de Bourbon a établi un hôpital dans son propre palais du Jardin, pour les personnes de sa maison qui seraient atteintes (du choléra). La duchesse a ouvert aussi cet asile à ceux de ses sujets qui manqueraient de médicaments, de médecins et de vivres. Le docteur Fioretta ayant, *par un procédé homœopathique*, guéri le prince Robert, héritier présomptif, la duchesse a mis *toute sa confiance* dans ce médecin ; c'est donc lui qui traitera les malades de la maison royale dans le palais du Jardin. »

Illyrie. — Les comtes de Hohenwart, Auersperg, Lichtemberg, Barbo, etc., se sont fait remarquer par leur zèle à propager l'homœopathie. A Grätz, dans le Steyermark, on remarque surtout, parmi les homœopathes, le docteur Franz Mayer, professeur à l'école, et le professeur J. Maly.

Son excellence le baron Hallerkoï, gouverneur des provinces réunies de Sclavonie, Dalmatie, Croatie, étudie lui-même et propage la doctrine de Hahnemann.

Sardaigne. — S. M. Charles-Albert a protégé l'homœopathie contre les persécutions du proto médical (1839 ; voir la patente royale en faveur de l'homœopathie).

États-Unis. — L'élan fut donné à New-Yorck, en 1827, par le docteur John Gray, président de la Société médicale de cette ville. En 1828, il n'y avait encore que deux médecins aux États-Unis : en 1829, quatre ; six, en 1830 ; huit, en 1831 ; onze, en 1832 ; vingt et un, en 1833, trente-trois, en 1834 ; cinquante-sept, en 1835 ; plusieurs centaines, en 1845, et aujourd'hui on ne les compte plus ; la majeure partie des médecins pratique l'homœopathie. Des missionnaires, parmi lesquels on remarque surtout le père Chazel, le père Bayer, pratiquent eux-mêmes la nouvelle doctrine, et pénètrent ainsi avec plus de facilité chez les peuples qu'ils évangélisent.

On compte plusieurs hôpitaux homœopathiques aux États-Unis.

A Vashington, en 1848, l'état de Pensylvanie a adopté une loi, votée par la Chambre des représentants et par le Sénat, qui institue un collége de médecine homœopathique avec les mêmes droits et prérogatives que les anciens colléges de médecine, et fonde l'Académie de médecine homœopathique du nord de l'Amérique.

A Philadelphie, on a élevé un magnifique bâtiment qui porte le nom de Collége de médecine homœopathique. Un grand nombre de candidats y ont déjà reçu le titre de docteur. Le docteur comte de Bonneval écrivait en 1853 :

« Trente et un candidats viennent d'y être admis au doctorat ces jours-ci. »

Brésil. — L'homœopathie, importée en 1840, y a pris un immense développement. La mortalité dans la capitale a diminué d'un quart, et celle de la race nègre, chez les planteurs, de moitié, depuis que l'homœopathie est partout pratiquée. Une école homœopathique a été ouverte en 1844 et autorisée le 25 mars 1846; elle confère les certificats d'étude et forme aujourd'hui une Académie puissante où les principes sont enseignés dans toute leur rigueur.

A Maranaho, l'hôpital de la Miséricorde est tout entier soumis au traitement homœopathique; il en est de même à l'hôpital de la Charité.

Inde. — Dans l'Inde l'homœopathie progresse; un hôpital vient d'y être fondé.

France. — Il est des gens qui s'étonnent que le gouvernement français n'ait pas pris l'homœopathie sous son patronage, et ils en infèrent le peu de valeur de cette doctrine. Ces personnes oublient que le Gouvernement ne juge des questions médicales que par l'Académie de médecine, qui est le corps constitué pour l'éclairer à ce sujet. Or, l'Académie de médecine, comme toutes les Académies de province, s'oppose de toutes ses forces à la propagation de la nouvelle doctrine, et l'on sait quelle influence peuvent avoir des corps savants qui ont l'oreille des puissants et qui sont le canal des grâces et des faveurs, aussi bien que des destitutions et des tracasseries. Dans certains pays, l'homœopathie a pu prendre un essor plus rapide, soit parce que les médecins haut placés ont eu le courage de se mettre à la tête du mouvement, soit parce que les souverains, peu soucieux des opinions académiques, *et éclairés, sans doute, sur ce sujet par certaines confidences,* ont ordonné des expérimentations ou accordé, de prime abord, leur patronage à la nouvelle doctrine. Mais tout nous dit d'espérer; la vérité marche et ne peut tarder à se produire au grand jour de l'enseignement officiel. Déjà le Gouvernement a reconnu les services de plusieurs homœopathes en les nommant chevaliers et même officiers dans l'ordre de la Légion-d'Honneur, en leur confiant des missions scientifiques, etc. C'est ici le cas de parler d'une cure remarquable dont les allopathes ont vainemeut cherché d'amoindrir la valeur.

M. le maréchal de Saint-Arnaud, ministre de la guerre, était parti de Paris atteint d'une maladie que les sommités médicales regardaient comme incurable. On lui accordait même à peine quelque temps à vivre. Arrivé à Marseille, le fâcheux pronostic semblait plus que jamais prêt à se vérifier, le mal empirait de jour en jour, et la mort du maréchal paraissait imminente. M. de Saint-Arnaud s'adressa à l'homœopathie et il fut guéri. Je puis d'autant mieux certifier ces faits que j'ai eu entre mes mains la correspondance du maréchal avec son médecin. Nous reproduisons la lettre écrite par le maréchal au comte de Bonneval, qui, en présence de certaines dénégations, voulut s'assurer du fait et s'adressa directement à M. de Saint-Arnaud.

« Paris, 5 mai 1853.

« Monsieur le comte,

« Vous me faites l'honneur de me demander s'il est vrai qu'atteint dernièrement d'une maladie grave, j'ai dû ma guérison à l'homœopathie; en répondant à cette question, je suis heureux d'acquitter ma dette de reconnaissance, et de rendre hommage à la vérité.

« Depuis quinze ans, les fatigues de la guerre et l'influence du climat africain, avaient jeté dans ma santé un désordre que mon entrée aux affaires a porté bientôt à son comble. En passant à Marseille, pour me rendre à Hyères, j'ai consulté M. le docteur Chargé, médecin homœopathe, dont le savoir et l'amitié, m'inspiraient depuis long-temps une égale confiance. J'avais, je l'avoue, la persuasion que mon mal était sans remède; mais heureusement j'ai rencontré, dans le docteur Chargé, ce qui fortifie le cœur, ce qui ranime la vie; les soins qu'il m'a donnés ont fait rapidement disparaître tous les accidents, et ramené ma santé à un état normal que chaque jour voit se raffermir sans aucune réaction.

« Vous m'exprimez, Monsieur le comte, le désir de voir ouvrir à l'homœopathie un établissement où elle puisse enseigner et appliquer officiellement sa doctrine. Il ne m'appartient pas de traiter ici cette grave et délicate question; mais j'ai le ferme espoir que la vérité, ce besoin si pressant de tous les esprits sérieux, ne tardera pas à se faire jour. Mon témoignage énergique et sincère ne fera pas défaut à l'homœopathie : je lui dois trop pour ne pas appeler de mes vœux tout ce qui peut en étendre la connaissance et en populariser les bienfaits.

« Recevez, etc.

« Signé : Maréchal A. DE SAINT-ARNAUD. »

Si l'homœopathie, en France, éprouve tant d'obstacles à pénétrer dans les Académies, en revanche elle a su conquérir le patronage des classes élevées de la société; elle a pénétré également dans les masses. Nous n'en finirions pas, si nous voulions énumérer tous les noms éminents dans les lettres, les arts, les sciences, l'administration, etc., qui ont accepté la nouvelle doctrine. Nous pourrions montrer, nous-même à cet égard, plus d'un autographe intéressant. Il est même des médecins éminents, des professeurs qui ne cachent pas leurs sympathie pour la réforme de Hahnemann, mais qui, malheureusement, ont à redouter les foudres académiques.

Toujours est-il que les progrès de l'homœopathie sont de jour en jour plus sensibles ; résultat immense elle est placée dans la pratique au même niveau que sa rivale, elle a rang de doctrine; les gens du monde, même les plus opposés aux idées nouvelles, ne craignent pas de consulter les praticiens de la nouvelle méthode dans les cas graves où la médecine consent à avouer son impuissance.

En 1830, il y avait deux médecins homœopathes, en France; depuis, leur nombre n'a pas cessé de s'accroître; la province en compte un nombre très-considérable; Paris, seulement, en a aujourd'hui plus de cent-cinquante.

Parmi les médecins homœopathes figurent trois docteurs médecins trappistes, qui, « devant Dieu et devant les hommes, affirment, après une longue expérience comparative de la nouvelle et des anciennes doctrines, la supériorité incontestable de l'homœopathie. » Ces savants religieux, formés à l'école du silence et de la retraite, jettent, pour l'homœopathie, dans la balance, toute une vie d'abnégation chrétienne et une longue expérience, payée jusqu'au jour où la vérité hahnemannienne a brillé à leurs yeux, par de « *douloureuses déceptions.* »

L'homœopathie a des dispensaires dans les principales villes; elle a des journaux à Paris, Avignon, Rouen,

Bordeaux, etc.... Il ne se passe pas d'années sans que les praticiens de la nouvelle doctrine ne se réunissent en corps pour y discuter les questions scientifiques, et, dans chacune de ces réunions, ils appellent les allopathes à une discussion publique, appel auxquels ceux-ci n'ont jamais répondu.

A Paris, M. Tessier, médecin des hôpitaux, pratique publiquement l'homœopathie à l'hôpital Beaujon. M. Tessier, avant d'être homœopathe, occupait une position considérable dans l'école allopathique, il était alors médecin de l'hôpital Ste-Marguerite (Hôtel-Dieu, annexe); c'est dans cet hôpital qu'il entreprit ses premiers essais. Lorsque ces expériences commencèrent, elles se firent aux applaudissements de tous; les adversaires de l'homœopathie comptaient sur l'insuccès de l'expérience pour tuer la nouvelle doctrine, ses partisans espéraient que ses résultats lui obtiendraient une place dans l'enseignement officiel; les indifférents attendaient que la vérité sortît d'une expérience sérieuse. L'épreuve était solennelle, elle avait pour témoins un grand nombre de médecins; d'ailleurs, l'honorabilité de l'expérimentateur, le concours des internes des hôpitaux, la plaçaient en dehors de toute influence. Quand on vit réussir les traitements homœopathiques, car tout fut au mieux, une hostilité formidable éclata et s'adressa à l'autorité pour faire cesser les essais. L'autorité s'émut de cette dénonciation. Le ministre et l'administration des hôpitaux firent une enquête et constatèrent *que la mortalité était moins grande dans le service de M. Tessier, que dans les autres et* L'ENGAGÈRENT A POURSUIVRE LE COURS DE SES ÉTUDES COMME UTILES A L'HUMANITÉ.

L'administration des hôpitaux a fait ainsi successivement trois enquêtes, et chaque fois les faits constatés ont donné lieu aux mêmes félicitations. Les succès obtenus par M. Tessier durent encore, et ont aujourd'hui pour théâtre l'hôpital Beaujon, où l'on a vu l'homœopathie fournir dans le choléra des résultats non moins concluants.

L'administration des hospices a publié officiellement les statistiques générales de l'hôpital Ste-Marguerite. Dans cet hôpital MM. Valleix et Marotte, allopathes, avaient 99 lits. M. Tessier, 100 lits. Ici les deux doctrines sont en présence, les termes des comparaisons sont plus faciles, les faits doivent avoir une signification irréfragable; or, voici les résultats obtenus :

MM. Valleix et Marotte eurent, pendant les trois années 1849, 1850 et 1851 dans leur service 3,724 entrants et 411 décès :

Soit, allopathie, 113 morts pour 1,000.

M. Tessier, durant les mêmes années, eut dans son service 4,663 entrants et 339 décès :

Soit, homœopathie, 85 morts pour 1,000.

L'administration des hôpitaux de Paris a donc rendu le témoignage le plus éclatant en faveur de l'homœopathie. Avant elle cependant, l'administration de l'hôpital de Thoissey, où tous les malades sont traités homœopatiquement, avait signalé les bienfaits de la nouvelle doctrine. Le 6 février 1846 le journal la *Mouche* de Mâcon publiait la lettre suivante :

Monsieur le rédacteur,

Nous avons lu le numéro de votre journal du 11 novembre

dernier dans lequel a été inséré un article signé de M. Carteron, médecin à Mâcon, intitulé : *Réponse à M. G..... médecin soi-disant homœopathe*.

M. Gastier, auquel s'adresse cette réponse, est médecin de l'hôpital de Thoissey, que nous avons l'honneur d'administrer, et nous n'avons pas été médiocrement surpris de nous voir mis en scène dans cet écrit.

Désabusés des *sornettes* de M. Gastier, s'il faut en croire M. Carteron, *nous lui aurions interdit* de pratiquer cette méthode curative dans notre hôpital...... Les administrateurs des hospices ont été établis pour régir les biens et revenus de ces établissements, pour veiller à leur bonne tenue, et à ce que chaque personne qui y est employée fasse exactement son service, mais non pour diriger les médecins dans la pratique de leur art, auquel les administrateurs sont complétement étrangers par leurs études.

En démentant formellement le fait que, *par une erreur impossible à expliquer*, M. Carteron a avancé dans son écrit, nous déclarons que, lors même que nous eussions eu le droit qu'il suppose, nous n'aurions été nullement disposés à en user. Nos registres attestent, en effet, que depuis l'entrée en fonction de M. Gastier, **le nombre des décès, relativement au nombre des malades admis à l'hospice, a été moindre qu'auparavant, que les dépenses en remèdes, en frais de pharmacie ont été presque nulles, et que le service devenu plus simple, plus facile a été sensiblement allégé.**

Veuillez agréer, etc.

Les administrateurs de l'hospice de Thoissey, Margat maire, président de la commission administrative, Challand, adjoint, Lorin, membre du conseil général, Ducrest, curé, Billion aîné, Aillaud.

Si toutes les administrations de province étaient aussi impartiales que l'ont été celles de Paris et de Thoissey, l'homœopathie compterait aujourd'hui, et depuis longtemps plus de deux services publics, mais les administrations, hélas ! tiennent un peu des Académies. D'ailleurs, en province surtout, où les médecins allopathes occuppent toutes les positions officielles, étant à la fois dans les conseils généraux, municipaux, dans les services administratifs, le journalisme, etc., il existe des influences dont il est difficile de triompher.

Il nous suffit d'avoir démontré que toutes les expérimentations entreprises loyalement et en dehors de la pression et des menées allopathiques, ont toujours fourni les résultats les plus satisfaisants.

On comprend que cette revue rapide que nous venons de faire de la situation actuelle de l'homœopathie est nécessairement très incomplète. Nous nous sommes bornés a mentionner les faits les plus généralement connus ; il nous eût été difficile de suivre pas à pas, dans ses progrès, une doctrine nouvelle qui marche et s'accroît tous les jours. En finissant, il est cependant quelques médecins homœopathes dont nous ne devons pas passer les noms sous silence. Et d'abord, à Munster, citons parmi plusieurs autres praticiens distingués, le vénérable et illustre docteur baron de Bœnninghausen, conseiller du Roi, directeur du Jardin botanique, l'un des élèves les plus distingués de Hahnemann, et aujourd'hui le représentant le plus éminent de sa doctrine ; n'oublions pas Gross, Attomyr, Rummel ; à l'université de Iéna, les professeurs Martin et Starke ; à l'université de Tübingen, le professeur Eschenmayer ; mentionnons encore le docteur Weber, médecin du prince de Solm ; le docteur

Elwert, médecin de la cour, dans la capitale du Hanovre; le conseiller, docteur Kurz, médecin de plusieurs maisons souveraines; le docteur Queen, médecin du roi Léopold; le docteur Hampe, médecin du prince régnant de Lichtenstein; le docteur Weber, conseiller à la cour de Hesse, médecin du prince de Lich et d'Hohensolm, auteur d'un ouvrage classique en homœopathie; le docteur Mendt, qui a été médecin de la famille Bonaparte pendant son exil en Italie; des princes Louis, Jérôme, de la princesse Hortense; puis, successivement du duc de Bassano, de Savary et de la famille Murat; énumération à laquelle on pourrait ajouter encore les noms d'autres praticiens qui, par leur position officielle auprès des souverains et des familles puissantes, par les places qu'ils occupent dans les Facultés, les Académies, garantissent l'avenir de l'homœopathie. Les allopathes reconnaissent eux-mêmes cette influence de l'homœopathie qu'ils ne peuvent nier. Nous lisons dans un article sur la littérature médicale allemande, publié par un journal allopathique. (1)

« L'homœopathie a ses hôpitaux, ses journaux, ses cliniques, et compte même au sein des universités de nombreux partisans. »

Ces triomphes de l'homœopathie après tant de luttes et de persécutions devraient faire réfléchir ceux qui la jugent sans la connaître. Si tant de médecins considérables sont venus à l'homœopathie, après l'avoir repoussée ou accueillie avec défiance, si tant de souverains ont cassé ces édits de réprobation qu'ils lui avaient d'abord

(1) *Archives gén. de méd.*, 4e série, t. 23, p. 122.

opposés et lui ont confié leur existence et celle de leurs sujets ; c'est qu'elle a donné des preuves éclatantes de sa supériorité sur les autres méthodes ; c'est que dans les essais entrepris par des hommes impartiaux, elle a fourni les plus brillants résultats. On en jugera par la statistique suivante que nous empruntons à l'excellent ouvrage du docteur comte de Bonneval, et où les traitements allopathiques et homœopathiques sont mis en présence dans la pneumonie et le choléra :

TABLEAU SYNOPTIQUE DE LA PNEUMONIE.

Malades traités sans saignées ni sangsues,
par les méthodes de Brown et de Rasori.

Moyenne de la mortalité : 15 pour 100.

Malades traités par les évacuations sanguines.

Moyenne de la mortalité : 30 pour 100.

Malades traités par l'homœopathie.

Moyenne de la mortalité : 5 pour 100.

CHOLÉRA.

ALLOPATHIE.

Moyenne de la mortalité : 51 1/2 pour 100.

HOMOEOPATHIE.

Moyenne de la mortalité : 8 1/2 pour 100.

Nous nous sommes bornés à donner le résultat de ce travail, renvoyant ceux de nos lecteurs qui voudraient connaître les documents sur lesquels il est basé, à l'ouvrage de notre savant confrère de Bordeaux. Ajoutons seulement que ces chiffres si concluants sont établis d'après les relevés officiels des hôpitaux homœopathiques et allopathiques de France, d'Autriche, de Prusse, de Hongrie, etc.

Après cet exposé, dans lequel nos convictions et le désir de les voir partagées nous ont entraîné, peut-être, au-delà des bornes dans lesquelles nous aurions dû le resserrer, nous allons entrer au cœur de notre sujet, en mettant en présence l'allopathie et l'homœopathie, et en faisant passer successivement sous les yeux du lecteur les documents et les faits qui nous ont paru de nature à éclairer son jugement sur l'une et sur l'autre de ces doctrines.

PREMIÈRE PARTIE.

ALLOPATHIE.

CHAPITRE Ier

L'Allopathie jugée par les Allopathes.

> Le tableau énergique des révolutions médicales depuis deux mille ans, manque à l'histoire de la science. On y verrait les peuples livrés successivement aux doctrines les plus meurtrières et les plus tranchées, l'ignorance présente accusant l'ignorance passée, les théories d'un siècle condamnées par les théories du siècle suivant; en sorte que la médecine aurait toujours été dans l'erreur, qu'elle se serait toujours trompée; voilà ce que nous apprend l'histoire des révolutions médicales et *ce sont les médecins eux-mêmes qui ont dressé l'acte d'accusation.*
>
> AIMÉ MARTIN.

Depuis son origine jusqu'à nos jours, la médecine nous apparaît comme un ensemble d'opinions hétérogènes, de théories variées, souvent contradictoires, tour à tour prônées et renversées. On ne sait de quel côté envisager cette création acéphale et informe. On ne sait par où la prendre pour la poser devant soi; elle n'a ni liens, ni unité.

En sorte qu'on peut dire que l'école allopathique

n'existe pas. En pathologie, en matière médicale, en thérapeutique, elle ne nous offre ni cette unité de principes, ni cette unité de méthode qui constituent une école et permettent de la caractériser. Les grands médecins de notre époque, après avoir comme leurs devanciers vainement cherché la vérité, en sont réduits à laisser échapper les mêmes plaintes sur l'incertitude et les dangers de leur art. De leur aveu, la science médicale n'existe pas, et ils n'ont point encore trouvé les principes qui peuvent servir de base à une doctrine. L'un des membres les plus distingués de l'Académie de médecine, M. le professeur Malgaigne ne s'écriait-il pas dans cette discussion sur la révulsion qui vient d'agiter récemment l'Académie :

« Absence complète de doctrines scientifiques en médecine, absence de principes dans l'application de l'art ; empirisme partout : voilà l'état de la médecine. » (Séance du 8 janvier 1856) (1).

Écoutons les allopathes dresser eux-mêmes leur acte d'accusation :

« En multipliant la série d'années écoulées seulement depuis la 1re de la 80e olympiade jusqu'en 1840, par celle des existences médicales qui se succédèrent depuis Hippocrate jusqu'à nous, l'on obtient un total de plusieurs millions d'années ; or, ces millions d'années d'étude, d'essais, de discus-

(1) M. Cousin, dans la discussion qui eut lieu à la Chambre des pairs sur un objet relatif à l'enseignement et à la pratique de la médecine, déclarait, avec l'assentiment unanime de la presse médicale, que la médecine n'est point une science, mais un empirisme. (Voyez Tessier, *Journal de la Soc. gall.*, t. V, p. 488).

sions, qu'ont-elles rapporté à la médecine? Une vérité par mille erreurs, au plus. Temps perdu à rêver de présomptueux et d'insensés systèmes; temps perdu à les propager; temps perdu à les croire et à les éprouver; temps perdu à les combattre; temps perdu à les ressusciter sous un autre nom, etc. Oh! que de temps perdu! » (1).

Kurt Sprengel, homme d'une immense érudition, auteur de la meilleure histoire philosophique de la médecine, que nous possédions, après s'être livré à une étude approfondie des chefs-d'œuvre de tous les temps, est arrivé à cette conclusion désolante :

« Que le scepticisme, en médecine, est le comble de la science, et que le parti le plus sage consiste à regarder toutes les opinions avec l'œil de l'indifférence, sans en adopter aucune » (2).

« On ne doit pas craindre d'avancer, dit M. Jourdan (3), que la médecine est, de toutes les sciences physiques, celle qui a donné lieu au plus grand nombre de spéculations. Elle a vu naître une foule de systèmes contradictoires qui, ont été tour à tour considérés comme inébranlables, et tour à tour aussi renversés par d'autres qui, bien qu'annoncés, prônés et soutenus avec la même prétention, n'éprouvaient, toutefois, pas un sort plus heureux » (4).

(1) Docteur Munaret, *Du médecin des villes*, etc., p. 485.

(2) *Histoire de la médecine*, trad. par Jourdan, membre de l'académie de médecine, t. 1, introd. page 10 et 11. — Voyez aussi la préface du traducteur, page XXII et suiv.

(3) *Hist. de la méd.*, par Kurt Sprengel, préface, p. X.

(4) Hippocrates la meit en credit (la médecine); tout ce que cettuy-cy avait estably, Chrysippus le renversa; depuis, Erasistratus, petit fils d'Aristote, tout ce que Chrysippus en avait escript; aprèz ceulcy, surveindrent les empiriques, qui preindrent une voye toute diverse des anciens au maniement de cet art : quand le crédit de ces derniers commença à s'envieillir, Herophilus meit en usage une aultre sorte

« L'histoire de la chirurgie ne nous offre pas un seul exemple d'efforts aussi complétement inutiles. Tandis que les mécins cherchèrent, dans tous les siècles, à cacher l'obscurité et la diffusion de leurs idées sous le voile officieux du néologisme, et sous un étalage ridicule de mots pompeux et inintelligibles, la simplicité, la clarté, la précision et la dignité du style sont les qualités qui distinguèrent constamment les écrits des grands chirurgiens.... De là vient que la chirurgie, après avoir fait quelques progrès, ne rétrograda point et ne retomba jamais dans son antique barbarie, comme il arriva tant de fois, au contraire, à la médecine, même parmi les modernes, et aux époques les plus rapprochées de nous (1).

Bérard, l'un des plus illustres professeurs de la Faculté de Montpellier, a conclu au scepticisme médical, malgré la théorie des éléments qu'il avait adoptée, faute de mieux.

« Les autres sciences, dit-il, sont achevées, et j'oserai dire parfaites, du moins dans la plus grande partie de leurs dogmes ; on les accroît par de nouvelles vérités qui ne dérangent

de médecine qu'Asclepiades veint à combattre et anéantir à son tour; à leur rang gaignerent auctorité les opinions de Themison, et, depuis, de Musa ; et encore après celles de Vectius Valens : l'empire de la medecine tomba du temps de Néron à Thessalus, qui abolit et condamna tout ce qui en avait esté tenu jusques à luy ; la doctrine de cettuy-cy feut abbattue par Crinas de Marseille ; son auctorité feut bienstôt aprèz supplantée par Charinus, médecin de cette mesme ville. Depuis ces anciennes mutations de la médecine, il y en a eu infinies aultres jusque à nous ; et, le plus souvent, mutations entières et universelles, comme sont celles que produisent de notre temps Paracelse, Fioravanti et Argenterius : car ils ne changent pas seulement une recepte, mais, à ce qu'on me dict, toute la contexture et police du corps de la médecine, accusants d'ignorance et de piperie ceulx qui en ont faict profession jusque à eulx. Je vous laisse à penser où en est le pauvre patient ! MONTAIGNE.

(1) Jourdan, *Hist. de la méd.*, préface, p. XXIX.

en rien l'ensemble des vérités déjà acquises, et les nouvelles découvertes viennent se placer à côté des vérités anciennes. En médecine, au contraire, aucune partie n'est achevée à proprement parler ; les vérités les mieux affermies semblent être ou sont réellement menacées par les vérités nouvelles. Chaque nouvelle pierre qu'on ajoute ébranle un édifice qui n'a rien de fini, et qui peut recevoir, dans tous les points, des pièces de rechange » (1).

« La science n'est pas faite, dit, de nos jours, M. le professeur Bouchardat, elle est, pour ainsi dire, toute à édifier. » (2).

Le savant médecin de la Pitié, M. Valleix, s'écrie, après avoir exposé les systèmes qui se sont succédé en médecine, depuis Hippocrate jusqu'à nos jours :

« Que de regrets on éprouve en voyant tant d'études, de veilles, de génie, dépensés pour obtenir d'aussi faibles résultats ! que d'erreurs pour quelques vérités ! » (3).

« Les médecins de l'antiquité, dit M. le professeur Louis (4), nous ont donné des descriptions très-imparfaites des maladies qu'ils ont observées ; ils nous ont légué des préceptes de thérapeutique nombreux, mais dépourvus de preuves : leurs doctrines ont fait place à des doctrines qui toutes avaient la prétention d'être seules vraies. Les médecins modernes n'ont guère été plus heureux ; leurs doctrines ont passé plus rapidement à mesure que l'esprit d'examen a fait plus de progrès, et leurs descriptions sont si incomplètes, au moins pour la plupart, que les cas particuliers dont ils nous ont donné l'histoire n'offrent eux-mêmes qu'incertitude, qu'il n'est pas

(1) *Esprit des doctrines médicales de Montpellier*, p. 93, 94.

(2) *Manuel de mat. médicale, de thérapeut. et de pharm.*, p. 9.

(3) 1853. *Guide du méd. praticien*, t. 1, avant-propos, p. XI.

(4) *De l'examen des mal. et de la recherche des faits gén.*, dans les *Mém de la Société méd. d'observation*, t. 1, p. 1, Paris, 1837.

toujours possible, à beaucoup près, de se convaincre que les maladies auxquelles ils ont donné des noms le méritent réellement ; de manière que leurs observations ne peuvent servir, à quelques exceptions près, ni à l'avancement de la science, ni à l'instruction de celui qui les fit.

Cependant, ajoute le même auteur, parmi les médecins de l'antiquité, comme parmi ceux qui leur ont succédé jusqu'à nos jours, on compte des hommes illustres, d'une rare capacité, auxquels rien ne manquait, en apparence, de ce qu'il faut pour faire avancer la science, surtout depuis que l'anatomie pathologique a pu être cultivée sans entraves ; comment donc se fait-il que la science *leur doive si peu en général*, et que son histoire ne soit, à beaucoup d'égards, que celle de leurs erreurs ou de leurs systèmes ? »

« Les faits *les mieux connus* dont elle (la médecine) se compose, présentent trop d'éléments *ignorés, variables et compliqués*, dans leur nature, pour qu'il soit permis de procéder, comme en physique, en partant de lois nécessaires et démontrées pour arriver à des conséquences forcées.

Docteur Donné, membre de l'académie de médecine.

La confusion la plus complète règne, de nos jours, dans l'enseignement officiel.

« Il arrive souvent, dit le docteur Combes que, dans la même salle, devant le même auditoire, à quelques heures de distance, l'organicisme, le vitalisme, et l'éclectisme lui-même, se trouvent représentés avec conscience et talent » (1).

En présence de ce désordre et à l'occasion du discours que devait prononcer M. Royer-Collard, pour la rentrée de l'école, la *Gazette des hôpitaux* (31 octobre 1843) publiait un article signé Jean Raymond, où l'on remarque le passage suivant :

(1) *Revue médicale*, février 1833.

« Je suis de ceux qui professent que l'école ne représente ni un principe, ni une méthode; je dis de plus qu'elle n'a pas d'enseignement. Qui dit école, dit dogme ; qui dit enseignement, dit concordance et homogénéité. A ce point de vue, il n'y a à Paris *ni école, ni enseignement ; il y a un établissement universitaire où vingt-six professeurs, payés par le budget, viennent individuellement imposer leurs opinions et leurs doctrines*, et où les élèves se préparent à leurs épreuves en vue de tels ou tels examinateurs..... Remarquez que ce n'est pas une critique que je fais ; *j'expose simplement ce qui est* ; j'en conclus seulement que quand j'entends dire école de Paris, j'entends une expression ambitieuse, mais vide de sens..... Je ne comprends donc pas trop quelle exposition de principes pourra faire M. Royer-Collard d'une école absente, et par quel lien commun il pourra rattacher toutes ces individualités éparses. »

« Un médecin prescrit une diète sévère ; un autre permet des aliments ; survient un troisième qui les défend. De sorte qu'il n'est pas étonnant qu'on dise alors de l'art de la médecine qu'il ressemble à la science des augures.» Hippocrate (1).

« Si l'on vient à peser mûrement le bien qu'a procuré aux hommes une poignée de vrais fils d'Esculape, et le mal que

(1) Elle (la médecine) change selon les climats, et, selon les lunes ; selon Fernel, et selon l'Escale. Si vostre médecin ne treuve que vous dormez, que vous usez de vin, ou de telle viande, ne vous chaille ; je vous en trouveray un autre qui ne sera pas de son advis : la diversité des arguments et opinions médicinales embrasse toute sorte de formes. Je veis un misérable malade crever et se pasmer d'alteration, pour se guarir, et estre mocqué depuis par un aultre médecin, condamnant ce conseil comme nuisible : avait-il pas bien employé sa peine ? Il est mort freschement, de la pierre, un homme de ce mestier, qui s'estait servy d'extrême abstinence à combattre son mal : ses compaignons disent qu'au rebours ce jeusne l'avait asséché, et luy avait cuict le sable dans les roignons (reins). MONTAIGNE.

l'immense quantité des docteurs de cette profession a fait au genre humain depuis l'origine de l'art jusqu'à ce jour, on pensera sans doute qu'il serait plus avantageux qu'il n'y eût jamais eu de médecins dans le monde. » Boërhaave.

L'Hippocrate anglais Sydenham disait : « Quæ medica appellatur revera confabulandi garriendique potius est ars quam medendi » — « Ce qu'on qualifie d'art médical est bien plutôt l'art de faire la conversasion et de babiller que l'art de guérir. »

Voici comment le grand Baglivi s'exprimait sur les médecins du 17e siècle : « Videmus inter medicos, non nullos in morbis omnibus laudare lac et serum lactis; alios remedia spirituosa et volatilia ; alios acida et alcalia; alios purgantia et phlebotomias; et sic deinceps quam plura alia hujus generis particularia remedia unusquisque pro suo genio , et prout per initia juvenilis praxeos erga illa affectus fuerit deprædicat. » — « Parmi les médecins nous en voyons plusieurs préconiser dans toutes les maladies le lait et le petit-lait ; d'autres, les potions spiritueuses et volatiles ; les uns vantent les acides et les alcalis, les autres les purgatifs et les saignées , enfin chacun recommande particulièrement divers médicaments de cette espèce, selon ses idées et les impressions que lui ont laissées les essais tentés au début de sa carrière » (1).

(1) Qui veid jamais médecin se servir de la recepte de son compaignon, sans y retrancher ou adjouster quelque chose? ils trahissent par là leur art... Ils se debvraient contenter du perpétuel désaccord qui se treuve ez opinions des principaux maistres et aucteurs anciens de cette science, lequel n'est cogneu que des hommes versez aux livres, sans faire veoir encores au peuple les controverses et inconstances de jugement qu'ils nourissent et continuent entre eulx..... Il y a l'un de leurs amis (Pline) , qu'ils cognoissent mieulx que moy qui s'escrie à ce propos, « que la science la plus importante qui soit en nostre usage, comme celle qui a charge de nostre conservation et santé , c'est de malheur, la plus incertaine, la plus trouble et agitée

L'un des praticiens les plus judicieux et les plus habiles qu'ait possédé la France, l'illustre Bordeu, rapporte que : (1).

« Étant fort jeune encore, il visitait, en qualité de quatrième médecin, un malade attaqué de la fièvre, de la douleur de côté et du crachement de sang. Je n'avais, dit-il, on le comprend aisément point d'avis à donner. Un des trois consultants proposa une troisième saignée (c'était le troisième jour de la maladie);le second proposa l'émétique combiné avec un purgatif,et le troisième un vésicatoire aux jambes.Le débat ne fut pas petit, et personne ne voulut céder. J'aurais juré qu'ils avaient tous raison. Enfin, on aura peine à croire que, par une suite de circonstances inutiles à rapporter, cette dispute intéressa cinq ou six nombreuses familles, partagées comme les médecins, et qui prétendaient s'emparer du malade ; elle dura, en un mot, jusque passé le septième jour de la maladie. Cependant, malgé les terribles menaces de mes trois maîtres, le malade, réduit à la boisson et à la diète, guérit très-bien. Je suivis cette guérison, parce que j'étais resté seul ; je la trouvai tracée par l'école de Cos,et je m'écriai : c'était donc la route qu'il fallait prendre !— Encore une autre histoire : dans celle-ci, je nommerai les acteurs, parcequ'ils étaient sur un plus grand théâtre que les trois autres docteurs. Les Sérane, père et fils, étaient médecins de l'hôpital de Montpellier. Le fils était un théoricien léger, qui savait par cœur et qui redisait continuellemen tous les documents de l'inflammation.. Sérane, père était un bonhomme qui avait été instruit par de

de plus de changements.» Il n'y a pas grand danger de nous mescompter (tromper) à la haulteur du soleil, ou en la fraction de quelque supputation astronomique : mais ici, où il y va de tout nostre estre, ce n'est pas sagesse de nous abandonner à la mercy de l'agitation de tant de vents contraires.

Montaigne.

(1) *Recherches sur le tissu muqueux*, p. 793.

grands maîtres. Il avait appris à traiter les fluxions de poitrine avec l'émétique ; il le donnait pour le moins, tous les deux jours, avec ou sans l'addition de deux onces de manne. C'était son grand cheval de bataille. Je le lui ai vu lâcher plus de mille fois, et partout et pour tout. Le fils se proposa de convertir le père et de le mettre à la mode, c'est-à-dire, de lui faire craindre la phlogose, l'éréthisme, les déchirures des petits vaisseaux. Le cher père tomba dans une espèce d'indécision singulière : il ne savait où donner de la tête. Il tenait pourtant ferme contre la saignée ; mais, lorsqu'il était auprès d'un malade, il murmurait et s'en allait sans rien ordonner... Les malades guérissaient sans être presque soignés, parce que le vieux Sérane, n'aimait pas la saignée, et sans prendre l'émétique, parce que le jeune Sérane avait prouvé à son père que ce remède augmente l'inflammation. Les malades guérissaient, et j'en faisais mon profit. J'en concluais que les saignées que Sérane le fils multipliait, lorsqu'il était seul, étaient tout au moins aussi inutiles que l'émétique réitéré auquel Sérane le père était trop attaché.... On multiplie trop les remèdes et les meilleurs deviennent perfides à force de les presser. Cette profusion de médicaments rend la maladie méconnaissable et forme un obstacle sensible à la guérison..... je le déclare sans passion et avec la modestie à laquelle mes faibles connaissances me condamnent : lorsque je regarde derrière moi, j'ai honte d'avoir tant insisté, tantôt sur les saignées, tantôt sur les purgatifs et les émétiques... Il me semble entendre crier la nature « ne vous pressez point, laissez moi faire ; *vos drogues ne guérissent point,* surtout lorsque vous les entassez dans le corps des malades ; c'est moi seule qui guéris. Les moments qui vous paraissent les plus orageux sont ceux où je me sauve le mieux, *si vous ne m'avez pas ôté mes forces. Il vaut mieux que vous m'abandonniez toute la besogne que d'essayer des remèdes douteux.* »

Bordeu, devenu sceptique et médecin naturiste avant

tout, laisse échapper des plaintes amères sur la confusion et l'incertitude de la thérapeutique. Il nous raconte ses déceptions, et celles qu'ont éprouvées ses plus habiles confrères. Citons encore quelques lignes extraites de ses œuvres.

« Un médecin disait à un de ses confrères qu'il avait changé de pratique cinq ou six fois dans sa vie. — Et moi de méthode, répondit l'autre.

Goazet, médecin de Toulouse, fit un discours public dans lequel il avança que, dans les maladies ordinaires, les garde-malades en savaient autant que les médecins, et que, dans les extraordinaires, les médecins n'en savaient pas plus que les garde-malades.

« J'ai ouï Didier, professeur de Montpellier, disant à plusieurs médecins, dont j'étais du nombre, qu'il travaillait à un ouvrage, dans lequel il voulait faire l'aveu et une sorte d'amende honorable de toutes les fautes qu'il avait faites en médecine.

« Stalh (l'illustre vitaliste), fut si convaincu de l'inutilité des drogues.... qu'il parvint dans sa vieillesse au point de n'ordonner, pour toutes sortes d'incommodités et de malaises, que quelques grains de sel marin.»

Ces récits sortis de la plume de Molière ou de Lesage, pourraient être plaisants, mais ils ne sauraient laisser qu'une impression pénible, lorsqu'on y voit attaché le nom de Bordeu. Quelle doctrine que celle qui amène ses plus célèbres représentants à de pareils aveux !

Il faut lire les ouvrages des autres médecins du siècle dernier pour voir la mélancolie triste et le découragement profond que leur laissait le sentiment de leur impuissance. Hecquet disait *que les médecins se préparent des remords pour l'avenir et que sur leurs vieux jours, ils forment une confrérie de pénitents.* — Lieutaud, que les organiciens ne peuvent renier, avoue avec une franchise qui navre le cœur, que *les malades doués d'une bonne constitution, et qui résistent à la maladie et aux remèdes, croient bonnement devoir leur guérison au traitement quelconque qu'ils ont subi; et celui qui en était chargé se garde bien de les détromper.*

Rome fut pendant des siècles sans médecins, sans en être plus mal. Ce fut seulement sous Pompée, que parut Asclépiade (1).

Dr AUDIN-ROUVIÈRE.

Le célèbre professeur Broussais, se demandant si la médecine n'a pas été plus nuisible qu'utile à l'humanité, s'écrie:

« Qu'on promène ses regards en arrière, qu'on se rappelle tout ce que nous avons dit des vices si multipliés de la pratique médicale.... que l'on promène ses regards sur la société, pour y voir ces physionomies moroses, ces figures pâles ou plombées qui passent leur vie entière à écouter leur estomac digérer, et chez qui *les médecins rendent encore la digestion plus lente et plus douloureuse* par des mets succulents, des vins généreux, des teintures, des élixirs, des pas-

(1) Il n'est nation qui n'ayt esté plusieurs siècles sans la médecine, et les premiers siècles, c'est-à-dire les meilleurs et les plus heureux; et du monde la dixième partie ne s'en sert pas encores à cette heure; infinies nations ne la cognaissent pas, où l'on vit et plus sainement, et plus longuement qu'on ne faict icy; et parmy nous, le commun peuple s'en passe heureusement : les Romains avaient esté six cents ans avant que de la recevoir, mais, après l'avoir essayée, ils la chassèrent de leur ville.

MONTAIGNE.

tilles, des conserves, jusqu'à ce que les victimes succombent à la diarrhée, à l'hydropisie ou au marasme; que l'on remarque à côté, ces obstrués qui remplissent journellement leurs vases du produit de leurs pilules et de leurs eaux fondantes, jusqu'à ce qu'ils aient partagé le sort des précédents; que l'on observe ces tendres créatures à peine sorties du berceau, dont la langue déjà se dessèche et rougit, dont le regard commence à exprimer la langueur, dont l'abdomen s'élève et devient brûlant, dont le cœur précipite ses pulsations sous l'influence des élixirs amers, des vins antiscorbutiques, des sirops sudorifiques, mercuriels, dépuratifs, *qui doivent les conduire à la consomption et à la mort.* Que l'on examine attentivement ces jeunes gens d'un coloris brillant pleins d'activité et de vie, qui commencent à tousser, et *chez lesquels on décuple l'irritation* par les vésicatoires, le lichen, le quinquina, jusqu'à ce que l'opiniâtreté des accidents les fasse déclarer atteints de tubercules innés et associer aux nombreuses victimes de l'entité qualifiée du nom de phthisie pulmonaire. Et que l'on prononce ensuite si la médecine a été jusqu'ici plus nuisible qu'utile à l'humanité.

« Je conviens bien qu'elle a rendu à l'être souffrant le service de lui offrir des consolations en le berçant toujours d'un *chimérique espoir*; mais il faut convenir qu'une pareille utilité est loin de la relever au milieu des autres sciences naturelles, puisqu'elle semble la placer sur la ligne de *l'astrologie, de la superstition et de tous les genres de charlatanisme.* »

Écoutons le professeur Fodera, membre de l'académie de médecine (1).

« On est surpris (on pourrait dire effrayé) de tant de différence dans la manière d'envisager les maladies, de tant de traitements divers. Les uns plus hardis, adminis-

(1) *Hist. de quelques doctrines médicales.*

trent *des doses de médicaments héroïques*, (ces médicaments ou ces doses dont le vulgaire dit irrévérentieusement : si le malade n'en meurt pas il en guérira) ; les autres, plus timides n'osent agir, attendent avec patience les jours critiques (tilleul, mauve, sureau, etc), d'autres s'amusent à faire la médecine poly-pharmaceutique ; l'un ordonne des purgatifs, l'autre l'émétique, un troisième fait toujours saigner , le quatrième fait jouer au calomélas le rôle d'une panacée universelle.... Il suffit d'entrer dans un hôpital et de parcourir des salles séparées par de fragiles cloisons,pour voir combien les médecins qui y font leurs visites se ressemblent peu dans leur manière d'envisager les maladies et de les traiter. *Tout ce qu'on appelle pratique est dans le fond un mélange bizarre des restes surannés de tous les systèmes, de faits souvent mal vus et mal observés et de routines transmises par nos pères « Omnium theoriarum systematumque ac sectarum sentina est.»*

« Tous les vingt ans au plus la même école change de système ; par fois, il y a deux ou trois systèmes dans la même école ; bref, *parmi les médecins sortis de la même école et ayant le même système, il n'y en a pas quatre qui puissent s'entendre au lit du malade.* Tels sont les faits : l'histoire de la médecine et les malades sont là pour en témoigner. Or, si la science sert à nous diriger dans la pratique, qu'est-ce qu'une science qui pousse chacun de ses adeptes dans des routes diverses et souvent opposées..... Heureusement pour l'amour-propre des uns et la sécurité des autres, que chaque médecin croit tenir la bonne doctrine, et que chaque malade croit avoir un bon médecin. Tout est pour le mieux dans ce meilleur des mondes.»

« Si quelqu'un, s'écrie le même professeur, avait commencé seulement depuis soixante ans un ouvrage de médecine, et qu'il l'eût continué jusqu'à ce jour en adoptant chacun des systèmes qui ont régné, de combien de couleurs ne serait-il pas composé, combien de remèdes tour-à-tour sauveurs et assassins ! » Suit la preuve de ce qu'il avance.

Le célèbre professeur Thommasini a peint avec énergie l'embarras où se trouvent les médecins alors surtout qu'il faut agir (1).

« Je me souviens, dit-il, de m'être souvent trouvé, soit comme simple témoin, soit comme partie intéressée, dans diverses consultations. Combien il était difficile de nous accorder sur les bases premières ! quelles oppositions, quelles contradictions qui se manifestaient pour le mode de traitement, pour le choix des remèdes ! D'un côté, l'on voulait purger, délayer, rafraichir, par conséquent affaiblir, tandis que de l'autre côté l'on disait qu'il fallait corroborer, stimuler, exciter. Ici l'on proposait de recourir à la saignée, à la manne, au tamarin, aux boissons acidules, ou bien aux pilules de rhubarbe ou d'aloës succotrin, pendant que là l'on recommandait l'éther, le musc, l'ammoniaque, le vin chaud, l'opium, etc. En vérité, des opinions aussi diamétralement opposées ne pouvaient jamais s'entendre ou se rapprocher, ou il fallait que l'un des deux consultants cédât entièrement, ou bien s'ils voulaient tous les deux ordonner quelque chose, les remèdes de l'un détruisaient les effets de ceux de l'autre.

Passez-moi la rhubarbe,
Je vous passerai le séné ! » (2).

(1) *Précis de la nouvelle doctrine italienne*, p. 112 et 113.

(2) SGANARELLE.

Messieurs; l'oppression de ma fille augmente, je vous prie de me dire vite ce que vous avez résolu.

MONSIEUR TOMÈS.

Monsieur, nous avons raisonné sur la maladie de votre fille, et mon avis, à moi, est que cela procède d'une grande chaleur de sang, ainsi je conclus à la saignée le plus tôt que vous pourrez.

MONSIEUR DESFONANDRÈS.

Et moi, je dis que sa maladie est une pourriture d'humeur causée par une trop grande réplétion ; ainsi je conclus à lui donner de l'émétique.

« Alibert, après avoir livré au public tant de brillantes pages et d'ouvrages estimés s'était, enfin, résigné à ne plus croire à aucune thérapeutique, même dans les maladies

MONSIEUR TOMÈS.

Je soutiens que l'émétique la tuera.

MONSIEUR DESFONANDRÈS.

Eh moi, que la saignée la fera mourir

MONSIEUR TOMÈS.

C'est bien à vous de faire l'habile homme !

MONSIEUR DESFONANDRÈS.

Oui, c'est à moi, et je vous prêterai le collet en tout genre d'érudition.

MONSIEUR TOMÈS.

Souvenez vous de l'homme que vous fîtes crever ces jours passés.

MONSIEUR DESFONANDRÈS.

Souvenez-vous de la dame que vous avez envoyée en l'autre monde, il y a trois jours.

MONSIEUR TOMÈS A SGANARELLE.

Je vous ai dit mon avis.

MONSIEUR DESFONANDRÈS A SGANARELLE.

Je vous ai dit ma pensée.

MONSIEUR TOMÈS.

Si vous ne faites saigner tout-à-l'heure votre fille, c'est une personne morte.

Il sort.

MONSIEUR DESFONANDRÈS

Si vous la faites saigner, elle ne sera pas en vie dans un quart d'heure.

Il sort.

SGANARELLE

A qui croire des deux ? et quelle résolution prendre sur des avis si opposés..... me voilà justement un peu plus embarrassé que je n'étais auparavant.

MOLIÈRE, *l'amour médecin.*

Pour montrer combien Molière est dans le vrai, il suffit de citer le passage suivant d'une lettre de Boileau à Racine. « A vous dire le

de la peau, sur lesquelles il avait fondé l'enseignement de l'hôpital St-Louis » (1).

Capuron. Hippocrate serait là (on rit) oui, il serait là, que je lui dirais ma façon de penser (nouvel accès de gaîté); je lui dirais : père, grand-père, patriarche de la médecine, oracle de Cos, vous avez écrit d'excellentes choses; mais vous avez avancé des choses bien extraordinaires; vous avez dit, par exemple, que dans les maladies aiguës, *le pronostic était toujours incertain.*

Plusieurs voix : **C'est ce qu'il a dit de mieux.**

. . . .

M. Emery. Dans une épidémie d'érysipèle, sur plus de deux cents malades, j'administrai dans tous les cas l'ipécacuanha jusqu'à deux ou trois fois ; et *pourtant* j'ai guéri; je ne veux pas dire pour cela que j'ai guéri *par l'ipécacuanha*, mais au moins *malgré* son emploi (on rit); ce n'est certes pas une erreur qu'a commise Hippocrate, en disant que le pronostic était toujours incertain. En effet ne voit on pas souvent dans les pneumonies légères de la base du poumon, un de ces organes s'enflammer et même les deux, *malgré les saignées répétées* » (2).

« Ayant rempli pendant plusieurs années les fonctions d'élève interne dans les hôpitaux de Paris, et ayant été attaché, en cette qualité, au service de plusieurs de nos célébrités médicales, j'ai été plus à même que personne d'apprécier l'insuffisance de la médecine, et quelquefois

vrai, mon cher monsieur, c'est quelque chose d'assez fâcheux que de se voir le jouet d'une science très-conjecturale, où l'un dit blanc et l'autre noir. Deux de mes médecins ne soutiennent pas seulement que le bain n'est pas bon à mon mal, mais ils prétendent qu'il y va de la vie, et citent sur cela des exemples funestes : mais enfin me voilà livré à la médecine, et il n'est plus temps de reculer.»

(1) Voy. le F. Dr Espanet, *Journ. de la soc. Gall.*, t. 3, p. 558.

(2) *Séances de l'Académie de médecine* (24 novembre 1835).

même ses fâcheuses conséquences ; n'ai-je pas vu souvent, en effet, que les médecins qui mettaient en usage la médecine la plus active étaient ceux dont la feuille des morts était la plus garnie à la fin des mois ? Si l'exercice de notre art offre des chances si peu favorables entre les mains des praticiens les plus instruits et les plus consommés, que nous présentera-t-il si nous descendons dans la pratique des médecins pris en masse ?

Docteur Libert, ancien chirurgien interne des hôpitaux civils de Paris, etc. »

« J'avoue, dit M. le professeur Louis, que depuis vingt ans j'ai dans les hôpitaux, étudié tour-à-tour la plupart des méthodes curatives, ce qui m'a mis dans le cas de remarquer que *la plupart des méthodes offraient des résultats déplorables*, et je leur dois la perte de personnes bien chères. Ce n'est point par esprit de parti, Messieurs, que j'ai cessé d'en faire usage ; car les systèmes ont peu de valeur quand ils ne sont pas l'expression des faits, mais j'ai changé parce que je voyais succomber un grand nombre de malades » (1).

Nous empruntons le passage suivant au discours d'ouverture prononcé le 16 février 1846 au collége de France par un des coryphées de l'école moderne, M. le professeur Magendie.

« Sachez-le bien, la maladie suit, le plus habituellement, sa marche sans être influencée par la médication dirigée contre elle...... si même je disais ma pensée tout entière, j'ajouterais que c'est surtout *dans les services où la médecine est la plus active que la mortalité est la plus considérable.* »

Qui pourrait s'étonner après avoir lu ces lignes, d'entendre un maître distingué, auteur d'un ouvrage récent, prononcer de nos jours ces terribles paroles.

(1) *Séances de l'Académie de médecine* (24 novem. 1835).

« C'est donc quelquefois un vrai châtiment de la Providence, que de tomber entre les mains des médecins *qui vous exécutent savamment, consciencieusement et promptement* » (1).

Le même auteur s'indigne des discussions médicales et s'écrie « Pauvre médecine officielle du 19e siècle ! » Plus loin il menace ses confrères « d'aboutir à l'anarchie et au chaos. » Puis il ajoute « Et à l'heure qu'il est, n'y est-on pas ? » (2)

M. L. Fleury, professeur agrégé de la faculté de médecine de Paris, déplore en termes énergiques, la voie funeste dans laquelle est conduite l'instruction médicale que les élèves reçoivent dans les cliniques des hôpitaux, où les chefs de service se débarrassent hâtivement des sujets atteints de maladies chroniques, tandis que celles-ci constituent l'immense majorité des cas auxquels le médecin sera appelé à donner des soins sans les avoir jamais observés. Pourquoi cette indifférence des professeurs en face des maladies chroniques ? M. Fleury va nous le dire (3) :

« Dès qu'il ne s'agit point d'une affection grave, mettant la vie en péril imminent, la plupart des princes de la science se renferment dans une majestueuse expectation. Contre les mille maladies chroniques, contre les mille indispositions sans cesse renaissantes qui constituent, en réalité, la pathologie et la pratique médicale des classes aisées de la société

(1) *Essai analytique et synthétique sur la doctrine des éléments morbides,* par le P. Debreyne, p. 336.

(2) *Loco cit introduction*.p VIII.

(3) Clinique hydro-thér. de Bellevue. *Recherches et observations sur les maladies chroniques.*

ils sont *impuissants ou inactifs*. A de malheureux dont l'existence est empoisonnée par la souffrance, mais qui n'ont pas de fièvre, qui marchent, mangent et dorment plus ou moins, *on se contente de conseiller le repos, la distraction, la patience, une saison aux bains de mer, dans les Pyrénées ou sur les bords du Rhin* » (1).

Si des jugements sévères, prononcés contre la médecine moderne par ses représentants, on en appelle aux faits, on trouvera que la critique des auteurs est malheureusement trop fondée, et que la médecine, loin d'avoir progressé de nos jours, semble, au contraire, avoir rétrogradé en deçà des siècles précédents.

En 1853, M. de Feulins a publié, dans la *Revue médicale* (t. II, p. 473), un tableau de la mortalité, relativement aux maladies, en 1811 et en 1851. Il résulte des chiffres auxquels il est arrivé que, de 1811 à 1851, les décès, par variole, ont diminué de moitié, grâce à l'influence préservatrice de la vaccine ; les décès par phthisie, hémorrhagies, apoplexies, sont restés dans les mêmes proportions ; les morts-nés, morts subites, ont augmenté de quatre-neuvièmes, les décès par *affections inflamma-*

(1) Pline se mocque entre aultres choses, de quoy, quand ils sont au bout de leur latin, ils ont inventé cette belle desfaicte, de renvoyer les malades qu'ils ont agitez et tourmentez, pour neant, de leurs drogues et régimes, les uns au secours des vœux et miracles, les aultres aux eaux chauldes. Ils ont une tierce sorte de desfaicte, pour nous chasser d'auprez d'eulx, et se descharger des reproches que nous leur pouvons faire du peu d'amendement à nos maulx qu'ils ont eu si long-temps en gouvernement qu'il ne leur reste plus aulcune invention à nous amuser, c'est de nous envoyer chercher la bonté de l'air de quelque aultre contrée.

MONTAIGNE.

toires de tout genre se sont accrus de *cinquante-quatre pour cent au moins*. De ces données, M. de Feulins conclut à la décadence de la médecine depuis quarante ans.

Résumons ce que nous ont dit les médecins eux-mêmes des doctrines qui tour à tour ont régné en médecine, et nous serons amenés forcément à cette conclusion : qu'aucune d'elles ne présente les caractères de la vérité ! Si quelqu'une, en effet, les avait possédés, l'expérience lui aurait accordé sa sanction, et son empire se serait établi sur les ruines de toutes les autres. Grandie et fortifiée par le temps, elle serait aujourd'hui dans toute la plénitude de sa puissance virile, unanimement reconnue et professée. Mais, loin de là, elles se sont succédées par opposition, se détruisant les unes les autres, au lieu de procéder par voie de développement, ce qui prouve leur insuffisance et même leur commune fausseté. La médecine actuelle est donc dépourvue de principes scientifiques, d'unité de vues ; comme nous l'avancions en commençant ce chapitre, elle n'a que des opinions éparses, divergentes, s'entreheurtant et se détruisant les unes les autres. Or, si, dans cette moderne Babel, chaque maître parle une langue qui n'appartient qu'à lui, comment les disciples qu'ils ont formés pourraient-ils s'entendre entr'eux ? Aussi Galien nie-t-il, presque toujours, ce qu'affirme Hippocrate.

Le domaine des connaissances anatomiques et physiologiques a pu s'agrandir ; le scalpel à la main, on a su déterminer les désordres organiques appréciables des maladies, l'art du diagnostic acquiert de jour en jour une plus grande certitude ; toutes les sciences, l'histoire naturelle, la physique, la mécanique et même les mathématiques, ont apporté leur contingent à la médecine. Le médecin sait presque tout, en fait de science humaine, il n'y a que dans son art, dans l'art de guérir, que ses vastes connaissances lui font défaut; en sorte qu'on peut répéter de nos jours ces paroles de l'illustre Van Helmont: *la médecine n'avance pas, elle tourne sur son axe.*

En face de cette impuissance n'est-il pas temps de sortir des sentiers battus et de chercher de nouvelles voies?

CHAPITRE II.

—

De la Matière Médicale et de la Thérapeutique Allopathiques.

Je vous avoue franchement et avec peine que notre médecine actuelle, notre thérapeutique, n'offre rien de stable ni de certain. Depuis deux mille ans, elle n'a fait aucun pas ; elle n'est pas même à l'état d'embryon, car elle ne contient aucun germe de vie ; et, tant qu'*une nouvelle thérapeutique basée sur d'autres fondements* ne l'aura pas remplacée, elle *restera enfouie dans ses langes*. (*Leçon d'un professeur pour l'ouverture de son cours* 1851.)

SALEVERT DE FAYOLLE, p. 75.

Nous avons considéré l'allopathie dans son ensemble (théorie et pratique) ; pénétrons plus avant dans notre sujet et recherchons actuellement si les branches les plus importantes de la médecine officielle, examinées isolément, nous offriront des résultats plus satisfaisants. Ce sont les allopathes eux-mêmes que nous en ferons juges

Ce chapitre sera consacré à l'examen de la matière médicale et de la thérapeutique allopathiques.

La matière médicale est cette partie de la science médicale, qui s'occupe de la connaissance des médicaments, de leur action sur l'économie animale, et de leur mode d'administration. La thérapeutique a pour objet le traitement des maladies c'est-à-dire qu'elle donne des préceptes sur le choix et l'administration des moyens curatifs.

L'importance de ces deux sciences ressort évidemment des définitions précédentes ; on peut dire qu'elles constituent presque à elles seules tout l'art de guérir.

Consultons d'abord le professeur Rostan, dont l'autorité est souveraine lorsqu'il s'agit de matière médicale :

« Aucune science humaine, dit-il, n'a été et n'est encore infectée de plus de préjugés que celle-là; chaque dénomination de classe de médicaments, chaque formule même est pour ainsi dire un erreur...

« Un formulaire qui a paru récemmment nous apprend à faire des potions incisives, des looks verts, des élixirs de longue vie, des hydragogues, des emménagogues, des résolutifs, des détersifs, des anti-sceptiques, des anti-hystériques, des digestifs, etc... Un autre nous offre des apozèmes antiscorbutiques, laxatifs, sudorifiques, un baume acoustique, anti-arthritique, etc., un baume de vie, etc., etc. Je m'arrête, je n'ai encore parcouru que deux pages d'un formulaire magistral publié en 1823, et qui depuis a eu plusieurs éditions. *Est-il possible de n'être pas rebuté par ces dégoûtantes absurdités ? Nous pensons que ces sottises surannées doivent être renvoyées au quinzième siècle* ; etc. » (1).

« A quelles erreurs ne s'est-on pas laissé entraîner dans l'emploi et la dénomination des médicaments, dit l'illustre Bichat. On créa les incisifs quand on crut à l'épaississement des humeurs. Quand il fallut envelopper les âcres,

(1) *Cours de méd. clin.* t. 1, p. 85 et 107

on créa les invisquants, les incrassans, etc. Ceux qui ne voient que relâchement ou tension des fibres dans les maladies, que *laxum et strictum*, comme ils le disaient, employèrent les astringents et les relâchants ; les rafraichissants et les échauffants furent mis en usage par ceux qui eurent spécialement égard, dans les maladies, à l'excès ou au défaut de calorique. Des moyens identiques ont eu souvent des noms différents, suivant la manière dont *on croyait* qu'ils agissaient. *Désobstruant* pour l'un, relâchant pour l'autre, *rafraichissant* pour un autre, *le même médicament a été tour-à-tour employé dans des vues différentes, et même opposées* ; tant il est vrai que l'esprit de l'homme marche au hasard quand le vague des opinions le conduit.

« Il n'y a pas, en matière médicale, de *systèmes généraux*, mais cette science a été *tour-à-tour influencée par ceux qui ont dominé en médecine*, chacun a reflué sur elle, si je puis m'exprimer ainsi : *de là le vague et l'incertitude qu'elle nous présente aujourd'hui. Incohérent assemblage d'opinions, elles mêmes incohérentes, elle est peut-être, de toutes les sciences physiologiques, celle où se peignent le mieux les travers de l'esprit humain, que dis-je?* **Ce n'est point une science pour un esprit méthodique : c'est un assemblage informe d'idées inexactes, de moyens illusoires, de formules aussi bizarrement conçues que fastidieusement asssemblées.**

« On dit que **la pratique de la médecine est rebutante; je dis plus, elle n'est pas, sous certain rapport, celle d'un homme raisonnable quand on puise les principes dans la plupart de nos matières médicales** » (1).

Ces lignes écrites par Bichat, au commencement de ce siècle, n'ont pas cessé d'être vraies. Ecoutons le professeur Forget, de la faculté de Strasbourg.

« *Le jugement sévère infligé par Bichat*, dit-il, *fut toujours et est encore une vérité* » (2).

(1) *Anat. gén. Considérations générales, t. VI, p.* 18.

(2) *Des obstacles aux progrès de la thérapeutique positive.*

Le savant Bayle avoue que :

« Loin de s'enrichir dans la proportion des autres branches de la médecine, la matière médicale a réellement fait des progrès rétrogrades. »

Le célèbre Sthall, disait de la matière médicale:

« *Est-ce qu'une main hardie ne nettoiera pas cette étable d'Augias?* »

Barbier d'Amiens dont, à coup sûr, on ne récusera pas l'autorité, a dit :

« La matière médicale est encore une collection de conclusions trompeuses, d'annonces décevantes, plutôt qu'une véritable science » (1).

Voici le jugement que porte M. le professeur Bouillaud, sur la matière médicale, dans son *Essai sur la philosophie médicale*, (p. 305).

« En considérant tous les genres de difficultés dont la science de la thérapeutique est hérissée, on ne s'étonnera point de l'état précaire où elle est restée jusqu'ici...... Le seul moyen de faire cesser ce déplorable état de choses, c'est de procéder dans l'étude de la thérapeutique en se conformant aux principes généraux que nous avons exposés..... (2)

(1) *Trait. de mat. méd.* T. 1, p. 184.

(2) Il est bon de savoir que les principes généraux dont il est question et qui selon M. Bouillaud, doivent donner à la thérapeutique la certitude qui lui manque, consistent invariablement en saignées pratiquées *coup sur coup* (sic). Exclusivement préoccupé de guérir la maladie, M. Bouillaud en oublie tout-à-fait le malade, la maladie disparaît, est *jugulée*, (c'est du moins l'honorable professeur qui l'affirme); mais si on en croit les confrères de M. Bouillaud à l'Académie, le malade est très-souvent *jugulé* avec elle. Dans ces cas malheureux le médecin de la Charité a la consolation de penser que, grâce à l'énergie des principes généraux, le patient est mort guéri.

Grâce à cette philosophie, on ne tardera pas à prendre une idée plus favorable de la thérapeutique, et nous ne rencontrerons plus, il faut l'espérer, une foule de gens du monde, et même quelques confrères qui nous demandent tous bas à l'oreille, et de bonne foi, *si nous croyons à la thérapeutique.* Selon eux la médecine devrait être jusqu'à un certain point assimilée à la *science de ces augures qui ne pouvaient se regarder sans rire.* »

J'ai été élève de Pierre Franck, dit le savant et vénérable Lederer, et lui ai souvent entendu proclamer que la thérapeutique n'existait pas, que c'était une science à refaire ou même à créer.

Bordeu disait que : « *La matière médicale est tout à refaire.* »

Qu'est-ce qu'une science, a dit Laromiguière, qui n'est plus aujourd'hui ce qu'elle était hier, qui tour-à-tour vante, comme autant d'oracles, Hippocrate, Galien, Boerhaave, Fréderic Hoffmann et Brown ? » Il ajouterait aujourd'hui : Broussais, Chomel, Louis, Bouillaud, etc....

« L'action d'un grand nombre de médicaments n'est point encore bien déterminée, car tout ce qu'on sait sur la matière médicale, est en général, le résultat d'observations incomplètes et mal dirigées. »

FODERA, membre de l'académie de médecine.

« La thérapeutique ou traitement méthodique des maladies, dit le célèbre Pinel, est une des parties de la médecine *qui doit éprouver une réforme générale,* et on ne saurait trop inviter les observateurs à en faire un objet sérieux de leurs recherches » (1).

(1) *Nosographie. philos.*

La thérapeutique est dans l'enfance, dit M. Louis, professeur à la faculté de Paris (1).

« Tandis que l'art du diagnostic a fait d'immenses progrès en France, dit le savant professeur Giacomini, celui de l'application des médicaments a été tout-a-fait négligé. La doctrine spécieuse de la révulsion joue un grand rôle dans les écoles françaises. Autrefois tout était sympathie, *consensus*, dans les maladies; aujourd'hui tout est antagonisme, révulsion » (2).

M. le professeur Chomel, parlant de la thérapeutique, avoue que :

« Les ténèbres enveloppent encore la branche la plus importante de la médecine » (3).

« La thérapeutique est donc le complément nécessaire de toutes les connaissances médicales, et le but vers lequel doivent tendre tous les efforts des médecins..... Malheureusement cette partie, la plus essentielle de la médecine, est encore la moins avancée » (4).

Les lignes suivantes nous feront voir toute l'inanité de la thérapeutique allopathique. M. le professeur Bouchardat dit, en parlant de l'opium :

« Tour à tour proscrit et loué outre mesure, on peut dire aujourd'hui de ce médicament que *sans lui la médecine serait impossible* » (5).

« Nous pensons, dit le P. Debreyne que, sans l'opium, il n'y aurait pas de thérapeutique possible dans les maladies

(1) Bouillaud, *Essai sur la philosophie méd.*, p. 306.
(2) *Traité de mat. méd. et de thérap. prolégomènes.* p. 14.
(3) *Path. gen.*, p. 649.
(4) Guersant, *dict. en 30 vol.* T. 29, p. 607.
(5) Ouv. cit., p. 33.

chroniques. *Qu'on nous prive de l'opium.... et dès demain nous renonçons à la pratique de la médecine* » (1).

Quel aveu ! quelle pauvreté ! que l'opium manque aux allopathes, leur thérapeutique s'écroule; enlevez l'opium à ces grands médecins, qui se disent les continuateurs d'Hippocrate, et voici que deux des plus célèbres en même temps que des plus honorables, ne craignent pas de déclarer que la pratique de la médecine n'est plus possible ! Et encore le P. Debreyne ajoute, à la fin de son article :

« Il en est de l'opium comme de tous nos remèdes héroïques, c'est une épée à deux tranchants, il peut faire beaucoup de bien ou beaucoup de mal, suivant qu'il est bien ou mal appliqué. »

M. Le professeur Bouchardat tient le même langage.

Si nous résumons ces aveux des allopathes les plus distingués, ne sommes-nous pas en droit de conclure que la matière médicale et la thérapeutique, c'est-à-dire, les parties de la science sur lesquelles repose surtout l'art de guérir sont encore à créer ? Nous pouvons répéter en finissant, ces paroles de M. Salevert de Fayolle qui forment l'épigraphe de ce chapitre : *Notre médecine actuelle, notre thérapeutique n'a fait aucun pas.... elle ne contient aucun germe de vie et tant qu'une nouvelle thérapeutique basée sur d'autres fondements ne l'aura pas remplacée, elle restera enfouie dans ses langes.*

(1) *Revue de thérap. médico-chirurg.* 15 Juin.

CHAPITRE III.

L'Allopathie à l'Académie.

> En ce temps-là on agitait à l'Académie de Médecine les questions relatives au traitement du rhumatisme; je suivais les discussions, et moi, pauvre médecin, dans un pays éloigné, je les prenais en pitié. Puis vinrent les cataplasmes de bouze de vache, puis le chien de M. X....., qui lui apprit à employer les feuilles de fraisiers contre la dyssenterie. Je trouvai cela bien fort. L'orgueil médical achève-t-il enfin d'épuiser le calice de ces humiliations ?
>
> 1850, Docteur ESPANET, frère trappiste.

La médecine classique est représentée à Paris par une Académie dont la mission est d'assurer les progrès de l'art médical. Nous croyons qu'il sera utile, pour l'édification de tous, de donner un aperçu des travaux de ce corps savant. Où l'allopathie pourra-t-elle démontrer sa supériorité, briller de tout son éclat, si ce n'est à l'Académie?

Rhumatisme articulaire aigu.

Une discussion sur le rhumatisme articulaire aigu a eu lieu, en 1850, à l'Académie de médecine ; nous en résumerons succinctement les faits les plus saillants.

Cette discussion avait été soulevée à l'occasion d'un rapport fait par M. Martin Solon, médecin à l'Hôtel-Dieu, sur une médication proposée par M. le docteur Dechilly (1)

Ce médecin regarde la saignée et le nitrate de potasse comme insuffisants, le sulfate de quinine comme dangereux, et il a cru trouver un agent plus efficace dans l'emploi de larges vésicatoires volants. Quant à la nature du rhumatisme, selon lui, ce n'est pas une inflammation; la phlegmasie n'est que la manisfestation symptomatique de la cause morbifique qui existe dans l'économie.

M. Martin Solon, rapporteur, déclare :

« Que ce traitement mérite d'être essayé comme pouvant offrir des avantages que l'on demanderait peut-être en vain aux méthodes curatives actuellement connues. »

Cette doctrine et ces conclusions soulèvent un orage. Aussitôt après la lecture du rapport, M. Rochoux ouvre le feu :

« Déclarer que le rhumatisme aigu n'est pas une phlegmasie c'est, dit-il, une contre-vérité des plus palpables : c'est une phlegmasie type sur laquelle les vésicatoires employés à la période aiguë doivent avoir la plus fâcheuse action. »

(1) Séance du 30 avril.

Et il ajoute (1) :

« Je suis par conséquent bien loin de regarder le sulfate de quinine, le nitrate de potasse, les fortes saignées, comme des traitements qui se valent les uns les autres. »

M. Bouillaud (2) déclare que le rhumatisme aigu est une des maladies les plus rebelles et les plus graves qu'il connaisse : malheur à quiconque en reste plus de quinze jours affecté ; il n'y a que l'usage des saignées coup sur coup qui puisse guérir d'une manière sûre et radicale les cas les plus graves, en moins d'un septenaire :

« Et ceci s'explique, dit-il, plus loin, en ce que le rhumatisme aigu est à mes yeux le type de l'inflammation ; il n'y a pas plus de vice spécial dans le rhumatisme que dans la pleurésie. »

Quant au sulfate de quinine et au nitrate de potasse, il les proscrit à cause de leur inefficacité.

M. Martin Solon répond à M. Bouillaud, qu'il ne voit dans la saignée qu'un moyen accessoire ; que, comme remèdes principaux, il emploie quelquefois le sulfate de quinine et plus souvent le nitrate de potasse ; qu'il enlève avec le nitrate de potasse les rhumatismes les plus aigus et les plus intenses en moins de cinq, huit, ou dix jours, le plus souvent entre le cinquième et le sixième jour. On est en droit de s'étonner en présence de semblables résultats, de la proposition qu'a faite M. Martin Solon d'essayer la médication par les vésicatoires coup sur coup.

M. Grisolle (3) prend le contre-pied de tout ce qu'a dit

(1) Séance du 14 mai.

(2) Séance du 14 mai.

(3) Séance du 21 mai.

M. Bouillaud ; pour lui l'inflammation n'est pas même un élément du rhumatisme : ce n'en est qu'une complication. Aussi se déclare-t-il complétement opposé à l'emploi des émissions sanguines répétées ; il cite Stoll et Sydenham ; il cite M. Monneret, M. Legroux, qui, après avoir employé coup sur coup les saignées, les ont abandonnées parceque, en outre des dangers résultant de leur emploi, la durée du rhumatisme n'en était pas abrégée.

M. Grisolle (1) déclare à M. Bouillaud qu'il se fait illusion sur ses résultats ; qu'après un examen impartial des observations qu'il a publiées on trouve, non pas un septenaire, comme il le prétend, mais trois, comme la durée moyenne du rhumatisme traité par sa méthode. Or, ajoute impitoyablement M. Grisolle, M. Chomel a constaté que trois septenaires représentent la moyenne de la durée des rhumatismes abandonnés à eux-mêmes.

M. le professeur Piorry (2) affirme qu'il n'a obtenu aucune espèce de modification du rhumatisme aigu par l'emploi des divers médicaments qui ont été préconisés ; aussi les rejette-t-il tous ; par contre, il vante l'efficacité des émissions sanguines répétées, il revendique même la priorité de leur emploi contre M. le professeur Bouillaud, et il déclare que, plus heureux que lui, il lui suffit de trois jours et demi, en moyenne pour guérir ses rhumatisants. L'Académie n'a pas paru convaincue.

A propos de M. Piorry, citons quelques lignes du *Moniteur des Hôpitaux* (1853, p. 643), qui complètent les vues de ce professeur sur le traitement du rhumatisme :

(1) Séance du 8 juin.

(2) Séance des 21 et 28 mai.

« Il y a, avons-nous dit, dans le rhumatisme aigu *hémite* et *arthrite* — d'où le nom d'*hémiarthrite* donné à cette maladie par l'honorable professeur ; — l'excès de fibrine, — qui caractérise l'hémite, — se trouve en suspension dans le sérum, il ordonne donc à ses malades une demi-verrée de tisane quelconque toutes les demi-heures, et même plus souvent, et arrive ainsi à leur faire prendre jusqu'à *sept ou huit litres* de boisson par jour. *Malheureusement il est beaucoup de malades qu'on ne peut jamais décider à boire si abondamment.* »

Je le crois bien, les malheureux sont déjà en proie, pour la plupart, à une abondante transpiration!

« En second lieu, M. Piorry trouvait, dans le rhumatisme articulaire aigu, des phénomènes inflammatoires ;... il saigna donc, et même il saigna beaucoup plus que tant d'autres n'avaient osé le faire, cela à une époque antérieure de six mois à ce qu'a fait M. Bouillaud » (1).

(1) Lorsque le docteur eut ordonné de fréquentes et copieuses saignées, il dit qu'il fallait aussi donner au chanoine de l'eau chaude à tout moment...nous mîmes promptement de l'eau à chauffer, et comme le médecin nous avait récommandé, sur toutes choses, de ne la point épargner, nous en fîmes d'abord boire à mon maître deux ou trois pintes à longs traits. Une heure après, nous réitérâmes ; puis, retournant encore de temps en temps à la charge, nous versâmes dans son estomac un déluge d'eau. D'un autre côté, le chirurgien, nous secondant par la quantité de sang qu'il tirait, nous réduisîmes, en moins de deux jours, le vieux chanoine à l'extrémité.

Ce bon ecclésiastique n'en pouvant plus, comme je voulais lui faire avaler encore un grand verre de spécifique, me dit d'une voix faible : Arrête, Gilblas, ne m'en donne pas davantage, mon ami ; Je vois bien qu'il faut mourir. Malgré la vertu de l'eau, et quoiqu'il me reste à peine une goutte de sang, je ne m'en porte pas mieux pour cela.... Va me chercher un notaire.......... Comme le chanoine

Mais retournons à l'Académie où M. Malgaigne, professeur de médecine opératoire, adresse aux médecins deux reproches : 1° de n'avoir pas tenu compte de la marche naturelle de la maladie abandonnée à elle-même; 2° de s'être occupé surtout de l'état général du malade, en négligeant trop les affections locales :

« C'est ce qui explique, dit-il, les prétendus succès attribués alternativement à toutes les méthodes. Mais la preuve que ces malades ne sont pas guéris, c'est qu'ils viennent ensuite dans les salles de chirurgie nous demander la guérison de leur maladie. »

Dans la séance suivante, M. Parchappe (1) déclare que le rhumatisme est une maladie générale, une pyrexie, et, qu'en conséquence, il n'est pas de traitement actif qui puisse l'empêcher de suivre son cours, qu'il faut se borner à l'emploi de la méthode expectante.

Avant M. Parchappe, M. Chomel avait dit, par l'organe du professeur Requin :

« Avouons-le avec douleur, l'art n'a pas le pouvoir certain d'arrêter, ni même d'abréger la durée du rhumatisme » (2).

M. le professeur Bouchardat, prenant la parole à la fin de la discussion, passe en revue les diverses méthodes de traitement. Nous croyons devoir reproduire ses principales conclusions, car elles nous ont paru démontrer, d'une

rendait les derniers soupirs, le médecin parut...... il sortit en disant, d'un air froid, qu'on ne lui avait pas tiré assez de sang, ni fait boire assez d'eau chaude.

Lesage (*Histoire de Gilblas de Santillane*).

(1) Séance du 4 juin.

(2) *Clinique de M. Chomel*, t. II, p. 274.

manière saisissante, les incertitudes des médications officielles et les dangers qu'elles peuvent présenter :

« Les larges saignées, répétées à de courts intervalles, devront être beaucoup plus efficaces que de faibles émissions sanguines ; mais ce qui paraît moins solidement établi, c'est : 1° la parfaite innocuité pour l'avenir des malades de ces larges saignées ; 2° leur utilité pour s'opposer aux graves complications qui menacent un malade atteint de rhumatisme articulaire aigu.

« Le *sulfate de quinine*, bien manié, est peut-être aussi efficace qu'aucune autre méthode thérapeutique ; mais son administration n'est pas aussi facile qu'on serait tenté de le croire; à doses altérantes, son utilité n'a jamais paru évidente ; à doses élevées, *l'influence toxique du sulfate de quinine ne saurait aujourd'hui être mise en doute.*

« La *digitale*, la *scille*, le *colchique*, modifient la marche du rhumatisme en causant une vive perturbation dans l'économie ; mais comme leur supériorité n'est nullement démontrée, et que leur administration est beaucoup plus difficile à régler que celle du sulfate de quinine, nous n'en dirons pas davantage.

« Le *nitrate de potasse* est d'une incontestable utilité. (On a vu plus haut ce que MM. Bouillaud, Rochoux, Piorry, Parchappe, Malgaigne, etc, pensaient de cette utilité si incontestable.) Dans quelles conditions et à quelle dose ? Il résulte des expériences de M. Orfila et des miennes que la présence, dans le sang d'un homme, de nitrate de potasse en quantité suffisante (20 ou 30 grammes), peut déterminer la mort. Cependant l'expérience démontre qu'on a pu utilement, et sans aucun danger, administrer quarante et même soixante grammes et plus de nitrate de potasse à un rhumatisant dans les vingt-quatre heures... »

Je le veux bien, on a pu le faire ; mais pourrait-on

employer cette médication avec une entière sécurité lorsqu'on sait combien l'impressionabilité des malades peut varier? Les empoisonnements qui ont été signalés par les auteurs montrent combien de semblables essais sont dangereux. On a vu des cas où la mort a été presque subite, et cependant la dose du médicament n'avait été portée qu'à 10 ou 12 grammes (1).

« Pour certains sujets (certains sujets, cela n'est-il pas bien vague?), les opiacés constituent un ordre de moyens très-utiles pour combattre la douleur, et ils peuvent avoir une influence heureuse sur la marche de la maladie; on peut même arriver assez vite à en faire supporter des doses assez élevées. Cependant il ne faut pas insister trop long-temps sur leur usage pour ne déterminer aucun dérangement durable du côté de l'appareil de la nutrition. »

Si nous analysons, cet exposé de M. Bouchardat, nous arrivons aux conclusions suivantes :

Les larges saignées sont dangereuses et les faibles émissions sanguines inutiles.

Le *sulfate de quinine* est sans utilité à doses altérantes et il empoisonne à doses élevées.

La *digitale*, la *scille*, le *colchique* sont sans aucun effet et leur administration présente encore plus de dangers que celle du sulfate de quinine.

Quant au *nitrate de potasse*, outre son utilité fort contestable, il doit faire craindre un empoisonnement qu'il est à peu près impossible de prévoir, comme l'expérience ne l'a que trop prouvé.

« On a vu *des morts subites*, dit M. Valleix, survenir pen-

(1) Voy. Valleix, *Guide du méd. prat.*, t. 5, p. 51.

dant l'administration du nitrate de potasse, ce qui rendra très-réservé dans l'emploi de ce moyen » (1).

Les opiacés peuvent être utiles dans certains cas, que M. Bouchardat omet de nous signaler. Je veux bien croire que ce n'est qu'un oubli. En revanche, pour peu qu'on n'y fasse pas grande attention, cette médication peut amener les plus graves désordres.

Pendant le cours de la discussion de l'Académie, nous lui voyons arriver du dehors des propositions de traitements nouveaux.

M. Tanchou rapporte avoir obtenu de nombreux succès avec l'eau froide.

M. Levrat, de Lyon, a essayé alternativement les saignées, coup sur coup, les purgatifs, le nitrate de potasse et le sulfate de quinine. Ces moyens échouaient le plus souvent. Depuis une dizaine d'années il emploie les purgatifs et principalement les préparations de colchique associées au sulfate de quinine et à l'extrait d'opium. Il attribue à ce traitement une véritable spécificité.

Mais nous n'en finirions pas si nous voulions donner un aperçu de toutes les médications employées dans le rhumatisme. D'ailleurs que pourrions nous ajouter pour montrer le désordre qui règne dans le traitement de cette maladie ?

Nous l'avons vu : pour les uns, comme MM. Bouillaud, Piorry, Rochoux, elle constitue l'inflammation type ; pour d'autres, comme MM. J. Guerin, Martin Solon, Bouchardat, elle est une inflammation, mais d'une

(1) *Ouv. cit*, t. III, p. 360.

nature toute spéciale ; par contre, M. Grisole déclare ne voir dans l'inflammation qu'un accident du rhumatisme, alors que, pour un grand nombre d'autres praticiens, le rhumatisme aigu est une maladie spéciale *sui generis*. Tel professeur regarde le rhumatisme comme une maladie de nature bénigne et pour laquelle on doit se borner à l'expectation. Tel autre professeur le considère comme une affection toujours grave et qui commande la médication la plus énergique. Un praticien célèbre affirme n'avoir retiré aucun résultat de l'emploi du nitrate de potasse, du sulfate de quinine, etc., et ajoute avoir obtenu de merveilleux succès avec la saignée ; un praticien non moins distingué assure, avec la même conviction, avoir parfaitement réussi avec le nitrate de potasse et fort mal avec la saignée ; les uns disent oui, là où leurs confrères disent non. En un mot, la confusion la plus complète règne dans l'appréciation de la nature, du pronostic et du traitement.

Mais ce qui paraîtra bien difficile à croire, c'est qu'à la fin de la discussion, M. Martin Solon ait entonné un chant de triomphe :

« Je crois, en définitive, s'est-il écrié, que le traitement du rhumatisme est *en progrès*, et qu'en poursuivant dans la voie où l'on est, on fera mieux encore » (1).

(1) Il en sera de l'allopathie comme du malade dont parle Montaigne ; à force de progresser, elle finira par s'éteindre.

« Œsope, dit Montaigne, conte qu'un malade estant interrogé par « son médecin quelle operation il sentait des médicaments qu'il luy « avait donnez : « J'ai fort sué, » répondit-il ; « cela est bon ! » « dict le médecin. Une aultre fois, il luy demanda encore comme il

Ne pourrait-on pas se demander « qui diable est-ce donc qu'on trompe ici ? » Si ce n'est pas de l'ironie : que penser d'une pareille hardiesse ?

Quoi ! le traitement du rhumatisme est en progrès ! si tel est le progrès en médecine, on ne doit pas s'étonner que tant de gens, de médecins surtout, le nient avec une triste assurance. Il paraît que l'Académie possède une manière toute particulière de l'apprécier ; mais aux yeux des hommes sérieux, n'est-ce pas une dérision ?

Cinq ans se sont écoulés depuis la discussion que nous avons rapportée. La thérapeutique du rhumatisme a-t-elle fait quelque progrès ? A-t-on fini par s'entendre et par établir un traitement reconnu préférable par tous ? nullement ; chacun a gardé ses prédilections et ses rancunes ; je me trompe, de nouveaux médicaments sont venus grossir le nombre de ceux sur lesquels on ne pouvait compter, et ajouter encore à la confusion. Après avoir été vantés outre mesure par un certain nombre de praticiens, ils ont été abandonnés pour de nouveaux essais.

Afin de compléter l'aperçu que nous avons donné du traitement du rhumatisme, examinons les opinions qui se sont produites en dehors de l'Académie : et, d'abord,

« s'estait porté depuis : « j'ai eu un froid extrême, fit-il, et j'ay « fort tremblé ; » « Cela est bon ! » suyvit le médecin. A la troisième « fois, il lui demanda derechef comment il se portait : « je me sens, « dict-il, enfler et bouffir comme d'hydropisie : » « voyla qui va bien ! » » adjousta le médecin. L'un de ses domestiques venant aprez à s'en- « querir à luy de son estat : « Certes, mon amy, respondit-il, à force » de bien estre, je me meurs. »

citons un praticien belge distingué, le docteur Gouzée, médecin principal à l'hôpital d'Anvers :

« On a vanté, dit-il, dans ces derniers temps les traitements les plus violents et les plus disparates contre le rhumatisme articulaire aigu. L'émétique, le nitre, les saignées, l'opium, l'iodure de potassium, le sulfate de quinine, ont été employés à des doses d'une énormité effrayante, et certes, maints patiens exposés à ces diverses médications n'ont pas guéri *citò*, *tutò*, et *jucundè*. On dit même que le sulfate de quinine, à doses rasoriennes, a frappé quelquefois *à côté du but*, c'est-à-dire, *le malade.*

« J'emploie depuis long-temps une simple médecine expectante contre cette maladie, et il ne se passe pas d'année que je n'ai lieu de m'étonner de la facilité et de la promptitude des guérisons, en songeant aux peines que d'autres se donnent pour arriver au même but, si toutefois ils y arrivent (1).

Depuis 1843, la pratique de M. Gouzée n'a fait que confirmer les assertions qu'il a émises, et M. le docteur Dewalsche (2), en présence des luttes qui se continuent, a cru devoir publier un certain nombre d'observations de rhumatismes traités à la clinique de M. le professeur Gouzée, par les moyens purement hygéniques et diététiques. Il en tire les conclusions suivantes :

« 1° Le rhumatisme articulaire aigu a une tendance naturelle à se terminer dans le cours du premier ou du second septenaire.

2° Traité par l'expectation, aidé de quelques moyens simples, hygiéniques, diététiques, il poursuit sa marche sans accidents, sans dangers, et s'arrête aussitôt, si non plus tôt, que lorsqu'il est traité par des médications actives ;

(1) *Archives de la médecine belge*, janvier 1844, p. 7.

(2) *Gazette des hôpitaux*, 30 juillet 1853, p. 364.

3° Il n'est nullement prouvé que les traitements actifs préconisés contre cette maladie, soient utiles et même toujours innocents. »

Ainsi donc, le rhumatisme articulaire aigu traité par l'expectation guérit, après avoir suivi son cours sans accidents, alors qu'on ne parvient pas à s'en rendre maître par les médications allopathiques, qui ont, en outre, l'inconvénient, comme le dit le docteur Gouzée, de frapper souvent à *côté du but*, c'est-à-dire, *le malade*.

M. le professeur Trousseau a constaté, comme M. Dewalsche, les dangers du sulfate de quinine.

« Quelques médecins, dit-il, et M. Briquet, lui-même, eurent quelquefois à se reprocher d'avoir donné d'aussi fortes doses de sulfate de quinine. Plusieurs malades moururent véritablement empoisonnés avec des symtômes adynamiques formidables » (1).

On pourrait ajouter à ces empoisonnements avec des symptômes formidables, ces intoxications lentes avec des doses plus faibles qui, pour n'être pas aussi apparentes, n'en sont pas moins funestes.

M. le docteur Escallier, ancien interne lauréat des hôpitaux, lauréat premier prix de l'école pratique, etc., nous montre, dans son excellent travail sur le rhumatisme, qu'il n'est personne qui n'ait remarqué avec un étonnement, mêlé de tristesse, combien la gravité du rhumatisme articulaire aigu avait augmenté depuis plusieurs années.

« C'est à peine, dit-il, si la lecture des anciens auteurs, des communications académiques et des journaux d'autrefois

(1) *Traité de thérap. et de mat. méd.*, t. II, p. 321.

nous fournit quelques rares exemples de rhumatismes articulaires aigus terminés par la mort ; aussi, tous les écrivains et tous les cliniciens jusqu'à ces derniers temps, se sont-ils accordés à reconnaître que le rhumatisme aigu ne met pas en danger au moins immédiatement la vie du malade ; c'est l'avis de Cullen, de Sydenham, de Stoll et de tous les anciens ; d'autre part nous lisons dans le *Compendium* de médecine par MM. Monneret et Fleury que « le rhumatisme est une maladie peu dangereuse dont on doit annoncer la guérison plus ou moins prochaine. »

« Qu'on interroge, dit M. Requin, les praticiens vieillis dans un long exercice de l'art ; peu répondront avoir vu la fièvre rhumatismale devenir mortelle, même avec la complication de péricardite » (1).

Nous avons vu M. Dewalsche (clinique du professeur Gouzée) manifester plus haut la même opinion.

« Les choses ont bien changé depuis cette époque, ajoute M. le docteur Escallier, le pronostic du rhumatisme aigu s'est singulièrement aggravé ; cette maladie est devenue beaucoup plus dangereuse; en effet, les autopsies de rhumatisants se sont repétées, on pourrait même dire qu'elles ont été communes ; car on ne les compte plus. Nous verrons plus loin que M. le docteur Vigla, médecin de la maison municipale de santé, aurait pu en faire trois l'année dernière; dans l'espace de trois mois.....

« Eh bien! nous le demandons : en rapprochant ces deux faits qui sont l'expression de vérités historiques, autrefois la mort était une terminaison à peu près inconnue dans le rhumatisme articulaire aigu ; alors le traitement était à peu près nul. Et, d'autre part, la mort est devenue depuis quelques années une terminaison assez commune dans le rhuma-

(1) Clinique Chomel, t. II, p. 292.

tisme articulaire aigu, et on combat cette maladie par des médications actives ; en présence, dis je, de ces deux faits : *absence de traitement pas de mort*; *traitement actif, mort*, n'est-on pas porté naturellement à conclure qu'il n'y a pas ici une simple coïncidence, que mort et traitement actif vont ensemble, que l'un enfin est la cause, l'autre l'effet ?

On nous reprochera peut-être d'user ici d'un argument qui depuis long-temps a été réfuté avec juste raison : *Post hoc ergo propter hoc.* Nous répondrons en entrant dans l'examen des faits, et nous espérons que jamais démonstration n'aura été plus éclatante, car, nous n'avons que l'embarras du choix parmi les observations trop nombreuses qu'il nous a été facile de recueillir. »

Suivent des observations d'empoisonnements prises dans des cliniques connues.

En terminant cet examen de la thérapeutique du rhumathisme, nous croyons devoir rappeler que le rhumatisme est une des maladies dont le traitement est *en progrès* comme l'a si bien remarqué l'honorable M. Martin Solon. Qu'on juge par là du traitement des autres maladies ! *ab uno disce omnes.*

§ II.

Variole.

Le 30 janvier 1855, M. Piorry a lu un mémoire sur la Variole à l'académie de médecine. Cet honorable professeur ouvre son travail par une double accusation d'inconséquence et d'insuffisance contre le traitement de la Variole, tel qu'il est généralement compris. Tous les mémoires commençant invariablement de cette manière, l'Académie écoute avec la conviction de toute son impuissance; mais, ne voilà-t-il pas que l'orateur, après avoir exposé la manière dont il envisage cette affection, finit en proposant des moyens qu'il paraît regarder comme héroïques? Ici s'élèvent de nombreuses réclamations ; mais disons d'abord que le traitement proposé par M. Piorry consiste à pratiquer la cautérisation une à une des pustules, non-seulement à la peau mais même dans la bouche, dans le pharynx; lorsque la cauterisation ou l'ouverture des pustules est impossible, M. Piorry conseille de larges vésicatoires, ou des frictions avec un linge dur après le ramollissement préalable de l'épiderme. Je plains les pauvres patients !

MM. Bousquet, Bouillaud, Parchappe établissent que les moyens préconisés par M. Piorry, ont été, entre les mains de M. Piorry lui-même, inutiles toujours, dangereux souvent.

« Il est triste, sans doute, conclut M. Bousquet, d'avouer notre impuissance contre les deux principaux éléments de la Variole. Mais il serait plus triste encore de la dissimuler et de se payer d'illusion. *Nous sommes d'ailleurs en famille et nous pouvons dire à huis clos , ce qu'il faut taire partout ailleurs.* »

Dans son Traité de thérapeutique (1), M. le professeur Trousseau, après avoir parlé des moyens violents et dangereux employés par plusieurs de ses confrères contre la Variole, a dit aussi :

« *On ne guérit pas une rougeole, on ne guérit pas une Variole*

(1) T. I, p. 598.

et nous verrons dans un instant qu'on ne guérit pas plus une scarlatine. C'est une banalité, dira-t-on, *tout le monde le sait*. Oui, tout le monde le sait, et bien des personnes chargées de l'enseigner aux autres, agissent comme si elles ne le savaient pas.»

Si nous revenons à l'Académie, nous verrons MM. les académiciens entremêler leurs savantes dissertations sur la médecine rationnelle, d'aménités fort réjouissantes, et se reprocher réciproquement leur ignorance sous les formules les plus élégantes de l'ironie. M. Bousquet démontre à M. Piorry, qu'il ne connaît ni Bordeu ni Barthez ; M. Piorry, peu satisfait d'ailleurs de l'accueil fait à sa thérapeutique, accuse ses adversaires de ne pas connaître sa *Pathologie ïatrique* ; M. Bouillaud prouve à M. Parchappe, qu'il n'a pas même lu sa *Nosographie médicale*, et, je vous le demande, quel homme peut être un académicien qui n'a pas lu la *Nosographie* de M. Bouillaud?

§ III.

Du Séton et de la Révulsion.

Dans sa séance du 8 janvier 1856, l'Académie de médecine a prononcé la clôture de la discussion sur le séton et la révulsion. Cette discussion avait commencé le 9 octobre 1855, à l'occasion de quelques malades présentés à l'Académie par M. Bouvier, et d'une modification apportée par cet honorable médecin dans la forme et les dimensions du séton. A propos de cette réforme M. Malgaigne, mit en question l'utilité du séton et des exutoires en général et en condamna l'usage au nom de l'observation. La doctrine de la révulsion dont ces moyens thérapeutiques ne sont que les principales applications, fut mise en cause elle-même par le savant professeur, et définitivement classée au nombre des rêveries dont la science est encombrée et qui ne résistent pas à un examen sérieux.

Chacun sait que les révulsifs constituent, dans leur ensemble, la majeure partie de la thérapeutique traditionnelle, et qu'ils forment en quelque sorte la base de la médecine par les contraires. Il fallait donc s'attendre à voir repousser les attaques portées à la doctrine de la révulsion. Les défenseurs n'ont pas manqué, mais il est curieux de remarquer à cette occasion la pauvreté des arguments qui ont été produits, et de faire ressortir le scepticisme qui règne dans les esprits, même à propos des questions qui paraissent le plus solidement établies.

M. Velpeau qui s'est posé en défenseur du séton, recommande ce moyen contre l'amaurose, mais seulement :

« *Dans les cas où l'affection qui détermine l'amaurose est mal définie.* »

Il ajoute :

« Je sais bien qu'il y a là une très-grande difficulté, celle de savoir si, lorsqu'une amaurose a été guérie après l'application d'un séton à la nuque, c'est le séton qui a amené la guérison, ou si cette amaurose devait guérir toute seule ou par le fait de la médication qui a été employée pendant le séjour du seton ; cette difficulté, certes est immense, *mais elle pèse sur toute la médecine, sur tous les moyens thérapeutiques, et je crois que si l'on voulait examiner de la même manière tous les agens dont la thérapeutique dispose, il en resterait fort peu dans la science, après avoir subi de telles épreuves* » (1).

Et plus loin :

« Mais je soupçonne qu'un jour arrivera ou M. Malgaigne emploiera lui-même les sétons et les cautères, car il est des maladies qui résistent à tous les traitements que l'on emploie ; après avoir essayé de tous ces moyens sans obtenir des résultats, à bout de son rouleau, il se dira : Mais je n'ai pas employé ce moyen là, et il se trouvera certainement des malades qu'il aura soulagés, sinon guéris par l'emploi du séton. »

M. Malgaigne, résumant les indications du séton fournies par M. Velpeau, s'est exprimé ainsi :

« Le séton convient quand on ne sait à quoi l'on a affaire, il convient encore quand on ne sait quoi faire » (2).

Voilà donc un moyen thérapeutique dont la science est en possession depuis plusieurs siècles, et dont il est impossible de préciser les indications. Son efficacité est presque aussi incertaine pour ceux qui le défendent que

(1) Cette citation et toutes celles qui suivent sont empruntées au *Moniteur des Hôpitaux*, journal allopathique.

(2) M. Marchal de Calvi, demandant qu'on restreignit l'emploi du séton à quelques cas soigneusement déterminés, écrivait dans la *France médicale et pharmaceutique*, à propos de la discussion sur la révulsion. « Oui dirons-nous, le séton est souvent *un moyen routinier, appliqué sans discernement et sans indication précise, n'ayant d'autres effets que la douleur, la gêne qu'il occasionne toujours et les accidents qu'il provoque quelquefois.* »

pour ceux qui le condamnent. En effet M. Velpeau avoue qu'après l'application d'un séton à la nuque, on est en droit de se demander si l'amaurose a été guérie par le séton, ou si elle a été guérie toute seule, ou si la guérison doit être attribuée *à la médication qui a été employée pendant le séjour du séton*. Et, comme pour achever de condamner la méthode qu'il a entrepris de défendre, l'orateur ajoute que, *si l'on voulait soumettre au même examen tous les moyens dont la thérapeutique dispose, il en resterait fort peu dans la science*. L'aveu est bon à noter, surtout quand il émane d'une source si haute. Vous reconnaissez donc qu'en employant à la fois plusieurs médications, il vous est imposible de préciser la valeur de chacune d'elles, et que votre méthode aboutit fatalement à la confusion et engendre le scepticisme? Pourquoi refusez vous d'entendre ceux qui vous ont tant de fois signalé cette voie funeste, et qui vous invitent à entrer dans une voie plus scientifique?

Un autre fait, que nous croyons utile de relever, a été mis en lumière dans cette discussion : nous voulons parler de l'absence radicale de doctrines qui distingue l'École de Paris. C'est M. Malgaigne qui parle. (*Séance du* 13 *novembre* 1855).

« On reproche à l'École de Paris de n'avoir pas cette doctrine (de la révulsion), reproche fondé, mérité aussi. Car de cette science, non, de ce roman ! l'École de Paris a conservé le langage vide de sens pour elle. Je crains bien que cette affirmation ne blesse quelques-uns de mes collègues, qui, à force d'entendre répéter les mots, se persuadent qu'ils représentent nécessairement des idées ; je vais donc expliquer ma pensée. Non, vous n'avez pas de doctrine de la révulsion, car pour cela il vous manque, premièrement une théorie qui rende compte du mode d'action des agents dits révulsifs ; secondement, un ensemble de préceptes pratiques qui en règlent l'emploi. »

Et, comme pour joindre l'exemple au précepte, M. Malgaigne ajoute plus loin, dans le même discours :

« Je constate avec plaisir que les partisans des exutoires à demeure diminuent de plus en plus parmi les médecins. M. Jolly, dans un article sur la scrofule, dit que *bien des fois les cautères lui ont semblé occasionner cette maladie, mais non la guérir*. A la faculté, on discutait, il y a quelques jours, le sujet d'un mémoire pour le prix Corvisart. Je proposai le séton. « Et, où voulez vous qu'on étudie cela? me fut-il objecté: Est-ce dans votre service ? » Oh non ! Mes collègues firent des réponses analogues à la mienne. Un seul me confia qu'il en appliquait quelquefois, mais il me défendit de le nommer ici, me menaçant de me démentir (longue hilarité). Pour ne pas m'y exposer, je tairai donc son nom. *Ce n'est pas*, dit-il *que j'y croie beaucoup, mais c'est un moyen qui agit sur l'imagination des malades ; il produit un effet moral* (*Rires*) »

Ce que M. Malgaigne a dit de la révulsion pourrait être appliqué avec autant de raison à la plupart des théories qui ont régné dans la science et qui sont tombées dans le mépris, tout en laissant après elles des conséquences pratiques toujours en honneur dans l'esprit des médecins. Presque toutes les médications décorées du nom de rationnelles nous offrent l'exemple de cette singulière contradiction. On ne croit plus aux théories qui leur ont donné naissance et on affirme pourtant qu'elles seules peuvent satisfaire la raison. Cette comédie se joue gravement, mais tôt ou tard la vérité se fait jour, et quelque sceptique railleur déclare *qu'il ne croit pas beaucoup à tel ou tel moyen, mais que ce moyen agit sur l'imagination des malades et qu'il produit un effet moral* (1).

M. Malgaigne s'adressant à la jeunesse médicale s'est encore écrié :

« Comme M. Bouvier, je m'adresse, pour obtenir de nouvelles lumières, aux membres de l'Académie ; mais, par de là l'Académie, je vois une génération nouvelle et je lui dis aussi : cherchez ; ne croyez jamais sur parole, pas plus M. Bouvier que M. Malgaigne ; regardez, pensez par vous-mêmes ; n'ajoutez foi qu'à l'expérience ; allez dans le service de M. Bouvier et voyez ce qu'il obtient du séton ; mais, sachez-le, ce même M. Bouvier *ne sait en ce moment ni pourquoi, ni quand, ni comment il faut se servir de ce moyen* ; et ce qui le prouve, c'est qu'il fait appel à moi pour le lui dire ; appel, certes, désespéré ! »

(1) Les partisans de la médecine rationnelle ne pourraient-ils pas trouver quelqu'autre drôlerie que le séton pour agir sur l'imagination de leurs patients ? Malheureusement pour ces derniers, cet exutoire ne se borne pas à produire des effets purement moraux. Nous lisons à ce sujet dans le *Dictionnaire de médecine*, t. 28, p. 319.

« Il peut arriver quelques accidents après l'application du séton, soit primitivement, soit secondairement. Une hémorragie peut suivre la lésion d'une petite branche artérielle..... La douleur, dans des cas rares, est très-vive et peut aller jusqu'à nécessiter la section complète de quelque filet nerveux ; on a vu même, lorsque les tissus musculaires et fibreux profonds avaient été intéressés, survenir l'accident le plus grave qu'on ait à redouter, le tétanos ; quelquefois, dès le lendemain, ou au bout de peu de jours, il peut se développer un érysipèle ou des abcès .....; enfin, on a vu survenir la gangrène de la peau, et dans ce cas, il a fallu supprimer le séton et mettre en usage le traitement général et local des affections gangréneuses. Un phénomène qui accompagne presque toujours le séton, surtout dans les premiers temps de son application, c'est l'engorgement des ganglions voisins, contre lequel, du reste, aucun moyen particulier n'est nécessaire. »

Le même orateur ajoutait dans son dernier discours. (*Séance du 8 janvier*) :

« Oui, je le dis, en terminant, à notre jeunesse médicale.... *lorsque vous rencontrerez une doctrine comme celle de la révulsion, qui ne s'étaye ni de principes, ni de faits sérieux, attaquez-la hardiment, et ne craignez pas de traiter légèrement une chose légère.* »

M. Bousquet est entré dans l'arène en défenseur de la révulsion ; mais, par une contradiction imprévue et inexplicable, plus l'orateur avance dans son discours, moins il accorde de valeur à la révulsion, et sa conclusion est une sorte d'anathème contre elle.

« Pour l'inflammation, par exemple, M. Bousquet trouve la révulsion contre-indiquée, à cause de la propriété de *diffusion* de la phlegmasie et, ajoute-t-il, la diffusion de l'inflammation n'est pas le seul caractère qui exclut la révulsion. J'en trouve un autre dans sa marche, dans sa fixité. Elle est telle cette fixité que, là où elle a pris naissance, il faut qu'elle parcoure toutes ses périodes et qu'elle s'éteigne. *Ni les saignées, ni les révulsifs les plus irritants, rien ne saurait lui imprimer la mobilité qu'elle n'a pas et l'obliger à changer de place.* ON OTERAIT A UN MALADE TOUT SON SANG, ON RUBÉFIERAIT TOUTE LA SURFACE DU CORPS, QU'ON NE PARVIENDRAIT PAS A TRANCHER LE COURS DE LA PLUS PETITE INFLAMMATION. Si vous en doutez, jugez-en par les phlegmasies de l'extérieur, et ne profitez pas de l'obscurité qui couvre celles de l'intérieur pour accréditer une opinion consolante, sans doute, mais sans fondement. Soit une ophtalmie, un clou, un phlegmon, une angine, un panaris : on applique, par voie d'expérience, un vésicatoire, un cautère, un révulsif enfin ; qu'arrive-t-il ? l'inflammation morbide diminue peut-être, c'est dans sa nature ; mais, si elle diminue, elle ne diminuera pas assez rapidement pour qu'on en puisse faire honneur à l'inflammation artificielle ; on ne voit pas que l'une s'augmente de ce que l'autre perd; mais on voit clairement qu'elles marchent chacune de son côté comme si elle était seule, avec cette différence, bien digne de remarque, que l'inflammation morbide, née spontanément par les seules forces de la vie, ou sous l'influence de causes communes, se prolonge souvent outre mesure; elle porte donc en elle des conditions de durée et de persistance qui ne sont pas dans l'inflammation artificielle; car celle-ci a des tendances toutes contraires : on ne peut l'entretenir que par des stimulations continues et sans cesse renouvelées, sinon, le vésicatoire se sèche, le cautère se ferme, le séton se cicatrise. »

M. Bousquet est, comme on voit, un singulier défenseur des doctrines de l'école. Mieux vaudrait un sage ennemi. L'honorable académicien accorde-il plus de valeur à la révulsion dans les maladies chroniques que dans les maladies aiguës ? Le passage suivant va nous l'apprendre.

« Il est certain qu'à mesure que les phlegmasies vieillissent, la révulsion perd de son pouvoir ; la lutte devient de plus en plus inégale, la victoire plus incertaine. Cette vérité n'est pas seulement d'expérience ; elle est de bon sens. Eh quoi ! lorsqu'une maladie s'est introduite doucement dans l'organisation, lorsqu'elle s'est établie dans un organe, lorsqu'elle en a pris possession au point que l'économie la supporte sans fièvre ni réaction, on croirait qu'il suffit de susciter une inflammation à côté pour déloger son aînée et en avoir raison ! On connaît des médecins qui sont encore dans l'habitude d'ouvrir des cautères au sommet du thorax pour fouetter ou pour attirer au dehors les tubercules du poumon ; cependant, ont-ils guéri beaucoup de phthisiques par ce moyen ? J'admire tant de confiance, mais je voudrais la partager que je ne le pourrais pas. »

Nous arrivons à la conclusion. Après avoir dit que les malades qui portent des exutoires à vie n'y gagnent rien, en général, que d'avoir deux maladies au lieu d'une ; l'orateur accorde, cependant, qu'il serait imprudent de condamner ces moyens sans restriction, parce qu'ils ont pour eux « la plus sûre, la plus incontestable des autorités en médecine, l'empirisme. »

« Je ne voudrais pas (dit-il en terminant), priver la thérapeutique de ces suprêmes ressources.

« M. Velpeau, dont la parole acquiert chaque jour plus d'autorité, reste fidèle à la tradition des grands maîtres. L'histoire qu'il a faite de sa vie chirurgicale est celle de beaucoup d'autres. Qui de nous ne s'est pas cru appelé, ne fût-ce qu'un seul jour, à réformer quelque partie de la médecine ; c'est une des illusions de la jeunesse ; mais cela ne dure pas. A mesure que l'âge vient, il nous met en présence de la réalité, et, dès lors, tout change d'aspect : l'illusion s'évanouit, la raison se trouble, et, après s'être flatté d'ouvrir de nouvelles voies, on retombe dans l'ornière, sinon des vieilles idées, du moins des vieilles pratiques.

« Ainsi se perpétue l'abus des exutoires. Il n'est pas si loin de nous le temps où les plus jolies femmes portaient des cautères qu'il n'en reste encore de nombreux exemples. Il est vrai que la science avait mis la coquetterie dans ses intérêts ; elle lui avait persuadé que c'était le moyen d'entretenir la fraîcheur du visage et de conserver indéfiniment des airs de jeunesse.

« Nous avons, sans doute, des idées plus saines et plus sérieuses, mais elles accordent encore trop à la révulsion. Il n'est pas si facile, qu'on paraît le croire, de détourner la nature de ses voies et de l'entraîner où elle ne veut pas aller. La révulsion n'en tient compte et se présente toujours pour le tenter. Ses agents sont nombreux, elle a su tourner, à son usage, toute la matière médicale. Ce qui ne peut pas s'expliquer par l'action directe des médicaments, s'explique indirectement par la révulsion. Aussi son règne n'est-il pas près de finir. *Il ne faut pas se le dissimuler, les révulsifs sont les ressources de l'ignorance qui ne sait que faire, ils le sont aussi de la science à bout de moyens.* Peu de malades meurent, soit de maladies aiguës, soit de maladies chroniques, qui ne portent des sinapismes ou des vésicatoires; c'est souvent un signe de détresse, un cri d'alarme. Et cette pratique est si bien entrée dans les idées du peuple, que le médecin qui y manquerait ne connaîtrait pas toutes les ressources de son art et n'aurait pas fait tout son devoir. »

Après M. Bousquet se présente M. Piorry, qui attaque la révulsion et ne lui ménage pas les coups. Pour lui, il n'y a ni révulsion, ni dérivation ; les mots *révulsion* et *dérivation* doivent être bannis du langage scientifique,

« parce qu'ils sont inutiles, parce qu'ils confondent dans une même expression les choses les plus dissemblables, et parce qu'enfin, au lieu d'éclairer les faits, ils les rendent confus et inintelligibles. »

La doctrine que ces mots représentent est une « logomachie des théories galéniques et arabes, relatives aux humeurs ; et les modernes qui ont théorisé sur le principe vital, sur les propriétés vitales, etc., ont fait voyager celle-ci par révulsion ou par dérivation, comme les anciens, supposant que la matière peccante était susceptible de nombreuses et fantastiques pérégrinations. »

Quant « *aux moyens dirigés sur la peau*, » qui sont les principaux agents de révulsion, ils n'ont pas plus de crédit que les autres aux yeux du savant professeur.

Pour les uns (les diaphorétiques),

« Il y a trop d'incertitude sur leur réalité et sur leur mode d'action, pour que des considérations, qui s'y rapporteraient, puissent éclairer l'histoire de la dérivation et de la révulsion. »

Pour les autres (les moyens douloureux),

« L'effet qu'ils causent fait oublier les douleurs moins vives qui avaient lieu ailleurs. *C'est une action exercée sur le moral du malade qui détourne autrement son attention et qui finit par le distraire de sa douleur.* »

— Singulière distraction?...

Mais M. Piorry excelle dans les considérations d'un ordre plus élevé. Citons ce passage éloquent de son discours où il exprime la pensée d'affranchir l'humanité des agents révulsifs :

« Mais, au point de vue humanitaire, pense-t-on qu'il soit convenable d'employer, aussi fréquemment qu'on le fait, les agents proclamés dérivatifs ou révulsifs ? Il n'est pas, sans doute, un médecin, j'aime à le croire, qui les emploie pour faire *seulement quelque chose* ; car ce quelque chose est souvent un affreux moyen.

« Le sinapisme, appliqué dans des cas de délire, a fait croire souvent au pauvre insurgé qu'il était déchiré en morceaux ; la douleur causée par les pustules que déterminent le tartre stibié et l'huile de croton est aussi pénible que celle qui est provoquée par l'éruption du zona ; le vésicatoire, le cautère à demeure, sont les sources de la plus grande incommodité et, en été, d'une puanteur immonde ; les sétons sont de hideuses malpropretés qui inspirent le dégoût chez un cheval ou un chien, et font horreur chez l'homme, fort bien sans séton ; les moxas sont les instruments d'une sorte de torture que les lois humanitaires ont bannie des arrêts de la justice. Quand je vois, sur de jeunes malades, sur de belles filles, la peau couverte de cicatrices qu'ont produites les ventouses scarifiées, les vésicatoires à demeure; quand, trouvant ma propre peau sillonnée des marques qu'y ont laissées la moutarde, les cantharides, le tartre stibié, les sangsues, etc., je me demande si la médecine ne pourrait pas être moins cruelle; si elle ne devrait pas tenir plus de compte de la douleur; si, aux yeux du médecin, les formes sont indifférentes; si, *pour eux-mêmes, ils seraient aussi prodigues d'exutoires qu'ils le sont pour leurs malades?* Ému de pitié pour ceux qui souffrent, j'ai conjuré mes honorables confrères de n'avoir recours à ces moyens qu'alors qu'on ne peut faire autrement. Je leur demande, surtout, de flétrir ces malheureux empiriques qui, lors de l'agonie que cause la présence des mucosités écumeuses dans les bronches, osent, dans leur ignorance, porter une pelle rougie à blanc sur la plante des pieds, ou promener un cautère transcurrent sur la région de l'épine. »

En terminant le résumé de cette longue discussion, nous cherchons, vainement, dans les discours des orateurs et de leurs collègues, l'ombre d'une indication thérapeutique relativement à l'application du séton. Il ne s'agissait pas pourtant d'un moyen nouveau sur lequel l'expérience n'eût pas le droit de se prononcer, et dont la nouveauté même ne permît pas de régler encore l'emploi. Non, certes, le séton et les autres révulsifs sont presque aussi vieux que la médecine elle-même, et voilà qu'aujourd'hui les princes de la science en sont à se demander quel est le degré d'efficacité de ces moyens. Les plus conservateurs déclarent qu'il ne faut pas les rejeter, parce qu'ils se présentent au médecin *quand il ne sait plus quoi faire*; ou bien, qu'il n'est pas au pouvoir du praticien de s'affranchir du préjugé qui les lui impose, quoiqu'ils ne soient *que les ressources de l'ignorance ou de la science à bout de moyens !*

Voilà donc où en est la médecine rationnelle, la médecine des princes de la science, la médecine officielle, après des siècles passés en recherches et en essais. Voilà où en est aujourd'hui cette Académie, composée des médecins les plus éminents de l'école ancienne, et dont la mission est d'assurer les progrès de la science médicale, cette Académie qui repousse systématiquement les idées nouvelles et les découvertes qui peuvent fonder véritablement l'art de guérir ! *Qui habet aures audiendi audiat !*

CHAPITRE IV.

L'Allopathie dans les Traités.

A fructibus eorum cognoscetis eos.
SAINT-MATHIEU, chap. VII, v. 16,

Nous avons fait juger l'allopathie par les médecins les plus éminents; nous l'avons vue à l'Académie ; il nous reste à la suivre dans les traités. Et, en effet, si l'on veut avoir une idée complète des procédés et des ressources de la thérapeutique allopathique, c'est aux traités pratiques, aux dictionnaires de médecine qu'il faut s'adresser, c'est-à-dire, à ces ouvrages dans lesquels sont consignées toutes les médications nouvelles et où l'état de la science se trouve résumé et apprécié par les auteurs modernes.

Nous passerons donc successivement en revue les

maladies qui dépendent de la pathologie interne ou médecine proprement dite, et sous le nom de chaque affection, nous donnerons une ou plusieurs citations empruntées aux auteurs allopathiques, et qui résument leurs opinions sur le traitement en général et sur les moyens qui y sont usités. Il est certaines maladies dont il ne sera pas question, car nous en avons déjà parlé ailleurs (Rhumatisme, Pneumonie, Variole, Rougeole, Scarlatine, etc. etc).

Avons-nous besoin de dire que nous nous sommes adressés pour ce travail aux recueils les plus classiques? il suffit de nommer le *Compendium de médecine* de MM. Monneret et Fleury, la *Bibliothèque du médecin praticien*, publiée par une société de médecins sous la direction du docteur Fabre (1) le *Guide du médecin praticien* par le docteur Valleix, médecin de la Pitié (2).

Qu'on n'oublie pas en lisant ce qui va suivre que ce sont des allopathes qui ont ainsi jugé l'allopathie sous les yeux de l'homœopathie, et que dans une telle situation ils ne pouvaient dire qu'une partie de leur pensée.

Maladies des Voies Respiratoires.

Laryngite chronique *(Inflammation du Larynx.*— « On ne doit pas s'attendre, à propos d'une maladie qui a été si légèrement étudiée, à une appréciation toujours rigoureuse des diverses méthodes de traitement mises en usage; c'est ce qu'avait remarqué le docteur Valker en 1822, et ce qui est

(1) Édition 1850.
(2) Édition 1854.

encore vrai aujourd'hui. ..... Bornons-nous donc à indiquer aux praticiens les moyens proposés, laissant à l'expérience le soin de prononcer sur leur valeur réelle » (1).

Pseudo-Croup.— « Il est extrêmement difficile d'apprécier rigoureusement la valeur des diverses médications proposées contre le pseudo-croup. Ai-je besoin d'en indiquer les causes? Cette maladie ayant été confondue d'abord avec le croup, et puis avec des affections nerveuses, primitivement étrangères au larynx, on a appliqué le plus souvent le même traitement à des cas hétérogènes, ce qui a rendu impossible tout résultat positif » (2).

Le pseudo-croup présente rarement une terminaison funeste; dans les cas où la mort a lieu, c'est le plus souvent au traitement allopathique qu'il faut l'attribuer.

« On peut se demander avec Guersent, dit M. le professeur Grisolle, si quelques-uns de ceux qui ont succombé (au pseudo-croup) n'ont pas été victimes d'un traitement trop actif dirigé en vue d'un croup que l'on redoutait » (3).

« J'ai vu, dit Guersent, plusieurs exemples fâcheux de cette fréquente méprise. Des enfants, après des saignées abondantes faites pour de prétendus croups, sont restés étiolés pendant plusieurs années, d'autres pâles, infiltrés, ont langui pendant plusieurs mois; enfin, j'ai été témoin de la mort d'un enfant qui, après avoir été exténué par beaucoup de sangsues dans un cas semblable, a succombé couvert de vésicatoires qui s'étaient gangrenés » (4).

Croup.— « La plupart des auteurs ayant confondu jusqu'à ce jour, sous ce nom, des maladies légères et d'autres

(1) Valleix, t. I, p. 124.

(2) *Ibid.* t. I, p. 152.

(3) Grisolle, *Ouv. cit.* t. I, p. 295.

(4) *Dict. de méd. en* 30 *vol. ou Répert. gén. des sciences méd.* t. IX, p. 370.

très-graves, les moyens thérapeutiques qu'on a employés contre elles ont dû se ressentir de cette confusion. Aussi voit-on que certaines de ces maladies guérissent spontanément et par conséquent sous l'influence de toutes les médications les plus différentes, tandis que les autres ne guérissent presque jamais, lorsqu'elles sont abandonnées aux seules ressources de la nature, et résistent même le plus souvent à toutes les méthodes curatives les plus actives et les plus énergiques » (1).

« Les moyens thérapeutiques généraux qui peuvent être mis en usage pour combattre les laryngites pseudo-membraneuses ont, sans doute, une action bien bornée..... » (2).

« Le traitement du croup est un des sujets les plus importants, mais en même temps les plus difficiles de la thérapeutique. Ce n'est pas que les hommes d'un grand talent ne s'en soient occupés, mais plusieurs causes ont tellement compliqué cette question, qu'il a été impossible d'arriver à des résultats aussi positifs qu'on doit le désirer en pareille matière. En première ligne il faut encore placer le peu de précision du diagnostic que la distinction établie par Wichmann, M. Bretonneau et Guersent, entre pseudo-croup et le croup a pu seule faire disparaître. Comment, en effet, apprécier la valeur d'un moyen thérapeutique opposé indifféremment à une maladie qui tend naturellement à guérir, *le pseudo-croup*, et, à une maladie presque constamment mortelle, *le croup*? Encore si l'on pouvait toujours, dans les auteurs, démêler les cas de l'une et de l'autre, de manière à en connaître la proportion ! mais il n'en est rien, et l'absence des observations ou des détails les plus importants rend souvent toute tentative de ce genre infructueuse. En second lieu, il est bien peu de cas dans lesquels le traitement ne soit pas très-compliqué ; ce n'est pas un reproche que j'adresse aux praticiens, car

(1) *Dict. de méd.* t. IX, p. 367.
(2) *Ibid.* t. IX, p. 372.

dans cette terrible maladie, qui oserait se priver d'un seul des moyens ayant pour eux une expérience plus ou moins solide? mais ce n'est pas moins un grand obstacle aux recherches thérapeutiques que cette multitude de remèdes divers, mis en œuvre en même temps. Auquel peut-on ensuite attribuer la guérison? » (1).

Plus loin le même auteur, après avoir exposé les médications les plus usitées, se borne à mentionner une foule d'autres moyens thérapeutiques et conclut ainsi :

« La médication du croup est assez encombrée pour qu'on n'insiste par sur des moyens dont l'efficacité est aussi problématique » (2).

On fait usage dans le croup de la trachéotomie (ouverture de la trachée). La trachée une fois ouverte, MM. Bretonneau et Trousseau ont conseillé deux autres opérations, *l'écouvillonnement* et la *cautérisation*. La première consiste à *ramoner* avec l'écouvillon la trachée pendant deux ou trois secondes et à répéter cette opération dix, vingt et jusqu'à quarante fois. La cautérisation se pratique en instillant dans le larynx et la trachée une solution de nitrate d'argent, ou en la portant sur les parties malades à l'aide d'un écouvillon d'éponge qui en est imbibé. Nous laissons au lecteur le soin de qualifier ces opérations. Rappelons seulement l'aveu auquel M. Trousseau a été conduit après les avoir expérimentés sur ses malades.

« Les succès obtenus par M. Bretonneau, qui n'emploie que la cautérisation par attouchement, doivent rendre circons-

(1) Valleix, t. I, p. 178.
(2) *Ibid*, p. 194.

pect dans l'emploi des instillations que j'ai beaucoup conseillées et *que j'ai peut-être trop employées.* »

« Il est certain, remarque M. Valleix, que l'instillation d'un caustique a quelque chose d'effrayant...... L'introduction de l'écouvillon dans la profondeur des voies aériennes paraît aussi très-audacieuse » (1).

En parlant de la trachéotomie, M. Valleix dit encore :

« Je dois rappeler au praticien, qu'il s'agit néanmoins d'une opération grave, quelquefois suivie d'une mort très-prompte » (2).

Et cependant, M. Valleix conseille aux praticiens cette opération.

Spasme de la glotte. « Le traitement employé dans le spasme de la glotte, a été très-rarement suivi de succès » (3).

Hémoptysie. (*Hémorragie du poumon.*) — « Après ce que j'ai dit de la gravité si généralement reconnue de l'hémoptysie, on doit être peu surpris de voir combien les auteurs se sont occupés de son traitement. Une foule de moyens ont été mis en pratique et préconisés avec plus ou moins de force. Il est inutile d'ajouter que généralement on ne trouve que de simples assertions, même de la part des praticiens les plus exercés. Les faits qui seraient si utiles pour juger un grand nombre de questions, manquent absolument ou sont insuffisants ; en sorte qu'on est réduit fréquemment à l'exposition pure et simple des diverses méthodes de traitement les plus généralement adoptées » (4).

M. Valleix examine ensuite l'influence des émissions

(1) Valleix, p. 212.
(2) *Ibid*, p. 215.
(3) *Dict. de méd.*, t. XVII, p. 590.
(4) Valleix, t. I, p. 307.

sanguines, des ventouses, des vésicatoires, des sinapismes, des cautères, des astringents. (Ratanhia, tannin, monésia, etc.) Nous dirons ce qu'il pense du ratanhia qui est généralement employé aujourd'hui.

« Mailly (1821) a cité un certain nombre d'observations d'hémoptysies, dans lesquelles cette substance paraît avoir eu d'assez bons résultats..... D'autres faits de ce genre ont été rapportés, mais nous n'avons pas de résumé de faits suffisant sur cet important sujet. » Il conclut ainsi : « Une réflexion générale s'applique à l'emploi de ces diverses substances. Si l'on considère leurs propriétés, l'usage qu'on en fait journellement et quelques succès qui paraissent assez évidents, on est porté à croire qu'elles ont un certain degré d'efficacité dans l'hémoptysie. Mais quel est ce degré d'efficacité? Ces médicaments suffisent-ils seuls pour arrêter l'hémorragie, ou doivent-ils être employés concurremment avec d'autres? Ce sont là des questions insolubles dans l'état présent de la science, et qui ne cesseront de l'être que lorsque, après avoir étudié d'une manière toute nouvelle, la marche et la durée de l'hémoptysie, suivant les cas, on pourra faire des expériences thérapeutiques sur des objets bien déterminés. C'est là encore, pour les observateurs, une importante lacune à combler » (1).

Après avoir passé en revue quelques autres moyens qui sont usités, et sur lesquels il exprime les mêmes doutes, M. Valleix s'écrie en finissant :

« Tel est le traitement de cette hémorragie; il a besoin, de même que l'étiologie et le diagnostic, d'être étudié avec plus de méthode qu'on ne l'a fait jusqu'à présent. Espérons que cet appel sera entendu; car c'est, je le repète, un beau

(1) Valleix, p. 311.

sujet d'étude pour les observateurs, que cette affection si fréquente et d'un pronostic si grave » (1).

Bronchite aiguë. (*Catarrhe pulmonaire aigu.*) — « Le traitement des diverses espèces de bronchite a été étudié avec grand soin par les auteurs; mais, malheureusement il n'est généralement pas fondé sur l'analyse d'un nombre suffisant d'observations. Le sujet n'a pas paru assez important parce que, dans le plus grand nombre de cas, il ne s'agit que de la plus ou moins longue durée de la maladie. Cependant, aux yeux du praticien consciencieux, ce résultat a une importance réelle, et c'est ce qui rend la négligence des observateurs bien regrettable; car, comment savoir si les médicaments ont eu une influence sur cette durée, si l'on n'a pas fait un relevé exact d'un certain nombre de faits? Je vais présenter le traitement tel qu'il est dans l'état actuel de la science » (2).

Bronchite capillaire. — « M. Fauvel, après avoir exposé le traitement employé chez les sujets soumis à son observation, et en avoir fait remarquer le peu d'efficacité, trace ainsi qu'il suit la règle de conduite qui, suivant les probabilités, doit avoir la plus grande chance de succès. » — Suit l'exposé du traitement proposé par M. Fauvel. — «..... Mais il serait prématuré de se prononcer sur cette médication avant que l'expérience, qui juge en dernier ressort, ait décidé » (3).

Bronchite chronique. — « Si nous avons éprouvé beaucoup de difficultés à découvrir, dans les observations trop incomplètes que nous possédons, quelques résultats positifs relativement aux causes, aux symptômes et au diagnostic, nous en éprouvons bien plus encore quand il s'agit du traite-

(1) Valleix, *ibid*, p. 321.
(2) *Ibid*, t. I, p. 336.
(3) *Ibid*, p. 342 et 343.

ment, trop fréquemment fondé sur une expérience peu concluante ou sur des opinions théoriques » (1).

« Exciter la peau, par des frictions, des vésicatoires, etc., etc., telles sont les indications, tels sont les moyens, malheureusement trop souvent impuissants à les remplir » (2).

« Disons qu'il y a peu de cas avérés de guérison d'une bronchite chronique; que celle qui se présente avec les caractères les moins intenses résiste souvent opiniâtrément à tous les moyens qu'on lui oppose ; que celle qui est grave peut, malgré toutes les ressources de l'art, se terminer par la mort » (3).

« La moins intense résiste souvent avec opiniâtreté à tous les moyens qu'on lui oppose, et celle qui est grave peut, malgré toutes les ressources de l'art, se terminer par la mort » (4).

Apoplexie pulmonaire. — « Le traitement de cette affection, est une des parties de son histoire sur lesquelles nous avons le moins de renseignements positifs » (5).

Après avoir exposé les moyens les plus usités, le même auteur se résume ainsi :

« On voit que nous ne possédons rien de bien particulier au traitement de l'apoplexie pulmonaire. *Peut-être*, quand on aura recueilli plus d'observations de cette maladie, sera-t-il possible d'apprécier plus rigoureusement les moyens dirigés spécialement contre elle » (6).

Pleurésie aiguë. — « Excepté pour quelques médications particulières, nous ne trouvons aucun travail réellement

(1) Valleix, t. I, p. 353.
(2) Tardieu, p. 130.
(3) *Compendium de méd. prat.*, t. I, p. 675.
(4) *Dict. de méd.* t. VI, p. 51.
(5) Valleix, t. I, p. 423.
(6) *Ibid* p. 424.

important sur ce sujet (traitement de la pleurésie). Mais si la pleurésie n'est point, en général, une maladie très-grave, elle est toujours une maladie sérieuse, même dans les cas les plus simples. Il est donc important d'en étudier le traitement avec plus de méthode qu'on ne l'a fait jusqu'à présent » (1).

M. le professeur Grisolle et M. Valleix vont nous dire ce qu'il faut penser des principaux moyens qui sont mis en usage dans cette affection.

1° *Émissions sanguines.* — Après avoir cherché à établir quelques données pour juger la valeur de la médication par la saignée abondante et par la saignée répétée, M. Valleix ajoute :

« Je ne me dissimule pas que ces chiffres sont bien faibles pour établir un résultat définitif ; aussi ne les ai-je donnés que comme renseignements, en attendant que des recherches plus étendues nous mettent à même d'en juger définitivement la valeur. Quant à l'influence des saignées plus ou moins abondantes sur les principaux symptômes, je dois dire que, dans l'état actuel de la science, on ne peut pas convenablement l'apprécier (2).

2° *Vomitifs.* — « Des faits nombreux ont démontré le peu d'utilité de la médication contre-stimulante avec l'émétique à haute dose » (3).

3° *Vésicatoires.* — « Le vésicatoire est un des moyens le plus généralement employés, et cependant on a élevé bien des doutes sur son efficacité. Nous n'avons point de relevés exacts de faits propres à éclairer cette question de thérapeutique,

(1) Valleix, t. I, p. 580.
(2) *Ibid*, t. I, p. 581.
(3) Grisolle, t. I, p. 368.

d'où il suit que *la plupart des médecins, qui emploient le vésicatoire dans la pleurésie, le font uniquement parce que ce moyen est généralement recommandé, et non parce qu'ils sont sûrs d'en avoir retiré de bons effets* » (1).

4° Après avoir énuméré d'autres moyens qui ont été préconisés (*préparations mercurielles, diurétiques*), M. Valleix ajoute :

« Que faut-il penser des médicaments dont nous venons de parler ? A les considérer d'une manière générale, on peut dire, avec Laënnec, que ce sont des médicaments infidèles ; et l'on peut ajouter, relativement au cas particulier dont nous nous occupons, qu'il n'existe pas un seul fait bien observé en leur faveur. »

5° *Anti-spasmodiques.* — « Le musc est le médicament de ce genre qui a été le plus employé ; mais aucun fait positif ne nous permettant d'apprécier son action, il est inutile d'exposer une médication en laquelle le praticien ne saurait nullement se confier. J'en dirai autant des *toniques*, du *sulfate de quinine à haute dose*, de l'*acide hydrocyanique*, médicament si dangereux et, dans la plupart des cas, d'un effet si problématique ; enfin, de plusieurs autres substances, telles que le *lin*, la *douce amère*, etc., dont l'efficacité n'est nullement démontrée.

On voit, d'après ce qui précède, que le traitement de la pleurésie aiguë est peu riche et peu varié » (2).

Pleurésie chronique. — « On a généralement mis en usage, dans le traitement de la pleurésie chronique, des moyens peu différents de ceux qui ont été dirigés contre la pleurésie aiguë, c'est pourquoi je ne reviendrai point en dé-

(1) Valleix, t. I, p. 582.
(2) *Ibid,* t. I, p. 584.

tail sur cette médication, à laquelle je renvoie le lecteur, me contentant d'indiquer les moyens plus particulièrement employés dans la pleurésie chronique. »

M. Valleix énumère les traitements proposés et ajoute en finissant :

« Je le répète, ces divers moyens n'ont aucune action particulière, et il est très-difficile, dans les observations d'apprécier leur degré d'efficacité. Je n'insiste pas davantage » (1).

On emploie, dans la pleurésie, l'opération de l'empyème, qui consiste à ouvrir le thorax pour donner issue au liquide qui est épanché dans la cavité des plèvres, membranes qui forment enveloppe au poumon

M. Tardieu dit de cette pratique que « les résultats en sont rarement heureux » (2).

Asthme. — « L'asthme a une durée indéterminée, le plus souvent il persiste toute la vie......... On peut dire (de cette affection), qu'elle est incommode et rebelle ; sous ce rapport, elle constitue une affection sérieuse » (3).

« La durée de la maladie est indéfinie. Généralement, l'asthme se prolonge jusqu'à la fin de l'existence..... Le traitement de l'asthme a beaucoup varié, suivant que les auteurs ont envisagé la maladie, comme le résultat d'une lésion organique ou simplement comme une affection nerveuse. La plupart ont indiqué des moyens nombreux, mais dont il est très-difficile d'apprécier la valeur » (4).

(1) Valleix, t. 1, p. 593.
(2) *Ouv. cit.*, p. 178.
(3) Grisolle, t. II, p. 740.
(4) Valleix, t. I, p. 605.

Le même auteur termine ainsi l'exposé du traitement:

« Je n'insisterai pas davantage sur les divers moyens mis en usage contre l'asthme. Il est évident que, pour en parler avec connaissance de cause, il faut attendre que des recherches, bien faites, viennent dissiper les ténèbres qui environnent cette maladie. Passons donc aux moyens hygiéniques qui sont les seuls dans lesquels M. Lefèvre (1) ait une véritable confiance. » (2).

M. Valleix fait suivre l'exposé de ces moyens hygiéniques des réflexions suivantes :

« Telle est l'histoire de l'asthme essentiel. Si je l'ai présentée d'une manière aussi succincte, ce n'est pas qu'il ne m'eût été facile d'entrer dans de nombreux détails ; mais je ne crois pas qu'il soit utile pour la pratique de présenter ainsi des opinions théoriques, ou des faits isolés sans pouvoir en déterminer la valeur » (3).

« Il est peu de maladies contre laquelle on ait dirigé plus de médicaments et avec moins de succès » (4).

Coqueluche. — « La multiplicité des moyens thérapeutiques conseillés contre la coqueluche atteste leur peu d'efficacité. Rien n'est plus difficile, en effet, que d'abréger la durée de cette maladie » (5).

« Un très-grand nombre de médicaments ont été recommandés dans la coqueluche, mais nous n'avons aucun travail d'observation qui puisse nous guider d'une manière bien sûre dans l'appréciation de ces divers moyens..... tel est le trai-

(1) M. le docteur Lefèvre, est un des médecins distingués de notre marine militaire, qui est l'auteur d'un mémoire très-estimé sur le traitement de l'asthme, maladie dont il est lui-même atteint.

(2) Valleix, t. I, p. 606.

(3) *Ibid*, t. I, p. 607.

(4) *Compendium de méd. prat.*, t. I, p. 446.

(5) Tardieu, p. 136.

tement de la coqueluche, je n'ai point dissimulé toutes ses incertitudes » (1).

« On sait assez que l'abondance des médicaments dirigés contre une affection prouve leur peu d'influence. C'est même une recommandation par laquelle nous devons commencer ce chapitre que celle d'engager les jeunes praticiens à ne point trop compter sur la thérapeutique pour arrêter la marche, ou même pour diminuer la durée de la coqueluche. Vouloir atteindre ce but, c'est, ainsi que le disait J. Frank, vouloir arrêter une variole dans le milieu de ses périodes, c'est-à-dire, c'est s'exposer d'une manière presque certaine, à échouer » (2).

Maladies des Voies Circulatoires.

Hémorrhaphylie (*Hémorrhagies constitutionnelles*). — « Le traitement, il faut le dire, n'a que bien peu de prise sur une maladie si intimement liée à la nature même de l'organisme..... Les agents thérapeutiques ordinaires, tels que le fer, échouent le plus souvent » (3).

« Le traitement de la diathèse hémorrhagique est encore peu avancé » (4).

Anévrisme de l'aorte. — « Le traitement curatif de l'anévrisme de l'aorte est trop incertain, pour qu'on espère retirer de grands avantages des moyens thérapeutiques dont il vient d'être question » (5).

(1) Valleix, t. I, p. 614 et 622.
(2) Fabre, *Biblioth. du méd. prat.*, t. V, p. 308.
(3) Tardieu, p. 267.
(4) Grisolle, t. I, p. 686.
(5) Tardieu, p. 639.

M. Grisolle termine ainsi son article sur ce traitement :

« On voit combien sont incertains et peu efficaces les moyens proposés et employés, jusqu'à ce jour, pour amener la guérison des anévrismes aortiques » (1).

Phlébite (*inflammation des veines*). — « Le traitement de la phlébite est, COMME DANS TANT D'AUTRES MALADIES, *le point de son histoire le moins bien étudié!* On trouve la cause de cette pénurie de la science, dans le peu de gravité de la phlébite adhésive qui rend son traitement peu important, et, au contraire, dans la gravité extrême de la phlébite suppurative avec infection purulente, qui rend le traitement si souvent inutile. Je vais passer en revue les divers moyens recommandés, regrettant de n'avoir que des renseignements peu précis à présenter » (2).

Le même auteur apporte les conclusions suivantes :

« On voit que rien n'est moins précis que le traitement de la phlébite. J'ai dû en faire ressortir toutes les incertitudes, afin qu'on ne s'arrête pas dans des recherches qui, *peut-être* un jour, nous conduiront au but que nous n'avons pu atteindre » (3).

Hydro-Péricarde (*maladie caractérisée par l'accumulation de sérosité dans le péricarde*). — « On doit s'attendre nécessairement à trouver une grande confusion dans le traitement de cette maladie, dit M. Valleix (4).... et, après avoir exposé le traitement, il ajoute : « Mais c'en est assez sur une question qui restera dans le vague, tant qu'on ne s'attachera

(1) Tome II, p. 332.
(2) Valleix, t. II, p. 119.
(3) *Ibid.*, p. 123.
(4) *Ibid.*, p. 27.

pas à recueillir des observations plus exactes et plus précises » (1).

On a proposé de donner issue au liquide épanché par une opération chirurgicale (ponction, incision, incision après trépanation du sternum).

« L'expérience, dit M. le professeur Grisolle, n'a pas encore prononcé sur la valeur de ces divers modes de traitement. Quant à l'idée de pousser dans le péricarde une injection irritante, c'est une pratique que les hommes les plus éminents recommandent : mais il lui manque encore la sanction de l'expérience. Dans tous les cas, c'est un moyen que je crois fort dangereux, et dont je ne voudrais, dans aucune circonstance, prendre la responsabilité » (2).

Chlorose *(Pâles couleurs)*.— Les allopathes regardent le fer comme le spécifique de la chlorose ; aussi, sur le moindre soupçon de cette maladie s'empressent-ils de donner ce médicament. Il n'est pas rare de trouver en défaut cette prétendue spécificité, car les ferrugineux correspondent seulement à certaines nuances de l'état chlorotique, et dès que ces nuances symptomatiques n'existent pas ou n'existent plus, la spécificité se trouve en défaut; c'est ce que les homœopathes ont parfaitement compris. Aussi font-ils usage de plusieurs autres agents applicables à certains ensembles symptomatiques contre lesquels le fer se montre impuissant ou insuffisant.

« Il faut dire aussi, parce que c'est une vérité que l'on comprend en vieillissant dans la pratique, que le fer, après avoir amendé rapidement les accidents les plus graves de la chlorose, devient quelquefois tout à coup impuissant, et nous

(1) Valleix, t. II, p. 29.

(2) T. I, p. 726.

laisse désarmés en présence d'une maladie qu'il semble en général dominer avec tant de facilité » (1).

Nous lisons dans un mémoire présenté en 1850, à l'Académie des sciences par M. L. Fleury, professeur agrégé de la Faculté de Paris:

« Le fer peut être considéré comme le spécifique de la chlorose, et son action est puissamment favorisée par les modificateurs hygiéniques; mais que de fois encore ne voit-on pas la maladie résister à tous ces moyens ! » (2).

« Il est certaines chloroses qui résistent opiniâtrément à la médication martiale ; le fer se trouve à leur égard dépouillé de toutes ses vertus spécifiques....... Il en est d'autres qui, après avoir subi une modification avantageuse, s'arrêtent dans la voie du progrès, et restent stationnaires sans s'amender davantage, le fer semble avoir épuisé son action sur elles il ne peut plus terminer le traitement » (3).

« ..,... Il s'en faut de beaucoup, dit M. Tardieu, que le traitement de cette maladie (la chlorose) soit aussi simple qu'on pourrait le croire. Le maniement de l'agent thérapeutique par excellence, le fer, demande une grande attention et offre souvent de grandes difficultés » (4).

Les allopathes, on le voit par les citations précédentes attribuent aux difficultés que peut présenter le maniement du médicament, ou à des causes inexplicables, l'impuissance des préparations martiales dans certains cas de chlorose.

Ces insuccès tiennent, comme nous l'avons fait remarquer, à ce qu'il faut dans cette affection comme dans

(1) Trousseau et Pidoux, *ouv. cit.* t. I, p. 15.

(2) *Archives gén. de méd.* 4e série t. XXIX, p. 82.

(3) *Ibid*, t. XXIX, p. 107.

(4) *Ouv. cit.*, p. 511.

toutes les autres, individualiser les cas morbides. Un traitement général ne peut être appliqué à tous les malades; ce ne sont pas des chloroses que l'on doit traiter mais bien des chlorotiques. L'allopathie au reste n'est pas plus clairvoyante à l'égard des désordres qu'entraînent les doses considérables dont elle fait usage, elle gorge les malades de médicaments, et lorsque les symptômes de la saturation se produisent, elle s'étonne et cherche la raison de ce qu'elle nomme un *singulier phénomène*.

« Quelques malades, disent MM. Trousseau et Pidoux, éprouvent un *singulier phénomène*. Pendant un temp plus ou moins long; elles supportent des doses considérables de fer, avec un amendement rapide des symptômes de la chlorose; puis tout à coup, elles sont incommodées par le médicament et semblent être dans une sorte d'état de saturation » (1).

Beaucoup de médecins prenant évidemment l'effet pour la cause, attribuent encore explicitement la chlorose à la diminution du fer dans le sang; en conséquence, ils administrent les préparations martiales à fortes doses, afin d'opérer la reconstitution des globules sanguins. Ils oublient que l'organisme vivant ne peut être assimulé à ces cornues dans lesquelles les chimistes font leurs combinaisons. Ce qui démontre la fausseté de toutes ces hypothèses, ce sont les guérisons de chloroses qu'obtiennent les homœopathes par le fer à doses infinitésimales. Il s'agit là évidemment d'un effet dynamique et non d'une action matérielle ou chimique. Si l'on veut connaître l'abus qu'on fait en allopathie des ferrugineux, il suffit de consulter les auteurs

(1) *Ouv. cit.*, p. 16.

qui se sont spécialement occupés de cette question, comme M. Trousseau.

« Les préparations ferrugineuses, dit ce savant professeur, avaient été presque bannies de la thérapeutique française pendant que florissait la doctrine du Val-de-Grâce..........Aujourd'hui non-seulement elles ont repris la place importante qu'elles occupaient dans le siècle dernier, mais encore *elles ont été prodiguées avec imprudence, et administrées avec trop peu de circonspection* » (1).

Le même auteur ajoute :

Nous avons long-temps considéré le fer *comme un médicament innocent*, dont il était bien difficile d'abuser. Aujourd'hui que nous avons un peu vieilli dans la pratique, *nous déclarons que, déjà plusieurs fois, nous avons vu des malades dont la mort nous semblait devoir être imputée à l'administration des préparations martiales* » (2).

Les fortes doses auxquelles les allopathes ont recours, les condamnent souvent à s'abstenir du fer dans les cas où ce médicament paraît mieux indiqué :

« L'indication de l'emploi des ferrugineux, si évidente qu'elle soit, dit M. Trousseau, ne peut pas d'ailleurs être toujours facilement remplie : l'état de l'estomac et celui des intestins, une susceptibilité qu'il est impossible de prévoir, y peuvent mettre un invincible obstacle » (3).

Anémie. — (*Etat caractérisé par une diminution des globules du sang.*) — « Le fer, le quinquina, les agents pharmaceutiques, ont ordinairement peu de prise sur l'anémie. L'air de la campagne, l'exercice, l'alimentation surtout, sont les

(1) *Ouv. cit.* t. I, p. 8.
(2) *Ibid*, t. I, p. 17.
(3) *Ibid*, t. I, p. 15 et 16.

modificateurs auxquels on doit accorder le plus de confiance. Mais souvent les malades sont plongés dans un tel état de débilité, que leur emploi devient fort difficile ou même impossible ; il est des sujets qu'on ne parvient ni à faire marcher, ni à faire digérer, quels que soient les soins, la gradation, la prudence qu'on apporte dans l'usage de l'exercice et des aliments » (1).

Scorbut. — « Dans les premiers temps, on a cherché parmi les substances médicamenteuses un moyen spécifique contre le scorbut ; mais l'espoir qu'avaient d'abord fait concevoir quelques remèdes a été si constamment trompé, qu'on a été obligé de passer sans cesse d'un médicament à l'autre ; en sorte, que les moyens connus sous le nom d'anti-scorbutiques sont aussi nombreux que peu efficaces. Aujourd'hui on a généralement reconnu l'inutilité presque complète du traitement pharmaceutique, et c'est dans les moyens hygiéniques qu'on a une confiance à peu près exclusive » (2).

Scrofules. — « On peut répéter aujourd'hui ce que Cullen écrivait à la fin du dernier siècle : « Nous ne connaissons encore, pour la guérison des écrouelles, aucune méthode certaine ou au moins qui réussisse généralement. » Malgré les éloges qu'on a décernés à l'iode et à ses composés, il faut dire qu'ils ne sont suivis bien souvent d'aucun effet salutaire » (3).

« Le traitement de la maladie scrofuleuse par l'hygiène, est le plus important, car seul, il peut enrayer la maladie » (4).

« Il n'est encore que trop de cas où la cause générale (de la maladie scrofuleuse) ne peut être détruite, et où l'affec-

(1) L. Fleury, agrégé de la Faculté de Paris, *ouv. cit.*, p. 83.
(2) Valleix, t. II, p. 169.
(3) *Compendium de méd. prat.*, t. VII, p. 535.
(4) Grisolle, t. II, p. 528.

tion marche d'une manière certaine, quoique lente, à une terminaison fatale » (1).

« Le traitement est le point qui a le plus occupé les médecins, et les expériences, à ce sujet, ont été si nombreuses, que nous possédons une multitude de médicaments pour combattre cette affection rebelle. Malheureusement nous allons voir que, dans ce grand nombre, il en est bien peu qui se recommandent par une efficacité réelle » (2).

M. Valleix expose ensuite les médications les plus usitées et conclut ainsi :

« On voit par ce qui précède que la thérapeutique des scrofules contient un bien grand nombre de médicaments, et que, comme cela arrive toujours en pareil cas, l'efficacité de presque tous ces médicaments est extrêmement constestable » (3).

M. Tardieu, terminant son exposé des moyens thérapeutiques, s'écrie :

« Mais, bien au-dessus de ces remèdes nombreux et divers, il faut placer les moyens diététiques et hygiéniques. Une habitation salubre, le séjour à la campagne, etc. » (4).

Nous ne finirons pas sans dire ce que pensent les auteurs de *l'huile de foie de morue*, qu'on donne à tout propos dans la pratique, c'est le remède *à la mode*.

« Quant à *l'huile de foie de morue*, elle a été très-vantée dans ces derniers temps; mais tandis qu'en Allemagne on lui accorde une très-grande efficacité, en France, les expériences auxquelles on l'a soumise n'ont été nullement satis-

(1) Valleix, t. II, p. 200.
(2) Valleix, *loc. cit.*
(3) *Ibid*, p. 208.
(4) p. 562.

faisantes, et cependant on l'a essayée dans un bon nombre de cas, soit à l'hôpital des enfants, soit dans d'autres hôpitaux» (1).

M. Valleix fait les mêmes réflexions à propos de l'emploi que l'on fait usuellement de *l'huile de foie de morue* dans le rachitisme (2).

MM. Monneret et Fleury disent, à propos de l'emploi de *l'huile de foie de morue* dans les scrofules:

« De nouvelles observations sont nécessaires pour que l'on puisse connaître son degré d'efficacité ; les médecins français ont peu de confiance dans son action » (3).

De tout ce qui précède, nous pouvons conclure que l'allopathie en est réduite à combattre les scrofules par l'hygiène ; or, je le demande, une habitation salubre, une bonne nourriture, etc., peuvent-elles suffire à arrêter le développement d'une affection constitutionnelle; ce ne sont là évidemment que des moyens accessoires. Pour guérir il faut attaquer par une médication appropriée le principe morbide qui produit la diathèse scrofuleuse et c'est ainsi que procède l'homœopathie.

Maladies des voies digestives.

Muguet. — M. Valleix, après avoir passé en revue les divers moyens qui ont été préconisés contre cette maladie, se résume ainsi :

« On a du être frappé de l'incertitude qui règne sur l'action de ces moyens » (4).

(1) Valleix, t. II, p. 208.
(2) T. V, p. 150.
(3) *Comp. de méd. prat.*, t. VII, p. 541.
(4) T. II, p. 251.

Amygdalite. — (*Inflammation des amygdales*).

« Les recherches faites sur le traitement manquent, sur la plupart des points, de cette rigueur qui peut seule faire faire des progrès à la thérapeutique. Le nombre des moyens proposés est considérable, mais leur valeur n'est pas exactement déterminée ; aussi, serais-je réduit dans ce paragraphe à rapporter, le plus souvent, les opinions des auteurs sans pouvoir les confirmer par des faits » (1).

« Le traitement dans les angines gutturale et tonsillaire ne paraît avoir le plus souvent qu'une influence très-restreinte...... dans les cas graves rien n'est plus difficile que de prévenir la formation d'un abcès..... L'induration et l'hypertrophie des amygdales, lorsqu'elle est bien confirmée et qu'elle est consécutive à des inflammations répétées, résiste en général à tous les moyens ; il est nécessaire alors, et surtout chez les enfants, pour éviter les inconvénients graves que nous avons mentionnés, de pratiquer l'excision des amygdales. Cependant il faut ajouter que cette opération, qui n'enlève jamais en totalité l'organe induré, laisse subsister un noyau d'engorgement qui expose encore les malades à des inflammations nouvelles et même à de nouveaux abcès plus profonds » (2).

Gastrorrhagie. — (*Hémorrhagie de l'estomac*). « Il est bien peu d'auteurs qui se soient occupés d'une manière particulière du traitement de la gastrorrhagie. Presque tous renvoient le lecteur au traitement des hémorrhagies en général. On conviendra cependant qu'il vaut mieux exposer à propos de chacune de ces affections, les médications que l'on a dirigées contre elles, puisque chacune a des caractères propres, et que le traitement qu'elles exigent doit varier, sinon dans son essence, du moins dans son mode d'application. D'ailleurs, a-t-on le droit d'établir des préceptes géné-

(1) Valleix, t. II, p. 354.
(2) Tardieu, p. 107 et 108.

raux, lorsqu'on n'a pas encore songé à se livrer à une étude suffisante des faits particuliers ? » (1).

M. Valleix, termine l'examen des diverses médications qui ont été proposées par les réflexions suivantes :

« *Résumé.* Tel est le traitement le plus généralement prescrit contre cette hemorrhagie grave. Je n'ai point cherché à dissimuler combien il est vague et incertain sur la plupart des points, parce qu'il est bon qu'on sache tout ce qu'il y a encore à faire. Le sujet est très-difficile, sans doute, car les cas sont variables, et l'imminence du danger fait qu'on s'empresse d'avoir recours à un grand nombre de moyens à la fois, mais ce n'est pas une raison pour renoncer à étudier ce traitement, c'est seulement un motif de plus de recueillir les observations avec une très-grande sévérité » (2).

Gastrite aiguë et chronique. (*Inflammation de la membrane muqueuse de l'estomac*). « Je ne serai pas moins sobre de détails, relativement au traitement de la gastrite chronique, que je ne l'ai été dans l'article consacré à la gastrite aiguë. Pourquoi, en effet, irais-je emprunter aux auteurs leurs médications, lorsqu'il est prouvé qu'ils ne les ont pas appliquées, d'une manière positive, à la maladie dont il s'agit » (3).

M. Valleix indique le traitement et ajoute :

« Terminons ici l'histoire de ce traitement, qui demande à être éclairé par de nouvelles observations » (4).

Gastralgie (*névralgie de l'estomac*). — « Le traitement de la gastralgie a nécessairement varié suivant que l'on a

(1) Valleix, t. II, p. 501.
(2) *Ibid.* p. 508.
(3) *Ibid.* p. 544.
(4) *Ibid.* p. 546.

regardé la maladie comme nerveuse ou inflammatoire. Tantôt on a insisté sur les anti-spasmodiques, l'éther, l'oxide de zinc, le bismuth, les toniques, les amers; tantôt on a astreint les malades à une diète sévère, à l'usage du lait, de l'eau gommée, etc. (1).

« Le traitement de la gastralgie, si l'on regarde comme des exemples de cette affection tous les faits de cardialgie rapportés par les auteurs, remonte à une époque reculée et est extrêmement riche ; mais si l'on se rappelle que les médecins antérieurs au siècle présent devaient nécessairement confondre, dans un bon nombre de cas, les diverses affections que nous avons séparées, on comprendra combien on doit être réservé dans l'emploi des médications recommandées par les auteurs (2).

« Il faut, en outre, ne pas ignorer, ainsi que Comparetti l'a très-bien expliqué, qu'il n'y a rien de plus inconstant que l'action des remèdes dans le traitement des névroses de l'estomac..... d'où Comparetti conclut qu'il ne faut, dans le traitement des gastralgies et généralement des autres névroses de l'estomac, prescrire que fort peu de remèdes, et insister avant tout sur le régime (3).

« L'infinie variété des formes et des symptômes de la névrose gastro-intestinale, rend très-difficiles à tracer les règles du traitement qu'il convient de lui appliquer. On peut, cependant pressentir, d'après ce que nous avons dit de ses causes, que l'alimentation et les préceptes hygiéniques doivent dominer ici toute la thérapeutique (4).

« Les agents thérapeutiques ne sont que d'un faible secours, ou, du moins, ne viennent qu'en seconde ligne dans le traite-

(1) Nysten, *Dict. de méd.*, 9e édit., p. 398.
(2) Valleix, t. II, p, 650.
(3) Grisolle, t. II, p. 622.
(4) Tardieu, p. 423.

ment des gastralgies.... La plus grande partie du traitement consiste dans le traitement hygiénique » (1).

Les allopathes, par l'abus qu'ils font de certains remèdes, déterminent fréquemment des gastralgies. M. le professeur Grisolle constate qu'on voit *souvent* cette affection se produire après l'emploi de certains médicaments, et notamment du baume de copahu et de la térébenthine (2).

Choléra asiatique. — « On a préconisé, contre le choléra, presque tous les agents dont la thérapeutique dispose » (3).

L'allopathie, n'ayant aucun principe qui pût la guider dans le choix des moyens à opposer à cette maladie, a entrepris, comme dans toutes les affections, des essais sur les malades ; chaque praticien a eu recours à une médication différente et conforme à l'idée qu'il se fesait de la maladie : l'un purgeait, l'autre saignait, un troisième employait les opiacés, il y avait autant de médications que de médecins. Cependant le fléau étendait ses ravages, et pendant que les homœopathes appliquaient, dans toutes les parties du monde, un traitement uniforme, déduit des principes immuables, les allopathes essayaient toujours. On avait vainement tenté l'emploi des méthodes dites rationnelles, on essaya sans succès, des moyens les plus barbares, les plus étranges ; si nous

(1) *Comp. de méd. prat.*, t. IV, p. 274.
(2) Voy. t. II, p. 620.
(3) Grisolle, t. I, p. 743.

consultons les traités de médecine pratique, nous voyons figurer pêle mêle, dans le traitement du choléra, les saignées, les sangsues, les lavements laudanisés à des doses formidables, le punch à l'alcool, à une température aussi élevée que le malade peut la supporter, les infusions d'eau glacée sur tout le corps, l'eau froide à l'intérieur et à l'extérieur (jusqu'à 15 ou même 20 litres d'eau froide en boisson dans les 24 heures); l'eau chaude employée également *intùs* et *extrà*; les frictions avec l'huile de cantharide; avec la décoction de moutarde, avec du piment, avec un liniment contenant à la fois de l'eau-de-vie, du vinaigre fort, de la farine de moutarde, du poivre, de la gousse d'ail pilée, etc.; les fustigations avec des orties, les frictions à enlever l'épiderme, les sinapismes promenés sur toute la surface du corps, les injections dans les veines de solutions alcalines, à la température de 112 degrés Fahrenheit. On a promené sur tout le corps, au-dessus d'un linge interposé, des fers à repasser fortement chauffés; on a littéralement cuit des malades dans certains appareils où on les avait introduits, dans le but de faire cesser le froid général qui les envahissait; M. Raphaël a pratiqué la cautérisation des gouttières vertébrales, au fer rougi à blanc; d'autres ont employé la cautérisation épigastrique avec le fer rouge; on a été jusqu'à injecter dans la vessie un composé de vin blanc, d'alcool, de sulfate de quinine, de laudanum liquide, de strychnine, d'acide sulfurique, *dans le but de provoquer la réaction* (sic).

M. le docteur Meurtdefroy s'est servi, pour le réchauffement des cholériques, de chaux vive enveloppée de linges mouillés, moyen, du reste, qui avait déjà été mis en usage dans d'autres maladies par M. Serre (1).

Après l'énumération des nombreux essais qui ont été tentés dans le traitement du choléra, l'*Abeille médicale* (2) s'écriait :

« Mais hélas! fécondité menteuse, zèle inutile : le choléra n'en est pas moins resté une affection inconnue, décourageante, et pour les théoriciens et pour les thérapeutistes. »

M. Valleix dit, dans son résumé du traitement :

« Après avoir ainsi exposé en détail le traitement du choléra, je ne peux m'empêcher de présenter de nouveau cette réflexion que j'ai faite en commençant, c'est que, au milieu de tous ces essais si multipliés et si variés, n'ayant souvent pour nous guider que les affirmations des auteurs, il nous est bien difficile de nous prononcer sur la valeur relative des diverses médications » (3).

MM. Monneret et Fleury, après avoir constaté l'impuissance de l'allopathie dans le choléra, paraissent trouver fort étrange que certains médecins soient tombés dans le découragement par suite des insuccès nombreux qu'ils ont éprouvés; ils s'étonnent également d'entendre la voix publique accuser les médecins d'ignorance. Singulière chose en vérité que de voir des médecins s'imaginer que leur art a pour but de guérir, et des gens taxer d'ignorance les médecins qui n'obtiennent pas de guérisons! Vous vous plaignez de ce que nous ne

(1) Voyez, pour les médications mentionnées, Valleix, t. II, p. 741 et suivantes.

(2) 25 juillet 1854.

(3) T. II, p. 755.

guérissons pas s'écrient, les auteurs du *Compendium* ; mais, *n'en est-il pas de même à chaque fois qu'une épidémie vient s'appesantir sur de nombreuses populations ?* Étrange consolation en vérité.

« Les chiffres de mortalité prouvent combien les ressources de la médecine sont peu nombreuses contre les progrès d'un mal si terrible. Quelques médecins ont été jetés dans le découragement par les insuccès nombreux qu'ils ont rencontrés dans leur pratique, et *la voix publique nous a taxés d'ignorance, puisque nous ne pouvions triompher du mal qui décimait les populations.* N'EN EST-IL PAS DE MÊME A CHAQUE FOIS QU'UNE ÉPIDÉMIE VIENT S'APPESANTIR SUR DE NOMBREUSES POPULATIONS ? SOMMES-NOUS PLUS HABILES A GUÉRIR LE TYPHUS, LA PESTE, LA FIÈVRE JAUNE, LA SCARLATINE, LA ROUGEOLE QU'A GUÉRIR LE CHOLÉRA ?.... NON ASSURÉMENT ! » (1).

Pour justifier devant l'opinion publique l'impuissance de l'art, les allopathes ont imaginé un stratagème fort ingénieux, et qui consiste à dire qu'on ne connaît pas le choléra, et que, par conséquent, on ne peut connaître les moyens de le guérir. Argument incroyable, applicable du reste à une foule de maladies, et qui ne prouverait qu'une chose, c'est que la pathologie et la thérapeutique se valent également. Nous y reviendrons plus loin à propos du tétanos.

Dyssenterie. — « Le traitement de la dyssenterie est presqu'aussi riche et aussi varié que celui du choléra-morbus ; mais nous devons nous borner à passer en revue les médications les plus généralement employées » (2).

(1) *Comp. de méd. prat.*, t. II, p. 273.
(2) Valleix, t. III, p. 25.

Les allopathes ont employé, dans le choléra, près de 1,800 moyens différents et ils ne guérissaient pas. On peut juger par là de ce que peut être le traitement de la dyssenterie. En thérapeutique, richesse et variété signifient pauvreté et impuissance : M. Tardieu l'a dit avec raison à propos de la coqueluche : « la multiplicité des moyens thérapeutiques conseillés contre cette maladie, atteste leur peu d'efficacité. »

Nous empruntons à MM. Grisolle et Valleix leurs appréciations sur les médications les plus usitées dans la dyssenterie.

1° *Émissions sanguines générales et locales.* « Nos médecins militaires qui sont en Algérie, dit M. le professeur Grisolle, savent combien les émissions sanguines, générales et locales, ont peu de prise sur la maladie. M. Haspel a, tout récemment encore, dans son livre, proclamé l'insuccès et les dangers de cette médication » (1).

2° *Narcotiques* (opium, etc.). Les opinions contradictoires émises par les auteurs sur cette médication, inspirent à M. Valleix les conclusions suivantes :

« Quel parti prendre au milieu de ces opinions si diverses ? C'est, en pareil cas, qu'on sent tout l'embarras où nous jette le défaut d'exactitude » (2).

Plus loin le même auteur relate les essais faits par M. le docteur Marbot, avec *l'aconit napel* et *l'ipécacuanha* et ajoute : « Comme on le voit, cette médication est complexe, et il faudrait de nouvelles observations pour savoir

(1) Valleix, t. I, p. 271.
(2) *Ibid*, p. 26.

quelle est la valeur de chacun des moyens qui la composent. » (1).

3° *Purgatifs.* — « Contentons-nous de noter les succès qu'un si grand nombre d'auteurs affirment avoir obtenus, tout en remarquant que leur opinion n'est pas fondée sur des preuves irréfragables. Suivant quelques-uns, les purgatifs seraient principalement utiles dans certaines formes de la dyssenterie (quelles formes? toujours dans la même obscurité), et surtout dans la *dyssenterie* dite *bilieuse*, mais les réflexions faites plus haut à l'occasion de ces prétendues formes de la maladie me dispensent de rechercher la valeur de cette opinion » (2).

4° *Vomitifs.* — « L'ipécacuanha a été administré à des doses très-variables. Il faut dire d'une manière générale, qu'on doit le faire prendre à dose vomitive. Cependant quelques auteurs veulent qu'on le donne à très-petites doses....... D'autres médecins préfèrent le tartre stibié.. d'un autre côté, Rœderer et Vagler, Clark, etc., s'élèvent fortement contre ce vomitif. Nous voilà donc encore arrêtés par une question insoluble, parce que les auteurs ne nous ont pas fourni les éléments propres à résoudre le problème.

« M. le docteur Segond a beaucoup vanté *les pilules anglaises* qui contiennent de *l'ipécacuanha*, du *calomel* et de *l'opium*; mais rien ne prouve encore que ce moyen ait plus d'efficacité que les précédents » (3).

5° *Nitrate d'argent.* — « Quoique les faits rapportés par les auteurs que je viens de citer soient très-intéressants, on ne peut encore se prononcer d'une manière définitive sur l'efficacité réelle de ce médicament, parce qu'une analyse

(1) Valleix, t. I, p. 27.

(2) *Ibid.* p. 28.

(3) *Ibid.* p. 29.

rigoureuse et exacte d'un assez grand nombre de faits n'a pas encore été présentée » (1).

« On a encore préconisé contre la dyssenterie, dit M. le professeur Grisolle, une foule d'autres remèdes plus ou moins actifs, mais il n'en est aucun dont l'usage puisse être justifié par des succès assez nombreux ; aussi, croyons-nous qu'il est prudent de s'en abstenir : tels sont en particulier la noix vomique, l'acide nitreux, le tabac, l'acétate de plomb, les chlorures, le sulfate de quinine » (2).

» L'expérience a fait connaître que la plupart des remèdes qu'on avait préconisés, comme *anti-dyssentériques* sont si loin de mériter ce titre qu'employés indistinctement, ils seraient nuisibles dans les neuf dixièmes des cas » (3).

Enterororrhée (*Flux intestinal*). — « On n'a émis que des conjectures sur le traitement le plus propre à suspendre le flux » (4).

« On n'est pas encore fixé sur le mode de traitement qu'il convient d'adopter contre le flux séreux des organes digestifs » (5).

Etranglement interne. — On l'a déjà vu, le volvulus est le plus souvent au dessus des ressources de l'art » (6).

« D'après ce que je viens de dire sur *la gravité extrême* de cette affection, il est évident que le *traitement* a très-peu d'action sur elle. C'est une de celles où la médecine est presque complètement impuissante » (7).

(1) Valleix, t. I, p. 30.
(2) *Ibid.*, p. 272.
(3) *Dict. de Méd.* t. X, p. 569.
(4) Valleix, t. III, p. 39.
(5) Grisolle, t. I, p. 745.
(6) Tardieu, p. 675.
(7) Valleix, t. III, p. 46.

Hémorroïdes. — « Le traitement des hémorroïdes est, sans contredit, un des plus riches de toute la pathologie, (riche à la manière du traitement du choléra, de la dyssenterie, de la coqueluche, etc., faute d'un bon moyen on en emploie des centaines); mais aussi il n'en est aucun qui ait été étudié avec moins de rigueur dans la plupart de ses points. C'est un amas confus d'une multitude de moyens divers, parmi lequels il faut péniblement chercher ceux qui ont en leur faveur *quelques* résultats de l'expérience » (1).

Après avoir énuméré les moyens les plus usités, le même auteur ajoute :

« Je veux seulement faire remarquer qu'il n'est aucune affection qui ait été l'objet d'un aussi grand nombre de cures miraculeuses. La marche si capricieuse de la maladie, dans certains cas, suffit pour donner l'explication de tous ces faits si surprenants au premier abord, et nul doute que si quelqu'un des auteurs qui nous ont précédés avait étudié avec méthode les faits soumis à son observation, il n'y eût trouvé la clef de toutes ces guérisons extraordinaires qu'on voit rapportées dans plusieurs ouvrages avec beaucoup de complaisance » (2).

« Les hémorroïdes sont une des affections qui se présentent le plus souvent dans la pratique et qui peuvent le plus embarrasser le médecin » (3).

« Il faut, dans tous les cas, être très-circonspect dans le pronostic ; car combien de fois ne voit-on pas cette maladie persister malgré tous les moyens mis en usage » (4).

Terminons ces considéraions sur le traitement des hémorroïdes par quelques citations empruntées à M. le pro-

(1) Valleix, t. III, p. 94.
(2) *Ibid.*, p. 97.
(3) *Ibid.*, p. 109.
(4) *Ibid.*, p. 94.

fesseur Grisolle, et qui montreront toute l'inanité des ressources de l'allopathie :

« Toutes les fois que les hémorroïdes ne seront qu'incommodes, *il faut que les malades s'y habituent* (c'est, en vérité, fort consolant) ; si, au contraire, leur volume est tel que les individus ne puissent se livrer à leurs occupations, si les douleurs, dont elles sont le siége, les écoulements sanguins, muqueux et purulents qu'elles entretiennent, épuisent la constitution, il faudra, mais seulement alors, en débarrasser les malades » (1).

M. Grisolle va nous montrer comment on débarrasse les malades, ou plutôt comment on s'en débarrasse.

« Le traitement curatif des hémorroïdes est entièrement chirurgical (ligature, caustiques, cautérisation au fer rouge, excision, etc.). Le procédé qu'on emploie le plus souvent consiste dans l'excision des tumeurs ; mais *quelle que soit la méthode qu'on préfère, elle constitue toujours une opération des plus graves, et qui a déjà fait de nombreuses victimes.* » (2)

Voilà les belles conclusions de la médecine rationelle : Il faut s'habituer à sa maladie ou fournir une victime de plus à la médecine.

Hépatite aiguë (*inflammation du foie*). — « On conçoit trè-bien, d'après ce qui précède, que le traitement de l'hépatite aiguë est renfermé dans des bornes très-étroites. Presque tous les auteurs ont employé les mêmes moyens et, il faut le dire, avec aussi peu de succès les uns que les autres. Les nombreux cas de guérison que l'on a cités, ont, en gé-

(1) t. I, p, 633.

(2) *Ibid.*

néral, si peu de valeur, qu'on ne peut, en effet se fonder sur eux pour préconiser une médication quelconque » (1).

Hépatite chronique. — « Nous ne sommes pas beaucoup mieux instruits sur le traitement de l'hépatite chronique que sur celui de l'hépatite aiguë...... *Résumé*. On voit, comme je l'ai annoncé en commençant, combien ce traitement est encore vague et incertain » (2).

Cirrhose du foie. — « De quelque manière qu'on ait étudié le traitement, on a été forcé de reconnaître qu'aucun des moyens employés n'avait réussi à arrêter la marche de la maladie. Il résulte, même des observations, que les principaux symptômes n'ont subi aucun amendement sous l'influence des médications mises en usage » (3).

« Tous les moyens de traitement, employés jusqu'à présent (sangsues, vésicatoires, cautères, révulsifs, diurétiques, purgatifs), n'ont produit aucun résultat avantageux » (4).

Calculs biliaires. — « Il est fort difficile, par suite de l'ignorance des causes exactes, d'indiquer les moyens propres à combattre les calculs biliaires » (5).

Après avoir énuméré les moyens indiqués parmi lesquels figurent les eaux minérales alcalines (Vichy, Ballaruc, Plombières, etc.), M. Valleix conclut ainsi :

« Tels sont les principaux moyens qui ont été proposés pour faire disparaître complétement les calculs; mais nous avons vu, dans le cours de cette exposition, combien il était incertain qu'on eût quelquefois atteint ce but. Cependant, j'ai cru

(1) Valleix, t. III, p. 158.
(2) *Ibid*, t. III, p. 165 et 168.
(3) *Ibid*, t. III, p. 184.
(4) Tardieu, p. 648.
(5) *Ibid*, p. 652.

devoir indiquer ces médications, afin qu'on pût les soumettre à une nouvelle expérimentation » (1).

Ictère (*Jaunisse*). — « Cette affection est une de celles contre lesquelles on a dirigé le plus grand nombre de remèdes; et comme on a complétement négligé de rechercher, d'une manière méthodique, quels étaient les effets réels des divers médicaments mis en usage, il en résulte que rien n'est plus confus que ce traitement. Ce qui a contribué à le rendre plus confus encore, c'est la facilité avec laquelle l'ictère simple se dissipe dans la plupart des cas; car, ne tenant pas compte de la marche naturelle de la maladie, on a attribué aux effets des médicaments ce qui ne devait, le plus souvent, être rapporté qu'à cette marche naturelle (2). Ces considérations m'engagent à ne pas insister longuement sur des médications extrêmement différentes, appliquées ordinairement à des cas tout à fait dissemblables, et dont les résultats ont été plutôt supposés que constatés » (3).

Voici comment M. Valleix apprécie les moyens qu'il a exposés :

« En somme, on voit que nous n'avons, sur ce point de thérapeutique, que les renseignements les plus vagues. Pour parvenir à quelque résultat utile, il faudrait, nécessairement, après avoir bien étudié la marche de la maladie et sa durée, réunir un nombre suffisant de cas dont le diagnostic serait bien positif, et à l'aide desquels on rechercherait, non si les individus ont guéri, puisque dans l'ictère simple la guérison est constante, mais quels ont été les effets immédiats des mé-

(1) t. III, p. 233.

(2) A combien de prétendues cures de l'allopathie ne pourrait-on pas appliquer cette réflexion, reproduite sans cesse dans l'ouvrage de M. Valleix?

(3) Valleix, t. III, p. 268.

dicaments, et en combien de temps on a obtenu la guérison.. Mais c'est un travail auquel personne n'a pensé » (1).

Péritonite aiguë (*inflammation de la membrane qui tapisse la cavité abdominale et enveloppe en totalité ou en partie les organes qui y sont contenus*). — « Si l'on se rappelle ce que nous avons dit des doutes qui s'élèvent sur l'existence même de la péritonite simple, on sera fort étonné d'apprendre que le traitement de l'inflammation du péritoine a été établi par les auteurs précisément sur les cas de ce genre.... Je fais remarquer qu'il est impossible que cet auteur (Broussais), pas plus que ceux qui sont venus après lui, ait pu constater par expérience l'efficacité de ce traitement.... Mais, si l'expérience ne nous apprend que peu de choses sur le traitement de cette péritonite, ce n'est pas une raison pour nous dispenser de le présenter; et, en cet état de choses, je crois devoir exposer celui qui est généralement suivi » (2).

Péritonite puerpérale (*fièvre puerpérale*). — « Le plus grand désaccord règne parmi les médecins sur le traitement le plus convenable à opposer aux péritonites puerpérales » (3).

Nous ne répéterons pas ce qu'a dit le même professeur de l'inefficacité des traitements employés. (Voyez au Chapttre VI de ce livre, *Mercurialisation*).

Après avoir énuméré les moyens dont se compose le traitement, M. A. Tardieu conclut ainsi :

« Mais on devra compter beaucoup plus sur des soins prophylactiques bien entendus pour empêcher le développement de la maladie » (4).

(1) Valleix, t. III, p. 271.
(2) *Ibid.*, p. 320.
(3) Grisolle, t. I, p. 495.
(4) P. 167.

« Il arrive, malheureusement trop souvent, que la maladie est absolument au-dessus des ressources de l'art (1).

« Le premier soin du médecin doit avoir pour but de prévenir le développement d'une affection si redoutable et qu'il est si difficile de guérir » (2).

Péritonite chronique. — « L'inflammation chronique du péritoine, quand elle est générale, est le plus souvent au-dessus des ressources de l'art » (3).

« Quant à la péritonite chronique, outre les moyens conseillés par l'hygiène, la thérapeutique, trop souvent impuissante, aura recours aux bains composés, etc. » (4).

« Le traitement de la péritonite chronique a été fort peu étudié » (5).

« Il n'est pas encore prouvé qu'on ait jamais vu guérir une péritonite chronique un peu étendue.... Le rôle du médecin se borne presque toujours à faire une médecine palliative.... il convient d'employer *peut-être* quelques moyens actifs » (6).

Ascite (*hydropisie de l'abdomen*). — « On doit s'efforcer de soustraire le malade aux influences fâcheuses qui ont déterminé son hydropisie ; mais, ordinairement, les moyens les plus actifs échouent : le médecin ne peut que soulager, car, en ce cas, il ne lui est pas donné de guérir » (7).

M. Valleix termine l'exposé des différents moyens proposés dans l'ascite par les réflexions suivantes :

« Il serait important, comme je l'ai déjà dit plusieurs fois, de rechercher quels sont les cas particuliers où chacune de

(1) *Dict. de méd.*, t. XXVI, p. 356.
(2) *Ibid.*, t. XXX, p. 239.
(3) *Ibid.*, t. XXIII, p. 602.
(4) Tardieu, *Ouv. cit.*, p. 166.
(5) Valleix, t. III, p. 341.
(6) Grisolle, t. I, p. 504.
(7) *Comp. de méd. prat.*, t. I, p. 372.

ces médications agit plus spécialement. Mais on n'a fait, sous ce rapport, que des essais extrêmement incomplets, et tout ce que je puis faire ici c'est de signaler aux observateurs ce sujet, comme un des plus intéressants de la thérapeutique » (1).

Le même auteur formule deux ordonnances et ajoute :

« Je ne multiplierai pas ces ordonnances parce que, comme je l'ai dit plus haut, il est trop difficile de déterminer, d'une manière précise, les cas dans lesquels réussit tel ou tel médicament » (2).

Après avoir parcouru l'article consacré au traitement de l'ascite, dans l'ouvrage de M. Valleix, on s'explique l'embarras où se trouve cet auteur, de formuler quelques notions précises, et on ne peut s'étonner de cette conclusion désolante dans laquelle le médecin de la Pitié se borne à signaler ce sujet aux recherches des observateurs. En effet, l'allopathie emploie dans l'ascite un de ces traitements *riches*, comme elle en possède tant, ce qui revient à dire que ce point de thérapeutique est un véritable chaos. Le praticien, dans cette hydropisie comme dans presque toutes les maladies, trouve une série infiniment variée de médications contradictoires qu'il peut successivement essayer sur ses malades, ou parmi lesquels, s'il le préfère, il peut choisir les yeux fermés. Je ne parle pas des saignées, des sangsues, des purgatifs, des vomitifs, des narcotiques, des vésicatoires, des moxas, des sétons, qui figurent invariablement dans toute médication *rationnelle;* mais il est encore une foule de moyens qu'on a

(1) Valleix, t. III, p. 376.
(2) (*Ibid.*).

proposé d'ajouter à ce bagage de tout fervent allopathe. C'est ainsi qu'on a préconisé l'*acétate de potasse*, l'*extrait d'asperges*, le *sirop de pointes d'asperges*, le *vin scillitique laudanisé*, les *infusions de bourrache*, *de mélisse*, *de fleurs de sureau*, etc., les *bains de vapeur simples ou sulfureux*, la *vapeur des baies de genièvre*, les *toniques*, les *amers*, les *ferrugineux*, le *fer* précédé de l'emploi de l'*acétate de plomb*, l'*iodure de potassium*, l'*ache* et le *cerfeuil*, qui, après avoir joui d'une très-grande réputation, est tombé dans l'oubli, le *copahu*, les *préparations d'or*, l'*hépatique* ou cataplasmes, l'*iode*, les *frictions mercurielles*, la *compression*, etc., etc...... et nous ne citons que les moyens qui se trouvent indiqués dans les traités les plus récents ; que serait-ce si nous remontions jusqu'aux ouvrages anciens ?

« Il n'est pas, dit M. Valleix, jusqu'à l'urée (Laënnec) et aux cantharides qui n'aient été administrés dans le but de guérir l'ascite » (1).

Nous mentionnerons encore la chaux vive dans des linges humides, placée entre les jambes et sur les côtés du malade, et, enfin, cette médication qui consiste à soumettre les malades, exclusivement ou presque exclusivement, à l'usage du lait comme aliment : on leur en fait prendre une, deux, trois pintes par jour, et plus si on le juge convenable.

« Un inconvénient fréquent de ce régime, dit M. Valleix, est d'inspirer promptement du dégoût aux malades. Il ne faut pas céder aux *instances* qu'ils font pour obtenir un changement d'alimentation » (2)

(1) Valleix, p. 360.
(2) *Ibid*, p. 366.

Parmi tous les moyens indiqués par les auteurs, il en est un grand nombre qui sont loin d'être innocents ; il me suffira de citer le *nitrate de potasse* que nous avons vu amener des morts subites dans le rhumatisme, l'*élaterium*, les *narcotiques* (opium, ciguë, aconit, laitue vireuse, tabac), le *séton* avec lequel on traverse les parois abdominales, les *scarifications* qui sont le plus souvent suivies de gangrène, comme l'expérience ne l'a que trop prouvé (1), les injections d'*iode* dans le péritoine dont M. le professeur Grisolle a dit :

« Comment ne pas trembler, quand on injecte dans le péritoine un liquide aussi irritant que la teinture d'iode ? » (2)

Ce qui n'empêche pas certains auteurs d'encourager les praticiens à continuer ces essais ; l'*irritation du péritoine avec le bec de la canule*, opération qui, au rapport de M. Valleix, a été suivie d'accidents très-graves et qui ont failli entraîner la mort (3).

Maladies des voies génito-urinaires.

Gravelle. — « La gravelle est une maladie qui, pour l'ordinaire, a une longue durée. Cette ténacité doit être attribuée autant à l'impuissance de l'art, qu'à la négligence que souvent les malades apportent dans l'usage des moyens thérapeutiques qui leur sont indiqués » (4).

« La durée de cette affection est illimitée. Lorsque le malade rend du sable déjà formé au moment de l'émission de

(1) Valleix, p. 368.

(2) T. I, p. 735.

(3) Valleix, p. 374. — Voyez pour les médications employées dans l'ascite, le même auteur, t. III, p. 359 et suiv.

(4) *Dict. de méd.*, t. XIV, p. 262.

l'urine, il est rare qu'on en triomphe ; et lorsqu'il existe de véritables graviers, on voit la maladie se prolonger ordinairement jusqu'à la mort du sujet, qui, ainsi que nous l'avons vu, peut être causée par la gravelle elle-même » (1).

La confusion la plus complète régne dans le traitement. En commençant son article sur ce sujet, M. Valleix s'écrie :

« Nous trouverons la controverse établie sur la plupart des points que nous allons examiner » (2).

Nous empruntons à M. Valleix les considérations suivantes sur les principaux moyens employés contre la gravelle.

« *Moyens dirigés particulièrement contre la gravelle urique.* Lorsque les analyses chimiques ont fait parfaitement connaître la composition des concrétions urinaires, on a pu croire qu'il allait devenir facile de diriger contre chacune de leurs espèces des moyens appropriés qui en triompheraient facilement; mais on a bientôt vu combien les réflexions de M. Liebig sur les médications de ce genre sont incontestablement justes. « .... Il est impossible, dit cet auteur, qu'une pathologie rationnelle se fonde sur ces sortes de réactions ; car, l'économie animale ne peut pas être considérée comme un laboratoire de chimie. » Ce que M. Liebig dit de la pathologie en général s'applique particulièrement au traitement de la gravelle urique. Comment ne pas être persuadé que cette gravelle acide devait céder, sans qu'il put y avoir de doute à ce sujet, au traitement par les *boissons alcalines* ? Aussi s'est-on empressé d'administrer ces boissons en plus grande abondance et avec plus de persévérance qu'on ne l'avait fait encore; mais les expériences regardées par quelques médecins

(1) Valleix, t III, p. 521.
(2) *Ibid*, p. 525.

comme entièrement favorables à la théorie sont loin d'en avoir convaincu quelques autres. Examinons rapidement les principaux points de ce débat important.

...... C'est M. Ch. Petit qui a principalement insisté sur l'utilité de la médication alcaline qu'il a employée très-fréquemment à Vichy. Suivant lui, les calculs d'acide urique, même volumineux, sont dissous sur le vivant, après avoir été transformés en urates solubles. Tel est l'état de la question dans sa plus grande simplicité, car nous devons ici écarter les expériences faites en plongeant des calculs dans de l'eau alcaline, ou en les soumettant à un courant de ce liquide. Ces expériences ont pu, en effet, porter à recourir aux eaux alcalines, mais ce n'est que sur les faits cliniques qu'on peut établir une opinion solide. Or, ces faits ont été vivement critiqués par M. Civiale et surtout par M. Leroy d'Etiolles qui, a étudié avec le plus grand soin, ce point important de thérapeutique. Ce dernier auteur a démontré que la plupart des faits cités par M. Ch. Petit, manquaient des conditions nécessaires pour établir la conviction dans les esprits sévères...

D'un autre côté, M. Leroy d'Etiolles a cité plusieurs cas, dans lesquels les alcalins pris à l'intérieur ont été complétement inutiles, et, ce qui est bien plus grave, *d'autres où ce traitement a été nuisible.* Cet auteur a, en effet, constaté la présence de carbonate de chaux, formant une ou plusieurs couches, sur des calculs composés d'autres substances, et il a montré que ces couches, que M. Petit regardait comme une preuve de l'action dissolvante des eaux alcalines, étaient dues non à la décomposition de la partie la plus superficielle des calculs, mais bien au dépôt des sels terreux contenus dans les urines et précipités par l'alcalinisation de celles-ci, d'où il suit que les calculs avaient augmenté de volume sous l'influence du traitement. M. Bourchardat a été conduit aux mêmes résultats, en examinant des calculs avant et après le traitement par les alcalins. Enfin, on a cité des faits où il a été permis de penser, quoi qu'on n'en ait pas eu la démonstration directe, que la médication alcaline avait été la *cause efficiente et unique* de la formation des calculs.

On voit, par ce qui précède, combien d'objections s'élèvent contre cette médication qui tout d'abord paraît devoir être si efficace, et combien on doit se méfier des indications théoriques » (1).

« *Moyens dirigés contre la gravelle phosphatique.* Ce qui prouve combien sont douteuses les raisons qu'on a fait valoir en faveur du traitement de la *gravelle urique* par les alcalins, c'est qu'on a appliqué les mêmes moyens au traitement de la gravelle phosphatique, quoique, dans les cas de ce genre, on ne puisse plus invoquer l'action chimique. Aussi, a-t-on cherché à donner une autre explication. M. Darcet, prévoyant les objections qu'on pourrait adresser à l'emploi des alcalins dans la gravelle phosphatique, a dit que, en pareil cas, on obtenait, non une dissolution, mais une désagrégation des calculs. Or, cette désagrégation n'est nullement prouvée par les faits...

« *Acides.* Les médicaments qui sont particulièrement dirigés contre la gravelle phosphatique sont *les acides*..... Les *eaux gazeuses* ont la propriété d'activer considérablement la sécrétion urinaire, et c'est sous forme d'eau gazeuse qu'on administre l'*acide carbonique*. Y aurait-il dans l'action de ce médicament autre chose que l'effet diurétique ? C'est encore ce qui est incertain. Toujours est-il que si l'emploi de l'acide carbonique n'a pas de plus grands avantages que les boissons alcalines, on ne peut du moins lui reprocher aucun inconvénient : aussi, tous les médecins y ont-ils recours..... L'*acide hydrochlorique* a été proposé. Hartman préconisait l'*acide sulfurique*, et le docteur Carendeffez veut qu'on emploie les *acides oxalique* et *phosphorique*. On conçoit difficilement que ces derniers acides puissent avoir de bons effets; quant aux autres, c'est à l'expérience à nous éclairer. Tou-

(1) T. III, p. 529, 530.

tefois, je dois dire qu'on doit être très-réservé dans l'emploi des acides, qui peuvent fatiguer l'estomac et occasionner des troubles notables du côté des voies digestives.

« Enfin M. Magendie se fondant sur la facilité avec laquelle *l'acide lactique* dissout le phosphate de chaux, a proposé de l'employer dans le traitement de la *gravelle blanche.* Mais c'est encore à l'observation à nous apprendre ce que nous devons penser de l'efficacité de ce moyen.

« *Moyens dirigés contre les gravelles oxalique et d'oxide cystique.* Suivant M. Magendie, il n'y a d'autre moyen à opposer à la gravelle oxalique, que de discontinuer l'usage des aliments contenant de l'acide oxalique et surtout de l'oseille. Mais M. Darcet pense que, dans cette espèce même, les boissons alcalines peuvent agir en opérant la désagrégation. Ce que j'ai dit à propos de cet effet, dans le traitement de la gravelle phosphatique pourrait être reproduit ici.

« Quant à la gravelle d'oxide cystique (*gravelle transparente*, Mag.), il faut suivant M. Magendie, soumettre les malades au *régime végétal* et leur prescrire le *bi-carbonate de soude* à la dose de 2 à 4 grammes progressivement » (1).

Néphrite (*Inflammation des reins*). — « Nous avons vu que sous le rapport de la pathologie de la néphrite, les auteurs qui ont écrit avant ces dernières années, ne nous offraient pas de documents véritablement utiles, mais il est encore bien moins utile de les consulter relativement au traitement...... c'est donc principalement M. Rayer qu'il faut consulter sur ce point » (2).

M. Valleix, examine ensuite les moyens proposés par cet auteur qui constituent, comme il le fait remarquer

(1) *Ibid*, p. 533 et suiv.
(2) Valleix, t. III, p. 406.

plus loin, la médication la plus généralement employée et il conclut ainsi :

« Si maintenant nous jetons un coup d'œil sur ce traitement, nous voyons qu'il n'est réellement pas le résultat d'une expérience rigoureuse, qu'il est bien plutôt fondé sur des idées préconçues dont la justesse est très-admissible; mais ne peut pas être appréciée à l'aide du seul moyen propre à porter la conviction dans les esprits, je veux dire d'une analyse exacte d'un nombre suffisant de faits bien observés » (1).

Néphrite chronique.— « M. Rayer s'étant seul occupé du traitement de la néphrite simple chronique, c'est à lui qu'il faut emprunter tous ce que nous avons à dire sur ce point, en regrettant encore que cette partie importante de l'histoire de la néphrite chronique n'ait été traitée qu'à l'aide d'impressions générales nécessairement peu précises et ne résulte pas de l'analyse exacte des faits qui, seule, peut véritablement éclairer des questions aussi graves et aussi difficiles....... Il est impossible, pour des raisons plusieurs fois indiquées, de recourir avec quelque utilité aux recherches antérieures à celles de M. Rayer, et, d'un autre côté, les faits sont insuffisants pour apprécier convenablement la valeur des moyens proposés par ce dernier. C'eût été vouloir inutilement chercher à masquer le défaut de précision de ce traitement, que d'entrer dans des détails circonstanciés sur les divers agents thérapeutiques mis en usage : il fallait se borner à les indiquer, afin de mettre les praticiens à même de les expérimenter » (2).

Néphrite albumineuse (*Maladie caractérisée par une lésion particulière des reins avec présence de l'albumine dans les urines et hydropisie.*) — « Le traitement de la

(1) Valleix, t. III, p. 408.
(2) *Ibid*, t. III, p. 415 et 417.

néphrite albumineuse est trop souvent impuissant pour qu'il soit utile d'énumérer tous les moyens qui ont été tentés » (1).

Traitement de la forme aiguë.— « On peut voir par l'exposition que je viens d'en donner que les recherches sur ce point n'ont pas été faites d'une manière tout à fait satisfaisante » (2).

Traitement de la forme chronique.— « Malheureusement la maladie se montre presque toujours rebelle, et, d'un autre côté, nous n'avons pas de relevé exact d'un nombre suffisant d'observations pour nous prononcer sur la valeur de ces médicaments...... *Résumé.* Nous venons de voir que les documents sur lesquels nous avons dû établir le traitement de la maladie de Bright manquent, en général, de la précision et de l'exactitude désirables » (3).

« Lorsque la maladie passe à l'état chronique, ou lorsqu'elle revêt cette forme primitivement, le traitement est extrêmement difficile et presque toujours inefficace..... nous dirons que le bon remède à opposer à la maladie de Bright est encore à trouver » (4).

Hématurie (*Hémorrhagie des voies urinaires*).— « Le traitement de l'hémorrhagie rénale a été presque toujours exposé, sans distinction suffisante des divers cas, dans des articles consacrés à l'hématurie en général ; et s'il est quelque travaux entrepris sur l'hématurie ayant sa source dans le rein, on peut dire qu'ils manquent complétement de précision » (5).

(1) Tardieu, p. 662.
(2) Valleix, t. III, p. 459.
(3) *Ibid*, t. III, p. 465 et 466.
(4) Grisolle, t., II, p. 821 et 822.
(5) Valleix, t. III, p. 498.

« L'hématurie endémique est en général rebelle à tout traitement actif........ enfin le seul moyen curatif est l'émigration, qui du reste ne préserve pas des rechutes ceux qui retournent dans les pays chauds » (1).

Polyurie (*Emission très abondante d'urine*). — « Le traitement de la maladie dont je viens de parler est encore à trouver » (2).

Suit l'énumération d'essais inutiles.

Diabète (*Maladie caractérisée principalement par une exagération de la soif, avec amaigrissement et excrétion abondante d'urine plus ou moins chargée d'une matière sucrée*).— « Il est facile de prévoir que le traitement du diabète est tout entier dans le régime » (3).

« Il est peu de maladies, contre lesquelles on ait employé autant de médicaments que dans le diabète... Dans cette longue liste d'agents thérapeutiques, l'opium est le seul à peu près qui ait jamais été de quelque utilité : aussi il a quelquefois diminué l'appétit, la soif, la quantité d'urine, et rétabli la respiration cutanée. Toutefois, l'opium n'est qu'un palliatif, car il n'existe encore aucun cas de guérison bien constatée qui ait été opérée par lui » (4).

Il est à remarquer que l'emploi de l'opium est loin d'être innocent :

« De l'avis de tous les médecins qui ont une grande confiance dans l'opium, dit M. Valleix, il faut donner des quantités considérables de cette substance, et ne pas craindre de produire le narcotisme et même une intoxication assez marquée » (5).

(1) Tardieu, p. 239.

(2) Grisolle, t. I, p. 776.

(3) Tardieu, p. 534.

(4) Grisolle, t. II, p. 801.

(5) t. III, p. 579.

Incontinence d'urine.— « Le traitement de l'incontinence d'urine complète ou permanente n'exige quelques moyens curatifs qu'à son début et lorsque la permanence ne s'est pas encore établie ; mais, il faut le dire, ces moyens ont bien peu de chances de succès, et, quoi qu'on fasse, on voit ordinairement la maladie faire des progrès et arriver au point où le liquide ne pouvant plus s'accumuler dans son réservoir, s'écoule goutte à goutte » (1).

Leucorrhée (*Flueurs blanches*).— « Le traitement de la leucorrhée devait nécessairement se ressentir du peu de précision avec laquelle on a défini la maladie. Aussi peut-on dire que c'est un véritable chaos..... c'est surtout au point de vue thérapeutique qu'il est absolument nécessaire que de nouvelles recherches soient faites » (2).

« On n'en finirait pas si l'on voulait donner la liste complète des médicaments proposés, et malheureusement le plus souvent sans que leur degré d'action puisse être suffisamment apprécié » (3).

M. Valleix conclut ainsi : « Le lecteur comprendra facilement pourquoi je n'insiste pas davantage sur le traitement de la leucorrhée. C'est toujours avec la plus grande réserve qu'il faut accueillir les assertions des auteurs, puisque, comme j'ai eu tant de fois occasion de le faire remarquer, ils ont parlé de cas mal déterminés,et que, d'un autre côté,ils n'ont le plus souvent donné ni l'analyse des faits sur lesquels ils se sont fondés, ni même l'indication de ces faits. Il y a, on le voit, une réforme complète à faire dans l'étude de la leucorrhée, et ce n'est qu'après avoir procédé plus méthodiquement qu'on ne l'a fait jusqu'ici, qu'on pourra donner des indications vraiment utiles et précises pour le traitement, non

(1) Valleix, t. III, p. 617.
(2) *Ibid*, t. IV, p. 37.
(3) *Ibid*, p. 40.

seulement de cette affection, mais encore des divers états qu'on a confondus avec elle » (1).

De toutes les médications employées dans la leucorrhée, et qu'un allopathe, le docteur Reclain, a qualifiées de *maladroitement systématiques* (2), nous ne citerons que l'application du fer rouge à la région lombaire, la cautérisation superficielle du col même de l'utérus et, enfin, l'incision du col pratiquée par M. le professeur Malgaigne (3).

M. Tardieu, après avoir exposé le traitement de la leucorrhée, ajoute :

« Mais il ne faut pas se dissimuler que ces moyens sont destinés à échouer souvent, sinon toujours, lorsqu'on ne peut parvenir à modifier radicalement l'ensemble de la constitution » (4).

Dysménorrhée (*règles difficiles*). — « L'absence d'une méthode rigoureuse, dans l'appréciation des faits thérapeutiques, se fait sentir quand il s'agit du traitement de cette maladie, *aussi bien que de tant d'autres*. La tâche des observateurs qui se livreront à des recherches sur ce point, doit principalement consister à spécifier les moyens qui conviennent le mieux suivant des cas déterminés, et à débarrasser ce traitement d'une multitude d'agents thérapeutiques, qui viennent le compliquer inutilement (5).

« Les moyens thérapeutiques sont excessivement nombreux

(1) p. 41.

(2) *Neue Zeitung für Medicin und medicinal-reform*, Nordhausen, nov. 1848.

(3) Valleix, p. 42.

(4) P. 283.

(5) Valleix, t. IV, p. 87.

et, par cela même, difficiles à indiquer d'une manière satisfaisante » (1).

Aménorrhée (*suppression ou simple diminution des règles*). —Voici ce que pense M. le professeur Grisolle des moyens qu'on regarde comme les plus actifs pour rappeler les règles ou les activer :

« On pourra recourir aux moyens propres à favoriser l'afflux du sang vers les vaisseaux utérins. Disons pourtant que les médicaments, décorés du titre d'emménagogues (qui provoquent les règles), sont souvent infidèles. Cullen ne les regardait pas comme efficaces, et il ne reconnaissait à aucun d'eux d'action spécifique. Quoi qu'il en soit, les moyens qui, en pareil cas, jouissent encore de quelque crédit, sont : l'absinthe, l'armoise, le safran, la sabine, la rue en pilules ou mieux encore en infusion. L'iode, l'ergot de seigle, la strychnine, les cantharides et une foule d'autres substances actives ont également été préconisées, mais les inconvénients qui peuvent résulter de leur emploi à l'intérieur devront leur faire préférer d'autres moyens plus doux ; d'ailleurs, leur efficacité est fort contestable. Je ne parlerai, que pour en blâmer l'usage, des injections d'eau ammoniacale dans le vagin, car, de l'aveu même du médecin italien, qui, le premier, les a conseillées, elles ont eu quelquefois pour effet de produire une métrite. Les vésicatoires à la partie interne des cuisses, appliqués peu de jours avant l'époque menstruelle, ont été recommandés par Graves, mais on n'est pas encore fixé sur leur degré d'utilité ; j'en dirai à peu près autant de l'électricité » (2).

Il serait trop long d'indiquer tous les moyens dangereux qui ont été employés et tous ceux qui sont encore

(1) *Biblioth. du médecin prat.*, t. II, p. 153.
(2) Grisolle, t. II, p. 843.

mis en usage dans cette maladie. Je ne ferai que rapporter l'opinion de M. Valleix sur les emménagogues en général :

« Ce qu'il y a surtout d'important à observer, dit-il, dans l'emploi de ces médicaments, c'est de ne les donner que dans les cas où l'on est bien sûr qu'il n'y a aucune congestion de l'utérus, ou, si cette congestion existe, et si l'on pense que l'effort hémorragique a besoin d'être un peu augmenté, d'agir avec beaucoup de ménagements, car, ainsi que l'ont constaté beaucoup de praticiens et M. Soyer en particulier, si l'on manque de prudence dans un cas semblable, on peut occasionner les *plus graves accidents* » (1).

Métrite aiguë (*inflammation de la matrice*). — Je n'insiste pas sur ce traitement ; je me suis imposé pour règle de n'entrer dans les détails thérapeutiques que lorsqu'ils ont une importance réelle, et ici ils n'en auraient aucune (2).

Métrite chronique. — « La métrite chronique est peu grave, en ce sens qu'elle ne compromet pas l'existence ; mais elle est fâcheuse, tant à cause des souffrances qui l'accompagnent et de la gêne qu'elle occasionne, qu'en raison de sa durée toujours longue, de la difficulté de sa guérison et de la dégénérescence dont elle peut être suivie » (3).

« Son étude, dit M. Valleix, présente de grandes difficultés que malheureusement aucun observateur n'a cherché à lever d'une manière complète, en y procédant à l'aide de faits nombreux et rigoureusement analysés. Il s'ensuit que, tout en possédant sur la métrite chronique des articles d'une valeur incontestable, nous ne trouvons pas sur ce sujet un seul travail qui ne laisse encore beaucoup à désirer » (4).

(1) T. IV, p. 99.
(2) Valleix, t. IV, p. 110.
(3) *Dictionn. de méd.*, t. XXX, p. 250.
(4) T. IV, p. 111.

Le même auteur ouvre ainsi son article sur le traitement :

« La plupart des auteurs qui se sont occupés spécialement des maladies de l'utérus ont pensé qu'il n'y avait pas une grande différence entre les engorgements de cet organe, dus à une simple inflammation, et ceux qui reconnaissent pour cause le développement du squirrhe, et même des tubercules. En conséquence, ils ont étudié le traitement appliqué à ces divers états, sans faire aucune distinction, et de là une confusion extrême que de nouvelles observations pourront seules faire cesser...... C'est un exemple qui ne doit pas être imité par les observateurs qui, à l'avenir, s'occuperont de ces *affections utérines encore si mal connues* » (1).

Il suffit de jeter un coup d'œil sur l'article consacré à la métrite, dans l'ouvrage de M. Valleix, pour avoir une idée de la confusion qui règne dans le traitement de cette maladie. On y voit les auteurs se contredire mutuellement et préconiser les médications les plus opposées, sans légitimer leur emploi par des travaux sérieux; les uns regardent comme dangereux les moyens qui, suivant d'autres, ne présentent aucun inconvénient. M. Valleix en est réduit à se plaindre à chaque pas du défaut de rigueur qui a présidé à toutes les recherches qui ont été entreprises. Il commence l'examen du traitement par les émissions sanguines; après avoir mentionné les diverses appréciations des auteurs sur l'emploi des sangsues, il s'écrie :

« En présence d'opinions aussi contradictoires, que peut faire le praticien qui n'a pas, pour se guider, une étude exacte

(1) Valleix, t. IV, p. 122.

des faits? Je viens d'exposer l'état de la science, c'est à l'observation ultérieure à résoudre la question » (1).

Voici ce que pensait le célèbre Lisfranc de cette médication :

« Lorsque, dit-il, nous sommes appelés en ville pour voir des femmes affectées des maladies de l'utérus, il est assez rare qu'on n'ait pas eu déjà recours aux annélides; nous interrogeons les malades et nous apprenons que 18 sur 20 ont éprouvé plus de chaleur et plus de douleur à la suite de l'emploi du moyen dont nous nous occupons; quelquefois même ce moyen a *produit des accidents très-violents* » (2).

M. Valleix signale un mode particulier d'appliquer les sangsues, préconisé par M. Duparcque. Ce praticien place ces annélides sur le col même de l'utérus.

« Il est fâcheux, observe M. Valleix, que M. Duparcque n'ait pas étudié rigoureusement ses observations sous ces divers points de vue; ses propositions seraient beaucoup moins vagues » (3).

Malgré le vague des propositions de M. Duparcque et nonobstant les assertions de praticiens qui affirment ne pas avoir retiré de cette méthode les résultats avantageux signalés par son auteur, M. Valleix déclare que « ces faits sont suffisants pour assigner à l'application des sangsues sur le col de l'utérus une *place importante* parmi les moyens dirigés contre la métrite chronique » (4).

Il est bon de faire remarquer que M. Valleix, lui-même convient que l'application des sangsues sur le col

(1) P. 123.
(2) *Clinique chirurg. de l'hôp. de la Pitié*, t. II, p. 713.
(3) P. 123.
(4) *Ibid.*

de l'utérus a déterminé des hémorrhagies très-graves (1). Mais nous dirons ce que pense M. le professeur Grisolle des faits rapportés par M. Duparcque :

« Nous avons été moins heureux que lui (M. Duparcque), et, d'accord avec Dugès, avec Mme Boivin et avec M. Chomel, nous regardons l'application des sangsues sur le col utérin, comme une pratique *chanceuse*, *très-désagréable*, *très-fatigante* pour la malade, plutôt encore que douloureuse » (2).

Nous lisons dans le *Dictionnaire de médecine* :

« Quant à l'application des sangsues sur le museau de tanche lui-même, à l'aide du spéculum utérin, c'est un procédé dont l'emploi est aussi long et difficile que désagréable et fatigant pour la malade, dont les avantages sont très-douteux et qui n'est pas toujours sans inconvénient, les piqûres faites par les annélides pouvant donner lieu à des ulcérations sur le col de la matrice » (3).

« Un assez grand nombre de médecins, dit le docteur Fabre, n'adoptent pas ce moyen, parce qu'ils craignent que les piqûres des sangsues ne se transforment en autant d'ulcérations, comme on en a cité des exemples. Boivin et Dugès ont vu plusieurs cas dans lesquels une vive recrudescence a suivi chaque application intérieure de sangsues » (4).

Et voilà un des moyens thérapeutiques qui occupent une *place importante* dans le traitement de la métrite !

Après l'emploi des sangsues viennent les cataplasmes introduits dans le vagin dont M. le professeur Grisolle a dit :

(1) P. 124.
(2) t. I, p. 473
(3) t. XXX, p. 252.
(4) *Biblioth. du méd. prat.*, t. I, p. 429.

« Ce moyen est répugnant pour la femme, et son efficacité d'ailleurs est très-contestable » (1).

Nous trouvons ensuite les bains du col de l'utérus suivis de pansements journaliers, avec des tampons de charpie enduite de diverses pommades (Melier).

« C'est à l'observation ultérieure, dit M. Valleix, à nous apprendre quels sont les résultats de ces médications » (2).

Puis l'introduction dans le vagin d'un *fragment de glace*.

« Lisfranc, qui a expérimenté ce moyen, dit M. Valleix, l'a toujours vu être très-désagréable pour les femmes et aggraver les accidents plutôt que de les dissiper » (3).

Ce qui n'empêche nullement M. Valleix de lui donner l'hospitalité afin que les praticiens puissent multiplier leurs essais sur les malades.

Quant à l'émétique en frictions employé par M. Duparcque, M. Grisolle dit :

« Il n'existe encore aucune série de faits rigoureusement observés qui dépose en faveur de cette médication » (4).

M. Valleix enregistre encore ce moyen afin d'augmenter la richesse du traitement.

Nous passons ensuite à l'emploi des narcotiques, et particulièrement à l'emploi de la ciguë.

« Malheureusement encore, dit M. Valleix, nous ne possédons pas les observations qui pourraient servir à faire

(1) t I, p. 473.
(2) p. 124.
(3) p. 125.
(4) *Ibid*. p. 473.

apprécier exactement l'action de ce médicament....... on sent combien il est nécessaire que des observations exactes et en nombre suffisant viennent nous éclairer sur l'efficacité de ce moyen si souvent vanté et délaissé tour à tour, dans tant de maladies chroniques » (1).

Parmi les narcotiques figurent, soit dit en passant, des remèdes fort dangereux tels que, l'acide hydrocyanique et l'arsenic, dont l'action, de l'aveu de M. Valleix, est *très-contestable* (2).

Quant aux mercuriaux,

« L'expérimentation n'a pas été faite de telle manière qu'on puisse se faire une opinion bien arrêtée sur l'efficacité de ce médicament. Les mêmes réflexions s'appliquent à l'emploi de l'iode et de ses préparations » (3).

Après avoir traité de la même manière les préparations d'or, M. Valleix passe aux révulsifs et aux dérivatifs, (vésicatoires volants ou à demeure, cautères, moxas, sétons, pommade stibiée, emplâtre de poix de Bourgogne saupoudré ou non d'émétique, frictions avec l'huile de croton, avec un liniment ammoniacal, avec la teinture de myrrhe ou d'aloës, ventouses sèches.

« Mais encore ici, dit-il, nous ne trouvons pas dans les observations des éléments suffisants de conviction » (4).

« On peut rapprocher de ces moyens, dit M. Valleix, les *irrigations*, les *douches* sur le col de l'utérus, sur le bassin, sur les cuisses avec différents liquides excitants » (5).

(1) p. 126.
(2) p. 126.
(3) p. 127.
(4) p. 127.
(5) p. 128.

« Enfin, ajoute le même auteur, on a conseillé de porter des injections simples ou médicamenteuses *jusque dans la cavité utérine.* Mais des *accidents graves, l'augmentation des douleurs l'exaspération de l'inflammation,* et *même le développement d'une péritonite, ont été la conséquence de ces injections* » (1).

Les lecteurs peu familiarisés avec la thérapeutique allopathique croiront, sans doute, qu'après de pareils résultats, ce moyen a été aussitôt abandonné; l'allopathie ne s'effraie pas pour si peu; écoutez plutôt M. Valleix:

« Cependant M. Vidal de Cassis, en prenant des précautions, qui, malheureusement ont été négligées par beaucoup d'autres médecins, n'a jamais vu survenir ces accidents; c'est donc un moyen qu'il ne faut pas condamner sans l'avoir expérimenté de nouveau » (2).

M. Grisolle, après avoir énuméré les moyens qu'on peut essayer, ajoute :

« On *tentera* aussi l'emploi des douches ascendantes froides dans le vagin..... ce moyen exige de grande précautions » (3).

« Dans ces derniers temps, continue M. Valleix, *on a été jusqu'à cautériser, avec le nitrate d'argent, toute la surface interne de l'utérus* » (4).

Suivent les procédés employés par les auteurs.

La certitude d'une guérison ou d'une amélioration notable, pourrait seule justifier l'emploi de pareils moyens ; or, ce ne sont là que des tentatives, des essais

(1) p. 128.
(2) p. 128.
(3) p. 473.
(4) p. 128.

qui n'ont le plus souvent pour résultat, que de compromettre la santé et même la vie des malheureuses malades. Voici la réflexion encourageante par laquelle M. Valleix couronne l'exposition des injections dans l'utérus et de la cautérisation interne de cet organe :

« Je n'insiste pas, dit-il, sur ces divers moyens dont la valeur n'est pas encore bien établie » (1).

Nous signalerons encore les *pessaires*, qui, dit M. Valleix, « ont eu pour effet d'augmenter considérablement l'intensité des symptômes » (2), et nous arrivons enfin au résumé présenté par M. Valleix, à la fin de son article sur le traitement.

« *Résumé.* — Tel est ce traitement, dit-il, dans lequel, comme on le voit, on a multiplié les moyens thérapeutiques. Les auteurs que j'ai plusieurs fois cités l'ont exposé avec de grands détails ; mais je dois le répéter et le regretter encore, ils n'ont pas fait une analyse rigoureuse des faits soumis à leur observation ; ils n'ont pas assez nettement posé le diagnostic, et le médecin qui veut se rendre compte des motifs qui ont fait conseiller tel ou tel moyen thérapeutique, ne trouve le plus souvent que des affirmations ou des raisonnements au lieu des résultats de l'expérience » (3).

Granulations, érosions utérines.— « Cette affection (*métrite granulée*), est fâcheuse par sa tendance à s'agrandir, par sa durée toujours longue, et par la résistance qu'elle oppose au traitement » (4).

(1) P. 129.
(2) *Ibid.*
(3) P. 129.
(4) *Dict. de médec.*, t. XXX, p. 259.

M. Valleix après avoir exposé le traitement des érosions du col de l'utérus, ajoute :

« Il y a bien loin, comme on le voit, de ces données vagues aux préceptes rigoureux qui résultent d'une bonne analyse des faits ; mais les recherches ont été faites trop négligemment pour qu'il soit possible d'indiquer quelque chose de plus précis » (1).

Kystes de l'ovaire.— « On a vainement employé contre cette maladie tous les moyens préconisés contre les hydropisies. Les purgatifs, les drastiques etc., les fondants *employés souvent sans mesure, ont parfois altéré la constitution, sans améliorer l'état local.* D'un autre côté, presque tous les moyens chirurgicaux qu'on a proposés dans le même but, entraînent des périls ; aussi la majorité des praticiens conseillent-ils de recourir à un traitement purement palliatif » (2).

« Tous les auteurs s'accordent à dire que la guérison, par les médications internes, est au moins très-difficile à obtenir. M. Velpeau n'hésite pas même à poser en question l'existence d'un seul succès avéré. Il est vrai que nous n'avons pas de faits concluants à cet égard, et que les assertions de quelques auteurs qui disent avoir guéri par ces moyens des kystes des ovaires, ne doivent être acceptées qu'avec défiance » (3).

« On a dirigé contre l'hydropisie enkystée de l'ovaire, la plupart des substances dont se compose l'arsenal thérapeutique...... Nous avouons n'accorder aucune confiance à la prétendue efficacité de ces divers moyens ; nous n'avons pas trouvé de faits qui fussent assez positifs pour devoir faire admettre la probabilité d'une guérison que, par une légitime induction d'analogie, on doit considérer comme ne pouvant être obtenue par aucune médication interne » (4).

(1) *Ouv. cit.* t. IV, p. 147.
(2) Grisolle, t. II, p. 383.
(3) Valleix t. IV, p. 279.
(4) *Comp. de médec. prat.*, t. VI, p. 260.

Maladies du système nerveux

Névralgie en général.— « De tous les efforts tentés par les praticiens, disent MM. Monneret et Fleury, on ne peut tirer que deux conclusions : c'est que la névralgie est une affection très-réfractaire à la thérapeutique, et que l'on ne connaît pas, jusqu'à présent, de médication dont l'efficacité soit réelle et bien constatée » (1).

« Une multitude de moyens ont été employés contre les névralgies, sans qu'on puisse déterminer leur degré d'utilité » (2).

« La durée des névralgies est le plus ordinairement assez longue, et ces maladies *trop souvent rebelles à toutes les ressources de l'art*, ont une fâcheuse tendance à la récidive » (3).

Névralgie faciale. — « Lorsqu'on jette les yeux sur la liste des moyens employés contre la névralgie trifaciale, on est effrayé de leur nombre et de leur variété. Il faudrait presque un volume pour faire connaître toutes les médications auxquelles on a eu recours dans des cas tout-à-fait identiques..... Lorsque nous voyons des remèdes préconisés sans qu'on fournisse aucune preuve de leur efficacité; quand nous voyons le même médecin, après avoir prôné un médicament, en adopter un autre, puis un autre encore, et accorder à chacun la même vertu, il est bien évident que nous n'avons aucun motif de tenir compte de semblables assertions ...... Beaucoup d'auteurs ont indiqué des traitements différents, suivant qu'ils ont cru reconnaître dans la névralgie un carac-

(1) *Comp. de méd. prat.*, t. VI, p. 184.
(2) Nysten, *Ouv. cit.*, p. 574.
(3) Tardieu, *Ouv. cit.*, p. 327.

tère *inflammatoire*, *rhumatismal*, *goutteux*, *arthritique*, *purement nerveux* » (1).

« Le traitement de la névralgie faciale est généralement incertain. » (2).

« On a écrit, quelque part, que le grand nombre de moyens curatifs conseillés pour une maladie, attestait l'impuissance de l'art pour la combattre. Cette réflexion est devenue banale ; mais elle s'applique si bien à la névralgie, que je n'ai pas craint de la reproduire ici » (3).

« La névralgie de la face est l'une des affections les plus cruelles que l'on puisse observer ; et sa résistance à toute espèce de traitement en rend le pronostic singulièrement fâcheux...... Après ce que nous avons dit de la résistance de la maladie, il est facile de juger la difficulté du traitement de la névralgie de la face. Tous les remèdes ont été tentés contre cette affection ; nous ne mentionnerons que les moins impuissants » (4).

Nous mentionnerons parmi les moyens les plus usités dans cette maladie, les *vésicatoires volants multipliés*, sur la face ; « ils sont souvent refusés par les malades, dit M. Valleix » (5) l'*excision du nerf*, la *noix vomique*, qui, de l'aveu de M. Valleix, « a l'inconvénient de déterminer des accidents parfois fort graves » (6); la *cautérisation du point douloureux*, soit à l'aide de caustiques liquides, soit à l'aide du fer rouge jusqu'à ce qu'on arrive sur les filets nerveux et sur les os ; après avoir détruit ces filets, on entretient la suppuration fort long-temps

(1) Valleix, t. IV, p. 329.
(2) Grisolle, t. II, p. 591.
(3) *Dict. de médec.*, t. XII, p. 581.
(4) Tardieu p. 333.
(5) p. 331.
(6) p. 341.

(3 à 4 mois); enfin la *cautérisation superficielle au fer rouge.* (1)

On voit par cette énumération que le traitement de la névralgie faciale réalise toutes les conditions désirables pour défigurer, torturer ou empoisonner les malades.

Névralgie intercostale.— « J'ai peu de particularités à mentionner relativement au traitement de la névralgie intercostale. Cette affection étant une de celles qui ont été le plus généralement méconnues jusqu'à ces dernières années, sa thérapeutique n'est pas riche. » (2)

« La névralgie intercostale n'est fâcheuse que par sa résistance fréquente aux moyens de traitement, et par sa durée en général, assez longue » (3).

« Sa durée est presque toujours longue et très-variable. La maladie peut persister des années entières..... elle est sujette à des récidives fréquentes.... Le pronostic n'est grave qu'en raison de la persistance de la maladie » (4).

Sciatique. — « Nous retrouvons nécessairement dans le traitement de la névralgie sciatique beaucoup de moyens employés contre les autres névralgies. *Il est bien rare, en effet, que les médecins qui ont reconnu une certaine efficacité à un médicament dans une névralgie quelconque ne l'aient pas aussitôt appliqué à toutes les autres* » (5).

Quoi! parce qu'un médicament aura paru avoir une *certaine efficacité* dans une névralgie *quelconque*, vous l'appliquerez dans toutes les autres ; mais vous n'avez

(1) Voyez pour ces détails, Valleix, t. IV, p. 331 et suiv.
(2) Valleix, t. IV, p. 355.
(3) Tardieu p. 337.
(4) Grisolle, t. II, p. 599 et 600.
(5) Valleix, t. IV, p. 371.

donc aucune confiance dans les moyens que vous employez contre ces autres névralgies ; vous n'avez donc aucun principe thérapeutique? Peu importe le siége de la maladie, le caractère de la douleur, l'heure de son apparition, les circonstances qui la diminuent ou la soulagent, etc... C'est une névralgie et sur cette donnée vous essayez le remède nouveau, n'est-ce pas là l'empirisme le plus aveugle ?....

« C'est principalement contre la sciatique que *l'on a accu-* « *mulé tous ces remèdes qui constituent* LA THÉRAPEUTIQUE AUSSI « CONFUSE QU'IMPUISSANTE DES NÉVRALGIES » (1).

On a employé contre la sciatique les moyens les plus opposés, la chaleur, le froid et jusqu'à la section transversale des filets nerveux sur les orteils.

En désespoir de cause, les princes de la science ont eu recours aux lumières... des maréchaux ferrants de la Corse. (2) Les médecins homœpathes, il est vrai, assuraient avoir des agents curatifs d'une grande efficacité; mais, on comprend qu'entr'eux et les maréchaux ferrants de la Corse il n'y avait pas à hésiter... Les estimables praticiens de la Corse enseignèrent donc aux partisans des doctrines rationelles, une méthode qui consiste à cautériser au fer rouge une des parties constituantes de l'oreille, l'hélix. Pendant ces dernières années cette médication a joui d'une grande vogue; à entendre certains praticiens, elle opérait des prodiges. Nous n'avons pas besoin d'ajouter que la cautérisation de l'hélix a disparu de la thérapeutique, pour faire place à d'autres essais.

(1) Tardieu, p. 341.
(2) Voy. Valleix, p. 373.

Quant aux raisons qui ont pu motiver, aux yeux des allopathes l'adoption de ce procédé, M. Valleix nous assure qu'il a été « en faveur *à cause de son étrangeté* » (1). C'est là à coup sûr une singulière recommandation pour des médecins. Mais arrivés où nous en sommes, nous ne devons plus nous étonner de rien.

Névralgie erratique. — (*Névralgie ambulante*). « Il faut savoir qu'elle est ordinairement très-rebelle..... on est habituellement forcé de recourir aux remèdes pris à l'intérieur, et qui ont une action générale ; mais bien souvent la maladie résiste à tout » (2).

Méningite. (*Fièvre cérébrale*). — « Ce qui prouve que l'opinion précédente sur la très-grande gravité de la maladie n'a rien d'exagéré, c'est le peu de confiance que tous les auteurs nous montrent dans l'efficacité des moyens thérapeutiques ordinairement mis en usage. On trouve, du reste, le même traitement appliqué à un bon nombre de maladies différentes des meninges et du cerveau, ainsi que nous le verrons plus loin » (3).

M. le docteur Fabre avoue que le praticien est *souvent réduit à n'être que le spectateur des progrès funestes de la méningite* (4).

Hydrocéphale aiguë (*Hydropisie de la tête*). — « Les données que nous avons sur cette maladie sont si peu positives, que les auteurs modernes ont renoncé à parler du traitement » (5).

(1) Valleix, p. 373.
(2) Valleix, t. IV, p. 381.
(3) *Ibid.*, p. 413.
(4) *Ouv. cit.*, t. IX, p. 277.
(5) Valleix, t. IV, p. 441.

Hydrocéphale chronique. — « Des remèdes très-nombreux on été proposés, contre l'hydrocéphale, et toujours sans succès » (1).

« La phrase suivante de Breschet prouve assez combien doit être limitée la confiance que peuvent inspirer les moyens recommandés par les auteurs pour la guérison de l'hydrocéphale chronique : « si, dit-il, on peut juger de l'incurabilité d'une maladie par le nombre des remèdes proposés dans son traitement, on devra s'attendre à voir figurer pour combattre l'hydrocéphale chronique, une quantité prodigieuse de médicaments. » Or c'est ce qui a lieu et ce qui expliquera la rapidité avec laquelle nous glisserons sur ces moyens divers ; car ce qu'il importe avant tout, c'est de ne pas encombrer la thérapeutique d'une multitude de remèdes sans importance et dont l'expérience ne nous a pas appris l'efficacité » (2).

« On a pu pressentir l'inefficacité des traitements conseillés contre l'hydrocéphale..... La seule question qui puisse être soulevée à ce sujet, est celle de la ponction du crâne. L'expérience l'a malheureusement résolue (Morgagni, Boyer, Dupuytren, Breschet), et la science ne compte pas un seul cas de succès » (3).

Encéphalite aiguë *(Inflammation du cerveau et du cervelet.)* — « Nous n'avons que des données fort incertaines sur le traitement de cette grave affection. On a, il est vrai, exposé diverses indications, d'après les idées qu'on s'est faites de la nature de la maladie, mais nous n'avons pas un nombre de faits suffisants pour nous faire apprécier l'efficacité des moyens proposés » (4).

Myélite aiguë *(Inflammation de la moelle épinière.)* — « Il suffit de jeter un coup d'œil, dit M. Valleix, sur ces

(1) Grisolle, t. I, p. 717.
(2) Valleix, t. IV, p. 448.
(3) Tardieu, p. 302.
(4) Valleix, t. IV, p. 621.

divers moyens (qui viennent d'être exposés) pour s'assurer que le traitement de la myélite, est loin d'être établi sur des bases solides. Ne fit-on que cette remarque, que les diverses affections de la moelle sont traitées presque identiquement de la même manière, on aurait déjà une présomption en faveur de cette manière de juger ces moyens thérapeutiques, et si nous joignons à cela ce que nous avons dit de la terminaison presque constamment fatale de la maladie, et de l'incertitude des diagnostics dans les cas de guérison, nous serons convaincus que le traitement de la myélite a été proposé d'aprês des idées théoriques, dont je ne conteste pas l'importance, mais qui sont bien loin, on en conviendra, des résultats d'une pratique étendue » (1).

Myélite chronique. — « Les réflexions que j'ai présentées au sujet du traitement de la myélite aiguë pourraient être reproduites ici » (2).

« La myélite chronique, toujours rebelle, doit être traitée long-temps et avec une grande suite. Les cautères, etc., etc., et peut être avant tout le traitement hydrothérapeutique, sont les moyens sur lesquels il est le mieux permis de fonder quelque espoir » (3).

Hydrorachis *(hydropisie du canal rachidien.)* — « Les moyens médicaux, n'ont guère d'utilité dans cette affection ; aussi à-t-on plutôt recours à des moyens chirurgicaux. » (4)

Quant à ces derniers moyens, voici ce que M. Tardieu pense de la compression employée seule, ou des ponctions successives suivies de la compression. « Ces moyens « dit-il, échouent presque toujours » (5).

(1) Valleix, t. IV, p. 578.
(2) *Ibid.*, p. 584.
(3) Tardieu p. 202.
(4) Grisolle t. I. p. 719.
(5) P. 307.

Le même auteur ajoute : « Enfin, l'on doit proscrire à plus forte raison l'ablation d'une partie de la tumeur suivie de la réunion immédiate à l'aide de la suture entortillée » (1).

« Cependant, dit M. le professeur Grisolle, en parlant des ponctions, les revers sont infiniment plus nombreux que les succès. Ces ponctions ont, en effet, l'inconvénient d'enflammer souvent les membranes, et, de plus, on est très-exposé à blesser la moelle et les nerfs » (2).

Paralysie des muscles de l'œil.— « Je me contente d'ajouter que les vésicatoires, les calmants, l'électricité, les purgatifs employés dans les cas dont il s'agit, sont restés sans effet » (3).

M. Tardieu fait observer que la paralysie du nerf oculo-moteur commun : « Persiste avec une grande ténacité, et souvent à l'état d'infirmité incurable » (4).

Paralysie de la face.— « Cette affection, n'ayant le plus souvent aucune gravité réelle, son traitement n'a pas été étudié avec un très-grand soin » (5).

M. Valleix passe en revue les divers moyens qui sont usités dans cette maladie, tels que les vésicatoires volants, la cautérisation transcurrente au fer rouge, le séton, les cautères, la strychnine, etc.; on a même pratiqué la section des muscles du côté opposé à la paralysie.

« Mais, dit-il, en terminant, il reste un travail intéressant à faire. Il serait très-utile qu'on recherchât quels sont, par-

(1) P. 307.
(2) t. I p. 720.
(3) Valleix, t. IV, p. 590.
(4) p. 403.
(5) *Ibid.*, p. 601.

mi ces moyens, ceux qui ont l'efficacité la plus grande, et aussi qu'on examinât s'il en est qui conviennent plus que les autres à certains cas particuliers. Il est impossible de trouver dans les observations connues des éléments suffisants pour résoudre ce problème thérapeutique, QUI SE REPRÉSENTE DANS LE TRAITEMENT DE PRESQUE TOUTES LES MALADIES ET QU'ON A SI RAREMENT ÉTUDIÉ » (1).

Le passage suivant emprunté à M. le professeur Grisolle et relatif au traitement de l'affection qui nous occupe, peut donner une idée de la légèreté avec laquelle les allopathes choisissent les agents thérapeutiques dont ils font journellement usage.

« *Supposant* qu'un mouvement fluxionnaire a pu s'établir dans la continuité du nerf, on a généralement conseillé de commencer le traitement de la paralysie faciale survenue à la suite de l'impression du froid, ou après une frayeur, par une saignée du bras ou l'application de quelques sangsues à l'anus, moyens auxquels on joint des révulsifs sur les extrémités et le tube digestif. Je n'ai jamais constaté aucun effet avantageux d'une pareille pratique, *qui, comme on le voit, ne s'appuie sur aucune donnée précise, mais seulement sur l'idée d'un état morbide que personne n'a vu, et qui très probablement n'existe pas* » (2).

Ainsi donc d'après des *suppositions* et des *idées* d'états morbides que *personne n'a vus et qui très-probablement n'existent pas*, on ne craint pas d'essayer en allopathie les médications les plus énergiques.

Névroses en général.— « Les névroses étant peu connues dans leur nature, étant longues et difficiles à guérir, souvent rebelles à toute espèce de remèdes, il n'est pas de

(1) Valleix, p. 603.

(2) Grisolle, t. II, p. 666.

moyen qui n'ait été consulté dans le traitement de ces maladies, depuis les substances les plus insignifiantes jusqu'aux poisons les plus actifs, depuis les topiques les plus doux jusqu'aux applications les plus douloureuses. Les auteurs qui confondent les névroses avec les phlegmasies recommandent le traitement indiqué dans ces dernières maladies, mais comme ils ne tiennent point assez compte de la longue durée naturelle à la plupart des cas de névroses, trop souvent ils font abus de l'emploi des émissions sanguines. Les médecins qui soutiennent l'opinion opposée commettent ordinairement des abus d'un autre genre, en prodiguant aux malades une foule de remèdes prétendus antispasmodiques et calmants, de préparations alcooliques, éthérées, de dissolutions de sels de cuivre ou d'argent, etc., *remèdes qui font en général plus de mal que de bien* » (1).

« Ces affections étant souvent rebelles à toute espèce de remèdes, il n'est pas de moyen qui n'ait été conseillé pour leur traitement. Les auteurs qui confondent les névroses avec les phlegmasies insistent sur les antiphlogistiques sous toutes les formes; ceux qui voient dans les névroses des affections idiopathiques, prodiguent une foule de prétendus antispasmodiques, de préparations alcooliques, etc., mais, en définitive, LE TRAITEMENT DES NÉVROSES EST AUSSI INCONNU QUE LEUR NATURE » (2).

Nous allons examiner en particulier les différentes affections classées sous le nom générique de névroses.

Contracture spasmodique.— « J'ai présenté en abrégé le traitement de cette maladie, parce que les recherches thérapeutiques sur ce point de pathologie sont beaucoup trop insuffisantes pour qu'on puisse en tirer quelques consé-

(1) *Dict. de méd.* t., XXI, p. 37.
(2) *Nysten. ouv. cit* p. 575.

quences pratiques précises, c'est un sujet intéressant pour les observateurs » (1).

Si ces recherches et ces essais sont fort intéressants pour les observateurs, à coup sûr ils ne le sont nullement pour les malades.

Tétanos.— « Les moyens qu'on a opposés au tétanos sont fort nombreux, mais ils sont presque toujours impuissants» (2).

« Le grand nombre des moyens indiqués pour combattre une maladie indique en général leur insuffisance. Cette remarque s'applique surtout au traitement du tétanos, dans lequel on a fait entrer la plupart des médications actives dont se compose la matière médicale. Malgré ce luxe thérapeutique, on ne réussit guère mieux à guérir la maladie aujourd'hui que du temps d'Arétée » (3).

« Le siége du tétanos étant inconnu, ses causes l'étant aussi le plus souvent, dit M. le professeur Nelaton, il en résulte que son traitement n'a pu être soumis jusqu'à présent à aucun principe fixe et rationel, il est demeuré assujetti au plus aveugle empirisme, et a été aussi varié que les opinions si diverses émises sur la nature de ses causes » (4).

M. le professeur Nelaton invoque, pour justifier l'impuissance de l'allopathie dans le tétanos, une excuse banale que les allopathes reproduisent souvent, et qui consiste à dire que l'on ne peut pas guérir les maladies dont on ignore la cause, le siége, la nature.

Il n'est pas douteux que la connaissance de la cause

(1) Valleix, t. IV, p. 611.
(2) Grisolle, t. II, p. 636.
(3) Fabre, *ouv. cit.*, t. IX, p. 581
(4) *Traité de pathol. ext.*, t. I, p. 148.

et du siége d'une maladie ne soient d'une grande utilité pour le traitement; mais cela est vrai surtout pour l'homœopathie, qui possède une série de médicaments dont la sphère d'action a été parfaitement établie d'après des essais multipliés sur l'homme sain. Le praticien homœopathe, sachant ainsi à quelles causes et à quelles localisations morbides, chaque substance s'adresse d'une manière plus spéciale, pourra tenir compte du siége et de la cause du mal. A la maladie qui attaque une articulation, il opposera le remède qui agit sur cette articulation, il remplira de même l'indication offerte par la cause morbide. Mais peut-il en être ainsi en allopathie où l'on ignore les propriétés des agents médicinaux, où les substances dont les effets sont les plus multipliés ont été classées sous la désignation générales de *purgatifs*, *sudorifiques*, *toniques*, etc..... M. Valleix a parfaitement compris l'impuissance où se trouve l'allopathie de tenir compte de la cause morbide dans le traitement, lorsqu'il dit :

« Il est un assez grand nombre de cas où l'on ne peut pas remonter à la cause de la maladie, et de l'autre, quand on a pu y remonter, on n'est pas toujours sûr, à beaucoup près, de tirer un grand parti de cette connaissance. Je suppose, en effet, qu'il s'agisse d'un cas d'éclampsie à la suite d'une grande frayeur, d'une vive colère; que fera la médecin, quand il sera instruit de ces circonstances, de plus que ce qu'il aurait fait sans les connaître? » (1).

Quant à la nature des maladies, elle nous sera toujours inconnue; mais alors même que nous la connaîtrions,

(1) T. IV, p. 635.

il faudrait encore, pour enrayer le mal, pour le tarir dans sa source, lui opposer des médicaments convenables, ou, autrement dit, appropriés; ce qui conduit nécessairement à l'étude des propriétés des médicaments, recherche tout-à-fait indépendante de la notion de la maladie, et que les allopathes se refusent à entreprendre. On voit donc que la médecine rationelle, alors même qu'elle posséderait la connaissance des causes, du siége, de la nature de la maladie, n'en resterait pas moins dans l'ornière où elle se trouve aujourd'hui.

On s'est beaucoup occupé, en allopathie, de rechercher la nature, le siége, l'origine des maladies pendant qu'on négligeait l'étude bien autrement importante des médicaments et celle des symptômes morbides. Les hypothèses sur l'origine et le point de départ des maladies n'ont pas fait faire un pas à la médecine, et n'ont servi qu'à enfanter les médications les plus barbares et les plus étranges; ainsi, le traitement du tétanos, nous en offre un exemple remarquable.

« Quelques chirurgiens, dit M. Nélaton, parmi lesquels il faut surtout citer Larrey, voyant dans la plaie le point de départ et la cause des contractions tétaniques, ont cherché a substituer aux médicaments, un traitement essentiellement chirurgical. »

M. Nelaton ajoute que, les uns conseillent de débrider la plaie, d'autres de la cautériser, et enfin, Larrey, recommande de pratiquer l'amputation (1).

Epilepsie. — « Les meilleurs esprits, dit M. Esquirol, trahis par les médicaments les plus vantés, ont regardé l'épilepsie comme au-dessus des ressources de la médecine. »

(1) *Loc. cit.*, t. I, p. 150.

« Que si maintenant on recherche à laquelle de toutes les substances que nous venons d'indiquer, le praticien peut avoir recours avec quelque espoir, on sera conduit à répéter avec Guy-Patin : « Je crois qu'il n'y a aucun remède anti-épileptique ; ceux que Crollius et la nation des chimistes vantent pour tels, sont des fictions et de pures fables. » Après deux cents ans, nous sommes réduits à paraphraser l'opinion du celèbre critique du XVIIe siècle » (1).

« Qui ne connaît des épileptiques auxquels tous les médicaments EN VOGUE, à une époque quelconque, ont été vainement administrés ? Et ne voyons nous pas dans les établissements où sont réunis les malades de ce genre, l'affection se montrer rebelle à toutes les médications ? » (2).

« Quant à l'emploi du nitrate d'argent, de l'indigo, etc., etc., et à d'autres moyens encore que les praticiens les plus recommandables sont réduits à conseiller tous les jours, que peut-on en dire, si ce n'est qu'ils servent à entretenir l'espérance que l'on doit toujours laisser aux malheureux épileptiques dont elle est l'unique soutien ? » (3).

« Il faut bien l'avouer, jusqu'à ce jour l'épilepsie est demeurée incurable ; tous les efforts des médecins sont venus échouer contre cette cruelle maladie, et la plus grande preuve, c'est le nombre infini de personnes qui en sont atteintes et qui encombrent les hôpitaux » (4).

« Toutes les ressources de la thérapeutique ont tour-à-tour été vantées, pour obtenir la guérison de l'épilepsie ; les poisons les plus violents ont été préconisés ; les opérations chirurgicales les plus douloureuses ont été recommandées et pratiquées » (5).

Chose à peine croyable, mais qui n'étonne nullement quand on connaît la médecine dite rationnelle, on a

(1) *Comp. de méd. prat.*, t. III, p. 429.
(2) Valleix, t. IV, p. 718.
(3) Tardieu, p. 395.
(4) Fabre, t. IX, p. 609.
(5) *Dict. de méd.*, t. XII, p. 187.

employé contre l'épilepsie la rapure des os du crâne des personnes mortes subitement, des suppliciés, des suicidés; la rapure du pied d'élan, de dents de chèvre, le cerveau desséché et pulvérisé du vautour, du cygne; la poudre du cœur desséché du lièvre, la bile d'ours, le méconium des enfants concentré ou en poudre; les excréments d'hirondelle, du paon, du faisan, du chien; la poudre de foie humain, le sang de l'homme bu tout chaud (1).

On a également eu recours à la raclure des vertèbres, à la raclure du cerveau desséché de l'homme et du corbeau, aux vers de terre avalés à jeun, à l'arrière-faix d'un premier né desséché, aux osselets de l'ouïe d'un veau, à l'épine du dos d'un lézard rongé par les fourmis, au cœur, au foie de la taupe, de la grenouille (2).

« Mais, de tous les médicaments, observe M. Fabre, celui qui a été *le plus préconisé* c'est le nitrate d'argent.... Cependant, M. Andral et M. Rostand ont répété les expériences sans en avoir jamais retiré le moindre avantage. *Tous les malades ont éprouvé des accidents dont les moindres ont été des douleurs d'estomac, des gastrites chroniques, des diarrhées rebelles, des vomissements violents.* A L'OUVERTURE DES CADAVRES ON A TROUVÉ L'ESTOMAC DANS L'ÉTAT LE PLUS AFFREUX; *sa surface interne était comme chagrinée et rongée dans les points qui qui avaient été en contact avec ce dangereux médicament* » (3).

Suivent des observations d'épileptiques qui ont succombé à l'emploi de ce remède, et chez lesquels on a trouvé des altérations larges et profondes de l'estomac, des perforations, etc.....

(1) Voyez *Compend. de méd.*, t. III, p. 423.
(2) Fabre, *ouv. cit.*, t. IX, p. 607.
(3) *Ibid*, t. IX, p. 607.

« Découragés de n'obtenir aucun succès, ajoute M. Fabre, des médecins, J. Frank, Tissot et autres, conseillèrent, en désespoir de cause, l'amputation des doigts, des orteils, etc., d'où partait cette vapeur nommée *aura épileptica* » (1).

En outre de l'*amputation* on a encore eu recours à la *brûlure*, à la *cautérisation*, aux *bains de surprise* qui, comme le fait remarquer le même auteur, *ont causé souvent les accidents les plus funestes* (2).

Chorée (*Danse de St.-Guy*). — « La chorée ne le cède guère à aucune autre maladie pour le luxe des moyeus thérapeutiques dont elle a provoqué l'emploi ; malheureusement on est forcé de reconnaître que son traitement n'en est pas beaucoup plus avancé pour cela » (3).

« Avant d'aborder le traitement de la chorée, j'ai à reproduire une réflexion *que j'ai déjà plusieurs fois présentée à l'occasion du traitement des névroses dont j'ai tracé l'histoire, et qui se présentera encore à propos des nevroses qui nous restent à étudier*. Bien des médicaments divers ont eté proposés, mais nous ne possédons pas de travail exact et rigoureux qui nous fasse connaître la valeur réelle de chacun d'eux. En faveur de ces divers remèdes, on a cité des faits de guérison ; mais en est-il qui réussissent mieux et plus promptement que les autres ? Est-il des cas particuliers dans lesquels telle médication est plus particulièrement recommandée ? Voilà des questions auxquelles ne répondent presque jamais les travaux des auteurs ; nous est-il possible de suppléer à ce silence des observateurs ? Non, évidemment, d'une manière complète. Personne plus que nous ne désirerait pouvoir fournir au praticien des indications très-précises, et lui dire : Voilà, dans un cas donné le meilleur moyen à employer. Mais,

(1) Fabre, *ouv. cit.*, t. IX, p. 607.

(2) *Ibid*, p. 608.

(3) Fabre, *ouv. cit.*, t. VI, p. 260.

comment arriver à ce résultat, lorsque chacun se contente d'enregistrer quelques succès, sans parler le plus souvent de ses revers, et surtout, sans indiquer le temps nécessaire pour la guérison dans les diverses catégories de cas et suivant les remèdes employés? Lorsqu'il se présente quelque travail qui peut, en tout ou en partie, résoudre ces difficultés, je l'accepte avec empressement et j'en fais mon profit; mais les travaux de ce genre sont bien rares » (1).

Après avoir indiqué, comme dans toutes les autres maladies, une série de moyens contradictoires vantés par les uns, blâmés par les autres, M. Valleix conclut ainsi :

« *Résumé* : Je ne pousserai pas plus loin l'étude du traitement de la chorée. J'ai signalé les principales médications, mais malheureusement il m'a été impossible d'indiquer d'une manière précise les moyens qui l'emportent sur les autres, et ceux qui conviennent dans les cas déterminés. Je dirai néanmoins que, selon toutes les apparences, les premiers entre ces moyens sont les bains froids, les affusions froides, les bains sulfureux, la noix vomique, les ferrugineux. Mais il faut le redire, on a toujours trouvé des cas rebelles à chacun de ces moyens, et nous ne connaissons pas d'une manière exacte la proportion des succès et des insuccès. On doit, par conséquent, dans le traitement de la chorée, chercher des indications qui malheureusement ne sont pas toujours bien établies. J'ajoute que, suivant M. See, qui a étudié les faits avec attention, la chorée est, comme je le disais plus haut, une affection qui, presque toujours, tend à se terminer par la guérison vers le soixante-neuvième jour, terme moyen. Il en résulte que plus le début du traitement s'est rapproché de cette époque, plus l'efficacité des remèdes a dû paraître grande, et de là, des erreurs qu'on ne pourra éviter qu'en tenant compte de ce fait » (2).

(1) Valleix, t. IV, p. 667.
(2) P. 676.

« D'après ce qui précède, dit M. le professeur Grisolle, il est aisé de conclure que la chorée est une maladie rebelle, d'une durée presque toujours longue et que nous ne possédons encore aucun traitement très-efficace. M. Moynier, étudiant comparativement l'influence des bains sulfureux, de la gymnastique et de la strychnine, a vu qu'on ne pouvait pas établir, en faveur d'une de ces méthodes, une prééminence un peu marquée » (1).

Les bains sulfureux, la gymnastique, la strychnine, voilà des moyens qui doivent être fort étonnés de se trouver réunis!

« En général la chorée résiste à tous les moyens thérapeutiques » (2).

« Nous serions contraints d'énumérer toutes les substances qui composent la matière médicale, si nous voulions n'omettre aucun des médicaments employés dans cette affection. En effet, les remèdes les plus opposés dans leur action, dans leur composition chimique, dans leurs propriétés thérapeutiques, ont été recommandés tour à tour par les praticiens, et les exemples de guérison qu'ils rapportent ne leur font pas défaut » (3).

Je n'ai pas besoin de dire que, dans la chorée, on a employé suivant l'usage immémorial un grand nombre de médications *hardies*, pour me servir du langage de l'école; il me suffira de mentionner l'*azotate d'argent*, le *sulfate de cuivre*, l'*iode*, les *cantharides*, l'*acide cyanhydrique*, moyens que M. Grisolle qualifie de *violents* et de *dangereux*, et qui n'ont, dit-il, *aucune utilité démontrée* (4). L'arsenic et préconisé par des praticiens

(1) T. II, p. 652.
(2) Nysten *ouv. cit.* p. 499.
(3) *Comp. de méd. prat.* t. II, p. 293.
(4) T. II, p. 651.

connus à des doses qui peuvent amener des effets toxiques.

On a employé la pommade d'Autenrieth, sur toute la surface du corps, poussée jusqu'à produire des pustules.

« La douleur que produisent ces pustules, dit M. Valleix, les cicatrices qu'elles laissent après elles, sont de graves objections à adresser à l'emploi de cette pommade, en faveur de laquelle on n'a pas de faits en nombre suffisant » (1).

Citons le traitement conseillé par M. le professeur Trousseau; il consiste dans l'emploi du sirop de *sulfate de strychnine.*

« Dès que le traitement est commencé, dit ce professeur, il faut être incessammeut à la recherche des signes qui indiquent que le médicament agit....... Il faut que la dose soit élevée jusqu'à produire des roideurs tétaniques légères....... Les personnes qui entourent habituellement les malades, doivent être instruites de ce qui va arriver. Il est, en effet, important de ne plus augmenter les doses, dès que les roideurs apparaissent, et de rester encore un peu en deçà de la dose qui a produit cet effet. Il serait d'ailleurs imprudent de ne pas avertir les parents qui, toujours prompts à s'effrayer, *ont, dans le cas qui nous occupe, de justes motifs pour l'être.* »

M. Trousseau, décrit ensuite les effets toxiques produits par le remède.

« Quand on a obtenu ces effets physiologiques, dit-il, on continue la dose qui les a produits; mais qu'on se garde de l'augmenter, car la strychnine est un des médicaments qui présentent au plus haut point cette propriété d'ajouter son action aux actions précédentes, ou d'accumuler ses actions; rarement les malades s'accoutument à elles...Bien qu'on reste

(1) P. 675.

à la même quantité, on voit cependant des effets bizarres se produire; ils montrent combien il est urgent d'agir avec prudence. On observe dans quelques cas, après avoir obtenu de la roideur, un intervalle de deux ou trois jours dans l'action du médicament, quoique rien ne soit changé dans son mode d'administration, puis, tout à coup, sans cause appréciable, les roideurs se présentent avec une intensité *qui effraie les parents et le médecin lui-même.* Il semble que le temps d'arrêt a été un temps d'accumulation..... Toutes ces bizarreries, ces boutades d'action, si je puis ainsi dire, doivent être connues du médecin, qui sentira dès lors quelle importauce il doit attacher au *tâtonnement* qui doit le conduire à la dose tétanique.»

Comment trouvez-vous ces tâtonnements, avec des poisons, ces méthodes qui consistent à jouer avec la vie des malades? Et l'on croira peut-être que de pareils essais se pratiquent seulement dans les hôpitaux; nullement, ce n'est pas assez de faire des expériences sur ces malheureux, qui plus que d'autres ont besoin de leur santé, on en agit de même avec la clientèle; que dis-je? M. Trousseau fait mieux encore, il continue plus longtemps à ses malades de la ville le sirop de sulfate de strychnine.

« Pour que la médication ait une influence complète, il faut continuer la dose tétanique pendant plusieurs jours après la cessation des accidents....... c'est la règle que s'impose M. Trousseau dans sa clientèle, règle qu'il est, sinon impossible, du moins très-difficile de mettre en pratique à l'hôpital » (1).

Le traitement que nous venons de signaler se trouve

(1) Traitement de la Danse de St Guy, par la strychnine. *Union médicale*, 29 septembre 1849.

exposé tout au long, dans les traités pratiques les plus recommandables. Il est bon de remarquer que M. Trousseau, qui occupe à la Faculté de Paris la chaire de clinique médicale, est un des praticiens les plus considérables de l'allopathie. Son enseignement est peut-être celui que les élèves suivent le plus assiduement et les médecins eux-mêmes vieillis dans la pratique de l'art, ne croient pouvoir se dispenser de consulter ses ouvrages. Aussi, voyons-nous tous les jours de fervents disciples du professeur Trousseau, se livrer avec la plus entière confiance dans la parole du maître, aux tâtonnements strychniques et autres expérimentations *rationelles*.

Eclampsie des enfants (*Convulsions*). — « On a proposé, contre l'éclampsie, des traitements nombreux ; mais, malheureusement, la plupart des auteurs n'ont pas fourni, à l'appui de leurs assertions, des faits bien concluants et en nombre suffisant, et, de plus, presque tous ont confondu dans une même description le traitement des diverses espèces d'éclampsie que nous avons admises, quoique rien ne pût être plus intéressant que de savoir ce qui convient à chacune d'elles » (1).

1° *Émissions sanguines* : Après avoir mentionné l'opinion de MM. Rilliet et Barthez, sur les émissions sanguines, M. Valleix ajoute :

« Ne connaissant pas la nature de la maladie, et surtout n'ayant pas de résumé de faits pour nous guider dans la pratique, nous n'avons rien de positif à ajouter à ces considérations » (2).

(1) Valleix, t. IV, p. 630.
(2) P. 631.

« *Résumé*. — Tel est le traitement actif de l'éclampsie chez les enfants. On voit que si l'on s'est beaucoup occupé de cette question de thérapeutique, on l'a fait avec si peu de méthode, que le praticien qui veut agir en connaissance de cause *se trouve embarrassé à chaque pas* » (1).

Après avoir exposé le traitement prophylactique (préservatif), d'après MM. Guersent et Blache, M. Valleix s'écrie :

« On voit que ces conseils sont, en grande partie, donnés *à priori*, et d'après des indications fournies par la nature *présumée* des symptômes, ou par les causes *probables* ; mais dans l'état actuel de la science, il n'est pas possible d'exposer avec plus de précision le traitement prophylactique » (2).

On a préconisé contre l'éclampsie, ainsi que l'observe le docteur Fabre, *une innombrable série de moyens thérapeutiques* (3). Cette multitude de moyens est la meilleure preuve de l'impuissance de l'allopathie dans cette affection.

Si nous jetons un coup d'œil sur les médications employées dans l'éclampsie, nous y verrons figurer des moyens étranges ou dangereux ; c'est ainsi qu'on a préconisé la *graisse humaine*, celles de blaireau, de castor, d'ours, du rat des Alpes, de la vipère (4).

« Les purgatifs sont prescrits dans cette affection, dit M. Valleix. On a surtout recommandé le calomel, mais il faut remarquer qu'on l'a presque toujours donné à dose altérante. Malgré l'autorité de Clarke, de Gœlis, de Neumann, etc., nous devons dire que l'efficacité de ce moyen est loin d'être par-

(1) P. 635.

(3) P. 636.

(3) T. VI, p. 248.

(4) Voyez Fabre, *ibid*, t. VI, p. 250.

faitement démontrée, et l'on sait quels accidents il peut produire » (1).

« Mais, dans tous les cas, dit M. Valleix, en parlant des narcotiques, il faut agir avec prudence et éviter de dépasser les limites, car il est des enfants chez lesquels le narcotisme (effet toxique des opiacés), se produit très-facilement. M. Brachet recommande la morphine et ses préparations. Ce médicament peut être employé, mais avec beaucoup de prudence....... en en surveillant attentivement les effets (2).

« L'acide prussique, observe le même auteur, est un médicament qui a été maintes fois conseillé.... mais c'est une substance dangereuse qu'il ne faut employer qu'avec beaucoup de précaution » (3).

Et, plus loin :

« L'application du froid est, peut-être, de tous les moyens, celui qui demande le plus de prudence. S'il est vrai, comme je l'établirai dans le résumé du traitement, que les médications varient beaucoup suivant les cas, on conçoit, en effet, combien il faut apporter de soin dans l'examen des malades auxquels on veut appliquer une médication énergique, et qui, *si l'on se trompe, si l'on choisit mal les cas, peut avoir des conséquences funestes* » (4).

Si l'on se reporte au résumé que nous avons donné plus haut, on peut voir avec quelle exactitude les différents cas ont été établis :

« Le praticien qui veut agir en connaissance de cause, dit M. Valleix, se trouve embarrassé à chaque pas. »

On voit ce qui peut en résulter pour le malade sur le-

(1) P. 631.
(2) P. 632.
(3) P. 633.
(4) P. 634.

quel on essaie les médications quelque peu énergiques dont il a été question.

Hystérie. — « Le traitement de l'hystérie présente un si grand nombre de moyens accumulés sans ordre et sans méthode, pendant une longue série de siècles et, le plus souvent, sous l'influence d'idées erronées, qu'il est très-difficile de démêler au milieu de toutes ces recettes fréquemment bizarres, ce qu'il faut recommander particulièrement. M. Laudouzy a fait une critique fort juste de cette médication, où l'on trouve un bon nombre de moyens ridicules ou inexécutables pour tout médecin qui a un peu de respect pour la science » (1).

Le traitement de l'hystérie comprend le traitement des accès et le traitement curatif de la maladie.

1° *Traitement des accès* : Voici ce que pense M. le professeur Grisolle de la valeur des divers moyens mis en usage :

« S'il n'y a encore que des prodromes, dit-il, on cherche à distraire les malades par l'exercice, par certaines occupations attrayantes ; moyens qui sont plus souvent utiles que tous les agents thérapeutiques qu'on a préconisés dans le même but » (2).

M. Valleix termine l'exposé des moyens usités dans les accès par les conclusions suivantes :

« On le voit, nous avons été presque réduits à faire une simple énumération des moyens mis en usage dans cette maladie, et toutes les fois que nous avons voulu en faire une appréciation rigoureuse, nous avons été arrêté par le défaut de documents » (3).

(1) Valleix, t IV, p. 696.
(2) *Ouv. cit.*, t. II, p. 771.
(3) *Ibid.*, p. 701.

2° *Taitement curatif de la maladie* : Nous reproduisons l'exposé des moyens curatifs présenté par M. le professeur Grisolle :

« On a vanté, dit-il, une foule d'agents pharmaceutiques, décorés du nom d'*anti-hystériques* et qui n'ont réellement aucune utilité bien démontrée ; de ce nombre sont presque tous les anti-spasmodiques ; cependant, *peut-être*, devrait-on faire une exception en faveur de l'assa-fætida et de la valériane surtout, pour la forme non convulsive de la maladie. Les narcotiques, sans être non plus très-efficaces, peuvent cependant être utiles et modérer souvent les spasmes et l'agitation. Suivant M. Gendrin, l'opium, donné à doses progressivement, croissantes depuis 10 centig. jusqu'à 60 et 75 centig., jouirait d'une grande efficacité, mais cette opinion n'est pas sanctionnée par l'expérience. Nous émettons les mêmes doutes sur l'utilité de l'éther, dont il faudrait porter la dose à 25 et 30 grammes par jour. Les toniques et les ferrugineux surtout, qu'on a beaucoup vantés, ne sont indiqués que lorsque l'hystérie s'accompagne de chlorose ou d'un état d'atonie. Ces cas exceptés, les toniques, comme les anti-spasmodiques, sont plus nuisibles qu'utiles » (1).

Disons ce que pensent les auteurs de l'emploi des anti-spasmodiques :

« Nous confessons, dit le docteur Fabre, qu'ils ont maintes fois trompé notre confiance, et nous partageons l'opinion de ceux qui pensent qu'il faut en user avec réserve et en bien surveiller l'effet » (2).

« Malheureusement, disent MM. Merat et de Lens, les anti-spasmodiques sont loin d'offrir un remède assuré...... Excessivement nombreux, il n'y en a pas un seul sur lequel on puisse compter avec certitude; et on serait porté à croire qu'il

(1) *Ouv. cit.*, t. II, p. 773.
(2) *Ouv. cit.*, t. II, p. 240.

n'y a pas d'anti-spasmodiques, si l'usage et l'expérience n'avaient donné ce nom à un certain nombre de médicaments » (1).

Quant aux narcotiques :

« Nous dirons avec M. Fouquier, dit M. le docteur Fabre : ne choisissez pas précisément des opiacés, car ils ont produit quelquefois l'exaltation des symptômes » (2).

« Si les principales causes de l'hystérie, dit M. Tardieu, résident dans les influences sociales, intellectuelles et morales, on comprend que la base du traitement consiste dans les moyens hygiéniques et surtout dans l'éducation. On ne saurait trop répéter que c'est dans une mauvaise direction des goûts et des sentiments de leur enfance et de leur jeunesse, que les femmes puisent cette déplorable exaltation nerveuse qui dégénère si facilement en une véritable perversion morbide de la sensibilité, en une affection hystérique. Le régime physique n'est pas moins important à surveiller.... Nous ne pouvons développer ces principes qui sont d'ailleurs facilement compris, et qui dominent la thérapeutique de l'hystérie.

« Il est impossible d'admettre qu'il existe un système de traitement spécifique applicable à l'hystérie. Les anti-spasmodiques, ceux-mêmes dont les propriétés sont le plus éprouvées, tels que la valériane, l'assa-fœtida, le musc, les narcotiques, l'opium à haute dose, dont on a voulu faire le remède héroïque de l'hystérie, la belladone, qui lui est, dans bien des cas, préférable, les lotions et les affusions froides ; tous les moyens, enfin, viennent échouer trop souvent contre l'idiosyncrasie, toute spéciale, d'un grand nombre d'hystériques » (3).

« Le plus ordinairement on ne lui oppose avec quelque succès qu'un traitement hygiénique, un régime adoucissant dont

(1) *Dict. univ. de mat. méd.*, t. I, p. 331.

(2) *Ibid.*, t. II, p. 241.

(3) P. 467.

le lait doit faire la base, des bains très-frais, et surtout des lavements et demi-lavements froids et fréquemment répétés » (1).

On a préconisé et on emploie encore contre l'hystérie les moyens les plus barbares et les plus étranges : la ligature des membres ; la belladone, employée à des doses énormes, les lavements d'eau frappée de glace, l'ingestion forcée d'eau froide dans l'estomac, il faut verser une *grande quantité d'eau* (sic).

« Ce moyen, observe M. Valleix, est un de ceux qu'on doit le plus particulièrement recommander » (2).

Mais ce n'est pas tout.

« On a proposé, dit M. Valleix, de produire de *vives impressions sur le moral des malades, principalement par la frayeur* » (3).

Après cela, on ne pourra s'étonner d'apprendre que l'on a recommandé le mariage, ce qui, le plus souvent, n'est que ridicule, et qu'enfin de *graves autorités* (sic), ont conseillé ces pratiques infâmes que réprouve la morale la plus relâchée (4).

Folie. — « On à tour à tour employé, contre la folie, une foule de moyens qu'on a été obligé d'abandonner plus tard » (5).

« Une des terminaisons les plus fréquentes de la folie, est son passage à l'état chronique puis à la démence » (6).

(1) Nysten, *Dict. de méd.*, p. 453.
(2) t. IV, p. 700.
(3) Valleix, t. IV, p. 698.
(4) Voy. Grisolle, t. II, p. 772.
(5) Grisolle, t. II, p. 695.
(6) *Ibid.* t. II, p. 691.

« Nous ne pouvons nous empêcher de reconnaître malheusement que le traitement n'a qu'une bien faible part dans les terminaisons de la folie. Les conditions hygiéniques dans lesquelles on place les aliénés ont, avant tout, une extrême importance » (1).

Migraine. — M. le docteur Fabre, après avoir énuméré les divers moyens employés contre la migraine, ajoute :... Si tous les médicaments que nous venons de passer en revue laissent beaucoup à désirer ; il en est encore bien autrement de ceux que nous avons passés sous silence » (2).

« Le traitement de la migraine n'est presque jamais curatif » (3).

« Le traitement de la maladie est presque entièrement hygiénique....... La migraine est-elle idiopathique (c'est-à-dire, indépendante de tout autre affection), on ne peut, si l'on veut tenter la cure radicale, mettre guère en usage que les antispasmodiques long-temps continués ; mais il faut le dire, ce traitement échoue le plus souvent et les malades sont obligés d'y renoncer » (4).

Quant aux cas où la migraine, n'est qu'une complication d'une autre maladie, M. Valleix conseille de tenter la guérison de cette dernière affection.

« On vient d'entrevoir les services que peut rendre l'observation soutenue d'un bon régime alimentaire; il forme la base du traitement hygiénique qui est seul capable d'opérer la guérison de la migraine » (5).

« Le meilleur remède (pendant l'accès), dit M. le profes-

(1) Tardieu, p. 498.
(2) *Ouv. cit.* t. IX, p. 657.
(3) Tardieu, p. 347.
(4) Valleix, t. IV, p. 780 et 781.
(5) *Comp. de méd. prat.* t. VI, p. 83.

seur Grisolle, est le repos loin de tout bruit et à l'abri de la lumière » (1).

M. Valleix. fait remarquer que les malades n'ont recours aux médicaments que dans des cas de migraine très-violente ou très-fréquente.

« Dans tout autre circonstance, dit-il, les malades aiment mieux laisser passer l'accès, en se contentant de prendre quelques précautions générales, d'autant plus que souvent ils ont essayé vainement ces moyens thérapeutiques » (2).

« Quant au moyen de prévenir le retour des attaques de migraine, ce n'est que par un régime rigoureux, une grande sobriété, une extrême régularité dans la vie, l'absence de fatigue de la vue ou de l'intelligence, un exercice modéré, le soin de tenir le ventre libre, qu'il est permis de combattre la migraine constitutionnelle » (3).

M. le professeur Grisolle tient le même langage, ce qui revient à dire que la médecine est impuissante à guérir cette maladie si commune et souvent si douloureuse.

Angine de poitrine.— « Jamais maladie plus vague, plus incertaine dans son siége et dans sa cause, ne fut environnée de plus de ténèbres dans sa thérapeutique » (4).

« C'est surtout pour l'appréciation du traitement de l'angine de poitrine, qu'il serait nécessaire d'avoir une analyse bien faite, d'un nombre suffisant de faits bien caractérisés » (5).

Le même auteur termine ainsi l'exposition des traitements qui sont généralement employés.

(1) T. II, p. 595.
(2) Valleix, p. 783.
(3) Tardieu, p. 347.
(4) *Comp. de méd. prat.* t. I, p. 162.
(5) Valleix, t. IV, p. 789.

« Ce qu'il faut répéter, c'est que les bases de ce traitement ne sont pas solidement établies sur les faits, que de nouvelles recherches sont nécessaires, et qu'avant de les avoir, on ne peut accorder qu'une confiance limitée à des moyens d'un effet peu constant et d'une efficacité nécessairement très-incertaine, puisque dans l'immense majorité des cas, ils n'empêchent nullement la maladie de faire des progrès. C'est donc aux moyens fournis par l'hygiène qu'il faut surtout avoir recours » (1).

« D'après ce qui vient d'être exposé, on conçoit d'avance l'inefficacité de tout traitement dans l'angine de poitrine » (2).

Maladies de la peau et du tissu cellulaire.

Maladies de la peau en général.—« Ces maladies sont très-souvent rebelles aux soins les mieux dirigés et sujettes à récidiver..... En général, on doit être fort réservé en portant un pronostic quelconque, relativement à la durée d'une maladie cutanée; car, rien n'est plus commun que de voir certaines affections de la peau, fort légères en apparence, résister avec opiniâtreté aux divers moyens de guérison, et cela, pendant long-temps » (3).

Urticaire. — L'urticaire chronique est souvent difficile à combattre » (4).

M. le professeur Grisolle fait encore remarquer que:

« L'urticaire constitue une affection pénible, incommode, en raison des démangeaisons qu'elle détermine, et souvent à cause de sa durée » (5).

(1) Valleix, t. IV, p. 792.
(2) *Dict. de méd.* t. III, p. 156.
(3) Fabre, *Ouv. cit.*, t VIII, p. 38.
(4) Grisolle, t. II, p. 875.
(5) *Ibid*, p. 874.

Herpès. — « L'Herpès, dit M. Gibert... n'est que légèrement influencé par les secours de l'art.... : aussi, les ressources de la médecine expectante sont-elles à peu près les seules auxquelles on puisse avoir recours dans cette maladie. » Cette proposition est parfaitement exacte : les lotions, les topiques émollients, les bains tièdes sont généralement plus nuisibles qu'utiles » (1).

« Le peu de gravité qu'offre l'herpès, la difficulté bien connue de l'empêcher de parcourir régulièrement ses périodes, dans ses formes aiguës, font que le traitement de cette maladie se résume dans quelques détails » (2).

Zona. — « Le repos, les bains tièdes, les boissons acidules, les préparations d'opium si la cuisson empêche le sommeil, sont les seuls moyens qu'il convient généralement d'employer..... Quelques personnes ont essayé de faire avorter le zona en cautérisant les vésicules avec un crayon d'azotate d'argent ; mais, quoi qu'on ait dit, cette méthode n'a aucun avantage et surtout elle n'abrége pas la durée de la maladie ; nous en dirons autant des applications du collodion qui, en effet, ne nous ont pas réussi » (3).

M. le professeur Grisolle, on le voit, borne tout le traitement à l'emploi de l'opium contre la douleur. Voici ce que pense M. A. Tardieu de ce moyen.

« Les douleurs caractéristiques du zona ne cèdent que difficilement aux narcotiques administrés à l'intérieur ou appliqués localement » (4).

« Les purgatifs, les vomitifs ont été préconisés par quelques auteurs. M. Rayer avoue n'en avoir jamais retiré de bons

(1) *Comp. de méd. prat.*, t. IV. p. 565.
(2) Valleix, t. V, p. 182.
(3) Grisolle, t. I, p. 566.
(4) p. 82.

effets.... « La méthode, purement expectante, dit ce médecin, donne un meilleur résultat » (1).

Impétigo. — « A l'état aigu, l'impétigo ne réclame pas une médication active..... Le traitement de l'impétigo chronique, tel qu'il a été recommandé par les auteurs, se compose d'une foule de médicaments dont il serait difficile d'apprécier aujourd'hui la véritable valeur. Les mercuriaux, les acides, les alcalins, etc., ont été vantés tour à tour. C'est ce qui arrive toujours dès qu'il s'agit d'une maladie de la peau dont la durée se prolonge. *On cherche sans cesse des moyens nouveaux, on ne réussit pas le plus souvent, et l'on ne fait que trahir les embarras d'une thérapeutique généralement incertaine et impuissante.* Je me bornerai à consigner ici ce qui m'a *paru* le plus important à connaître pour la guérison de cette affection » (2).

Acné. — « L'Acné, qui appartient à la jeunesse, se dissipe principalement par les progrès de l'âge ; celle des jeunes filles s'affaise sous l'influence d'une menstruation régulière, celle qui se développe en raison d'une disposition organique générale, est ordinairement fort rebelle, celle qui résulte de l'intempérance, cède par un régime plus régulier ; l'acné syphilitique, comme les autres syphilides, est d'une guérison assez difficile » (3).

— « Dans les cas d'*acne simplex* où les pustules sont peu nombreuses, il n'y a réellement rien à faire » (4).

« *Acne rosacea.* — Depuis long-temps on a reconnu l'impuissance de la thérapeutique dans le traitement de la couperose » (5).

(1) *Comp. de méd. prat.*, t. IV, p. 565.
(2) Valleix, t. V, p. 215.
(3) *Compendium de méd. prat.*, t. I, p. 24.
(4) Valleix, t. V, p. 235.
(5) *Ibid*, p. 237.

Sycosis. — « Le médecin doit être prévenu de sa ténacité et souvent de l'inefficacité absolue de la thérapeutique dirigée contre lui » (1).

Prurigo. — « On voit que dans ce traitement du prurigo, *comme, au reste, dans celui de toutes les affections cutanées, on n'a pas de règle bien fixe, et l'on a recours, sans avoir toujours un motif bien évident, à des moyens très-divers. Mais c'est une réflexion qu'il faudrait faire à chaque instant, parce que* LA THÉRAPEUTIQUE DES MALADIES DE LA PEAU N'A PAS ENCORE ÉTÉ ÉTABLIE SUR DES RECHERCHES SUFFISAMMENT EXACTES » (2).

« Le prurigo, par sa persistance et ses fréquentes récidives, constitue une affection fâcheuse qui empoisonne souvent les dernières années de quelques vieillards ou de sujets débilités » (3).

« Le prurigo est bien souvent une maladie longue, opiniâtre, rebelle aux agents thérapeutiques » (4).

Lichen. — M. Valleix termine son article sur le traitement de cette maladie par les réflexions suivantes :

« Je n'ai pas besoin d'ajouter combien il serait nécessaire d'avoir des recherches très-exactes sur l'efficacité de ces divers traitements, et sur les indications qui engagent a y avoir recours » (5).

« Le lichen est une affection incommode et souvent rebelle » (6).

« Le lichen est toujours une affection fâcheuse par suite de son opiniâtreté, de son prurit, de ses fréquentes récidives et

(1) Valleix, t. V, p. 240.
(2) *Ibid.*, p. 246.
(3) Grisolle, t. II, p. 871.
(4) Fabre, *Ouv. cit.*, t. VIII, p. 295.
(5) T. V, p. 251.
(6) Grisolle, t. II, p. 873.

sa durée qui, ainsi que nous l'avons dit, peut être quelquefois très-longue » (1).

Pityriasis. — « La terminaison se fait, le plus souvent, attendre, même quand on emploie un traitement méthodique et continué avec persévérance » (2).

« Cette affection est souvent réfractaire à la thérapeutique. Il n'est pas rare de la voir récidiver après une ou plusieurs disparitions » (3).

Icthyose. — « Le traitement de l'icthyose congénitale est palliatif.... Quant aux divers moyens administrés à l'intérieur, pour triompher du mal, ils sont restés jusqu'à présent sans aucune utilité » (4).

« Le pronostic de l'icthyose est toujours grave, mais seulement en raison de l'incurabilité presque constante de la maladie ; il est moins fâcheux lorsque celle-ci est accidentelle » (5).

« L'icthyose congénitale est toujours au-dessus des ressources de l'art » (6).

Après avoir énuméré les moyens les plus recommandés contre l'icthyose accidentelle, MM. Monneret et Fleury ajoutent :

« Il est difficile de se prononcer entre ces différents remèdes, qu'il faut ordinairement essayer successivement, trop heureux lorsque l'on parvient à en rencontrer un qui soit réellement efficace » (7).

(1) *Comp. de méd. prat.*, t. V, p. 567.
(2) Valleix, t. V, p. 269.
(3) Fabre, t. VIII, p. 301.
(4) Grisolle, t. II, p. 386.
(5) *Comp. de méd. prat.*, t. V, p. 121.
(6) *Ibid.*
(7) T. 5, p. 122.

Lupus. — « La thérapeutique, si souvent impuissante contre le lupus, doit avoir pour but de limiter ses progrès. »

Suivent les moyens qu'on a proposés dans ce but.

« Mais, ajoute le même auteur, ces agents échouent le plus souvent » (1).

« Dans la grande majorité des cas, le lupus résiste aux médications les mieux dirigées, et nous répéterons les paroles suivantes, qu'Alibert a eu la bonne foi et le courage d'écrire, et dont l'un de nous n'a eu que trop souvent l'occasion de vérifier l'exactitude : « Rien n'est plus nuisible à l'art que le ton affirmatif que prennent certaines gens pour mettre en crédit plusieurs procédés, quand il est constant, d'après tant d'expériences, que l'isthiomène déconcerte à la fois toutes les combinaisons de la médecine et les entreprises de la chirurgie. Personne n'a été plus à même que nous d'observer la marche et les effets de cette effroyable maladie, qui assiége, pour ainsi dire l'hôpital St.-Louis, et qui s'y trouve dans une proportion tellement considérable, qu'elle laisse peu de place aux autres affections morbides. Les tentatives que nous avons faites à ce sujet sont innombrables, et nous avons à regretter qu'elles n'aient point répondu à nos espérances ; en un mot, pour parler le langage de la vérité, nous dirons qu'il n'y a, jusqu'à présent, aucun remède certain contre un fléau si redoutable » (2).

Pellagre. — « Les meilleurs auteurs, Strambio entre autres, ont reconnu l'impuissance des agents pharmaceutiques contre la pellagre........ La principale ressource du médecin réside dans les moyens hygiéniques et, avant tout, dans l'alimentation » (3).

Érysipèle. — « On a préconisé contre l'érysipèle une

(1) Tardieu, p. 94.
(2) *Comp. de méd. prat.*, t. V, p. 574.
(3) Grisolle, t. II, p. 74.

foule de médicaments et de méthodes de traitement, depuis l'expectation jusqu'aux médications les plus actives » (1).

M. Valleix présente les conclusions suivantes à la fin de son article sur le traitement de l'érysipèle : (2).

« *Résumé.* — Je ne peux m'empêcher, en terminant, de revenir sur cette réflexion que j'ai eu tant de fois à présenter dans le cours de ce paragraphe : avec les documents que nous ont fournis les auteurs, il est impossible de déterminer l'efficacité des différents remèdes employés ; tout ce que nous savons positivement, c'est que, dans l'érysipèle de la face, la saignée modérée a une influence sur la durée de la maladie, *mais une influence très-limitée.* Quant aux autres moyens, ceux qui ont été le plus vivement recommandés sont : le vésicatoire, la compression, les incisions, le camphre à l'extérieur, les onctions mercurielles et le collodion. *Ce sont ceux qu'on devra essayer les premiers si la marche de la maladie ne paraît pas favorable* » (3).

(1) Grisolle, t. I. p. 559.

(2) T. 5. p. 382.

(3) LA PAYSANNE AU MÉDECIN.

Mon père, Monsieur, est toujours malade de plus en plus.

LE MÉDECIN.

Ce n'est pas ma faute. Je lui donne des remèdes : que ne guérit-il ; combien a-t-il été saigné de fois ?

LA PAYSANNE.

Quinze, Monsieur, depuis vingt jours.

LE MÉDECIN.

Quinze fois saigné ?

LA PAYSANNE.

Oui.

LE MÉDECIN.

Et il ne guérit point ?

LA PAYSANNE.

Non, Monsieur.

LE MÉDECIN.

C'est signe que la maladie n'est pas dans le sang. Nous le ferons purger autant de fois, pour voir si elle n'est pas dans les humeurs ; et, si rien ne réussit, nous l'enverrons aux bains.

MOLIÈRE. — *M. de Pourceaugnac.*

C'est avec raison que M. Valleix n'accorde à la saignée qu'une influence très-limitée sur la marche de l'érysipèle, car M. le professeur Louis a constaté que les émissions sanguines ne diminuaient la maladie que de *trois-quarts de jour* (1).

Ajoutons qu'*un bon nombre* d'auteurs recommandables (Chomel, Blache, Andral, Bauquin, etc.), regardent la saignée comme *dangereuse* (2). Suivant M. Bally, les saignées sont propres à aggraver les symptômes, à faciliter l'invasion du délire, à lui donner de l'intensité et à prolonger la maladie (3).

Les moyens que M. Valleix conseille aux praticiens d'essayer sur leurs malades sont loin de présenter une complète innocuité. Ainsi M. le professeur Grisolle, dit, en traitant des onctions mercurielles :

« Nous regardons cette médication comme dangereuse, et nous voulons qu'on la proscrive tout à fait ; car elle produit souvent des salivations incommodes, interminables, et deux fois *j'ai vu la vie des malades en péril, par suite d'un gonflement énorme de la langue, qui empêchait la déglutition et gênait l'entrée de l'air* » (4).

Mais nous emprunterons à M. Valleix son résumé du traitement ; on pourra voir par quelle agréable série de tâtonnements les allopathes font passer leurs malades pour ne pas les guérir.

« *Résumé du traitement de l'érysipèle simple*: Emissions sanguines générales et locales; vomitifs, purgatifs; toniques;

(1) Valleix, *ibid.*, p. 376.
(2) *Ibid.*
(3) *Ann. méd. chir.* 1827, p. 279.
(4) T. I, p. 560.

digitale, belladone; camphre; topiques émollients, réfrigé rants, astringents; camphre à l'extérieur; collodion; onctions mercurielles, lotions mercurielles; vésicatoire; cautère actuel (fer rouge); sinapismes, moxas; caustiques, térébenthine à l'extérieur; cautérisation avec le nitrate d'argent (pierre infernale). »

Et qu'on le remarque bien, il ne s'agit que du traitement de l'érysipèle simple.

Anasarque (*Intumescence générale ou du moins très-étendue du corps et des membres, produite par de la sérosité infiltrée dans le tissu cellulaire*). — « Je ne peux terminer cet article (sur le traitement de l'anasarque) dit M. Valleix, sans faire observer une dernière fois, combien il serait nécessaire, pour éclairer les questions que nous avons soulevées, d'avoir des observations nouvelles prises avec connaissance de cause » (1).

Parmi les divers traitements employés contre cette maladie, nous signalerons celui de M. Serre, qui consiste dans la *diète sèche, lactée* et *l'usage de l'ognon*. Pendant un mois à peu près, le malade doit s'abstenir de toute boisson, il doit se contenter de trois soupes au lait par jour, et d'un peu d'ognon qu'il mange avec un peu de pain pour terminer son repas (2).

M. Grisolle achèvera de nous édifier sur les moyens généralement employés contre l'anasarque.

« Malheureusement, dit ce professeur, on rencontre fréquemment des cas qui sont rebelles aux moyens que j'ai énumérés. L'hydropisie continue alors à s'accroître.......... il est alors urgent d'avoir recours à quelques moyens chirurgicaux, pour évacuer la sérosité » (3).

(1) Valleix, t. V, p. 20.
(2) *Ibid.*
(3) T. I, p. 702.

M. Grisolle ajoute que, dans ce but, on a conseillé les vésicatoires, les sétons, les cautères, moyens qui amènent des inflammations qui se *terminent presque toujours par la gangrène :*

« Le même danger serait à redouter, dit-il, si pour évacuer la sérosité, on pratiquait des scarifications, des incisions linéaires et très-superficielles, ou même de petites mouchetures sur la peau » (1).

Observons en passant que M. Valleix conseille l'application de larges vésicatoires. M. Grisolle finit en indiquant la méthode « qui est adoptée par la plupart des praticiens : celle-ci consiste à faire, avec une lancette étroite, une simple piqûre qui intéresse toute l'épaisseur de la peau, en ayant soin de choisir un point où cette membrane ne soit pas trop amincie ni affectée d'érysipèle. Si malgré les précautions qu'on prend, la gangrène s'emparait des lèvres des petites solutions de continuité, *il serait à peu près impossible de maîtriser les accidents* » (2).

Maladies de l'appareil Locomoteur.

Rachitisme.— M. Valleix, après avoir examiné successivement l'emploi des toniques, des ferrugineux, des alcalins, des bains de mer, des bains sulfureux, iodés, aromatiques, de l'iode, de l'huile de foie de morue, etc..... reconnaît l'impuissance de ces diverses médications.

« Mais ce qui prouve, dit-il, combien peu on doit avoir confiance dans la plupart des médicaments qui viennent d'être

(1) *Ibid.*
(2) t. I, p. 702.

passés en revue, c'est l'unanimité des auteurs pour recommander avec insistance les soins hygiéniques, que la plupart regardent comme les seuls moyens réellement efficaces » (1).

Rhumatismes en général.— « Il est peu de maladies contre lesquelles la médecine ait employé un plus grand nombre de remèdes que dans le rhumatisme, et cette seule considération suffit déjà pour prouver qu'elle n'est que trop souvent insuffisante » (2).

Goutte.— « La goutte est de ces maladies contre lesquelles la thérapeutique est, la plupart du temps, impuissante, et l'on peut répéter encore aujourd'hui ces deux vers de Lucien :

> Cognoscat unusquisque me solam deûm
> Non deliniri, pharmacis non obsequi (3).

« C'est surtout dans le traitement de la goutte chronique qu'on trouve le plus grand nombre de médicaments. Les prétendus spécifiques y abondent; mais la preuve qu'on n'a pas encore trouvé le véritable, c'est que l'on continue toujours à en chercher; (ne pourrait-on appliquer cette réflexion au traitement allopathique des autres maladies?) que les anciens sont généralement abandonnés, et que le plus souvent les goutteux, après en avoir essayé plusieurs, finissent par y renoncer, se bornant à l'emploi des moyens palliatifs dont l'expérience leur a appris l'utilité. Bornons-nous donc à signaler les principaux traitements, ceux *qui ont le plus de réputation*, en attendant que des recherches plus exactes viennent jeter quelque jour sur ce sujet si obscur » (4).

M. Valleix dit encore, dans son résumé :

« Je n'ai dans l'exposition du traitement, fait mention

(1) Valleix, t. V, p. 151.

(2) *Dict. de méd.* t. XXVII, p. 604.

(3) *Comp. de méd. prat.* t. IV, p. 352.

(4) Valleix, t. V, p. 102.

d'aucune des théories qui ont guidé les médecins dans le choix des moyens thérapeutiques ; je n'y ai vu aucune utilité. Ce sont, en effet, les résultats des médications qu'il nous importe de connaître. et malheureusement nous ne trouvons le plus souvent sur ce point que des assertions vagues et dénuées de preuves....... de toutes les drogues qu'on a données comme spécifiques pour prévenir les attaques de goutte, il n'en est aucune qui mérite la confiance du praticien » (1).

Maladies communiquées à l'Homme par les Animaux.

Morve. — « Je ne saurais insister sur un traitement qui, non-seulement n'a pas guéri les malades, mais même ne leur procure aucun soulagement » (2).

« Aucun moyen thérapeutique n'a paru jusqu'à présent exercer une influence véritable sur la marche de l'affection morveuse à l'état aigu ou à l'état chronique » (3).

Fièvres.

Fièvre typhoïde. — La division la plus complète règne parmi les allopathes, touchant le traitement de cette maladie :

« Dans ces dernières années, dit M. Valleix, il s'est élevé des discussions fort vives à propos du traitement de la fièvre typhoïde. Plusieurs médications ont été préconisées avec ardeur, et des faits nombreux ont été cités, analysés et interprétés en faveur des opinions les plus diverses » (4).

(1) P. 110 et 111.
(2) Vallleix, t. V, p. 581.
(3) Tardieu, p. 618.
(4) T. 5, p. 494.

Parmi les médecins, les uns ont recours à la *médication antiphlogistique* (saignées générales et locales, ventouses scarifiées sur le ventre, boissons rafraîchissantes, lavements émollients, cataplasmes, bains, etc.); les autres lui préfèrent la *méthode purgative*, remise en honneur par M. Delaroque (purgatifs salins ou huileux, donnés quotidiennement à toutes les époques de la maladie); d'autres, enfin, emploient la médication *antiputride, antiseptique* (quinquina, camphre, musc, plantes aromatiques, vin, alcool, etc.). On compte encore la médication *abortive* (mercuriaux à l'intérieur et à l'extérieur), la médication *contre stimulante*, et certains praticiens, se refusant à admettre exclusivement aucune de ces méthodes, les combinent de diverses manières. C'est ainsi qu'il en est qui emploient, dans la forme inflammatoire, une saignée; dans la forme bilieuse, un purgatif ou un émèto-cathartique; contre l'adynamie, les toniques; contre l'ataxie, l'opium et les révulsifs.

Pour montrer la confusion qui règne dans les appréciations portées par les auteurs sur ces diverses méthodes, il nous suffira de mentionner ce qui a trait à la médication antiphlogistique.

« Examinons maintenant, dit M. Tardieu, les diverses méthodes employées dans cette maladie : *il n'en est qu'une* qui, employée dans la première période, suivant une formule précise, puisse sûrement modifier la marche de la maladie, empêcher le développement des accidents graves ataxiques ou adynamiques, rendre plus rares les fuliginosités de la bouche, les escarres et même l'éruption des taches caractéristiques, et, par une conséquence nécessaire, abréger la durée de la maladie et diminuer le chiffre de la mortalité : c'est la méthode des émissions sanguines rapprochées et suffisantes, telle qu'elle a été donnée et appliquée par M. le professeur Bouillaud » (1).

M. Valleix, après avoir analysé les faits relatifs à la médication antiphlogistique, conclut ainsi :

« Il résulte, de ce qui précède, que rien ne prouve que la saignée ait la grande efficacité qu'on lui a attribuée, et que la saignée modérée n'a qu'une faible action » (2).

Quelques médecins, et, en particulier, M. Delaroque, ont été plus loin, ils ont avancé que la saignée produit toujours de mauvais effets dans la fièvre typhoïde (3).

Non-seulement les praticiens peuvent s'entendre sur la méthode thérapeutique qui mérite la préférence dans la fièvre typhoïde, mais encore ceux même qui adoptent la même méthode sont loin d'être d'accord sur les agents auxquels on doit avoir recours. Ainsi, parmi les médecins qui ont adopté la méthode purgative, les uns préconisent l'huile de ricin ou l'eau de sedlitz ; d'autres, au contraire, le calomel. M. le professeur Grisolle, après avoir mentionné les faits rapportés par les partisans du calomel (Lombard, Fauconnet, Sicherer, Taufflieb, etc.), ajoute :

« Je ne saurais partager cette opinion ; le calomel ne m'a paru jouir d'aucune vertu spécifique, il n'agit qu'à titre de purgatif, et, sous ce rapport, il me semble inférieur et à l'huile de ricin et aux sels neutres ; c'est un purgatif plus inconstant, plus infidèle qu'eux. Son usage, répété, peut d'ailleurs ne pas être sans inconvénient. M. Taufflieb, lui-

(1) *Ouv. cit.*, p. 15.
(2) *Ouv. cit.*, t. V, p. 495.
(3) *Traité de la fièvre typhoïde*, Paris 1847.

même, reconnaît que, dans la forme adynamique, les mercuriaux peuvent être dangereux, et il est à craindre que quelquefois ils n'aient provoqué la gangrène de la bouche » (1).

Nous avons parlé des divisions qui existent à propos de la fièvre typhoïde des adultes, nous pourrions en dire autant de celle des enfants.

« On voit, disent MM. Monneret et Fleury, que les mêmes dissentiments, au sujet de la thérapeutique, existent pour la fièvre typhoïde de l'enfant comme pour celle de l'adulte » (2).

En présence de ce désordre qui règne parmi les auteurs, « dans une maladie, d'ailleurs, contre laquelle la thérapeutique a si peu de prise, qu'on a pu dire d'elle, avec juste raison, qu'elle était l'*opprobre de l'art* » (3), un grand nombre de praticiens se renferment dans l'expectation, avouant leur impuissance contre l'essence de l'affection typhoïde.

« Laënnec a dit que la fièvre typhoïde était une des maladies contre laquelle l'art offrait le moins de ressources, et où la nature déployait le plus sa puissance. Il est certain que la médecine ne possède aucun moyen sur l'efficacité duquel elle puisse compter dans cette redoutable affection; ni les saignées, ni les toniques, ni les révulsifs, ne modifient grandement la marche de cette fièvre, qui suit toujours, quoi qu'on fasse un certain développement » (4).

« Il est encore une autre circonstance ou l'expectation est convenable, c'est lorsque la maladie, même dangereuse, a un cours forcé auquel le médecin ne peut mettre de terme, dans la fièvre typhoïde, par exemple, et dans la variole, on n'a aucune prise sur l'essence même du mal; rien ne peut faire

(1) *Ouv. cit.*, t. I, p. 51.

(2) *Comp. de méd. prat.*, t. VIII, p. 264.

(3) Grisolle, *ibid.*, p. 50.

(4) *Dict. de méd.*, t. X, p. 471

que les plaques de Player ne se gonflent, et qu'elles n'emploient un certain temps à parcourir leurs périodes d'ulcération, et puis de cicatrisation .... Ce sont là des états forcés que nulle thérapeutique actuellement connue n'est capable d'empêcher » (1).

« Le nombre des médecins anciens et modernes qui se sont déclarés en faveur de l'expectation, disent MM. Monneret et Fleury, est très-considérable »..... Et Après avoir cité Sydenham, Baglivi, Bordeu, ils ajoutent : « Laënnec était convaincu de l'impuissance de l'art et des admirables ressources que l'organisme savait opposer aux progrès du mal. M. Cruveilhier professe la même doctrine. M. Andral, après avoir essayé toutes les méthodes de traitement qui ont été vantées tour à tour, a fini par soumettre ses malades à une attentive et sage expectation. Il se borne à prescrire les délayants jusqu'à ce que des indications spéciales se présentent : « Laisser à la nature, par une médecine expectante, assez de force pour qu'elle puisse tendre spontanément à la résolution de la maladie, ce n'est pas la même chose que de déterminer par nos médicaments une réaction toute artificielle, parfois utile, mais souvent aussi sans profit ou nuisible » (2).

On aura idée de l'impuissance de l'allopathie contre la fièvre typhoïde, en constatant combien sont insuffisants les moyens dont elle dispose contre les symptômes ataxiques, qui jouent un si grand rôle dans cette affection.

« L'ataxie, dit M. Tardieu, réclame les révulsifs, la glace, les antispasmodiques, qui n'ont d'ailleurs qu'une bien douteuse efficacité » (3).

(1) *Dict. de Med .Article* Expectation. t. XII, 494.
(2) *Comp. de méd. prat.*, t. VIII, p. 259.
(3) P. 17.

« Nous avons très-rarement dans ce cas, dit M. le professeur Grisolle, obtenu quelque résultat avantageux du camphre en lavement et du musc en potion ; *toutefois nous continuons à donner ces remèdes plutôt pour l'acquit de notre conscience que dans l'espoir de modifier les accidents cérébraux* » (1).

A propos des révulsifs, rappelons que les vésicatoires encore recommandés par un grand nombre d'auteurs et usités dans la pratique, peuvent entraîner des accidents très-graves.

« Il résulte, dit M. Valleix, des observations de M. Louis que, sans avoir aucune action favorable, les vésicatoires tendent à produire des escarres » (2).

Voyez également sur les ulcérations gangreneuses produites par les vésicatoires *le Dictionnaire de médecine*, t. X, p. 474.

Nous aurions pu faire, pour la pathologie externe, le travail que nous venons de terminer sur la pathologie interne, et les chirurgiens comme les médecins nous eussent fourni des aveux utiles à noter. Nous nous plaisons à rendre justice aux progrès de la chirurgie, mais nous ne pouvons nous dissimuler qu'on lui a fait une trop large part dans la médecine allopathique, et il est une foule d'affections où l'on torture les malades souvent pour ne pas les guérir, résultat que l'homœopathie obtient sans violences et sans douleurs. Les allopathes eux-mêmes sont réduits à avouer que l'on abuse des procédés chirurgicaux. Citons seulement à l'appui de

(1) *Ouv. cit.* t. I, p. 53.
(2) *Ibid* p. 500.

notre dire le passage suivant emprunté à un mémoire lu en 1854, à l'Académie des Sciences, par le docteur Bouvier, médecin de l'hôpital des enfants, et membre de l'Académie de médecine.

« J'ai été frappé d'une circonstance regrettable pour l'art et surtout pour les malades : c'est l'abus que l'on fait généralement de la cautérisation dans le traitement des affections du système osseux. Les moxas, les cautères calci-potassiques, les traînées d'acides minéraux concentrés, le fer rouge sillonnent journellement le dos, les hanches, les genoux des malheureux atteints de mal vertébral, de coxalgie, de tumeur blanche; des plaies larges, profondes, des ulcères hideux mutilent ces régions du corps, laissant à leur suite, *si les sujets résistent au mal et au remède*, des citatrices difformes, stigmates ineffaçables d'une barbarie qui appartient à d'autres temps. « C'est une chose, — dit notre bon Ambroise Paré, dans son *Apologie* de la ligature des vaisseaux contre Gourmelen, partisan du fer rouge, — c'est une chose qui ne sent point son chrétien, de brûler tout du premier coup, sans s'arrêter aux plus doux remèdes » (*Ap.*, p. 2.) C'est pourtant ce que l'on fait dans les cas que je signale; mais *les maîtres l'ont dit, et le plus grand nombre suit aveuglément la routine.* Deux chirurgiens de la plus haute distinction, MM. Malgaigne et Chassaignac, ont déjà fait sentir le vice de cette méthode pour les tumeurs blanches en particulier; mais on n'y persiste pas moins » (*Arch. gén. de méd.*, 1854. Ve Série, t. IV, p. 533).

CHAPITRE V.

De la Saignée.

> La saignée jusqu'au blanc est le *Knout* de la thérapeutique, elle met *ceux qu'elle n'a pas tués* dans l'impossibilité de présenter des symptômes pendant quelque temps; mais tout comme les Russes ainsi fustigés retombent souvent dans la faute qui leur avait mérité cette punition, de même *l'affection qui avait donné lieu à la saignée, reproduit les mêmes symptômes dès que le système a assez de force pour les former.* Ne vous semble-t-il pas que ces correcteurs et ces thérapeutistes sont de même force?
>
> LORDAT, professeur à la faculté de Montpellier.

La saignée est la pierre angulaire de la thérapeutique allopathique; il est peu de maladies où l'on ne l'ait employée et on est vraiment surpris du grand nombre d'indications qu'elle est appelée à remplir. Ici c'est la masse du sang qu'elle doit diminuer, là c'est son orgasme qu'elle doit modérer; on la charge d'arrêter les hémorrhagies, de prévenir les congestions, de calmer les vives douleurs, d'apaiser les diverses irritations qui se manifestent dans les innombrables espèces d'affections spéciales inflammatoires. En présence de l'emploi si fréquent et si varié d'un moyen purement mécanique, n'est-on pas en droit de se demander s'il n'en est pas un peu de la saignée comme du spécifique du docteur Sangrado qui, comme on sait, répondait aux indications les plus opposées. « L'eau, disait ce docte personnage, est un dissolvant universel. Le cours du sang est-il ralenti, elle le précipite ; est il trop rapide, elle en arrête l'impétuosité. »

A toutes les maladies terminées en *ite* (*bronchite, péritonite, péricardite, meningite, encéphalite, myelite*, etc, etc.), l'allopathie oppose généralement les émissions sanguines; donc toutes les maladies en *ite*, toutes les inflammations sont semblables et ne peuvent pas être individualisées, quelle que soit la variété des symptômes, quel que soit l'ordre des sympathies. Il ne faut tenir aucun compte des nuances qui peuvent caractériser l'état pathologique, et le différencier de tout autre avec lequel il peut avoir une grande analogie et qui porte souvent le même nom. On ne doit pas s'arrêter davantage, non-seulement aux diverses modalités de sensation, de fonction, de texture, mais encore à la variété des tempéraments, aux différentes idiosyncrasies, aux âges, aux sexes, aux habitudes, au climat, à la cause enfin du mal. Il suffit de savoir que le nom de la maladie se termine en *ite*, que c'est une inflammation et on emploiera aussitôt le traitement antiphlogistique. C'est le moyen le plus énergique, dira-t-on de combattre l'inflammation, soit : mais aux symptômes restants ou qui suivent qu'opposera-t-on ? Un autre antiphlogistique et qui soit doué de cette propriété à un moindre degré, soit encore ; mais je ne vois là que la thérapeutique des noms et point du tout la thérapeutique des choses. Une pratique semblable ne suppose même pas qu'il puisse y avoir de différence entre deux malades atteints de la même affection, et c'est là le traitement le plus absolu, le plus général qui se puisse imaginer. A ce protée qu'on appelle inflammation et qui réclame une autre protée, l'allopathie oppose, dans la saignée, un moyen qui est un et ne peut varier que du plus au moins.

Ne voyons-nous pas tous les jours employer la saignée dans des cas qui présentent évidemment des indications différentes ? Un homme fait une chute, on le saigne; un autre a éprouvé un effroi violent, on le saigne de même ; quel rapport y a-t-il, entre une chute, et une frayeur ? Les effets généraux, dira-t-on, sont les mêmes si les causes ne le sont pas ; mais c'est ce qu'un homme étranger à la médecine pourrait seul affirmer. Qui ne sait combien les symptômes varient dans les états qui proviennent d'une même cause; que sera-ce donc quand la cause n'est pas identique ? Et d'ailleurs, chaque malade ne perçoit-il pas une secousse d'une manière toute spéciale, l'effet ne se porte-t-il pas suivant chaque sujet, plutôt sur une partie du système que sur une autre. C'est ce que l'homœopathie a parfaitement compris, aussi suivant les cas varie-t-elle sa médication.

Nous ne nous occuperons pas de rechercher l'origine

de la saignée (1), nous rappellerons seulement que les allopathes prétendent, en la pratiquant, ne faire qu'imiter la nature. Certaines affections, disent-ils, se jugent par des crises hémorrhagiques ; à cela nous répondrons que pour imiter la nature, il faudrait connaître les éléments de l'état critique, le temps opportun de sa production et la quantité de sang qu'il réclame. Sait-on exactement le point où la perturbation que l'on veut produire par la saignée sera sans péril pour la vie? Possède-t-on une mesure qui fixe les limites où se jugent les maladies? Tandis que le saignement de nez le plus léger dissipera un mal de tête, une saignée de 12 onces ne le diminuera pas et l'augmentera souvent. Avec ce système d'intervention brutale on risque de bouleverser tout le travail curatif de la nature.

Une routine banale préside à l'emploi de la saignée, car

(1) Inventée par l'hippopotame, disent quelques chroniqueurs, l'esprit humain en aurait conclu qu'elle pouvait être d'une immense ressource appliquée à l'homme. Au printemps, lorsque tout reverdit dans la nature et que les humeurs fermentent au sein de l'organisme, bonne dame nature indique à l'intéressant pachiderme de se frotter aux angles aigus des rochers, jusqu'à ce que le sang jaillisse, et c'est grâce à ce secours divin qu'il passe d'heureux jours le reste de l'année. Tel est le poëme. Sans la crainte d'être trop prosaïque je dirais ce que je crois de cette recherche des origines. C'est que la bête a tout bonnement l'instinct de se gratter quand elle a des démangeaisons, et qu'aussi déraisonnable que l'homme, la douleur seule la retient quand elle s'est arrachée la peau.

On a beau faire, je ne crois pas au génie de l'honorable quadrupède, et son aphorisme pratique ne vaut pas ceux purement théoriques d'Hippocrate. Il est vrai qu'il en faut pour tous les goûts.

Docteur LEBOUCHER.

les résultats qu'on en obtient sont loin de justifier l'usage qu'on en fait journellement (1). Il en est de même en allopathie, des médications les plus usitées; la tradition les transmet et on les accepte sans les discuter *in verba magistri*. On trouvera la confirmation de ce que nous avançons dans les aveux des allopathes, qui se produisent dans le cours de ce livre; rappelons seulement ce que dit M. Valleix de l'emploi du vésicatoire (2).

« Le vésicatoire est *un des moyens le plus généralement employés*, et cependant on a élevé bien des doutes sur son efficacité. Nous n'avons point de relevés exacts de faits propres à éclairer cette question de thérapeutique, d'où il suit que la plupart des médecins qui emploient le vésicatoire dans la pleurésie *le font uniquement parce que ce moyen est généralement recommandé et non parce qu'ils sont sûrs d'en avoir retiré de bons effets* » (3).

(1) Depuis plus de dix ans, disait M. le professeur Magendie à ses élèves, je n'ai pas eu besoin de recourir à des saignées plus copieuses (60 à 80 grammes); en d'autres termes *je me suis plutôt proposé d'agir sur l'esprit des malades que sur la circulation*, et je ne crains pas d'avancer que ma pratique n'en a pas été plus malheureuse.

(2) *Ouv. cit.*, t. I, p. 582.

(3) Molière connaissait bien les médecins de son temps et avait pressenti ceux du nôtre lorsqu'il mettait ces paroles dans la bouche de M. Diafoirus faisant l'éloge de son fils Thomas.

« Mais sur toute chose ce qui me plaît en lui et en quoi il suit mon exemple, c'est qu'il s'attache aveuglément aux opinions de nos anciens, et que jamais il n'a voulu comprendre ni écouter les raisons et les expériences des prétendues découvertes de notre siècle, touchant la circulation du sang et autres opinions de même farine.»

Et ce sont ces hommes, qui ont inscrit le mot ROUTINE aux frontispice de leurs écoles, que l'on voudrait faire juger des croyances nouvelles!

Au reste, les médecins éclairés ne considèrent la saignée que comme un pis aller, ils l'emploient faute d'avoir un meilleur moyen à lui substituer.

« Tous les jours *nous saignons, à regret*, des femmes tourmentées par des symptômes de pléthore morbide ou diathésique, qui, par leur âge, leur constitution et la nature de l'affection à laquelle elles sont sujettes, réclameraient bien plutôt des moyens opposés s'ils pouvaient être employés impunément.... La saignée est *un moindre mal*, il est vrai, *un simple pis aller* » (1).

Mais les allopathes les plus éminents vont nous dire ce qu'il faut penser de l'efficacité des émissions sanguines. Nous choisirons à dessein, pour cet examen, les maladies sur lesquelles la saignée passe pour avoir la plus grande influence.

1° Apoplexie.

Hipocrate a dit que si, dans l'apoplexie, la saignée ne *soulage* pas le malade elle le *tue*.

« J'ai vu bien des attaques d'apoplexie, dit M. le professeur Cruveilhier, sur la marche funeste desquelles la saignée n'a, eu aucune espèce d'influence et qui se sont renouvelées à de courts intervalles, comme si aucune déplétion sanguine n'avait eu lieu. Il semblait même, dans quelques cas, que *le mal croissait en proportion de la saignée* » (2).

« Bien souvent, dit M. le professeur Andral (3), les saignées réussissent dans les congestions cérébrales, et en font

(1) Trousseau et Pidoux, *Ouv. cit.*, 3me édit., t. I, p. 652.

(2) *Dict. de méd. et de chirurg. prat.*, art. Apoplexie, p. 259.

(3) *Clin. méd.*, t. V, p. 293.

disparaître, plus ou moins promptement, les accidents; *mais plus d'une fois aussi, vainement multiplie-t-on les pertes de sang,* les signes de congestion ne s'évanouissent pas ; ou bien, s'ils diminuent ou disparaissent immédiatement après que la veine a été ouverte, *ils ne tardent pas à se reproduire avec autant d'intensité qu'auparavant.* Dans quelques cas même, *on les rend plus forts à mesure que, par des saignées répétées, on affaiblit l'individu....* »

Le même auteur ajoute que, quelquefois « *sous l'influence de la saignée, les simples signes d'une congestion cérébrale se transforment en ceux d'une attaque d'apoplexie.* »

Dans le même ouvrage on lit aussi (1) :

« Cette observation peut encore servir à prouver combien est, quelquefois, inutile le traitement anti-phlogistique le plus actif, bien qu'il soit employé dès le début de la maladie, et *dans les circonstances les plus favorables.* »

La saignée, de l'aveu même de M. Andral, serait donc, qu'on me passe l'expression, une sorte de quitte ou double. Ce professeur affirme qu'il est des cas d'apoplexie où la saignée, loin de conjurer les accidents, ne fait que les accroître. Si l'on pouvait distinguer les cas, tout serait pour le mieux ; mais qui oserait dire que cela est possible? Le praticien saigne donc, dans l'apoplexie, à tort et à travers, et avec la crainte de tomber sur des malades que la saignée peut tuer. Du reste, les indications de la saignée sont si incertaines et si trompeuses, que M. Andral avoue lui-même que les antiphlogistiques échouent, même dans les circonstances qui semblaient les plus favorables.

(1) T. IV, p. 499.

Suivant Etmuler (1), la saignée est utile dans l'apoplexie sanguine, mais elle est préjudiciable et il faut s'en abstenir dans l'apoplexie séreuse et nerveuse.

Nous avons reproduit cette assertion, car on la trouve dans un grand nombre de traités et beaucoup de praticiens la répètent journellement. Il n'y a, à tout cela, qu'une petite difficulté, c'est qu'il n'existe aucun signe qui permette de différencier ces trois affections, les cliniciens les plus habiles en font l'aveu. En parlant de l'apoplexie nerveuse et de l'apoplexie sanguine, M. le professeur Grisolle dit :

« Il faut convenir qu'il n'existe aucun moyen pour éviter l'erreur » (2).

« Dans aucun cas bien observé, ajoute M. Valleix, le diagnostic n'a été possible, *les hommes les plus versés dans la matière s'y sont complétement trompés* » (3).

« Rien n'est plus incertain que le diagnostic de cette affection, déclare M. Valleix en parlant de l'apoplexie séreuse » (4).

« Il n'existe aucun signe qui puisse faire distinguer une apoplexie séreuse d'une hémorrhagie ou d'une congestion cérébrale avec résolution complète de tous les membres. La pâleur de la face, etc., que les anciens avaient signalés comme des caractères distinctifs des apoplexies séreuses, n'ont aucune valeur, puisque, d'une part, ils manquent souvent, et que, de l'autre, on les retrouve dans les apoplexies sanguines » (5).

Nous empruntons la citation suivante à un ouvrage

(1) T. I, p. 450.
(2) *Traité prat. de pathol. int.*, t. I, p. 660.
(3) *Guide du méd. prat.*, t. IV, p. 507.
(4) *Ibid*, t. IV, p. 440.
(5) Grisolle, *Ouv. cit.*, t. I, p. 712.

publié, dans ces dernières années, par M. J. Beraud, ancien aide d'anatomie de la Faculté de Paris, ancien interne lauréat des hôpitaux, et par M. Ch. Robin, professeur agrégé de la Faculté de Paris :

« La tête est une boîte incompressible ; il est vrai que dans sa cavité il n'existe pas un vide barométrique, mais il y a un vide virtuel qui fait qu'il ne peut pas sortir une once de sang du crâne, sans qu'il en entre une once. Le liquide céphalo-rachidien ne peut le remplacer, parce que les vaisseaux sont incompressibles eux-mêmes. En vertu de ce vide virtuel, *jamais les vaisseaux du crâne ne peuvent se désemplir. Examinez la tête d'un supplicié*, comme l'ont fait Béclard, Abercombrie et M. le professeur Bérard, ou bien, encore, *examinez la cavité crânienne d'un individu mort d'hémorrhagie, vous y trouverez toujours une grande quantité de sang*. Poumier a vu que *les animaux qui meurent par hémorrhagie ont encore beaucoup de sang dans leur cerveau*. **Il suit de là une conséquence très inquiétante pour la pratique** : *on a vu des apoplectiques se trouver plus mal après une saignée* ; on a diminué alors la pression du cerveau et, *immédiatement, les vaisseaux ont apporté du sang pour remplir le vide virtuel*. C'est ce qui a fait dire paradoxalement qu'*on était menacé d'apoplexie par une forte saignée.* Le sang est donc sans cesse appelé dans la cavité crânienne, et s'il n'existait pas là une disposition spéciale, la circulation serait totalement impossible » (1).

« *Si la saignée est quelquefois dangereuse dans l'apoplexie.* » Tel est le titre d'un article de l'*Union médicale* du 5 février 1853.

« La question posée en tête de cet article, dit l'*Union médicale*, frappera assurément tous les praticiens. M. Aussaguel a réuni dans sa thèse inaugurale, à laquelle nous faisons cet

(1) *Manuel de physiologie de l'homme, etc.*, 1853, p. 360.

emprunt, quelques faits qui réclament une mûre considération à cet égard.

« Dans ses leçons orales, dit-il, M. le professeur Cruveilhier, toutes les fois qu'il est question du traitement de l'hémorrhagie cérébrale, ne manque pas de dire : « sans doute, il faut saigner, mais *soyez circonspects*..... » et alors il raconte volontiers qu'ayant été mandé, en ville, auprès d'une personne qu'il trouva sous l'imminence d'une attaque d'apoplexie cérébrale, il se hâta de pratiquer une saignée ; la veine était à peine fermée que le malade était hémiplégique (paralysé d'une moitié du corps) : « Aussi, ajoute-t-il, les parents du malade ne manquèrent pas de dire que *c'était mon coup de lancette qui avait fait le mal.* »

« Depuis, nous avons lu dans la thèse de M. Cornil : « Une femme éprouva tout à coup de la faiblesse dans les membres thoracique et pelvien du côté gauche ; cependant elle put se rendre, quoique avec peine, chez son médecin, qui demeurait à une assez grande distance. Celui-ci la saigna immédiatement ; mais, après la saignée, la malade ne put quitter la chaise sur laquelle elle s'était assise ; *elle était complétement hémiplégique.* »

« En outre, le fait suivant s'est passé sous nos yeux :

Suit l'observation d'un malade *privé de la parole* et devenu *hémiplégique*, à la suite de deux saignées.

« Eh bien ! ajoute notre jeune confrère, je le demande, si les faits de ce genre étaient nombreux, n'auraient-ils pas une certaine éloquence accusatrice contre l'emploi de la saignée ? Et quand, témoin impartial, on assiste à leur mode de développement, n'est-on pas tenté de dire, avec les parents du malade de M. Cruveilhier : *c'est le coup de lancette qui a fait le mal !* »

La *Revue thérapeutique médico-chirurgicale* du 15 février 1854, reproduit les lignes que l'on vient de lire et les fait suivre des commentaires et des observations suivantes :

« M. Voillot a observé, comme les praticiens cités dans le passage qui précède, les mauvais effets de la saignée dans certains cas..... Voici comment s'exprime à ce sujet notre confrère : « L'indication de la saignée dans l'apoplexie ou hémorrhagie cérébrale, est une de celles qui paraissent les mieux fondées en pathologie..... L'observation cadavérique et les symptômes vivants semblent indiquer clairement l'espèce de moyens qu'on doit mettre ici en usage; il faut tirer du sang. Mais, alors, qu'arrive-t-il? *C'est que la saignée a converti une simple menace ou un commencement de paralysie en une paralysie complète; l'évidence est là, les faits sont trop nettement accusés, ils sont trop immédiats pour qu'on puisse en méconnaître la cause.*

« Après cela, comment se rendre compte de faits aussi contraires à la théorie de la saignée? N'a-t-elle pas été assez abondante? Mais elle a été répétée; elle a été poussée jusqu'à la syncope. Pourquoi, dès lors, le dégorgement ne s'est-il point opéré? Pourquoi la circulation n'a-t-elle pas repris son cours habituel? Pourquoi, au contraire, le mal qu'on voulait conjurer en a-t-il été le prompt résultat?.... Quant à nous, nous ne verrions (dans ce cas) que l'effet d'un affaiblissement des tissus occasionné ou accru par la saignée, qui, le plus souvent, dans ce cas, est faite largement : de là, les exhalations sanguines ou séreuses.

« *Quoi qu'il en soit, il suffit que l'observation ait constaté les accidents qui peuvent survenir après la saignée, pour que l'on soit tenu d'user de la plus grande circonspection avant de se résoudre à l'appliquer*. Pour notre compte, nous avons été *plusieurs fois* témoin de pareils accidents, et nous dirons, sans remonter plus haut dans le cours de notre pratique, qu'aujourd'hui même nous avons sous les yeux un fait de cette nature :

(Suivent plusieurs observations à l'appui.....).

NOUS MANQUONS D'INDICATIONS PRÉCISES ; car, tout en reconnaissant qu'on a affaire à une menace d'apoplexie, à un commencement de paralysie, *on n'est pas assuré que la saignée ne produira pas un effet tout contraire à celui qu'on a l'intention de prévenir, ou tout au moins qu'elle ne sera pas un obstacle à une amélioration qui peut arriver sans elle. C'est sans doute cette incertitude qui fait que des praticiens ont proscrit la saignée sans exception....* Nous dirons, en terminant que, DANS L'APOPLEXIE, LA SAIGNÉE EST D'UNE UTILITÉ DOUTEUSE, ET QU'ON NE PEUT AFFIRMER QU'ELLE NE SERA POINT NUISIBLE. »

Les cas où l'on a vu, après la saignée, l'hémorrhagie cérébrale, se terminer en quelques heures et en quelques jours par la paralysie et la mort abondent dans les auteurs ; mais il serait trop long de les rapporter, et, d'ailleurs, nous croyons les faits qui précèdent assez probants.

Concluons seulement que quant aux indications et aux contre-indications de la saignée dans l'apoplexie, l'école ancienne est dans l'ignorance la plus complète.

2° Pneumonie; Pleurésie; etc.

« Il y a des médecins et *en assez bon nombre*, qui assurent que la saignée est une illusion, un mithe, peut-être même un *poison* dans la fluxion de poitrine. »

Forget, professeur à la Faculté de médecine de Strasbourg (1).

M. le professeur Cruveilhier (2), après avoir répété avec Baillou et Stoll :

« Que dans certaines pneumonies, les symptômes semblaient

(1) Ginestet, p. 23.

(2) *Dict. de méd. et de chir. prat. Art.* pleurésie, p. 326.

être exaspérés par les saignées, et qu'il en avait constaté les *funestes effets,* » ajoute : « La pleurésie est certainement une des maladies sur lesquelles le traitement par les saignées a le plus de prise, et cependant, je ne l'ai jamais vue à quelque degré d'énergie qu'il eût été porté, juguler la fièvre, qui dure de cinq à neuf jours ; combien de fois, au contraire, ne voit-on pas la fièvre *reparaître plus intense, à la suite d'une syncope de longue durée, produite par une saignée abondante* ! »

M. le professeur Chomel, à propos d'un sujet atteint de pneumonie qui, après quatre saignées du bras, une application de ventouses scarifiées et de sangsues (faites dans l'espace de trois jours), offrait une recrudescence des symptômes généraux avec extension de l'inflammation à des parties du poumon jusque-là restées saines, a professé (1) :

« *Que les faits de ce genre sont fréquents, et que l'on voit bien de pneunomies et d'autres inflammations se développer et s'étendre, de proche en proche, malgré les saignées* ».

Le même professeur tenait, à sa leçon du 13 décembre, le même langage au sujet de l'érysipèle.

« Ne voit-on pas *souvent* dans les pneumonies légères de la base du poumon, un de ces organes s'enflammer et même les deux, malgré les saignées répétées ? »

Emery, membre de l'Académie de médecine.

Le célèbre Laennec dit dans son *Traité de l'auscultation* (p 613).

« Par la saignée (dans la pneumonie) on obtient presque toujours une diminution de la fièvre, de l'oppression, de l'expectoration sanguinolente, *qui fait croire aux malades et*

(1) Leçon de clinique du 9 janvier 1840.

(2) Séance du 24 novembre 1835

aux assistants que la convalescence va commencer; mais au bout de quatre-vingt-quinze heures, *ces accidents reprennent une nouvelle intensité*; et la même chose a souvent lieu *cinq ou six fois de suite, après autant de saignées coup sur coup.*»

M. le professeur Louis, dans ses recherches sur les effets de la saignée (pag. 31), conclut ainsi :

« Il résulte des faits exposés dans ce chapitre, que la saignée n'a eu que peu d'influence sur la marche de la pneumonie, de l'érysipèle de la face et de l'angine gutturale, chez les malades soumis à mon observation ; que son influence n'a pas été plus marquée dans les cas ou elle a été copieuse et répétée, que dans ceux où elle a été unique et peu abondante ; qu'on ne jugule pas les inflammations, comme on se plait trop souvent à le dire, que dans les cas où il paraît en être autrement, c'est sans doute *par erreur de diagnostic*, ou parce que *l'émission sanguine a eu lieu à une époque avancée de la maladie*, quand celle-ci *était voisine de son déclin.*»

Plus loin (pag. 38) il ajoute :

« Ce qui a pu en imposer aux praticiens, et leur faire croire qu'il était facile de juguler l'inflammation pulmonaire à son début, au moyen de larges saignées, c'est que *dans quelques cas peu communs, à la vérité*, la saignée, pratiquée à cette époque est suivie d'une amélioration considérable dans les symptômes généraux et dans quelques symptômes locaux, la douleur et la dyspnée. *Mais les autres accidents persistent et même augmentent d'intensité et d'étendue, après la première saignée, si elle a été pratiquée à une époque rapprochée du début.* »

M. Louis dit encore :

« Ainsi les symptômes généraux et locaux, la mortalité et les variations de la durée moyenne de la péripneumonie, suivant la promptitude avec laquelle le traitement antiphlogistique est employé, déposent des *bornes étroites* de l'utilité du traitement.»

De ses nombreuses expériences, M. Magendie déduit que le mot inflammation est un vrai contre-sens, et voici comment ce professeur célèbre s'exprime devant ses élèves (t. VI, pag. 3-32)

« D'après toutes nos expériences qui ont un caractère de vérité qui ne peut être contesté, aurez-vous le courage de saigner pour combattre *l'épouvantail ridicule des pathologistes* (*l'inflammation*), lorsque la couenne se montre dans tout état de choses, aussi bien en santé qu'en maladie? Mais direz-vous, *il faut donc proscrire la saignée dans la pleurésie, la pneumonie?* et si nous la proscrivons, quelle méthode employer dans ces circonstances? Ici, Messieurs, *quoique triste* je vous avouerai toute la vérité: si on saigne parce que le sang est couenneux, on agit contre le fait et le raisonnement, et, à ce titre, je proscris la saignée; si on saigne parce que cette opération soulage, diminue l'oppression et calme la douleur, parce qu'enfin les malades guérissent habituellement par, *ou plutôt après l'emploi* de ce moyen, alors empirique, j'admets la saignée, mais *en conscience*, dans la plupart des cas, *je ne pourrais pas affirmer que la maladie n'eût pas également parcouru ses périodes et ne fût arrivée à la guérison sans saignées*. Ce qui confirme mes doutes, c'est que *si au lieu d'affaiblir le malade*, sous le prétexte de détruire l'inflammation, vous soutenez les forces physiques et morales, vous favorisez les crises qui se présentent et vous aidez la nature avec la diète et les boissons aqueuses pour qu'elle surmonte les obstacles, *vous verrez des guérisons plus rapides encore qu'après les saignées abondantes et répétées*. Pour remplir ces indications, nos moyens thérapeutiques sont *très insuffisants*, je le sais, puisque *dans l'état actuel de la science, la plupart du temps*, LE MÉDECIN N'ASSISTE QU'EN SIMPLE SPECTATEUR AUX

TRISTES ÉPISODES DE LA PROGRESSION; *mais enfin ne vaut-il pas mieux ne rien faire que d'agir avec la crainte d'aggraver la maladie au lieu de la combattre ?* »

M. Bucquerel raconte que, sur 46 pneumoniques, 40 sont morts dans un hôpital de Paris, du 1er avril au 16 octobre 1838. Tous les malades furent soumis au traitement par les saignées générales et locales, et par les vésicatoires.

« Il est très difficile d'exprimer, dit-il, même d'une manière générale, l'influence des émissions sanguines dans la pneumonie simple ou compliquée des enfants. On peut dire seulement qu'elles ont été *au moins inutiles*, *plutôt nuisibles et fâcheuses* » (1).

Broussais traita, en 1838, dans un hôpital de Paris, 219 pneumoniques par les émissions sanguines, il en mourut 137. Les autres traînèrent une longue convalescence, et tombèrent dans des maladies consécutives graves (2).

Il résulte des 65 histoires de pneumonies publiées par M. Andral, qu'il perdit 37 malades (3).

M. Dietl, médecin des hôpitaux de Vienne, ayant traité plusieurs centaines de pneumonies par l'expectation pure, a constaté une perte moyenne de 7,50 p. 100, tandis que la médecine active de MM. Chomel, Louis, Bouillaud, fournit une perte moyenne de 25 p. 100, et entre les mains du même M. Dietl une moyenne de 20 p. 100.

(1) Voy. *Arch. gén. de méd.*, avril 1839.

(2) *Gaz. méd. de Paris*, 1839, t. 5, p. 173.

(3) Voy. *Clin. méd.*, *éd. de Brux.*, t. 1er, p. 217 à 396.

Nous rapprocherons de ces résultats ceux qu'a obtenus le célèbre professeur Bréra dans la même maladie (1).

Il est mort :

Des sujets saignés 2 à 3 fois	19 p. 100.
Des sujets saignés de 3 à 9 fois	22 p. 100.
Des sujets saignés plus de 9 fois	68 p. 100.
Des sujets non saignés	14 p. 100.

On ne prouve que par la statistique, a dit M. Bouillaud, et repètent avec lui la plupart des allopathes. Que pensent ces Messieurs des recherches de M. Dietl et de M. le professeur Bréra? Si je ne me trompe, c'est là bel et bien de la statistique? Il est bon de remarquer que la pneumonie était une des rares maladies dont le traitement, à en croire les auteurs, avait atteint un haut degré de perfection (2).

On se demandera peut-être, après de pareils faits, pourquoi les praticiens allopathes ne se renferment pas dans une méthode purement expectante. La réponse est facile; si les avantages de l'expectation sont incontestables, il n'est pas moins certain qu'elle fait jouer au praticien un rôle peu scientifique; c'est ce qui explique ces essais incessants, ces expériences toujours nouvelles et souvent dangereuses auxquelles on se livre sur les malades, avec l'espérance d'arriver enfin à découvrir, dans chaque affection, un spécifique vainement cherché.

(1) Guyard, p. 79.

(2) Le célèbre Marenzeller, médecin en chef de l'armée autrichienne, avant de pratiquer l'homœopathie avait adopté la méthode expectante, à laquelle il se tint exclusivement pendant cinq ans. « *Il en obtint plus de succès que de la médication allopathique et beaucoup moins que de l'homœopathie.* » Voy. Rapou. *Ouv. cit.* t. I, p. 273.

Hémoptysie.

Nous empruntons le passage suivant à un mémoire sur la valeur des émissions sanguines dans l'hémoptysie publié dans le *Bulletin général de thérapeutique* (num. de septembre 1855), par M. le docteur Aran, médecin de l'hôpital St.-Antoine, professeur agrégé de la Faculté de Paris:

« Il est de ces pratiques thérapeutiques tellement consacrées par le temps et par l'autorité de nos devanciers, que les mettre seulement en doute, c'est s'exposer presque certainement à être accusé de témérité. Quelle pratique mieux établie dans la science, par exemple, que l'emploi des émissions sanguines générales dans les hémorrhagies, et, en particulier, dans l'hémoptysie? Saigner et saigner largement, tel est le principe inscrit au frontispice de la partie thérapeutique dans tous les articles sur l'hémoptysie.... Le préjugé populaire, Graves l'a fait remarquer avec justesse, vient malheureusement soutenir le médecin dans cette voie, *lui forcer même la main*; car, les gens du monde pensent aussi qu'il faut saigner et saigner encore toutes les fois que le crachement de sang se reproduit.

« *Quel est cependant le médecin qui n'a été frappé, dans certains cas, des effets fâcheux, des tristes conséquences des émissions sanguines*? Eh bien! c'est précisément parce que, dans ces dernières années, *il m'a été donné d'observer dans la pratique hospitalière et surtout dans la pratique civile, des exemples vraiment affligeants en ce genre; c'est parce que j'ai vu des malades, réduits par les émissions sanguines à un état de faiblesse irrémédiable, livrés sans défense aux atteintes de maladies intercurrentes*, dont il eût été facile de se rendre maître en toute autre circonstance, que j'ai été conduit à examiner la valeur des émissions sanguines dans l'hémoptysie, et que je suis arrivé à me convaincre, non-seulement que les émissions sanguines ne sont pas toujours indispensables, *qu'elles trouvent, au contraire, très-rarement leur indication, mais encore qu'elles sont fort souvent dangereuses.....* En voyant depuis tant de siècles les émissions sanguines recommandées dans l'hémoptysie, on se demande naturellement sur quelles bases dogmatiques ou expérimentales repose un pareil précepte. *Recherche bien décevante, hélas ! car, en remontant à son origine, on est tout surpris de se trouver en présence d'assertions sans preuves, de démonstrations à faire ; je me trompe, en présence d'assertions déjà renversées depuis long-temps, de démonstrations impossibles.* »

Nous avons suffisamment constaté l'impuissance et les dangers de la saignée dans les maladies où l'on en fait le plus fréquent usage. Voyons actuellement quelles sont les raisons qui motivent l'emploi des émissions sanguines aux yeux des allopathes, et examinons si cette médication remplit le but qu'on se propose d'atteindre.

On a avancé : 1° que la saignée favorisait les crises ou réactions qui doivent faire disparaître la cause morbide ;

2° Qu'elle fesait cesser la congestion de l'organe enflammé ;

3° Que l'élément inflammatoire diminuait sous son influence ;

4° Enfin, et ici nous touchons à une croyance générale qui, des médecins a passé aux masses : On suppose que, dans la plupart des états morbides et surtout dans les inflammations et les congestions, la surabondance du sang ou pléthore, joue le plus grand rôle, et on en conclut qu'il est nécessaire d'en diminuer la quantité. On espère ainsi enrayer la marche générale de l'affection. Combien de malades n'a-t-on pas sacrifié à cette fausse indication, en vertu de laquelle on verse encore, tous les jours, des flots de sang? Nous nous y arrêterons d'une manière spéciale.

1° La saignée favorise-t-elle les crises ?

Et, d'abord, disons que, par crises, on entend généralement ces efforts qu'opère la nature pour vaincre la cause morbide. Il est facile de comprendre que, pour établir cette réaction salutaire, l'organisme a besoin de de toutes ses forces. La maladie ne tend que trop déjà à les déprimer ; or, la saignée en achevant de les détruire, rend la résolution impossible. Au lieu de soutenir la vie attaquée et d'aider ses efforts, elle favorise la cause morbide en affaiblissant la vitalité et en livrant ainsi la réaction vitale désarmée. Que de malades ont succombé, parce qu'on leur avait ôté en les saignant la force de réaction ! En admettant même le cas d'une réaction violente qui menace la vie, ne doit-on pas, dans la médication qu'on applique, prévoir qu'à cette surexcitation succédera une période d'affaissement où les forces enlevées par la saignée et dont le malade aura besoin ne pourront plus se remplacer. Les allopathes croient avoir guéri, lorsqu'en épuisant le malade ils sont parvenus à le mettre dans l'impossibilité de présenter des symptômes pendant quelque temps. Le malade est trop fort, disent-ils souvent, et en conséquence ils s'empressent de recourir aux émissions sanguines, mais arrive la seconde période de la maladie, où le patient succombe, et ils croient s'excuser en disant qu'il était trop faible.

Les saignées mettent donc obstacle à l'apparition des crises, de plus elles favorisent les maladies secondaires par la faiblesse qu'elles amènent à leur suite; c'est ce que M. le professeur Louis a parfaitement indiqué dans la conclusion de ses recherches sur les effets de la saignée (p. 32).

« Les maladies inflammatoires ne pouvant être jugulées, on ne doit pas multiplier les saignées pour atteindre ce but imaginaire. Il ne faut pas oublier d'ailleurs, *qu'un certain degré de force est nécessaire à la résolution de l'inflammation; puisqu'elle est d'autant plus grave et environnée de dangers, que les sujets sont plus faibles, et que cette faiblesse favorise aussi le développement des maladies secondaires.*»

N'avons-nous pas entendu plus haut M. le professeur Magendie s'écrier que :

« Si au lieu d'affaiblir le malade sous le prétexte de détruire l'inflammation on soutient ses forces physiques et morales, on aide la nature avec la diète et les boissons aqueuses pour qu'elle surmonte les obstacles, on verra des guérisons plus rapides qu'après les saignées. »

Et le même professeur ajoute :

« Ne vaut-il pas mieux ne rien faire que d'agir avec la crainte d'aggraver la maladie au lieu de la combattre?»

C'est qu'il comprend qu'agir serait ôter à l'organisme les forces qui lui sont nécessaires pour opérer une crise favorable.

Si la saignée favorisait les crises, l'illustre Laënnec, MM. les professeurs Louis, Chomel, Cruveilhier, Velpeau nous auraient-ils montré que la saignée n'empêchait pas les maladies de suivre leur cours? M. le professeur Andral aurait-il écrit dans sa *clinique médicale* (1) :

« Nous trouvons de bien fréquents exemples de phlegmasies qui, attaquées dès leur début, ou pendant leur cours par d'abondantes saignées, *n'en continuent pas moins leur marche*, soit qu'elles doivent se terminer par la santé ou la mort.»

(1) T. III, p. 3.

Richter, Sommé, Chomel, Sprengel, auraient-ils publié les réflexions suivantes ?

« Les émissions de sang, dit Richter, nonobstant qu'elles affaiblissent les forces corporelles et *empêchent les crises générales ou locales de se produire*, n'enlèvent point l'inflammation proprement dite » (1).

« Les saignées *ne changent rien à la marche d'une maladie*, dit Sommé ; le soulagement que le malade ressent, n'est que momentané, et *cela n'empêche pas que la maladie ne fasse des progrès* et n'ait une issue souvent funeste (2). »

M. le professeur Chomel, dans son *Traité des fièvres*, (p. 67), affirme que :

« Souvent, après cinq ou six saignées, les symptômes de la fièvre inflammatoire persistent encore pendant sept ou huit jours, ou même plus avant de céder. »

Après avoir exposé les idées qui engageaient le célèbre Van Helmont à rejeter l'emploi de la saignée, le savant Kurt Sprengel ajoute :

« Il rendit à la médecine l'inappréciable service de démontrer, jusqu'à l'évidence, les suites fâcheuses qu'entraîne l'abus de la saignée et surtout de faire bien sentir l'inconvénient qu'a cette opération d'occasionner une faiblesse extrême, et d'*empêcher souvent les crises de se manifester*. Il n'avait pas de principes moins excellents à l'égard des autres évacuants. Tous sont inutiles, puisqu'une altération quelconque des sécrétions suppose un dérangement vital et nuisible ; car ils épuisent les forces (3). »

(1) Thérap. 1. b. d. s. 134.

(2) *Études sur l'inflammation*, n° 124.

(3) *Hist. de la méd.*, *t.* V, p. 40.

2° La saignée fait-elle cesser la congestion de l'organe engorgé ?

La réponse à cette question se trouve dans l'appréciation qu'ont faite les auteurs cités plus haut de l'influence que possède la saignée sur la congestion pulmonaire, cérébrale, etc. (Voir p. 264 et suivantes.)

Que pourrions-nous ajouter à ce tablean de l'impuissance des émissions sanguines? La saignée est si éloignée de faire cesser la congestion qu'on voit souvent, au contraire, celle-ci s'accroître sous son influence. On n'a pas oublié ces paroles de M. Andral :

« Sous l'influence de la saignée, les simples signes d'une congestion cérébrale se transforment quelquefois en ceux d'une attaque d'appoplexie. »

MM. Beraud et Robin ont ajouté qu'il résultait de leurs observations et de celles des plus illustres physiologistes une conséquence très-inquiétante pour la pratique, « qu'on avait vu des apoplectiques se trouver plus mal aprés une saignée ; on a diminué alors la pression du cerveau, et immédiatement les vaisseaux ont apporté du sang pour remplir le vide virtuel. »

Mais arrêtons-nous : il nous faudrait à peu près tout citer.... C'est ici le cas de dire quelques mots de l'emploi des sangsues dans les congestions locales. On ne saurait trop s'élever contre l'usage qu'on a de placer des sangsues sur le point inflammé. Au point de vue physiologique comment comprendre que la force aspirante des suçoirs de sangsues puisse l'emporter sur l'expansion de la circulation générale activée, vers cette partie, par l'épine inflammatoire. Mais, supposons (supposition tout-à-fait gratuite) que les puissants annélides, par une succion vigoureuse, soient parvenus à soutirer tout le contenu des vaisseaux de l'endroit où on les a placés, quelle loi vitale empêchera la masse du fluide artériel de s'y précipiter encore? La congestion, loin de diminuer, s'en sera accrue, c'est ce qui arrive souvent.

« Les sangsues ont le grave inconvénient, dit Gibert (1), après un amendement passager, de produire plus tard une réaction inflammatoire qui peut amener une tuméfaction plus considérable que celle qu'elles étaient destinées à combattre (2).

Rappelons ce que disait Montegre de l'emploi des sangsues au pourtour de l'anus dans les cas de turgescence et d'inflammation des tumeurs hémorrhoïdales :

« Une faute que j'ai souvent vu commettre, que j'ai commise moi-même avant que l'expérience m'eût appris à la connaître, c'est de faire appliquer des sangsues autour de l'anus, dans l'espérance de dégorger les parties par cette évacuation locale; l'effet en est ordinairement tout contraire, la fluxion est presque toujours considérablement augmentée ainsi que les accidents qu'elle détermine. »

« J'ai vu, dit le célèbre Guersent, l'application directe des sangsues derrière les oreilles augmenter les signes de congestion cérébrale et déterminer même des convulsions chez des enfants très-irritables » (3).

Un interne distingué des hôpitaux de Paris, le docteur

(1) *Traité des malad. vénér.*, p. 69.
(2) Voyez encore le même ouvrage, p. 117.
(3) *Dict. en* 30 *v.*, t. XXVII, p. 529.

Bourgeois d'Etampes, s'est élevé contre ce préjugé banal qui veut que l'on attaque tout appareil inflammatoire par les saignées et les sangsues.

« Nous croyons parfois être très-profonds, dit-il ; et *nous ne sortons pas de la médecine de bonne femme.* Une partie est-elle rouge, gonflée : vite une saignée, des sangsues, comme si la découverte d'Harvey était à faire, et si la circulation n'y poussait pas aussitôt une nouvelle quantité de liquide venant de suite prendre la place de celui qu'on a soustrait. N'est-ce pas entièrement la même chose que si quelqu'un étant, par suite d'une affection quelconque du conduit alimentaire, tourmenté par des aigreurs, des gaz plus ou moins abondants, on lui donnait de quoi chasser ses vents et ses glaires, sans avoir égard à l'élément pathologique et sans chercher à le combattre ? » (1).

3° La saignée diminue-t-elle l'élément inflammatoire ?

Il résulte des expériences de MM. Andral et Gavarret que la classe des maladies désignées sous le nom d'inflammation présente comme altération caractéristique une augmentation de l'un des élémens du sang, la fibrine. Ce résultat obtenu par ces deux observateurs, avait été déjà signalé par Hunter, Thomson, Sendamore, Thackrah et plusieurs autres auteurs, et les recherches de MM. Becquerel et Rodier, l'ont pleinement confirmé. Ce développement de la fibrine est donc un fait acquis à la science. Il est toujours en rapport direct de quantité avec l'intensité de la maladie ; il marche et persiste jusqu'à la cessation de tout phénomène inflammatoire.

(1) *Arch. gén. de méd.*, 4e série, t. XXIII, p. 437.

« L'accroissement de la fibrine, dit M. le professeur Grisolle, est de toutes les altérations que nous venons de signaler (dans l'état inflammatoire) la plus remarquable, et sans contredit, la plus constante ; on pourrait peut-être expliquer, par elle, les troubles variés de l'organisme consécutifs à l'altération inflammatoire locale » (1).

On peut juger par les lignes qui précèdent de l'importance du rôle attribué à la fibrine dans les inflammations. Or, puisque la proportion de fibrine par rapport aux autres éléments du sang nous donne la mesure de l'inflammation, et signale son existence depuis son origine jusqu'à sa terminaison, il sera désormais facile de reconnaître par la seule analyse du sang quelle influence les émissions sanguines exercent sur l'élément inflammatoire, et par suite, sur la marche des inflammations ; et, si l'analyse nous montre la proportion de fibrine augmentant toujours, malgré les émissions sanguines, il faudra bien reconnaître que celles-ci sont impuissantes contre l'élément inflammatoire. Or, voici à quelles conclusions est arrivé M. le professeur Andral, après avoir analysé le sang dans les diverses inflammations et sur un nombre considérable de sujets (2).

« Il ne faut pas croire que la fibrine du sang diminue ou par la répétition des saignées, ou par la prolongation de la diète ; dans quelque maladie que ce soit, *faites intervenir les influences de diète et de perte de sang, et vous ne verrez pas diminuer la fibrine.* »

Dans son traité d'*Hématologie* (p. 122), M. Andral dit encore :

(1) *Ouv. cit.*, t. I, p. 197.
(2) *Mémoire à l'Académie*, p. 282.

« Parmi les moyens employés contre l'état inflammatoire, la saignée occupe le premier rang, et j'ai dû naturellement rechercher jusqu'à quel point les émissions sanguines, plus ou moins répétées, avaient le pouvoir d'enlever promptement ou tardivement à ce liquide l'excès de fibrine dont il est chargé. Or, l'on trouve que, *quelque abondantes et quelque rapprochées que doivent être les saignées, la fibrine du sang n'en va pas moins toujours en augmentant.* »

Cette loi du développement de la fibrine, malgré les pertes de sang, M. Andral l'a résumé en termes encore plus positifs, si c'est possible, dans son *Cours de pathologie générale.* (Cours des 21 et 24 mars 1840).

Après avoir fait remarquer que, nonobstant l'emploi des saignées, la quantité de fibrine s'élève toujours, et que l'inflammation n'en continue pas moins à suivre sa marche et à faire des progrès, M. Andral ajoute :

« Et ceci confirme nos opinions sur la marche et la durée des inflammations, nous croyons que c'est une grande erreur de penser que l'on peut, à coups de saignées, arrêter la marche d'une inflammation. »

Bichat, Louis, Lobstein de Strasbourg, Reil, Hudson, Parmentier, Deyeux ont également démontré que les émissions sanguines ne diminuaient point la proportion de fibrine.

M. le professeur Andral rapporte (p. 81), qu'un fait qui l'avait toujours frappé « C'est *une augmentation notable de fibrine dans le sang des animaux privés d'aliments*; mais, dit-il, je cessai de m'étonner lorsque, à l'autopsie, je constatai dans leur estomac des *altérations inflammatoires de la nature la plus évidente.* »

On peut conclure de ce que nous venons de dire que la saignée n'empêche nullement le développement et l'accroissement de la fibrine, qu'elle n'a, par conséquent, aucune influence sur l'élément inflammatoire ; qu'enfin, la diète absolue et prolongée à laquelle un grand nombre de médecins croient devoir tenir les malades, alors même que la période, franchement inflammatoire, est déjà passée, ne peut que contribuer à augmenter l'inflammation.

4° La saignée arrête-t-elle la marche générale des maladies, en agissant comme moyen déplétif?

On attribue, avons-nous dit, à la pléthore ou surabondance de sang une très-grande influence sur le développement et la marche des maladies et, en conséquence, on saigne afin de diminuer cette exubérance que l'on croit exister dans le système sanguin. Ce raisonnement est spécieux ; on conçoit, en effet, que si la surabondance du sang est la cause des inflammations et des congestions, il suffira d'en soustraire une partie, pour faire cesser tout phénomène morbide. *Sublatâ causâ tollitur effectus.*

Mais la cause des inflammations et des congestions se trouve-t-elle réellement dans l'état de pléthore? Voilà ce qu'il faudrait prouver, et nous allons bientôt voir que cette opinion ne repose sur aucun fondement. Supposons un homme jouissant d'une bonne santé, ses organes internes sont comme dégagés de cette sensation d'embarras, de gêne qu'on n'éprouve que trop souvent; les chairs et la peau sont souples, les veines cutanées se voient à peine; cet individu contracte, sous l'influence d'un refroidissement, une violente pneumonie. Le médecin est appelé et trouve le malade dans un état de turgescence général ; les organes internes sont congestionnés, la peau est vultueuse, le pouls est fort fréquent, les veines sont gonflées. En présence de cet appareil phlogistique, le médecin allopathe ne manquera pas de pratiquer plusieurs saignées afin de dégager, dira-t-il, le poumon et de calmer l'état général en diminuant la masse du sang. Ce raisonnement et l'application qui en découle sont-ils logiques ? Peut-on admettre que cette surabondance de sang, qu'on accuse chez le malade, puisse être l'œuvre d'une nuit, et qu'un moyen déplétif suffise à calmer cet état de turgescence qui provient évidemment d'une cause vitale ?

Ce changement que nous avons vu survenir chez un homme bien portant, à la suite d'un refroidissement, nous le verrons apparaître après une chute, une émotion morale; c'est que le sang, ce fluide vivant, possède la faculté de se dilater, de changer de volume et de présenter ainsi une sorte d'effervescence; mais la masse du liquide n'en est pas moins restée la même, et ce désordre provient uniquement du trouble dynamique du principe de vie dont il est animé. Aussi c'est en vain qu'on diminuera la masse du sang ; celui qu'on n'aura point enlevé continuera à se porter vers la partie congestionnée, et présentera le même état d'effervescence qu'on voulait calmer. Ce n'est donc pas le diminuer qu'il faut, mais agir sur la force qui l'anime, sur cette cause qui l'agite et le trouble.

Il en est du sang, dans les inflammations, comme de ces liquides qu'on voit bouillonner quand ils sont soumis à l'action de la chaleur. Versez, par exemple, dans un vase, la moitié du lait qu'il peut contenir, et placez-le sur un foyer ardent; bientôt la chaleur, dilatant le liquide, le fera déborder de toutes parts; retranchez une partie de ce liquide et le reste continuera de bouillir, de se répandre ou de s'évaporer. La soustraction du lait que vous avez opérée n'a donc rien changé aux effets de l'ébullition, tandis que si vous aviez cessé de l'exposer à l'action de la chaleur, tous les phénomènes que nous avons signalés auraient disparu.

On ne manquera pas de nous objecter qu'il est des cas où la pléthore est réelle; on voit, en effet, des individus chez lesquels, suivant l'expression du vulgaire, tout semble tourner en sang, et qui fabriquent plus de ce fluide qu'il ne peuvent en dépenser. Dans ces cas, nous dira-t-on, oserez-vous repousser l'emploi de la saignée? Oui, nous le rejetterons, car ici encore ce n'est pas au sang qu'il faut s'en prendre, mais bien à la sanguification, à une fonction qui rentre, comme toutes les autres, sous les lois de la force vitale et qui ne peut être modifiée par des moyens purement mécaniques. Si, au contraire, nous employons des moyens dynamiques appropriés, aidés d'une sage hygiène; si, loin de nous adresser seulement à l'effet, nous attaquons directement la cause toute vitale de la pléthore, la sanguification retrouvera son rhytme normal et l'équilibre renaîtra. Or, en ôtant du sang, on en diminue la masse pour le moment, mais on en active outre-mesure la production.

« Ce qu'il y a de certain, disent MM. Trousseau et Pidoux, ce que nous avons observé bien souvent et ce que M. Beau a mieux signalé que personne, c'est qu'après les grandes et brusques spoliations sanguines, *le système vasculaire entre en réaction*, et qu'alors les malades présentent une impulsion cardiaque plus énergique, un pouls plus développé, *un ébranlement général et vibratile*, *une surexcitation plus grande et plus brusque de tout l'appareil circulatoire qu'avant la perte de sang*. Mais nous pensons, nous, que cette réaction est spontanée, qu'elle a pour organe tout l'appareil circulatoire, c'est à dire. qu'elle met simultanément en jeu les propriétés hématoriques et les propriétés motrices de cet immense appareil vivant.... L'appareil circulatoire, exténué par une grande évacuation sanguine, éprouve, comme aurait dit Hunter, le *stimulus de la nécessité*, c'est à dire, que l'énergie des mouvements qui l'agitent a sa raison dans le pressant besoin d'une sanguification nouvelle. A cette raison, que conçoit notre esprit, répond dans l'appareil vasculaire une cause efficiente ; c'est la force hématosique dont est doué cet appareil qui, en vertu des lois de conservation communes à tous les organes vivants, tire de lui-même de nouvelles actions et des produits nouveaux avec d'autant plus de vivacité, mais *avec d'autant moins de modération, de régularité et d'harmonie* que les sources extrinsèques de son activité sont plus affaiblies » (1).

La vie réagit dans le sens de toute lésion faite à l'organisme, et c'est un fait général : plus on favorise l'excrétion d'une humeur, plus l'organe qui la produit en fournit ; plus on saigne, plus il faut saigner ; on doit y revenir à des intervalles périodiques, dans la crainte de voir se produire des congestions internes et même l'apoplexie cérébrale. C'est ce qui arrive pour le ponctionnement de l'hydropisie abdominale ; plus on pratique l'opération et plus il faut la renouveler. On se trouve donc placé dans

(1) *Ouv. cit.*, 3e éd., t. I, p. 656.

un cercle vicieux qui a les plus déplorables résultats pour la santé du malade, c'est ce qui a fait dire à M. le professeur Grisolle :

« Les pléthoriques auront recours à la saignée le moins possible, car les saignées répétées, comme les hémorrhagies constitutionnelles, ont l'inconvénient d'activer la sanguification, et, par conséquent, d'être une cause éloignée de pléthore » (1).

Nous lisons, à l'article pléthore, dans le *Dictionnaire en 30 vol.* (t. XXV, p. 4) :

« En pareilles circonstances, on doit s'abstenir des saignées générales, non qu'elles ne soient très capables de remédier promptement aux symptômes existants, mais parce qu'elles accoutument l'économie à une déplétion factice qui, si elle est omise, devient elle-même une cause de pléthore. C'est assez dire qu'on devra principalement employer la médecine prophylactique contre cette affection. »

Je le demande, qu'est-ce qu'un moyen curatif auquel on ne peut avoir recours qu'exceptionnellement avec la crainte d'épuiser le malade et d'accroître encore les troubles qu'il présente du côté de l'appareil circulatoire?

Mais interrogeons les auteurs allopathiques les plus distingués, leurs appréciations viendront confirmer ce que nous avons avancé.

Nous avons dit que les inflammations et les congestions ne reconnaissaient point pour cause la pléthore ; en effet, nous allons voir que ces états morbides se développent avec plus de facilité, de fréquence et d'intensité chez les sujets affaiblis privés de sang, en sorte que cet état d'af-

(1) *Ouv. cit.*, t. I., p. 163.

faiblissement constitue une véritable prédisposition aux inflammations et aux congestions.

« Pendant long-temps, dit M. le professeur Grisolle, on a considéré une constitution forte et robuste et l'état de pléthore, comme prédisposant beaucoup aux inflammations ; mais une observation plus exacte a démontré que cette croyance était erronée, et il est reconnu aujourd'hui que la faiblesse prédispose bien plus aux inflammations que l'état opposé, probablement parce que, dans le premier cas, les individus sont *plus attaquables et résistent moins aux causes* » (1).

Écoutons M. Andral, il termine quatre observations de congestion cérébrale par cette remarque :

« N'est-ce pas d'ailleurs une chose digne d'attention, que les quatre cas que nous venons de citer soient relatifs à des individus atteints d'affections chroniques, maigres, qui semblaient être dans des conditions tout opposées à celles que l'on donne ordinairement comme favorisant les congestions cérébrales ! Nouvel exemple à ajouter à ceux qui prouvent que la facilité avec laquelle se produisent les congestions locales, n'est pas toujours en raison directe de l'état pléthorique » (2).

M. Chomel a professé (*Leçon clinique* du 9 janvier 1840), que la pléthore n'est pas, comme on le croit, l'unique ni même la principale cause des inflammations, que celles-ci se développent *au contraire plus facilement chez les sujets faibles et épuisés.*

M. Velpeau a professé, dans la leçon clinique du 27 mai 1840, que les émissions sanguines sont loin d'être un remède efficace contre l'érysipèle, et, que

(1) *Ouv. cit.*, t. I, p. 207.
(2) *Clinique méd.*, t. V, p. 240.

les érysipèles les plus graves au contraire se développent le plus souvent chez les individus soumis récemment à des opérations douloureuses, dans lesquelles ils avaient perdu beaucoup de sang, ou qui avaient amené d'abondantes suppurations ; qu'on les voyait encore survenir chez les sujets qui, pour d'autres inflammations telles qu'ophtalmies etc. etc., venaient d'être soumis à d'abondantes évacuations sanguines.

M. Andral a professé, dans son *Cours de pathologie générale* (leçon du 2 nov. 1840) :

« Que les individus doués d'un tempérament sanguin pléthorique, ne sont pas plus disposés que les autres aux inflammations ; que seulement chez eux, la réaction générale est plus vive, *qu'à mesure que les individus s'affaiblissent et perdent du sang, on voit croître chez eux la disposition aux inflammations;* qu'aussi on voit presque toujours les individus débilités par une maladie chronique, succomber, non à cette maladie mais à une inflammation aiguë intercurrente. »

Les inflammations et les congestions ne reconnaissent donc pas pour cause une surabondance du sang, nous allons voir au contraire, qu'elles se rattachent à des phénomènes essentiellement vitaux.

Le célèbre Van Helmont, disait qu'une altération quelconque des secrétions supposait toujours un dérangement vital, il pensait que ce sont les erreurs seules de l'archée (force vitale) qui provoquent la pléthore et les congestions sanguines ; en conséquence, il proscrivait la saignée qu'il regardait non-seulement comme inutile mais encore comme dangereuse.

M. Dubois de l'académie de médecine dit dans sa *Pathologie générale* (t. I, p. 203).

« Ce qui concourt à prouver que les congestions sont dues *à des phénomènes essentiellement vitaux et qu'elles sont indépendantes de la masse plus ou moins considérable du sang*, c'est qu'elles arrivent avec plus de fréquence encore chez *les sujets les plus faibles*, les plus irritables et chez lesquels *en même temps cette masse de sang est très-peu considérable.* »

M. Andral, va nous le dire, c'est la cause toute vitale des inflammations et des congestions qu'il faudrait combattre et la saignée n'atteint pas ce but.

« Par les saignées soit locales, soit générales, dit ce savant professeur, on ne détruit en aucune façon CETTE AUTRE CAUSE INCONNUE sous l'influence de laquelle un organe s'est congestionné........ *vainement alors, multiplierait-on les émissions sanguines*, IL NE RESTERAIT QU'UNE SEULE GOUTTE DE SANG DANS L'ÉCONOMIE, QU'EN DÉPIT DES SAIGNÉES, ELLE FLUERAIT LA OU L'APPELLE LA CAUSE STIMULANTE; *c'est donc celle-ci, bien plus que la congestion qui n'est qu'un simple effet qu'il s'agirait de connaître et de combattre.*

Après avoir rappelé la répugnance de Van-Helmont pour la saignée, M. le professeur Trousseau avoue que ce médecin partait d'une grande idée.

« Le hardi vitaliste, dit-il, cherchait toujours l'idéal de la thérapeutique, et ce type est dans les remèdes spécifiques, c'est-à-dire, dans les remèdes qui attaquent le principe ou la cause efficiente d'une maladie, immédiatement, directement; *or, nul moyen n'est plus éloigné de cet idéal que la saignée.* On le trouve au contraire dans le sulfate de quinine contre les maladies paludéennes, le mercure contre les maladies syphilitiques (1). »

M. Andral, revenant sur le même sujet, rapporte une observation et ajoute :

(1) Trousseau et Pidoux, *Ouv. cit.*, 3e édit., t. I, p. 523.

« Enfin, au milieu de cet état anémique, une congestion de sang s'opéra néanmoins là où des piqûres pratiquées pour faire couler la sérosité avaient appelé une légère irritation ; preuve, entre mille autres, que la production des inflammations ne dépend pas d'un état pléthorique et que, dans plus d'un cas, comme on l'a déjà dit, *quand même, il ne resterait qu'une seule goutte de sang dans l'économie, elle fluerait vers le point irrité*. C'est là, pour le dire en passant, *une des grandes objections qu'on peut faire à la méthode généralement adoptée en France, qui consiste à ne combattre tout travail inflammatoire que par des émissions sanguines plus ou moins abondantes*. Il est bien certain que si, par ce moyen, on opère un dégorgement momentané dans la partie enflammée, *on ne détruit en aucune manière la cause inconnue, sous l'influence de laquelle le sang soustrait aux lois ordinaires de la circulation, tend à s'accumuler sans cesse dans le point où existe le travail inflammatoire.* » (1).

« La diminution de la masse de sang, comme mesure thérapeutique ne peut nullement être prise en considération dans les inflammations. » (2).

Non-seulement la saignée ne combat pas les inflammations et les congestions, mais encore elle y prédispose. Nous avons vu, en effet, que la disposition aux états inflammatoire et congestif était en raison directe de la faiblesse des sujets. Il serait trop long de reproduire ici l'opinion de tous les auteurs que nous avons cités, rappelons seulement que M. Grisolle nous a dit que, dans l'état d'affaiblissement, l'économie « *était plus attaquable et résistait moins aux causes de l'inflammation ;* que

(1) *Clin. méd.*, t. III, p. 152.

(2) Julius Vogel Handwortembuck der Physiologie mit Racksicht auf Physiolog-Pathologie, Arkkel Entzundung.

M. Andral a ajouté « *qu'à mesure que les individus s'affaiblissent et perdent du sang, on voit croître chez eux la disposition aux inflammations;* » et que M. Dubois, d'Amiens, a conclu que « les congestions étaient surtout fréquentes chez les individus faibles et chez qui la masse du sang était très-peu considérable. » Or, la saignée, en diminuant la masse du sang ne place-t-elle pas le malade dans cet état de faiblesse si favorable au développement des inflammations et des congestions?

Mais entrons plus avant dans la question. Le sang se compose de deux parties, la fibrine et les globules. M. le professeur Andral a démontré que, dans tous les cas d'affaiblissement de l'économie, il se produit une diminution des globules sans augmentation de fibrine, ce qui établit un défaut de cet équilibre qui est nécessaire au maintien de la santé et constitue une prédominance relative de la fibrine comme cela s'observe dans l'inflammation.

« En raison, dit ce savant professeur, du fait constant de la diminution des globules du sang dans tous les cas d'affaiblissement de l'économie, la fibrine se trouve être alors en excès relatif dans le sang, d'où il suit que, dans l'anémie spontanée ou dans celle qui survient vers la fin de beaucoup de maladies chroniques, les rapports des principes constituants entre eux sont devenus tels, que ce liquide est alors plus près que dans toute autre circonstance du changement de composition qu'il reçoit de l'inflammation; *il existe donc dans le sang une sorte de prédisposition à ce dernier état* » (1).

Ainsi donc l'excès de la fibrine du sang sur les globules constitue une prédisposition à l'état inflammatoire.

(1) *Essai d'Hematologie*, p. 81.

Mais M. Andral établit dans le même ouvrage que l'effet de la saignée est précisément d'abaisser le chiffre des globules et d'élever relativement celui de la fibrine ; il en résulterait donc que ce moyen établirait, comme nous l'avancions, une prédisposition à l'inflammation.

Ecoutons encore le même professeur, il nous dépeindra la situation fâcheuse où se trouvent placés les sujets anémiques, c'est-à-dire chez lesquels les globules de sang ont diminué par rapport à la fibrine, il nous montrera avec quelle facilité ils sont atteints par les inflammations, et quelle gravité elles peuvent présenter lorsqu'elles trouvent, comme cela arrive chez eux, l'*économie sans défense*.

« Que si, maintenant, dit-il, on suppose l'existence d'une inflammation chez un individu qui est dans un état d'anémie, que doit-il arriver ? chez lui, tous les organes se trouvent placés dans des conditions spéciales de nutrition et de vitalité ; tous les organes vivent réellement moins, puisqu'ils ne reçoivent plus en quantité suffisante le liquide sans lequel il ne saurait y avoir de vie pour eux. Mais ce n'est pas impunément qu'existera une pareille disposition : alors, on verra l'inflammation la plus légère, avoir les plus graves conséquences, et produire rapidement les plus fâcheux symptômes ; elle prouvera, si je puis ainsi dire, l'*économie sans défense* » (1).

Plusieurs auteurs, dont le nom fait autorité dans la science, ne se sont pas bornés à considérer la saignée comme prédisposant aux inflammations, ils ont encore démontré que ce moyen amenait un véritable état inflammatoire.

(1) *Traité d'Anat. path.*, t. I, p. 88 et 89.

M. le professeur Magendie faisant des expériences, pour constater l'effet produit sur l'animal sain, par les émissions sanguines, disait à ses élèves (1).

« Que direz-vous, si au moyen d'un agent thérapeutique des plus en vogue aujourd'hui, je produis les mêmes altérations du sang et par suite les mêmes désordres dans l'économie? Nous continuerons à faire saigner cet animal, mais je puis vous dire à l'avance que l'altération du sang entraîne l'altération des organes, et plus tard la mort; le poumon, par exemple, deviendra le siége d'un engouement, d'un œdème, d'une *pneumonie* et de tout l'attirail prétendu inflammatoire, et, *chose bien digne de remarque, cette inflammation se sera développée sous l'influence d'un moyen que l'on emploie tous les jours pour le combattre.* »

« Notez-le bien, dit encore M. Magendie, le traitement par les saignées qu'on emploie contre les maladies aiguës est justement le moyen capable de les produire sur les animaux sains, sur lesquels nous les pratiquons. La saignée rend moins énergique la coagulation du sang; or, tout ce qui domine dans le sang cette faculté si essentielle de se coaguler produit des altérations dans les organes, d'où résultent des affections très graves. *J'insiste sur ce point qui me paraît de la plus haute importance, parce que les conséquences qui en dérivent doivent opérer une révolution immense dans la théorie et la pratique de la médecine et la tirer du chaos dans lequel elle est entrée.* »

Il résulte des essais de Marchall-Hall que les pertes considérables de sang provoquent un état très semblable à l'inflammation du cœur, et notamment des battements très-forts dans les artéres, même dans celles, où, dans l'état de santé on n'en observe pas; d'après Brodie, le *pouls devient dur*, symptôme, ajoute ce même auteur, qui

(1) *Leçons* Bruxelles, 1839, 72e leçon.

engage maint médecin à pratiquer des saignées coup sur coup et certes avec le plus malheureux résultat.

« Celui, dit le docteur Géroni, qui soustrait le sang par livres, aura une riche collection de maladies intéressantes du cœur et du poumon, car il se les donne à lui même. La péricardite rhumatismale bien caractérisée, est le plus souvent une maladie *artificielle*, et par sa découverte l'école anatomique parvient à ce fait mémorable que *son antiphlogistique par excellence provoque une des inflammations les plus violentes et les plus dangereuses* » (1).

« La plupart, dit Sommé, des phlégmasies successives si fréquentes dans les observations fournies par les médecins physiologistes, doivent être attribuées à l'emploi abusif des saignées. L'aveuglement ou l'ignorance de ces observateurs sont tels, qu'ils attribuent à leur méthode la guérison de malades qui n'ont échappé qu'avec peine aux suites de nombreuses applications de sangsues, tant il est vrai que ces applications sont loin de favoriser les crises et de hâter la terminaison des maladies » (2).

Résumons en quelques mots les différents points du sujet que nous avons traité dans ce chapitre.

1° La saignée loin de favoriser les crises met obstacle à leur développement.

2° Elle ne fait pas cesser la congestion de l'organe enflammé.

3° L'élément inflammatoire n'est nullement diminué sous son influence.

4° Les émissions sanguines n'arrêtent pas la marche générale des maladies en agissant comme moyen déplétif

(1) *Critique des recherches sur le rhumatisme Heidelberger méd. annal.* 1837, *B. D.* 3, *H.*

(2) *Etudes sur l'inflammation*. Bruxelles, 1838, p. 138.

car la surabondance du sang ne donne pas naissance aux inflammations et aux congestions ; au contraire, plus un sujet est faible, privé de sang, et plus il sera prédisposé aux états inflammatoires et congestifs. La véritable cause de ces deux états est essentiellement vitale, c'est cette cause qu'il s'agirait surtout de combattre (Andral) ; or, nul moyen n'est plus éloigné de ce but que la saignée (Trousseau).

5° Non-seulement la saignée n'attaque pas, dans leur principe, les inflammations et les congestions, mais encore, si l'on en croit les allopathes les plus éminents, elle établit une prédisposition à ces maladies, et l'affaiblissement qui en est le résultat augmente leur intensité lorsqu'elles se développent; enfin, la saignée peut produire les phénomènes inflammatoires les mieux caractérisés.

CHAPITRE VI.

Dangers des Médications Allopatiques.

Le célèbre Boerrhaave dit : « qu'on doit estimer « heureux le médecin qui ne nuit pas » et il ajoute : « que le genre humain serait incontestablement plus « heureux, s'il n'y avait pas de médecins au monde. » Stahl et son commentateur, blanchis l'un et l'autre dans la science, pensent que « Sept malades sur dix « succombent à des médicaments donnés en temps « inopportun ou en trop grande quantité. »

(*Discours du député* Wolff, *à la chambre des représentants du grand duché de Hesse en* 1839).

Montaigne disait de la médecine de son temps : « Le commun train de la guérison, se conduit aux despens de la vie. On nous incise, on nous cautérise, on nous soustrait l'aliment et le sang : un pas plus outre, nous voilà guéris tout-à-faict. » Ces paroles sont toujours vraies, l'allopathie est encore cette doctrine qui conduit le *commun train de la guérison aux déspens de la vie.* Rappelons seulement cette terrible accusation lancée contre la médecine moderne, par l'un des plus savants praticiens de France, le professeur Magendie : « *C'est dans les services d'hôpitaux, où la médecine est la plus active, que la mortalité est la plus considérable* » (1).

N'avons-nous pas vu à toutes les époques, des hommes dont le nom fait autorité dans la science, gémir sur l'incertitude et sur les dangers de leur art? Ne voyons-nous pas chaque jour des médecins de talent se borner à l'emploi d'une méthode expectante, et n'employer un traitement actif, que dans les cas où la gravité de la maladie leur commande de tenter quelques essais? C'est qu'à l'exemple de Stahl, de Bordeu, et d'autres praticiens illustres, ils ont reconnu par leur propre expérience l'impuissance de leurs médications; c'est qu'ils ont compris que ces moyens perturbateurs dont ils disposent, peuvent contrarier les efforts de la nature et compromettre la guérison. Il nous arrive sans cesse des aveux arrachés aux allopathes par l'évidence des faits; ainsi, pour n'en citer qu'un exemple, M. le docteur Bigeon, médecin des épidémies de Dinan, dans un ouvrage intitulé *Médecine physiologique,* s'est proposé de démontrer que *l'abus des remèdes, surtout de la saignée et des évacuants du canal alimentaire, est la cause la plus puissante de notre destruction prématurée, des maux et des infirmités qui la précèdent.*

M. Bigeon examine les résultats que procure la saignée dans les états où on l'emploie généralement. Il conclut de ses recherches que les émissions sanguines

(1) Cours professé au collége de France, 16 février 1846.

loin d'être utiles dans la pléthore, ne peuvent qu'aggraver cet état, en préparant une réaction redoutable ; dans les phlegmasies aiguës, elles ne sauraient qu'être nuisibles ; enfin, dans les phlegmasies chroniques, les partisans de la saignée y renoncent souvent eux-mêmes.

Quant aux purgatifs, voici comment l'auteur de la *médecine physiologique* résume sa pensée sur ce point :

« Vous perdez, en vous purgeant, des sucs nourriciers ; cette perte vous affaiblit plus que ne le feraient quelques jours d'une diète très-sévère ; à l'irritation des organes digestifs succède une plus grande faiblesse, ou une inflammation lente, et toujours dangereuse....... Les évacuants attirent vos humeurs ; plus vous vous purgerez, plus vous aurez besoin de le faire » (1).

Si on emploie les purgatifs comme révulsifs, pour

(1) Et à dire vray, de toute cette diversité et confusion d'ordonnances, quelle aultre fin et effect aprez tout y a il, que de vuider le ventre ? Ce que mille simples domestiques peuvent faire : et si ne scais si c'est si utilement qu'ils disent, et si nostre nature n'a point besoin de la résidence de ses excrements, jusques à certaine mesure, comme le vin a de sa lie pour sa conservation ; vous veoyez souvent des hommes sains tomber en vomissements ou flux de ventre, par accident estrangier, et faire un grand vuidange d'excrements sans besoing aucun précédent, et sans aulcune utilité suivante, voire avecques empirement et dommage. On va trouvant et esveillant le mal, par oppositions contraires ; il faut que ce soit la forme de vivre qui doulcement l'allanguisse et reconduise à sa fin ; les violentes harpades (violents combats) de la drogue et du mal sont tousiours à nostre perte, puisque la querelle se desmesle chez nous, et que la drogue est un secours infiable (auquel on ne peut se fier), de sa nature ennemy à nostre santé, et qui n'a accez en nostre estat que par le trouble. Laissons un peu faire... Faites ordonner une purgation à vostre cervelle ; elle y sera mieulx employée qu'à vostre estomach.

MONTAIGNE.

détourner une congestion éloignée, on devra craindre que, lors de la réaction, le désordre ne s'aggrave, à cause de la faiblesse et de la prostration consécutives à l'excitation première.

Veut-on, au contraire, débarrasser le tube digestif des matières qui semblent l'obstruer, veut-on remédier à quelque trouble de la sécrétion biliaire? on ne pourra attendre de ces agents incapables de procurer la sortie de la bile sans en augmenter la sécrétion, qu'une fin toujours prochaine et souvent malheureuse.

On ne peut nier cependant que les purgatifs n'aient une action palliative; mais l'amendement qu'on procure ainsi est toujours funeste au malade, car, la maladie, un moment déprimée, se relève plus terrible qu'auparavant. Pallier un instant les souffrances des malades pour aggraver ensuite leur état, voilà à quoi se réduirait l'action de ces moyens héroïques offerts par l'allopathie.

M. Bigeon, ne se borne pas à raisonner, il observe, et il résume l'expérience des plus grands médecins des siècles passés. Non-seulement il signale les dangers de la médecine, mais encore il les prouve par la statistique. En comparant les résultats de sa pratique avec ceux obtenus par ses confrères les plus voisins (il est bon de savoir que la méthode proposée et pratiquée par M. Bigeon, n'est autre chose que l'expectation); ce praticien trouve que, dans les communes où sa méthode est appliquée, il y a une diminution dans les décès. L'une en compte sept de moins que dans les années précédentes; une autre 181. Pendant les six années où cette diminution fut constatée, on voit dans les campagnes voisines le nombre des morts augmenter. Il y eut dans l'une 12 décès de plus que dans les années précédentes ; 126 dans une autre ; 181 dans une troisième. Et cependant toutes ces localités, offrent à peu près la même exposition ; les habitants y sont soumis aux mêmes conditions hygiéniques. Ce n'est pas tout : en poussant ses investigations plus loin , M. le docteur Bigeon a reconnu qu'il mourait moins de monde dans les communes où il n'y avait pas de médecins, que dans celles où il s'en rencontre ; il justifie ainsi cette petite bourgade espagnole, où l'on préféra l'établissement d'un chemin vicinal à la création d'un office de médecin.

Les résultats statistiques présentés par M. le docteur Bigeon , trouveront leur confirmation dans les pages suivantes, où les allopathes les plus éminents signaleront eux-mêmes les résultats désastreux des médications allopathiques. Afin d'éclairer nos lecteurs sur l'ensemble de la thérapeutique officielle, nous passerons en revue les moyens dont elle fait le plus fréquent usage. C'est ainsi que nous traiterons successivement : des émissions sanguines (saignée , sangsues) ; des révulsifs cutanés (vésicatoires, cautères, etc.) ; des médicaments les plus usités (mercure, quinquina, opium, etc.) ; et enfin, des préparations pharmaceutiques et de l'art de formuler.

Saignée.

Avant de faire voir les conséquences funestes qui peuvent résulter de l'emploi de la saignée, nous dirons quelque mots de l'importance du rôle attribué au sang dans l'économie.

« Le sang, dit M. le professeur d'Amador, est le véhicule de notre existence, le trésor inappréciable de notre force, le précieux germe de la vigueur et de l'accroissement, la liqueur organisatrice et régénératrice par essence..... le sang est la première partie formée dans l'embryon..... le premier globule de sang et le rudiment primordial auquel s'attache la vie. »

« Le sang, disait le célèbre Harvey, est le premier à vivre et le dernier à mourir.

« Seul, dit Monfalcon, le sang entretient la vie dans nos organes.... »

Le sang est une chair coulante (Bordeu).

Le sang est l'excitant de la pensée (Raspail).

On le voit, le sang est pour l'homme ce que la sève est au végétal ; il est le véhicule de la vie, *vita cum sanguine fluit*. On comprend donc aisément les dangers que peut entraîner la perte d'un fluide aussi précieux.

« L'économie, dit un homœopathe le docteur Dessaix, fait du sang comme le travail social fait du pain, dans le même but, par la même nécessité, avec la même importance..... Le sang est souvent toute la provision, tout le grenier, tout le garde manger de l'indigent ; là se sont accumulés son pain, son sel, et le bois de son foyer, et vous dilapidez sans mesure et sans remords, ce magasin précieux !.... Jeunes médecins, que semble animer une ardente philanthropie, connaissez-vous rien de plus ruineux que cette capitation du sang ? Avez-vous calculé combien de journées de travail sont nécessaires pour combler ce déficit, qui rend lui-même le travail presqu'impossible ? Certes, notre excellent et profond Villermé ferait un bon et beau livre sur cette grave question ; il vous effraierait en vous mesurant la quantité de pommes de terre et de pain noir dont se repaissent chaque jour vos lancettes et vos sangsues, et en évaluant les forces vitales qui se sont usées à convertir cette chétive nourriture en chyle et en sang. »

« Le sang est notre existence, notre vie, dit le docteur Guillemeau, il ne se répare que très-lentement, et son émission, au dehors, laisse le corps humain dans un état de faiblesse et d'atonie qui doit, nécessairement, préparer ou faire éclore toutes les maladies qui sont la suite ordinaire du défaut d'énergie, de l'affaiblissement général de l'être. »

Galien, si partisan de la saignée, était forcé de reconnaître « que ce remède est un de ceux qui ôtent la vie, si l'on n'en use pas dans le temps et à la dose convenable. — J'ai vu, dit-il, un grand nombre de malades qui ne seraient pas morts si la saignée n'avait entièrement détruit leurs forces. Plusieurs, après cette évacuation, ont succombé à des maladies longues, telles que l'hydropisie, l'orthopnée, l'affaiblissement du foie et du ventricule, l'apoplexie et le délire. »

Suivant Van Helmont, la saignée est nuisible parce qu'elle diminue la masse de l'esprit vital, dont le sang est le réservoir. « Celui, dit-il, qui est fréquemment saigné ou qui prodigue beaucoup son sang abrège son existence. »

« Les saignées affaiblissent le malade et le tuent (Sauvages, *Nosologie*, t. I, p. 671). »

Lieutaud employait la saignée coup sur coup, comme le pratique encore aujourd'hui une partie de l'école de Paris; mais, frappé des accidents funestes qui survenaient, il modifia cette méthode.

« Que les médecins examinent de bonne foi, dit-il, s'ils n'ont pas vu beaucoup de malades, dont on a versé tant de sang, tomber dans la phthisie, l'hydropisie, ou toute autre maladie de langueur, sans parler de ceux qui, épuisés par les saignées, ont manqué de force pour cracher, et ont péri par l'oppression ou la gangrène » (1).

(1) *Précis de méd. prat.*, 1769, t. I, p. 379.

« Les enfants, en général, supportent très-mal les émissions sanguines; les jeunes femmes éprouvent *souvent* de *profondes altérations de la santé* à la suite des pertes de sang » (1).

« Nous avons vu, plus d'une fois, disent encore MM. Trousseau et Pidoux, de malheureux enfants dévorés par les sangsues, c'est le mot, jetés par les saignées générales, dans une anémie effrayante, ne plus vivre, pour ainsi dire, que par leur pneumonie catarrhale qui finissait par les asphyxier » (2).

L'allopathie ne se borne pas à épuiser les enfants par les saignées et les sangsues, elle verse encore le sang des vieillards. A la hardiesse, à la témérité qu'elle apporte dans ces pratiques barbares, on croirait qu'elle ignore qu'aux deux extrêmes de la vie, de semblables déperditions sont souvent irréparables. N'est-ce pas, en effet, dans cette sorte d'effluve vital qui s'échappe avec la saignée que résident les germes de développement, la santé future de l'enfant et les dernières forces du vieillard?

« Une saignée de trop, dit M. Trousseau, est souvent, chez le vieillard, *un excès irréparable* » (3).

Et combien de fois ne pratique-t-on pas cette saignée de trop? Qui peut dire, en effet, d'une manière sûre la limite précise où l'on doit s'arrêter pour ne pas compromettre la vie, cette limite, où une nouvelle saignée, deviendrait *un excès irréparable*, mais, n'importe, les auteurs qui guident les allopathes dans leur pratique n'en continuent pas moins à conseiller de saigner *hardiment*.

(1) Trousseau et Pidoux, *Ouv. cit.*, t. I, p. 754.
(2) *Ibid.*, t. I, p. 518.
(3) *Ouv. cit.*, t. 1, p. 519.

« Quant aux vieillards, dit M. Valleix, les observations de la plupart des médecins prouvent qu'on peut, en général, user *hardiment* chez eux de la saignée générale » (1).

M. le professeur Trousseau dit lui même :

« Il ne faut pas craindre d'employer la saignée et de la renouveler deux fois dans un jour (chez les vieillards) » (2).

Sommé fait observer que les saignées, abondantes et répétées, peuvent causer la mort (3).

Laennec a fait remarquer « que les pneumonies, traitées par les saignées répétées, étaient trop souvent suivies d'*un long et excessif affaiblissement.* »

« On trouve, dans Morton, un aperçu très-ingénieux sur la grande rapidité d'absorption après les saignées, sur la viciation du sang qui devient âcre et vénéneux (4). »

« *Rien n'est plus commun*, dit encore le même académicien, que de voir arriver à la Salpétrière des femmes furieuses pour avoir été trop saignées. »

« Un médecin de Paris, dit le docteur Bourgeois, me citait, il y a quelques temps, à propos de la manie qu'ont certains d'entre nous de tirer du sang, un exemple terrible. Un élève en médecine est pris d'une assez forte angine inflammatoire : on le saigne sans soulagement, on le resaigne, on lui couvre le cou d'innombrables sangsues, tant et si bien que ce malheureux jeune homme expire, le 3e jour de sa maladie, en cherchant à se soulever pour boire. Il était complétement exsangue, et succombait comme un amputé ou une femme en couches, à la suite d'une hémorrhagie foudroyante (5). »

(1) *Guide du méd. prat.*, t. I, p. 451.

(2) *Ibid.* t. I, p. 519.

(3) *Études sur l'inflammation*, p. 145.

(4) Pariset, membre de l'Académie de méd., séance du 24 septembre 1835.

(5) *Arch. gén. de méd.*, 4e série, t. XXIII, p. 437.

« A la suite d'une abondante saignée, sans doute parce que les organes ne reçoivent plus l'influx normal nécessaire à l'accomplissement des fonctions dont ils sont chargés, il survient dans l'économie *des troubles nombreux* (1). »

Ces *troubles nombreux* constituent très-souvent, des maladies d'une extrême gravité. Les mêmes auteurs n'ont-ils pas avoué :

« Que l'on voyait *tous les jours* des chloroses dont le début remonte évidemment à l'époque d'une première application de sangsues *par laquelle il y a eu en somme peu de sang d'évacué*.»

« Cela posé, ajoutent-ils, nous comprendrons sans peine comment une saignée abondante, des applications de sangsues répétées, peuvent mettre dans des conditions telles que la *chlorose éclatera*, c'est-à-dire qu'au lieu d'une simple anémie, maladie transitoire, et curable par les seules forces de la nature, il se développera un état spécial de l'économie en vertu duquel *la décoloration et la liquéfaction du sang augmenteront tous les jours*, sans que les pertes du sang qui y avaient donné lieu primitivement ne soient plus répétées » (2).

Hippocrate a dit *sanguis frenat nervos*. Qu'il y a de choses dans cette simple phrase de ce profond observateur, s'écrie un homœopathe, le docteur Rapou. L'animal qui meurt exsangue meurt dans les convulsions, la chlorose détermine souvent de graves désordres nerveux ; les hémorrhagies fréquentes ou les saignées habituelles produisent une excitabilité nerveuse constitutionelle, qui prédispose elle-même à une foule de maladies, dont la

(1) Trousseau et Pidoux, *ouv. cit.*, t. I., p. 10.
(2) *Ibid*, t. I, p. 27.

plus ordinaire est un affaiblissement incurable de la vue (1).

Nous avons vu que l'allopathie employait la saignée dans des classes entières de maladies, sans avoir égard aux symptômes qui différencient chacun de ces états pathologiques rangés sous un nom commun, sans s'occuper enfin des sympômes si variables fournis par chaque malade dans ces diverses affections. Il résulte de ce mode de généralisation que le médecin saigne souvent dans les cas où l'allopathie elle-même reconnaît le danger des émissions sanguines. Il ne s'aperçoit de son erreur quand il s'en apperçoit, que lorsqu'il n'est plus temps de la réparer. C'est ainsi que souvent on a causé la mort en empêchant une maladie éruptive de se développer. Nous en citerons un exemple emprunté aux comptes-rendus de l'Académie de médecine.

« Il y a dans les mémoires de la société de médecine un très beau travail sur une épidémie dont les symptômes simulaient la pneumonie; on saignait, on saignait, on saignait, et presque tous les malades succombaient : M. Barrillon effrayé de cette mortalité, essaya de se passer de la saignée ; au troisième jour, il sentit sur la peau de petites aspérités : *c'était une fièvre miliaire que les saignées empêchaient de se développer* et qui fit juger la maladie » (2).

De pareils faits se renouvellent sans cesse, car, les allopathes emploient à tout propros cette médication perturbatrice et ils n'ont aucun moyen de préciser les cas, où de leur propre aveu, elle produit un effet funeste. Ils en sont

(1) *Ouv. cit.*, T. II, p. 322.
(2) Pariset séance du 24 nov. 1835.

réduits à tâtonner, à essayer, au risque de ce qui peut s'ensuivre.

« Il y eut une année, à la Charité et à la Salpêtrière, où il se déclara une épidémie très-meurtrière de pleurésies et de pneumonies. On saignait à la Charité, les malades mouraient on ne saignait pas à la Salpêtrière, les malades succombaient encore. Les élèves murmuraient de voir que Pinel n'essayait pas même de la saignée ; il le sut, et les avertit qu'il avait expérimenté qu'au début de la maladie la saignée était contraire. Arrive un jour, une fille jeune, grosse, grasse, rebondie, on dit de toutes parts : voilà le cas ou jamais d'employer la saignée; on sollicite Pinel, il résiste ; on revient à la charge et comme il avait un caractère bon et facile, il cède : la saignée est pratiquée le jour même, la malade était morte le lendemain » (1).

Le célèbre Pinel, on le voit, s'arrêtait après avoir expérimenté sur un certain nombre de malades, mais malheureusement pour l'humanité souffrante les imitateurs de Pinel sont fort rares et les routiniers trop nombreux.

Les auteurs contiennent un grand nombre de récits d'épidémies de pneumonies, de péritonites, de grippes dans lesquelles la saignée a entraîné la mort. (Sydenham, Huxham, Trousseau etc.), mais ils se bornent à compter le nombre des victimes et ne donnent aucun moyen d'éviter des nouvelles erreurs.

M. le professeur Trousseau, (2) après avoir dit que dans ces sortes de constitutions médicales : « Promptement

(1) Esquirol, membre de l'Académie de médecine séance du 24 novembre 1835.

(2) *Ouv. cit.* t. I, p. 545.

les émissions sanguines mettent à découvert et désormais sans contre-poids, un état nerveux alarmant, du délire, de l'ataxie, de la prostration, du refroidissement, des nausées, de la dyspnée et un commencement de période asphyxique, » avoue, qu'il est impossible de prévoir les cas où l'on devra préférer les antimoniaux à la saignée et il ajoute que *l'issue du traitement fait connaître la nature des maladies* » (1).

« Il serait important, dit M. Trousseau, d'avoir un critérium qui permît de juger des formes épidémiques, les constitutions générales qui réclament plus particulièrement l'emploi des antimoniaux, mais nous avouons qu'après une attention soutenue, et après l'examen le plus scrupuleux des phénomènes morbides généraux et locaux, il nous a été tout-à-fait impossible d'arriver à cette notion thérapeutique; *il est triste de le dire, mais c'est un fait expérimental bien vrai, l'issue du traitement fait connaître la nature des maladies* » (2).

Ce qui signifie, en langage vulgaire, que les allopathes ne jugent de l'opportunité et de la convenance de leurs prescriptions qu'au moment où souvent ils ne peuvent

(1) Il me souvient d'une maladie populaire qui feut aux villes de mon voisinage, il y a quelques années, mortelle et très-dangereuse. Cet orage, estant passé, qui avait emporté un nombre infiny d'hommes, l'un des plus fameux médecins de toute la contrée vint à publier un livret, touchant cette matière, par lequel il se radvise de ce qu'ils avayent usé de la saignée, et confesse que c'est l'une des causes principales du dommage qui en estait advenu. Dadvantage leurs aucteurs tiennent qu'il n'y a aulcune médecine qui n'ayt quelque partie nuisible, et si celles mesmes qui nous servent, nous offensent aucunlnement, que doibvent faire celles qu'on nous applique du tout hors de propos?

MONTAIGNE.

(2) *Ouv. cit.*, t. II, p. 737.

plus donner à leurs malades que des regrets. La maxime pour être d'Hippocrate n'en est pas plus consolante (1).

Nous avons montré combien les indications qui président à l'emploi de la saignée sont incertaines dans les affections de formes épidémiques, si les limites de cet ouvrage nous le permettaient, nous démontrerions facilement, d'après les allopathes eux-mêmes, qu'il est dans toutes les maladies où ils emploient les émissions sanguines, des formes particulières, où, de leur propre aveu, cette indication peut être promptement mortelle, et que cependant ils n'ont aucun moyen de distinguer d'une manière sûre ces différents états pathologiques. C'est, qu'en effet, le praticien en est réduit à juger de l'opportunité de la saignée par l'état du pouls et par les forces présumées du malade, signes d'autant plus trompeurs que les auteurs font remarquer qu'il est des cas où le pouls est plein, dur, le malade fort en apparence et où cependant il ne faut pas saigner ; tandis qu'il est d'autres cas où les forces du malade paraissant déprimées, le pouls étant mou, dépressible, la saignée devra être pratiquée. « Il n'y a donc point à ce sujet de règle fixe »

(1) TOINETTE EN MÉDECIN.

Adieu. Je suis fâché de vous quitter sitôt ; mais il faut que je me trouve à une grande consultation qui doit se faire pour une homme qui mourut hier.

ARGAN.

Pour un homme qui mourut hier ?

TOINETTE.

Oui, pour aviser et voir ce qu'il aurait fallu lui faire pour le guérir.

MOLIÈRE, *Le malade imaginaire*.

comme le dit M. Valleix, dans son *Guide du médecin praticien* (t. I, p. 451), et tout est laissé au tact du médecin qui saignera ou ne saignera pas, suivant qu'il lui *semblera* que la saignée peut soulager ou tuer le malade (1).

Pour montrer combien il est difficile de distinguer les états pathologiques qui, suivant l'allopathie, réclament la saignée de ceux où cette doctrine en blâme elle-même l'emploi, il nous suffira de signaler les funestes méprises auxquelles donne lieu chaque jour la pléthore (surabondance de sang), et c'est là cependant l'état où les émissions sanguines sembleraient devoir entraîner le moins d'inconvénients et où leur indication parait présenter le plus haut degré de certitude.

MM. Trousseau et Pidoux font remarquer, dans leur *Traité de thérapeutique*, qu'il existe une pléthore sanguine et une pléthore séreuse, et ils ajoutent que cette dernière ne peut jamais fournir l'indication de la saignée.

« La pléthore sanguine et la pléthore séreuse, disent-ils, se *confondent souvent* ou plutôt sont souvent confondues par les médecins inattentifs. Si l'on voit un homme dont les yeux soient saillants et injectés, la face d'un rouge violacé, les

(1) Le médecin qui recourt souvent à la lancette, dit M. A. Rapou (*ouv. cit.*, t. II, p. 322), doit toujours craindre d'avoir affaire à un faux état inflammatoire, à une de ces dispositions pernicieuses typhoïques, putrides, dans lesquelles l'émission du sang est mortelle, ce dont on s'aperçoit ordinairement trop tard. Huxam a dépeint en traits frappants cette déplorable situation. L'erreur peut être tout opposée, et Reil l'a dit : « Avec une grande faiblesse, un pouls petit, dépressible, intermittent ; avec dyspnée, angoisses, froid des extrémités, la saignée est quelquefois mieux indiquée que par une forte douleur pleurétique. » (*Théorie de la fièvre*, t. II, p. 554) ».

veines du cou turgescentes, l'intelligence paresseuse, la respiration embarrassée, le pouls dur et serré, ou large et développé, on crie à la pléthore sanguine et l'on saigne en ouvrant la veine. Il y a soulagement immédiat, et l'on s'applaudit de la médication. Puis quand, après quelques jours, la même scène se reproduit, on saigne de nouveau, en s'étonnant de la persistance des accidents; et l'on saigne encore, jusqu'à ce qu'enfin le sang devienne presque séreux et qu'il survienne une anasarque générale; et, quand il ne reste plus dans les veines que de l'eau teinte, les symptômes de la prétendue pléthore sanguine sont encore présents. C'est qu'on avait affaire à la pléthore séreuse.... Nous avons indiqué le parallèle de ces deux états de l'économie *si souvent et si déplorablement confondus.* »

Malheureusement le parallèle dont parlent MM. Trousseau et Pidoux est loin d'offrir aux praticiens le moyen d'éviter des erreurs souvent funestes.

M. Trousseau, lui-même, avoue qu'il est difficile d'établir le diagnostic de ces deux états, et que leurs symptômes se confondent souvent :

« *Eviter l'erreur,* dit-il ailleurs, *n'est pas aussi facile qu'on pourrait le croire.* M. Beau a très-bien montré que la pléthore séreuse présente plusieurs des caractères de la vraie pléthore..... Nous avons vu des chloroses sans pâleur et même avec persévérance d'une coloration faciale très-vive *qui auraient aisément conduit à des essais dangereux* » (1).

« Le pouls, dit le même auteur, est regardé avec raison comme capable de fournir les données les plus sûres pour avoir le diagnostic de la pléthore; mais, il faut le dire, CE SYMPTÔME CAPITAL OFFRE BIEN DES MÉCOMPTES, *il trompe en indiquant des pléthores qui n'existent pas; il trompe aussi en n'en indiquant pas de très-réelles* » (2).

(1) *Ouv. cit.*, t. I, p. 661.
(2) *Ibid.*, t. I, p. 642.

« Le type physiologique de la pléthore sereuse, dit M. Trousseau, nous est offert par des individus qui ont éprouvé des pertes de sang considérables » (1).

En sorte que c'est souvent sur des sujets déjà épuisés que beaucoup de médecins, se fiant aux apparences si trompeuses de la pléthore, pratiquent des émissions sanguines qui ne font qu'aggraver les prétendus symptômes pléthoriques, et appeler l'emploi de nouvelles pertes de sang.

M. Trousseau vient de nous le dire : « On saigne ; la même scène se reproduit, on saigne de nouveau, en s'étonnant de la persistance des accidents ; et l'on saigne encore, et quand il ne reste plus dans les veines que de l'eau teinte, les symptômes de la prétendue pléthore sanguine sont encore présents. »

Exprimant ailleurs la même pensée, M. Trousseau s'écrie qu'après la saignée : « les mêmes accidents se reproduisent, qu'on ne pourrait combattre, *sans un grand danger*, par les mêmes moyens. »

Nous compléterons cet aperçu des dangers que présente l'emploi de la saignée, en indiquant les accidents qui peuvent être le résultat de l'opération prise en elle-même.

« La saignée du bras, dit M. le professeur Nelaton, alors même qu'elle est pratiquée avec tout le soin qu'on peut désirer, n'est pas toujours exempte d'accidents. Parmi ceux qui ont été le plus souvent observés sont : 1° une ecchymose ; 2° un thrombus ; 3° la lésion de l'artère humérale ; 4° un érysipèle simple ou phlegmoneux ; 5° une angioleucite ; 6° une phlé-

(1) *Ibid*, t. I, p. 654.

bite et le cortége des accidents qu'elle peut faire naître, telle que la diathèse purulente » (1).

Aux accidents énumérés par M. Nelaton, ajoutons, avec M. le docteur Jacquemier : « La syncope, les vomissements, la douleur, qui est quelquefois très-vive quand on pratique la saignée du bras, peut persister après l'opération et être assez violente pour causer des accidents convulsifs et même tétaniques. Cette douleur est due à la lésion des filets nerveux (2). »

« Or, la section d'un de ces filets nerveux, dit M. Chailly-Honoré de l'Académie de médecine, peut avoir lieu sous la lancette de l'opérateur le plus habile » (3).

Si nous examinons actuellement quelle est la gravité des accidents que nous ont signalés les auteurs, nous verrons que plusieurs peuvent entraîner la mort.

« La blessure de l'artère humérale, dit M Nélaton, est toujours un accident grave » (4).

« L'érysipèle phlegmoneux offre beaucoup de gravité, dit M. Valleix, médecin de la Pitié » (5).

« Dans quelques cas, dit M. le professeur Grisolle, la syncope se termine par la mort; celle-ci survient alors à peu près instantanément (6). »

« La phlébite (inflammation des veines) est une maladie très-grave, dit M. le professeur Grisolle » (7).

Quant au cortége des accidents que la phlébite peut

(1) *Traité de path. ext.*, t. I, p. 23.

(2) *Manuel d'accouchement* par le professeur Naegelé et le docteur Jacquemier, p. 399.

(3) *Traité pratique de l'art des accouchements*, p. 1035.

(4) *Ouv. cit.*, p. 24.

(5) *Ibid.* t. V., p. 375.

(6) *Ouv. cit.*, t. II., p. 747.

(7) *Traité de path. int.*, t. I., p. 400.

faire naître, pour nous servir de l'expression de M. Nélaton, tels que la diathèse purulente, voici ce qu'en dit cet habile chirurgien :

« La diathèse purulente est presque constamment mortelle » (1).

Et qu'on ne croie pas que cette terrible maladie ne se manifeste après une saignée, que chez des individus d'une mauvaise constitution, le même auteur va nous faire voir qu'elle peut se produire chez des sujets fort jeunes :

« On regarde généralement, dit-il, les plaies des veines, les opérations qui se pratiquent sur ces canaux sanguins, comme occupant le premier rang parmi les causes de la diathèse purulente. Et, en effet, cette cause ne saurait être méconnue, lorsqu'on voit tous les accidents, propres à cette affection, se développer à la suite d'une de ces saignées pratiquées *chez un individu sain* d'ailleurs, et que l'on désigne sous le nom *de saignée de précaution* » (2).

Un grand nombre de médecins rapportent avoir vu des personnes mourir subitement après avoir été saignées.

Sangsues.

Les sangsues peuvent, comme la saignée, donner lieu à des accidents très-graves.

« On rapporte un certain nombre de faits qui prouvent que l'application de quelques sangsues, et même d'une seule, a été suivie de la mort chez des enfants très-jeunes » (3).

(1) *Ouv. cit.*, p. 167.

(2) *Ouv. cit.*, p. 165.

(3) *Dict. en* 30 *vol.*, t. XXVIII., p. 131.

« Enfin, il est certaines personnes très-impressionnables, des femmes, des enfants principalement, chez lesquelles les applications de sangsues déterminent des accidents nerveux, qui peuvent être portés jusqu'aux spasmes, aux convulsions » (1).

« Chez les enfants, ou chez les femmes dont la peau est très-fine, dit M. le professeur Nélaton, il faut éviter de les placer sur le trajet de quelque vaisseau dont l'ouverture pourrait donner lieu à un écoulement de sang difficile à arrêter. On a vu, en effet, plusieurs fois des pertes de sang dangereuses succéder à ces lésions vasculaires. Dupuytren a vu une hémorrhagie très-grave, être la suite de l'ouverture de la veine jugulaire externe. M. Marjolin, a vu le même accident résulter de la blessure d'une artère de la région inguinale (2). »

« Lorsque les pièces d'appareil sont très-épaisses, dit M. le docteur Jacquemier, il arrive aussi que le malade a perdu *une énorme quantité de sang*, sans qu'on ait pu s'en apercevoir ; aussi, je le répète, il faut surveiller avec soin l'écoulement, et c'est pour avoir manqué à ce précepte *qu'on a quelquefois à déplorer des accidents fort graves.* (3) »

La chute des sangsues est suivie d'une légère inflammation mais, « les choses ne se passent pas toujours ainsi, ajoute le docteur Jacquemier ; les bords de la morsure s'enflamment, finissent par suppurer et la plaie se trouve convertie en un petit ulcère qui est quelquefois long à se cicatriser. D'autres fois, enfin, l'inflammation s'étend aux environs, et *chaque petite plaie devient le point de départ d'un érysipèle et quelquefois même d'un phlegmon* » (4).

(1) *Ibid.*, t. XXVIII, p. 133.
(2) *Ouv. cit.*, t. I, p. 29.
(3) *Ouv. cit.*, p. 416.
(4) *Ibid.*, p. 416.

« Il arrive quelquefois, dit le même auteur, que des sangsues placées aux environs des orifices naturels pénètrent dans l'intérieur (1)....... Il est prudent de jeter celles que l'on aurait mises sur des bubons syphilitiques et en général sur toutes les parties malades, lorsqu'on aura à craindre la contagion. » (2).

« Plusieurs personnes ont signalé un accident fort grave qui résulterait de l'usage des sangsues ayant été déjà appliquées sur un sujet affecté de syphilis ; les morsures seraient, dit-on, suivies de chancres vénériens (3). »

« Presque toujours les sangsues sont vendues plus ou moins gorgées, malgré les soins que prennent les acheteurs pour s'en procurer qui aient subi un long jeune, dont la durée indispensable n'a pas encore été déterminée d'une manière sûre » (4).

On voit dans le même rapport que, dans le département de la Gironde où l'on s'occupe sur une très-vaste échelle de l'élève des sangsues, on leur livre de vieux chevaux et de vieux ânes.

« L'emploi de cette prodigieuse quantité de chevaux choisis parmi les sujets qui, devenus vieux, tarés, malades, ne peuvent plus faire aucun service, est une des pratiques qui peuvent rendre *très-dangereuse* l'industrie des sangsues. » (5).

Le Conseil d'hygiène fait observer que, « depuis qu'on

(1) On lit dans le *Dictionnaire de Médecine*, t. XXVIII, p. 134 : « Les accidents qui résultent de la présence d'une sangsue dans les voies digestives ou respiratoires consistent particulièrement dans des hémorrhagies quelquefois assez abondantes. »

(2) *Ibid.*, p. 112 et 109.

(3) *Dict. en 30 vol.*, t. XXVIII, p. 133.

(4) *Rapport du conseil d'hygiène de la Gironde*, 1854. *Dictionnaire d'hygiène*, par A. Tardieu, t. III, p. 369.

(5) *Ouv. cit.*, p. 370.

a remarqué l'emploi d'un grand nombre de chevaux parvenus à l'état de dépérissement le plus déplorable, l'attention s'est portée sur certains faits qui pouvaient provenir de l'insanité de ces annélides. Ainsi, on a vu se développer *des inflammations graves* sur les parties où ils avaient été appliqués; *des plaies d'un aspect fâcheux* s'y sont quelquefois manifestées, sans cependant qu'on pût en trouver la cause dans l'état du malade (1). »

Vésicatoires, Cautères, etc.

L'allopathie emploie journellement les vésicatoires, les cautères, les moxas, les sétons, les ventouses, la cautérisation au fer rougi ou avec les caustiques. Ces moyens, qui sont pour la plupart très-douloureux, demandent souvent des soins qui répugnent aux malades. De plus ils sont loin d'être sans inconvénients; on les a vus souvent en effet amener les résultats les plus déplorables.

Ainsi les révulsifs suppuratoires peuvent produire la diathèse purulente. Legallois fils en rapporte un exemple remarquable. Morgagni, A. Paré et presque tous les grands chirurgiens, ont cité des résultats analogues dus à de très-légères lésions des tissus. M. le professeur Recamier a fait remarquer que toute phlegmasie suppurante, est une cause productive d'autre foyers de pus. C'est ainsi qu'on lit, dans la clinique de Velpeau, le fait d'un enfant porteur d'un vésicatoire au bras qui mourut et présenta à l'autopsie des abcès analogues à ceux des opérés.

(1) *Ibid.*, p. 370.

Les exutoires qui provoquent la sortie permanente d'humeurs sanieuses ou séreuses, finissent par amener un marasme soit local, soit général. Ainsi le cautère persistant, dessèche et amaigrit le membre sur lequel il est fixé.

Nous pourrions passer en revue tous les moyens que nous avons énumérés plus haut, en multipliant les faits à l'appui de notre thèse; les allopathes se chargeraient eux-mêmes de nous les fournir : mais nous devons nous borner à traiter du vésicatoire, que nous avons choisi entre tous les autres, à cause du fréquent usage qu'on en fait, et de l'innocuité qu'on lui attribue.

« Il arrive souvent, disent MM. Troussau et Pidoux, qu'une application irritante à la peau, détermine une inflammation générale de cette membrane ; ainsi le contact d'un emplâtre de poix de Bourgogne, qui a causé localement le développement d'un grand nombre de vésicules, devient quelquefois l'occasion d'un eczéma général qui, d'abord aigu, peut revêtir plus tard la forme chronique. L'application de l'huile de croton tiglium, celle de l'onguent mercuriel, peuvent, dans certains cas, produire les mêmes accidents » (1).

M. le professeur Trousseau, après avoir cité des exemples d'eczéma, survenus après l'application d'un vésicatoire, ajoute :

« Que de fois à l'hôpital, ou dans la pratique civile, nous voyons de pauvres enfants prendre des eczémas aigus, simples ou impétigineux, à la suite de l'application d'un vésicatoire volant, qu'une pneumonie avait rendu nécessaire. *Le plus souvent la maladie de la peau revêt une forme chronique....* On peut donc établir formellement, que *le vésicatoire est*

(1) *Ouv. cit.*, t. I, p. 474.

souvent cause des gourmes ; nous avons, OBÉISSANT A LA ROUTINE, à des théories même, appliqué des vésicatoires à demeure, *nous avons eu souvent à nous en repentir, nous avons bien rarement à nous en louer* » (1).

On a vu ce que MM. Trousseau et Pidoux, pensaient de la fréquence de l'eczéma à la suite des vésicatoires ; disons un mot de cette maladie :

« La durée de l'eczéma, dit M. Valleix, est impossible à préciser ; cette affection peut résister à tous les traitements et avoir une durée indéfinie....... Souvent on ne réussit pas à la faire disparaître » (2).

« L'eczéma chronique, dit M. le professeur Grisolle, constitue une affection très incommode et d'une durée indéterminée » (3).

Mais revenons aux effets des vésicatoires :

« A la suite de l'application d'un vésicatoire, on peut voir survenir un érysipèle général » (4).

« Les sinapismes, les vésicatoires, peuvent déterminer l'érysipèle » (5).

« De larges vésicatoires appliqués sur des régions de la peau scarifiées, dit M. le professeur Bouillaud, déterminent d'une manière à peu près constante, une albuminerie plus ou moins abondante » (6).

M. Morel-Lavallée, a vu plusieurs fois l'application sur la peau d'un emplâtre de cantharides, déterminer à

(1) *Loc. cit.*
(2) *Ouv. cit.*, t. V, p. 167.
(3) *Traité de path. int.*, t. I, p. 573
(4) Trousseau et Pidoux, *ouv. cit.*, t. II, p. 849.
(5) *Comp. de médec. prat.*, t. III, p. 478.
(6) *Revue méd. chir.*, janv. et fév. 1848.

la surface interne de la vessie, de fauses membranes qui ont été expulsées par l'urètre (1).

« On n'appliquera pas toujours impunément des vésicatoires de très grandes dimensions sur la peau ; car, chez des sujets faibles surtout, il paraît en résulter *des accidents très-graves*, par le fait d'une très-grande absorption » (2).

« Outre son action topique, le vésicatoire en exerce encore une qui est générale et qui tient, d'une part, à la réaction causée par l'inflammation de la peau, d'autre part, à la résorption d'un élément irritant, qui, circulant avec le sang, va stimuler les tissus divers de l'économie. Cette absorption du principe actif des cantharides est démontrée, comme chacun sait, par les accidents que l'application des vésicatoires cause du côté des reins, de la vessie et des organes générateurs » (3).

« Chez les personnes plus facilement irritables, chez celles qui ont pris une grande quantité de cantharides, ou dont la peau a été recouverte de vésicatoires trop larges, *on voit se manifester la suppression* ou la *rétention d'urine*, *une cystite ou une néphrite aiguës*, *un priapisme douloureux qui peut aller jusqu'à l'inflammation, et en définitive, jusqu'à la gangrène du pénis*, *une nymphomanie insatiable*, *des métrites aiguës*, *etc.* » (4).

«Les inconvénients des révulsifs immédiats ou directs sont surtout très-remarquables chez les individus irritables et nerveux........ Des vésicatoires à la nuque dans le début de certaines affections cérébrales, ou placés sur le thorax et le larynx, dans le cas de laryngite striduleuse ou du croup, exaspèrent souvent tous les symptômes d'une manière très-effrayante chez quelques individus nerveux» (5).

(1) Bouchardat, *manuel de mat. méd.*, p. 288.
(2) Fabre, *Traité de mat. méd. et de thérap.*, p. 125.
(3) Trousseau et Pidoux, *ouv. cit.*, t. I, p. 438.
(4) Trousseau et Pidoux, *loc. cit.*
(5) Guersent, *Dict. en 30 vol.*, t. XXVII, p. 529.

« Le plus remarquable des effets généraux des vésicatoires est une sorte de fièvre désignée dans les livres, sous le nom de *fièvre des vésicatoires. Elle est très-manifeste* après l'application de ceux d'une étendue un peu marquée, et doit être comptée dans *l'augmentation des phénomènes morbides, et surtout dans le redoublement qui succède fréquemment à leur application*, afin de ne pas attribuer à la maladie l'effet passager du remède employé...... L'effet des cantharides sur le système sanguin, est-très évident et le plus prononcé de tous ceux qu'elles produisent; il en résulte tous les phénomènes qui appartiennent à la circulation augmentée, comme sueur, chaleur, anxiété, etc » (1).

Singulière logique que celle de l'allopathie! L'organisme est affecté par une cause contraire à sa nature, à ses affinités, et on pretend le guérir en lui faisant subir l'action d'un agent médicamenteux qui lui est également contraire, antipathique, et qui est pour lui une nouvelle cause de souffrances et de troubles fonctionnels!.. Est-ce donc à dire qu'il est plus facile de vaincre deux ennemis qui nous attaquent à la fois, que de résister à un seul?

« C'est ici le cas de parler d'un usage généralement répandu en médecine et fort accrédité auprès des parents, je veux parler des exutoires prescrits aux malades dans le but de diminuer la sécrétion de la dartre et de *détourner les humeurs* ainsi qu'on le dit communément. Interrogez à cet égard tous les praticiens: en fait de maladies de la peau, ils vous diront qu'en général c'est un moyen inutile et presque dangereux; inutile, parce qu'il ne détruit pas d'une manière notable la sécrétion dartreuse; presque dangereux, en ce sens, qu'il est *très-fréquent* de voir l'affection dartreuse se développer autour du vésicatoire et ajouter ainsi à l'étendue du mal » (2).

(1) *Dict. des sciences méd.*, t. LVII, p. 364.

(2) Devergie, *journal de médecine et de chirurgie prat. Octobre* 1844.

« Enfin, un des moyens thérapeutiques le plus généralement mis en usage dans le traitement des éruptions eczématiques qui occupent la face, est l'application du cautère ou du vésicatoire sur des surfaces éloignées, au bras, ou aux jambes ; on veut ainsi produire une révulsion énergique, mais elle n'a lieu qu'imparfaitement. Autour de l'exutoire on voit se développer, en effet, une irritation très-vive des plaques vésiculeuses qui s'étendent, s'animent chaque jour, mais presque toujours l'éruption primitive reste la même, tandis que celle qu'on a développée accidentellement, devient souvent le point de départ d'une affection générale » (1).

« Quelques praticiens distingués les proscrivent entièrement (les exutoires) du traitement des maladies de la peau, non-seulement comme inutiles, mais comme dangereux, en ce qu'ils tendent à entretenir dans les téguments un état de fluxion et d'éréthisme très-propre à favoriser le développement ou le retour de l'affection cutanée, au moins dans les environs du lieu où l'exutoire a été appliqué » (2).

Des médicaments et des théories qui président à leur emploi.

Avant de montrer les accidents fâcheux que peut provoquer l'emploi des médicaments aux doses allopathiques, et de donner un aperçu de l'abus qui s'en fait journellement parmi les médecins, nous exposerons quelques-unes des théories, qui dirigent les allopathes dans leur pratique ; on ne pourra s'étonner ensuite des accidents que nous aurons à signaler. L'allopathie, après avoir essayé les médicaments à des doses moyennes, a été conduite par les insuccès qu'elle a éprouvés à employer des doses énormes de ces mêmes substances, en

(1) Biett, *dict. de méd.*, t. XI, p. 197.
(2) Gibert, *Traité prat. des maladies spéciales de la peau*, p. 48.

sorte qu'on peut dire que, dans beaucoup de maladies, les malades sont soumis à un véritable empoisonnement. Cette méthode, si elle ne guérit pas mieux que la précédente, a du moins sur elle l'avantage d'abréger singulièrement les souffrances.

La saignée, comme on a pu le voir, n'était pas un moyen fort innocent; voici du reste ce que pense M. le professeur Trousseau de son mode d'action.

« C'est un moyen qui impose à l'économie des sacrifices considérables, C'EST UN PIS-ALLER ; il faut avouer qu'il n'épuise la maladie, qu'en épuisant le malade » (1).

On avait encore les purgatifs, dont M. le professeur Trousseau a dit :

« Si, par les émissions sanguines, le praticien enlève au corps vivant des matériaux de nutrition et de réparation, il est évident que les purgatifs agissent dans le même but et de la même manière » (2).

Ces deux moyens, on le voit, se prêtaient un mutuel secours, l'un achevait ce que l'autre avait commencé, et, grâce à leur emploi bien dirigé, il semblait qu'on pouvait amener le malade à un état d'épuisement très-satisfaisant. Mais l'allopathie est la médecine du progrès, elle n'a pas voulu s'arrêter en si beau chemin; ce n'était pas assez d'épuiser les malades, car si les maladies n'étaient pas souvent épuisées, les malades en revanche l'étaient toujours, ce n'était pas assez d'enlever au corps vivant, des éléments de nutrition et de réparation, il fallait trouver un moyen plus énergique *d'abaisser l'intensité de la vie*

(1) *Loc. cit.*, t. V, p. 523.
(2) *Ouv. cit.*, t. I, p. 784.

(sic). Beaucoup de gens naïfs parmi lesquels on peut citer bon nombre de médecins illustres, avaient cru jusque-là que la guérison s'opérait par la force vitale, qu'en conséquence, on ne pouvait trop éviter de l'affaiblir, qu'enfin le médecin n'intervenait dans la maladie que pour provoquer et favoriser ce travail de la vitalité, *medicus naturæ interpres et non imperator*, avait dit Hippocrate. C'étaient là de ces erreurs, bonnes à laisser aux homœopathes ; pour guérir, il faut *abaisser l'intensité de la vie*. Ecoutez plutôt MM. Mérat et de Lens, exposer une doctrine généralement adoptée aujourd'hui.

« Pour Delpech, disent ces académiciens, la *mercurialisation*, la *stibiation*, et plus généralement l'intoxication (empoisonnement) du sang par l'introduction soudaine de substances hétérogènes et incapables d'assimilation, sont les moyens les plus efficaces *d'abaisser l'intensité de la vie*; ils l'emportent sur la saignée, dans les inflammations aiguës et subaiguës. » (1).

Mais direz-vous voici un malade dont la respiration est pénible et fréquente, dont le pouls s'accélère, s'affaiblit, devient irrégulier. Son visage s'altère, ses forces s'épuisent, on voit chez lui la vie lutter avec peine contre les progrès de la maladie ; ne doit-on pas procéder avec précaution en cherchant à ranimer ce souffle vital, à provoquer cette réaction salutaire qu'une secousse trop brusque pourrait compromettre? Nullement, s'écriera la médecine rationnelle ! Il y a chez le malade une trop grande intensité de la vie; aussi ne saurait-on trop se hâter de l'abaisser ; recourons donc, s'il s'agit d'une

(1) *Dict. univ. de mat. méd.*, t. IV, p. 393.

pneumonie, à la *stibiation*, c'est-a-dire saturons notre malade de tartre stibié. Avons-nous à traiter, au contraire, une fièvre puerpérale, *mercurialisons* la malade, qu'elle prenne du mercure jusqu'à ce que l'intoxication du sang soit produite; se présente-t-il une autre maladie, nous ne serons pas plus embarrassés : n'avons-nous pas d'autres poisons à l'aide desquels on peut produire l'intoxication du sang?

En vérité, si on ne voyait pas employer tous les jours ces médications barbares, si on ne les trouvait pas déduites, tout au long, dans les traités de médecine pratique, on se refuserait à croire que des hommes sérieux aient pu être amenés à tenter de pareils essais. Voilà cependant où conduisent les théories, voilà ou l'on arrive lorsqu'on substitue les spéculations pathologiques à l'observation, les hypothèses aux faits.

Mais, afin d'édifier complétement nos lecteurs sur les théories dont nous les avons entretenus et sur les applications pratiques qui en découlent, nous croyons utile de faire connaître la *mercurialisation*. Par cette médication, ils pourront juger des autres.

« Chaussier, dit M. le professeur Trousseau, a essayé les frictions mercurielles, dans la péritonite puerpérale, mais *mollement et sans méthode*; Velpeau, au contraire, se proposa pour but de faire absorber immédiatement de très-hautes doses de mercure, de manière à produire, aussi rapidement que possible, la cachexie mercurielle; par là, il voulait mettre, en peu d'heures, le sang dans des conditions telles qu'il devînt impropre à devenir élément d'une phlegmasie grave, et cela lui semblait d'autant plus nécessaire que, dans les péritonites puerpérales, les accidents phlegmasiques marchent avec une effroyable rapidité..... *Il donna donc le mercure sous toutes les formes et à des doses énormes*. Il fit faire, en même temps, des frictions sur le ventre, sur les cuisses, et il administra le calomel à l'intérieur, *de manière à produire, en peu d'instants, une infection mercurielle profonde*. Il insista sur la médication jusqu'à ce que survinssent les signes de la *saturation mercurielle* » (1).

M. Trousseau ajoute plus loin :

« Ce serait mal comprendre la médication mercurielle dans le traitement de la péritonite que de l'appliquer mollement. Il en est de cette méthode comme de celle par les saignées ; ce n'est pas tout de donner du mercure et de tirer du sang, il faut le faire autant qu'il le faut et comme il le faut » (2).

Après avoir cité les doses énormes d'onguent mercuriel, employées par M. Velpeau, M. Trousseau ajoute :

« Nous avons été plus hardis » (3).

Ainsi donc, il ne suffit pas, pour se conformer aux règles de l'art, d'empoisonner les malades, il faut encore le faire avec méthode, c'est-à-dire, de manière à amener la saturation la plus complète. M. le professeur Trousseau nous l'a dit lui-même : ce serait mal comprendre le traitement allopathique dans la fièvre puerpérale, que de conserver un reste de prudence ; il en est de cette méthode comme de celle par les saignées. La comparaison est, en effet, très-heureuse, et les deux moyens se valent. Si l'empoisonnement constitue une méthode, si la prudence est qualifiée de mollesse et la témérité de hardiesse,

(1) *Ouv. cit.*, t. I, p. 219.
(2) *Ibid*, p. 220.
(3) *Ibid.*

je ne m'étonne plus alors qu'on donne à l'allopathie le nom de médecine rationnelle.

M. Trousseau, après avoir exposé comment il faut appliquer la *mercurialisation*, confesse qu'une médication aussi active n'est pas *sans inconvénient* (sic). Les malades en sont morts ! Ce sont là, comme on voit, de ces inconvénients qui méritent à peine qu'on s'y arrête; l'allopathie aurait vraiment fort à faire s'il lui fallait sacrifier ses théories à de pareilles bagatelles. Mais écoutons M. le professeur Trousseau :

« On doit confesser, dit-il, qu'une médication aussi active n'est pas *sans inconvénient.* Dès que l'infection mercurielle vient à se manifester par la salivation, il serait certainement utile de s'arrêter, mais le mercure couvre la peau, souille les vêtements et le lit du malade, et quand bien même on veut user de soins de propreté plus minutieux, l'absorption n'en continue pas moins pendant plusieurs jours. L'intoxication mercurielle fait de rapides progrès, et *alors surviennent, outre de graves lésions de la bouche, ces éruptions eczémateuses générales, si graves et si bien décrites par Alley, ces phlegmasies gangréneuses des parties génitales, indiquées par Paul Dubois* » (1).

M. Trousseau va nous faire connaître les résultats signalés par ce professeur :

« M. Paul Dubois, dit-il, a observé à la clinique d'accouchement, de la Faculté de médecine de Paris, plusieurs faits analogues à ceux que M. Bretonneau a rapportés. Chez des femmes atteintes de fièvre puerpérale, et qui avaient été traitées par des frictions mercurielles extrêmement copieuses de manière à provoquer une salivation rapide, *on a vu se développer à la vulve une inflammation couenneuse qui s'est termi-*

(1) *Ibid.*, t. I, p. 220.

née par la GANGRÈNE DES PARTIES GÉNITALES EXTERNES ET PAR LA MORT » (1).

D'après M. le professeur Bouchardat :

« L'usage des mercuriaux et surtout les frictions avec l'onguent mercuriel double, quand ces moyens sont administrés de manière à provoquer immédiatement la salivation, cause *souvent* des sueurs profuses à la suite desquelles la peau se couvre d'une grande quantité de petites vésicules acuminées; d'autres fois c'est une rougeur semblable à celle de la scarlatine ; le développement des vésicules qui s'étendent quelquefois sur tout le corps peut causer *une fièvre violente, du délire et même la mort* » (2).

Et qu'on ne croie pas que l'on ait renoncé dans la pratique à la médication que nous avons fait connaître ; on l'emploie journellement et on la recommande dans les traités. M. Valleix la préconise dans son *Guide du médecin praticien* (3). M. le professeur Grisolle conseille, dans les péritonites graves, de prescrire les mercuriaux, concurremment avec les émissions sanguines (4).

« En Angleterre, dit M. le docteur Fabre, on donne, contre la péritonite, le calomel à l'intérieur. En France, on s'est mieux trouvé des frictions abondantes de pommade mercurielle sur le ventre, qu'on renouvelle de temps en temps..... Ce qui n'empêche pas, au reste d'employer, en même temps, les évacuations sanguines et d'autres moyens antiphlogistiques, s'il y a lieu » (5).

Généralement les praticiens qui font usage des frictions mercurielles, administrent, en même temps le

(1) *Ibid.* p. 119.
(2) *Man. de mat. méd.*, p. 671.
(3) T. III, p. 333.
(4) T. I, p. 496.
(5) *Ouv. cit.*, p. 566.

calomel à l'intérieur, ce qui ne les empêche nullement d'avoir recours aux émissions sanguines et aux sangsues; on en applique jusqu'à 80 et même 100 à la fois, de *manière à couvrir le ventre* (sic) (1).

Pour justifier l'emploi de médications aussi meurtrières, l'allopathie n'a même pas à invoquer quelques succès incontestables. Nous allons voir que leur influence sur la maladie est loin d'être démontrée :

« L'efficacité de ce moyen, dit M. le professeur Chomel, ne nous paraît pas bien rigoureusement démontré » (2).

Après avoir exposé les médications qui lui paraissent réclamer l'emploi des émissions sanguines, M. le professeur Grisolle fait l'appréciation suivante du traitement de la fièvre puerpérale :

« Cependant, *dans la plupart des cas, les antiphlogistiques sont impuissants* pour arrêter la marche de la maladie : d'autre part, comme *il est des épidémies dans lesquelles ces moyens sont constamment nuisibles*, les auteurs ont proposé et souvent ils ont préconisé diverses médications qui *malheureusement n'ont eu jusqu'à présent que des succès éphémères* : tels sont surtout l'ipécacuanha à dose vomitive, l'huile de térébenthine; enfin, les préparations mercurielles » (3).

Et si l'on examinait de près les succès éphémères dont parle M. Grisolle, ne pourrait-on pas leur appliquer ces paroles que le même professeur adresse aux partisans des injections iodées dans le péritoine :

« Il importe de rester dans une sage réserve et en présence de ces succès qu'on exalte rappelons-nous qu'il n'est pas

(1) Voyez Valleix, t. III, p. 325.
(2) *Dict. en* 30 *vol.*, t. XXIII, p. 588.
(3) *Ouv. cit.*, t. I, p. 495.

d'opérations irrationnelles, de procédés barbares, de médications incendiaires, dont la force médicatrice de la nature n'ait souvent triomphé » (1).

Mais ce qui achève de faire connaître la pauvreté et la barbarie des médications officielles, c'est que les allopathes en sont réduits à glorifier de pareils essais :

« La gloire d'avoir démontré l'utilité des frictions mercurielles, dit une des sommités de l'école de Paris, d'avoir indiqué la manière utile de les employer dans cette redoutable affection (péritonite), appartient à M. Velpeau » (2).

Après une aussi glorieuse découverte, M. le professeur Velpeau avait acquis, à coup sûr, le droit de se reposer. *Et requievit die septimo ab universo opere.* Mais, ceux des praticiens qui n'avaient pas encore imaginé une *méthode*, ou qui s'étaient bornés à préconiser quelques intoxications peu héroïques, devaient désirer de cueillir, à leur tour, des lauriers. Aussi, la médecine rationnelle s'est-elle enrichie, en peu de temps, d'un bon nombre de médications *hardies*. Pour ne citer que le choléra, on a expérimenté d'abord contre cette affection, l'*empoisonnement strychnique,* et enfin, l'*empoisonnement sulfurique*.

M. le professeur Alquié, écrivait dans les *Annales cliniques* de Montpellier, à propos de ces expérimentations:

« Après avoir traité les cholériques par l'*empoisonnement strychnique*, on les soumet actuellement à l'*empoisonnement sulfurique*, toujours à la plus grande gloire de la médecine empirique non raisonnée ! *Nous verrons probablement bientôt*

(1) *Ibid*, t. I, p. 735.
(2) *Man. de thérap.*, p. 672.

de bons provinciaux préconiser, comme à l'ordinaire, de pareilles bévues. »

Mais, rappelons ce qu'écrivait M. de Castelnau, rédacteur en chef du *Moniteur des hôpitaux*, dans son numéro du 12 septembre 1852 :

« Si l'on bannit des services hospitaliers l'homœopathie, qui ne peut avoir d'autre inconvénient que son inaction, *comment faire comprendre à des hommes éclairés qu'on y tolère des méthodes qui* ÉRIGENT EN MOYEN THÉRAPEUTIQUE L'EMPOISONNEMENT ? »

L'allopathie ne se borne pas à faire usage de médications barbares dans les maladies graves, elle les emploie maintenant dans les affections les plus légères. M Trousseau (*journ. de méd. et de chirur. prat.*, p. 393), pour remédier aux taquineries du larynx (sic) qui déterminent une toux irritative, porte vers la glotte une éponge chargée d'une solution de *nitrate d'argent* au quart. L'honorable professeur, après avoir traité le larynx d'impatient, qualifie sa médication de *brutale !* Le mot est bien trouvé.

Mercure.

L'allopathie fait un tel abus des préparations mercurielles, que l'on trouve dans les traités un chapitre spécial consacré à l'empoisonnement produit par leur usage thérapeutique interne et externe.

Les malades, effrayés des désordres, souvent très-graves qui résultent du traitement hydrargyrique tel que le prescrivent les allopathes, en sont venus à repousser d'une manière absolue l'emploi du mercure ; et, dans la crainte qu'on ne déguise ce médicament sous des noms qui leur sont inconnus, ils vont jusqu'à faire contrôler les ordonnances de leur médecin ; en sorte que la thérapeutique se voit souvent privée d'un moyen précieux; et, dans les cas où les malades consentent à en faire usage, ils sont tout disposés à attribuer à cet agent thérapeutique, et par contre au praticien, toutes leurs maladies consécutives, alors même que ce dernier a procédé avec toute la prudence désirable. Au reste, comme nous le verrons bientôt, les allopathes ne se sont pas bornés à compromettre l'emploi du mercure; ils ont encore si étrangement abusé du *quinquina*, de l'*iode*, du *fer*, etc., que les gens du monde ont commencé à oublier l'efficacité de ces substances pour se rappeler seulement les accidents qu'elles avaient trop souvent amenés. C'est ainsi qu'on a perdu la dignité médicale. La médecine, regardée par le vulgaire comme un art dangereux, a cessé d'inspirer cette confiance, ce respect qu'une pratique prudente lui auraient acquis. Ne voyons-nous pas tous les jours des personnes appartenant même aux classes élevées de la société, préférer les prétendus spécifiques des charlatans aux potions qui sortent des officines allopathiques? N'entendons-nous pas les malades se plaindre incessamment des maux que leur a causés la médecine? Voilà le fruit de ces méthodes auxquelles l'allopathie donne elle-même le nom de perturbatrices, de ces doses énormes qui vont jusqu'à produire des morts subites, de ces mélanges sans nom qui bouleversent tout le travail curatif de la nature.

« Absorbé, porté dans le torrent de la circulation, par quelque voie qu'on l'introduise, mais à dose modérée quoique soutenue, le mercure ou ses préparations excitent, au bout de quelque temps, une sorte de mouvement fébrile plus ou moins marqué ; la chaleur, la soif, la transpiration augmentent; souvent il survient de l'insomnie, une agitation particulière, parfois des congestions sanguines sur divers organes ou même des hémorrhagies. Le sang en même temps devient couenneux, d'apparence inflammatoire ; souvent les gencives s'engorgent, les glandes salivaires stimulées augmentent de volume, et sécrètent plus abondamment une salive visqueuse et fétide..... *Beaucoup de praticiens* regardent cette salivation comme l'effet d'une sorte de saturation de l'économie par le mercure, l'indice de son action médicinale, et *ne craignent pas*, en conséquence, *de provoquer un léger degré de sensibilité des gencives* ; d'autres l'évitent avec soin, *effrayés avec raison, de la difficulté qu'on éprouve quelquefois à s'en rendre maître, et des suites graves qu'il peut entraîner*, tels que : ulcérations douloureuses des gencives, gonflement considérable et quelquefois monstrueux de la langue, du gosier, de la face, de la tête ; flux excessif d'une salive épaisse (dont l'odeur, ainsi que celle de l'haleine, a été comparée à celle du gaz hydrogène phosphoré) ; chute des dents, parfois même des os palatins ou maxillaires ; perte de la voix, paralysie, épuisement, marasme, mort enfin, au milieu des plus vives souffrances. Dès que la salivation menace d'apparaître, ils diminuent donc les doses, ou suspendant le traitement, ont recours aux délayants, aux antiphlogistiques, aux purgatifs, et localement aux adoussissants, aux opiacés, etc. » (1).

« *Quelque prudence que mette le thérapeutiste dans l'emploi du mercure, il n'évite pas toujours des accidents même redoutables :* on voit des malades éprouver une salivation abondante

(1) Merat et de Lens, *Dict. univ. de mat. méd.*, t. IV, p. 377.

et *tomber dans la cachexie mercurielle* pour avoir pris quelques grains de calomel, et souvent sous l'influence d'une température trop basse, *les accidents marchent en quelque sorte invinciblement, et éludent l'habileté du praticien le plus consommé* » (1).

Voici le tableau que font les mêmes auteurs de la cachexie mercurielle : « Gonflement, lividité, hémorrhagie des gencives ; bouffissure de la face et des extrémités inférieures, épanchement séreux dans la plupart des cavités, diarrhée habituelle, quelquefois hébétude, tremblement (2). »

MM. Trousseau et Pidoux avouent donc que même dans les cas où le praticien allopathe agit avec la plus extrême prudence, et où il administre de très-faibles doses, il n'évite pas toujours des accidents redoutables et l'apparition de la cachexie mercurielle (3), ces lignes ne renferment-elles pas la condamnation des préparations et des doses allopathiques ?

« La cachexie mercurielle survient ordinairement en très-peu de jours lorsqu'elle est produite par un traitement mercuriel actif. La cachexie mercurielle peut quelquefois *entraîner la mort* ; c'est en général, une affection *très-rebelle*. Il est inutile de dire que le mercure n'exerce une action aussi profonde sur les solides et les liquides que parce qu'il est absorbé. On l'a trouvé, en effet, fréquemment à l'état libre dans la trame de nos tissus. Des faits de ce genre ont été vus notamment par MM. Colson, Velpeau et Gérardin (4). »

Nous compléterons ces réflexions de M. le professeur Grisolle, sur l'absorption du mercure, en rapportant

(1) Trousseau et Pidoux, *ouv. cit.*, t. I, p. 205.
(2) *Loc. cit.*, p. 200.
(3) Voyez encore Trousseau et Pidoux, t. I, p. 191.
(4) Grisolle, t. II, p. 43.

les faits mentionnés par le professeur Giacomini, dans son *Traité de matière médicale* (1).

« Dans les cadavres de ceux qui ont subi de longues cures mercurielles, on trouve le mercure revivifié dans les os. Brassavola, Rudio, Lang, Fernelius, A. Tralliano, Pétrole, Fallope, Wepfer, Laborde, l'ont constaté. On remarque dans presque tous les cabinets d'anatomie pathologique, un grand nombre d'os cariés, qui ont appartenu à des syphilitiques, et dans lesquels on voit manifestement des globules de mercure. Pichel, a obtenu du mercure par la distillation du cerveau d'un syphilitique. Zwinger, Schenk et Bouet en ont trouvé dans les ventricules du Cerveau; Sybel, Vieussens et Voolhouse dans l'humeur aqueuse de l'œil; Brodbeld dans la trachée et le larynx; Mead dans le péritoine; Fontanus et Rhodius dans les capsules synoviales; Fourcroy, Duméril et plusieurs autres dans les glandes salivaires et dans diverses parties du corps.

La présence du mercure dans l'économie a été démontrée maintes et maintes fois, sur le vivant, comme sur le cadavre. Qui n'a pas vu les bijoux d'or, les bagues, les boucles d'oreilles des personne soumises au traitement mercuriel, blanchir par l'action de la sueur, de la salive, etc.? L'analyse chimique a plusieurs fois démontré la présence du mercure dans l'urine. Bruekmann rapporte le cas d'une femme qui, après s'être beaucoup échauffée à la danse, eut les seins couverts de taches noirâtres, desquelles sortaient des globules de mercure. Il y avait pourtant plus d'un an que cette dame avait cessé son traitement mercuriel. Biett rapporte qu'ayant fait placer un syphilitique dans un bain, il vit des globules de mercure sortir de ses aisselles. Bartholin avait observé le même fait sur un sein cancéreux, et Engelhard avait trouvé du mercure dans le pus d'un ulcère cancéreux de la cavité

(1) P. 432.

nasale. Werbeck, enfin, eut la patience de ramasser tout le mercure qui sortait du corps des malades qu'il soignait. »

M. Colson, ayant saigné des malades au milieu d'un traitement mercuriel, dirigea le jet de sang sur une lame de cuivre parfaitement décapé, il obtint ainsi un amalgame très-évident; des expériences comparatives faites sur des sujets qui n'avaient pas pris de mercure ne donnèrent aucun résultat semblable (1).

Le mercure, administré à doses allopathiques produit sur l'homme ses symptômes caractéristiques qui, comme on le sait, ont la plus grande analogie avec ceux de la syphilis ; en sorte que, pendant le cours d'un traitement mercuriel, les effets du remède se mêlant à ceux de l'affection forment une confusion où il est impossible de se reconnaître ; c'est ce que M. Trousseau a parfaitement indiqué dans le passage suivant :

« Toutes les fois qu'on a administré du mercure pour une affection syphilitique, il y a quelque chose de complexe dans les accidents qui peuvent suivre; on ne peut, en effet, dire avec certitude, quels sont ceux que la vérole a causés, quels sont ceux qui sont provoqués par les préparations mercurielles » (2).

Le plus souvent, le praticien attribue les symptômes médicamenteux à la marche de la maladie, il augmente alors les doses de mercure, ce qui ne fait qu'aggraver le mal, et il continue à tourner dans ce cercle vicieux, jusqu'au moment où les accidents déterminés par le médicament sont devenus irréparables. Combien de mal-

(1) *Archiv. gén. de méd.*, t. XII, p. 87.

(2) *Ouv. cit.* t. I, p. 197.

heureux, empoisonnés par le mercure, ne voyons-nous pas ainsi soumettre à des traitements mercuriels, parce qu'on prend pour les indices de la syphilis les effets désastreux du toxique dont ils ont été déjà saturés.

Alors même, qu'elle n'entraîne pas la mort, la cachexie mercurielle est difficile à arrêter.

« Quant à la cachexie, qui suit l'emploi des préparations mercurielles, disent MM. Trousseau et Pidoux, *elle a cela de très-grave qu'elle persiste long-temps*, surtout chez les enfants et chez les femmes, et qu'elle prédispose ces dernières à la chlorose et à toutes les suites de cette dernière affection; elle est d'autant plus à redouter qu'elle ne cède que difficilement, et qu'il est nécessaire d'insister pendant long-temps sur un régime analeptique, sur les amers et notamment sur les martiaux » (1).

Le bichlorure de mercure (sublimé corrosif), employé inconsidérement par les allopathes, a produit fréquemment la phthisie pulmonaire (2).

Les auteurs allopathiques rapportent des exemples d'accidents graves, et même quelquefois mortels, occasionnés par le calomelas (mercure doux) (3).

Quinquina.

« Nous avons vu, dit M. Trousseau, à l'hôpital de Tours, une jeune religieuse rester folle pendant un jour, pour avoir pris une fois 125 centigrammes (24 grains) de sulfate de

(1) *Ibid*. p. 208.

(2) Voy. Teste, *Systématisation de la matière médicale homœopathique*, p. 134.

(3) Voy. Gmélin, t. II, p. 191.

quinine. Un jour, par notre conseil, un tailleur du 2e régiment de carabiniers, prit en une fois 3 grammes (50 grains), de sulfate de quinine, pour se guérir d'un asthme qui revenait tous les jours à heure fixe. Quatre heure après l'ingestion du médicament il éprouva des bourdonnements d'oreilles, des étourdissements, des vertiges et d'horribles vomissements ; nous le vîmes sept heures après l'administration de la quinine, il était aveugle et sourd, délirait, et ne pouvait marcher tant étaient grands les vertiges qu'il éprouvait ; à chaque instant il vomissait, en un mot, il était sous l'influence *d'une véritable intoxication*...... Quant au lieu de donner une dose aussi grande que celle qui avait été prise par ce malade on en donne une moins forte 75 à 150 centigrammes (15 à 30 grains) dans la journée, *on n'évite pas tous les accidents* celui surtout dont se plaignent la plupart des malades, c'est un obscurcissement de l'ouïe qui va souvent jusqu'à la surdité » (1).

M. Trousseau dit avoir observé, très souvent, ainsi que M. Bretonneau, ces phénomènes, et il ajoute :

« Le docteur Menière, médecin de l'institution des sourds-muets à Paris, et qui a fait de si intéressantes recherches sur les troubles de l'ouïe, a vu des individus qui, après l'usage longtemps continué du sulfate de quinine à hautes doses, ont *conservé des tintouins pendant plusieurs années* ; il cite également le fait d'un enfant *qui devint sourd immédiatement après l'administration du sulfate de quinine*, et chez qui *la surdité resta complète durant plusieurs années et ne put pas être entièrement guéri*. (*Ibid.* p. 303).

« Dans quelques circonstances, ce phénomène physiologique a été porté à un très-haut degrè, et la surdité est devenue permanente. M. Itard avait déjà noté ce fait, et remarqué que plusieurs sourds-muets avaient été atteints de leur infirmité à la suite de l'administration de sulfate de quinine » (2).

(1) *Ouv. cit.*, t. II, p. 301.
(2) *Dict* en 30 vol. t. XXVI, p. 566.

M. le docteur Duchenne est parvenu à guérir au moyen de l'électrisation certaines surdités amenées par le sulfate de quinine, mais il n'a pas toujours réussi, et il a connaissance de plusieurs surdités ainsi gagnées qui sont demeurées *incurables* (1).

Les praticiens connaissent l'incurabilité fréquente des surdités quiniques, et cependant ils continuent à administrer le sulfate de quinine, de manière à produire la surdité. Nous trouvons dans la *France médicale* (15 *octob.*), une observation de surdité déterminée par l'emploi de ce médicament. On y voit un médecin placé à la tête d'un service considérable, ne suspendre l'administration du sulfate de quinine « *qu'au moment où les battements d'une montre ne sont plus perçus, et quand on ne peut plus se faire entendre si fort qu'on élève la voix en parlant* ».

M. Trousseau, après avoir fait remarquer, avec M. Bretonneau, que l'emploi énergique et répété du quinquina provoque une fièvre qui affecte le type intermittent, ajoute :

« Cette fièvre est une espèce de cercle vicieux dans lequel tournent *très-souvent* des médecins inexpérimentés, *ignorants de l'action du quinquina ; ils redoublent les doses du médicament, et jettent le malade dans un état qui peut être fort grave* » (2).

Le docteur Bazire, médecin à Martainville (Haute-Saône), est mort après s'être empoisonné en attribuant ainsi les effets primitifs du sulfate de quinine à la maladie dont il était atteint et en redoublant les doses du mé-

(1) *Voy. France médicale*, du 15 oct.
(2) *Ibid*, t. II, p. 340.

dicament. Sa femme, qu'il soignait également, échappa à grand peine à une mort imminente; elle demeura, pendant long-temps, sourde et aveugle, et les sens de la vue, de l'audition, sont demeurés chez elle d'une faiblesse extrême (1).

« Certains malades ne peuvent avaler le quinquina, d'autres le vomissent dès qu'ils l'ont ingéré. Les enfants en bas âge ne consentent, à aucun prix, à prendre une substance aussi amère...... Il est encore des cas où il faut renoncer à le donner par la bouche : c'est lorsqu'administré depuis long-temps de cette manière, *il a causé une gastrite ou une gastralgie violente....... Le sulfate de quinine provoque des gastrites chroniques et de la diarrhée* beaucoup plus souvent que le quinquina » (2).

M. le docteur Fabre a signalé, comme MM. Trousseau et Pidoux, les *violentes gastrites* et les *fortes gastralgies* amenées par le quinquina (3).

On trouve, dans les citations suivantes, un exemple de la témérité avec laquelle les allopathes sont portés à essayer les doses les plus formidables.

M. Valleix, à propos de l'emploi du sulfate de quinine, dans le rhumatisme articulaire aigu, fait l'observation suivante :

« Lorsque (durant ce traitement) l'ensemble des phénomènes, auxquels on a donné le nom d'ivresse quinique, vient à se manifester, le *danger devient grand* » (4).

A la page suivante, le même auteur ajoute que si le

(1) *Dict. en 30 vol.*, t. XXVI, p. 569.

(2) *Ibid.* p. 313 et 314.

(3) *Biblioth. du méd. prat.*, t. XII, p. 726.

(4) *Ouv. cit.*, t. V, p. 55.

sulfate de quinine *abrége* réellement la durée de la maladie :

« *On sera porté à pousser son action jusqu'à un commencement d'ivresse.* »

Ainsi donc pour abréger seulement la durée d'une maladie, qui ne se termine qu'exceptionnellement par la mort, il faudrait, d'après M. Valleix, s'exposer à compromettre la vie du malade. Quel nom donner à cette logique qu'on retrouve dans tous les traités ?

Iode.

« On administre ce médicament, pendant des mois, à doses assez élevées, à des sujets jeunes. La constitution en est comme *saturée* au bout d'un certain temps. Cette saturation s'annonce par de la pâleur croissante, de la lassitude générale, des sueurs abondantes, de l'inappétence, et quelquefois aussi le dévoiement ou la constipation. Le pouls devient petit et fréquent.... En continuant dans cette pratique excessive, nous avons vu survenir des syncopes, et les malheureux patients *succomber dans une défaillance prolongée, ou bien se ratatiner, s'affaisser, se refroidir et s'éteindre par degrés, comme une lampe dont l'huile est épuisée.* C'est là une mort due à l'action lente et excessive de l'iode » (1).

Remarquons que ces empoisonnements lents, produits par l'iode, administré aux doses allopathiques, sont aujourd'hui très-communs, car le praticien tourne ici dans un cercle vicieux, comme nous l'avons vu pour le mercure, le quinquina, etc. Il commence par attaquer la maladie à doses massives ; il se manifeste alors des

(1) Fabre, *Biblioth. du méd. prat.*, t. XIV, p. 195.

symptômes médicamentaux qui s'ajoutent aux symptômes morbides. La faiblesse, le gonflement des glandes, qui sont amenés par l'iode, accompagnant aussi la diathèse scrofuleuse, le médecin continue ou même double les doses, afin de conjurer cette recrudescence alarmante qu'il attribue à la marche de l'affection, et il achève ainsi de compromettre la vie du malade.

« Ce qui trompe souvent le praticien et l'engage à continuer outre mesure, dit le docteur Fabre, c'est la persistance de l'hypertrophie (augmentation de volume), des ganglions externes.... On comprend combien la persistance de la médication devient alors fâcheuse » (1).

Quand le médecin s'aperçoit de son erreur, ce qui n'arrive pas toujours, il n'est plus temps de la réparer.

« On conjure les phénomènes de l'action excessive de l'iode, ajoute M. Fabre, à l'aide de la suspension complète du médicament.... mais dès que l'affaiblissement se déclare, *la vie s'éteint le plus souvent quoi qu'on fasse* » (2).

Opium.

« On peut dire qu'il n'est pas de médicament dont on ait tant et si largement usé et abusé » (3).

« Il n'est pas de médicaments dont les médecins et les malades surtout soient plus enclins à abuser que des préparations opiacées.... Administrés d'une manière inconsidérée, surtout chez de très-jeunes sujets, *ils peuvent, même à des doses très-faibles, déterminer l'empoisonnement.*

« Un autre inconvénient des préparations opiacées, c'est de

(1) *Ibid*, p. 195.
(2) *Loc cit.*
(3) Fabre, *Ouv. cit.*, p. 334.

diminuer d'une manière très-sensible, lorsqu'ils sont administrés pendant long-temps, l'énergie des fonctions digestives, et de conduire ainsi à *un état de dépérissement général presque certain* » (1).

« L'opium est un des médicaments dont les médecins et les malades ont le plus de tendance à abuser; mais on ne le donne pas toujours sans inconvénient. Dans les coliques violentes, qui accompagnent une indigestion, dans les diarrhées ou dans toute autre supersecrétion, qui auraient un caractère critique, en ce sens qu'elles soulageraient le malade, l'opium pourrait devenir un médicament *fort dangereux.*

« Quant à l'abus que les malades en peuvent faire, il y a cela de grave qu'ils sont obligés d'user de doses successivement croissantes, et qu'invités sans cesse, par le bien-être momentané qu'ils en éprouvent, ils finissent par se tenir dans un état perpétuel d'ivresse, et *tombent bientôt dans ce marasme physique et moral* où sont plongés ces orientaux que les voyageurs nous dépeignent » (2).

Nous avons vu les allopathes employer la saignée dans une foule de maladies, sans tenir compte des symptômes et des individualités morbides. On peut ajouter qu'ils appliquent le même système de généralisation à tous les agents de la matière médicale ; mais, entre tous, l'opium est peut-être celui qu'ils administrent avec le plus de légèreté. Chacun connaît cette routine banale qui consiste à donner ce médicament dans les insomnies, dans les diverses espèces de douleurs, quels que soient d'ailleurs leur siége, leur caractère, le moment de leur apparition; dans les diarrhées, etc., en un mot dans des états pathologiques qui, quoique portant le même nom, n'en diffé-

(1) Bouchardat, *Man., de mat. méd.*, p. 37.
(2) Trousseau et Pidoux, *Ouv. cit.*, t. II, p. 43.

rent pas moins complétement par leurs causes, leurs symptômes et toutes les indications qu'ils présentent.

M. le docteur Fabre, rédacteur en chef de la *Gazette des Hôpitaux*, s'élève avec énergie, dans la *Bibliothèque du médecin praticien*, contre cette méthode dont il signale l'insuffisance et les dangers.

« Communément, dit-il, on ne combat l'insomnie qu'à l'aide de l'opium. Il semble, cependant, plus rationnel de chercher à quoi tient l'insomnie, puisque ce phénomène n'est qu'un symptôme, et de combattre la condition pathologique dont il émane. Si on ne dort pas, c'est qu'on ne se porte pas bien, et si la source de l'insomnie est congestive ou inflammatoire, on a beau donner de l'opium, on ne fait que jeter le cerveau dans un état comateux ou d'engourdissement fatiguant, mais on ne fait pas dormir.

« Zimmerman a guéri des insomnies à l'aide du café, qui combattait la condition morbide, laquelle s'opposait à la fonction normale du sommeil » (1).

« On administre généralement l'opium dans toute espèce de douleur, n'importe la maladie qui la produit. On pousse même les doses très-loin, quelquefois jusqu'à étourdir les patients à force d'opium, et l'on n'y parvient pas toujours malheureusement. On peut appliquer ici les mêmes réflexions que nous venons d'émettre à propos de l'insomnie ; car, la douleur n'est elle-même qu'un symptôme » (2).

« On voit communément arroser de laudanum des cataplasmes qu'on destine à un phlegmon, à une pleurésie, à une gastrite, à une brûlure, etc. *Constamment nous avons vu ces applications rester sans résultat*, quant à l'opiacé, *sinon nuire manifestement*. Dans les affections cancéreuses, on enivre les

(1) *Ouv. cit.*, p. 334.
(2) Fabre, *ibid*, p. 334.

malades d'opium; quelques-uns croient être soulagés des douleurs; mais, si l'on examine bien, on verra que cela est contestable » (1).

« Quelle est donc la maladie du système nerveux, que beaucoup de médecins de nos jours ne traitent pas au moyen de l'opium à titre d'antispasmodique ou de calmant? La chorée, le tétanos, l'hydrophobie, l'épilepsie, les convulsions en général ont été attaqués à l'aide de l'opium à fortes doses. Mais a-t-on guéri; a-t-on nui? c'est la question. *Nous avons vu des malades atteints de ces affections être nourris, pour ainsi dire, enivrés d'opium, nous n'avons pu constater qu'une seule guérison attribuable à ce médicament, et nous avons vu souvent le mal empirer manifestement sous son influence* » (2).

« On voit chaque jour à la Charité, M. Briquet, *saturer* en quelque sorte d'opium et de morphine, *intus et extrà*, les nombreuses hystériques qui encombrent les salles de son service; *pas une seule guérison..... Et il en est de même ailleurs. Nous sommes fâchés d'être forcés, pour ainsi dire, de choquer des croyances, des idées acquises, mais n'est-ce pas le cas de dire: Amicus plato sed magis amica veritas?* » (3).

« Dans les diarrhées, dans les dyssenteries, on prodigue presque l'opium, à titre de calmant et d'astringent. On réussit quelquefois, mais *souvent, fort souvent on échoue* » (4).

« Donnés trop fréquemment, les narcotiques émoussent la sensibilité des organes, nuisent à l'exécution des fonctions, rendent sourds, hébétés, paralysent l'intelligence, diminuent les sécrétions, à l'exception de la sueur, etc.; à trop fortes doses, *ils produisent le narcotisme, l'inflammation, la mort même*. CES ACCIDENTS QU'ON VOIT SE RENOUVELER ASSEZ FRÉQUEMMENT, MAIS QUI NE SONT PAS TOUJOURS DUS AUX MÉDECINS, ONT LAISSÉ

(1) *Ibid*, p. 335.
(2) Fabre, *ibid*, p. 335.
(3) *Ibid*, p. 336.
(4) *Ibid*, p. 336.

SUR LEUR COMPTE UNE GRANDE TERREUR DANS LE PUBLIC, QUI CRAINT TOUJOURS, QUAND ON LES LUI PRESCRIT, QUELQUE MÉPRISE ET L'EMPOISONNEMENT A SA SUITE ; CE QUI EXIGE SOUVENT DE LES DONNER SOUS DES FORMES OU DES NOMS QUI EN DÉROBENT LA CONNAISSANCE AUX MALADES » (1).

« Les applications inconsidérées de laudanum sur la peau ont *souvent* donné lieu à *des accidents très-graves*, et même à *des empoisonnements mortels*, non-seulement chez les enfants, mais encore chez les adultes » (2).

Purgatifs et vomitifs.

S'il est une idée répandue parmi les gens du monde, c'est celle qui consiste à attribuer un grand nombre de maladies à des matières viciées que l'on suppose retenues et agglomérées dans l'estomac. Cette explication que les médecins ont vulgarisée, ne supporte pas l'examen, mais elle satisfait singulièrement les malades qui assimilent volontiers leurs organes aux objets matériels qui les entourent. Les voies digestives sont pour eux un conduit momentanément obstrué qu'il faut vider mécaniquement; en conséquence, la méthode évacuante leur apparaît comme un moyen héroïque. Tout cela serait pour le mieux, si l'appareil digestif était inerte, privé de vie; mais les maladies qui troublent nos fonctions étant de nature dynamique, c'est aux moyens dynamiques qu'on doit avoir recours pour les combattre, et non à ces agents mécaniques qui parlent davantage aux yeux du vulgaire. Nous devons dire que de semblables théories n'ont plus

(1) Merat et de Lens, *Dict. de mat. méd*, t. IV, p. 579.
(2) *Dict.* en 30 vol., t. XXII, p. 242.

cours parmi les médecins de valeur. M. le professeur Trousseau et M. Pidoux en font justice dans leur *Traité de thérapeutique*.

« Et d'abord, disent-ils, comment est-il possible d'imaginer que des humeurs contenues dans l'estomac, qui sont toutes miscibles aux aliments, solubles dans l'eau, coagulables par certaines boissons, liquéfiables par d'autres, ne seront pas, chaque jour, à chaque repas, entraînées avec les aliments, de la même manière que celles qui recouvrent la langue sont mêlées au bol alimentaire pendant l'acte de la mastication, à ce point que jamais la langue n'est saburrale immédiatement après un repas un peu copieux. L'idée des saburres persistantes est donc absurde physiologiquement parlant; et si, dans l'intervalle des repas, la membrane muqueuse gastrique sécrétait quelques sucs vicieux, un bon repas serait le meilleur remède » (1).

On le voit, de l'aveu des allopathes eux-mêmes, les saburres persistantes n'existent pas dans l'estomac, on peut se demander alors à quoi servent les vomitifs qu'on administre pour les évacuer. Mais, il y a plus, alors même que l'existence des saburres serait établie, les vomitifs employés comme moyen mécanique, pourraient les expulser au dehors, mais ne guériraient nullement l'état morbide, en vertu duquel ces produits viciés tendraient à se former et à s'accumuler de nouveau dans les voies digestives; c'est ce que MM. Trousseau et Pidoux vont nous démontrer.

« Si nous voulons juger de l'action mécanique, voyons ce que peut le gratte-langue pour modifier l'état saburral. Cet instrument de toilette enlève sans doute la couche muqueuse

(1) t. I, p. 761.

et fétide, qui revêt la langue le matin, au moment du réveil ; il fera aisément disparaître l'enduit saburral, mais il faudra recommencer quelques heures après, et sans cesse se reproduira la sécrétion morbide, jusqu'au moment où une médication appropriée aura changé l'état organique du tissu » (1).

Quoi de plus inconvenant que ces purgations classiques auxquelles on soumet les malades dans la convalescence des maladies, à l'époque où l'économie fatiguée a besoin de repos, où elle s'efforce d'opérer le rétablissement de la santé. Le purgatif vient alors ranimer l'irritation mal éteinte et retarder le moment de la guérison.

Mais, dira-t-on, les purgatifs sont utiles pour chasser les humeurs viciées. « Rien de plus faux, dirons-nous avec le docteur Rapou. L'intestin est fait pour recevoir et rejeter le résidu des aliments ; il ne sert pas davantage à l'évacuation des prétendues humeurs que le nez ou la bouche, etc. Le corps se renouvelant sans cesse, expulse par trois voies différentes ses matériaux usés et nuisibles, par la respiration, par la transpiration, par les urines. Si donc l'on veut chasser des humeurs peccantes, pourquoi choisir la voie des intestins qui ne peut être que la moins propre à leur livrer passage ? mais d'ailleurs ces humeurs n'existent que dans l'imagination de ceux qui les admettent. Lorsque le corps est infecté, il l'est dans toutes ses parties, dans les solides comme dans les liquides. La sanie que jette un ulcère malin, le pus que fournit le chancre vénérien, le suintement des dartres, la diarrhée du choléra ou du typhus ne sauraient jamais purifier l'économie. Ce sont des produits morbides d'un

(1) *Ibid.*

corps malade ; on aura beau les enlever, la cause qui leur donne naissance n'en persistera pas moins. Prétendre guérir par cette élimination, c'est vouloir se rendre semblable à celui qui prétendrait réparer le toit endommagé de son logis en recueillant scrupuleusement dans un vase l'eau qui dégoutte par les fentes. Pour guérir, il faut laisser de côté toute idée d'humeurs et chercher à modifier les tissus qui les sécrètent, c'est là seulement qu'elles existent, le sang n'en renferme point.»

Les gens du monde ont encore les idées des médecins du temps de Guy-Patin; suivant eux, la guérison n'est possible que dans le cas où la matière viciée qu'ils croient exister dans le sang ou dans les voies digestives a été expulsée. Aussi un vomitif ou un purgatif qui provoque des évacuations, un cautère qui rend, leur paraissent des moyens héroïques. En vérité c'est plaisir de voir comme les humeurs sont rendues, combien il sort de matières viciées du corps : le mal empire souvent mais peu importe; certes, si je ne guéris pas, pense le malade, ce ne sera pas faute de m'être purifié le sang. Et l'on étonnerait beaucoup tous ces *humorophiles*, si on leur apprenait qu'un purgatif provoquerait les mêmes évacuations chez une personne bien portante, qu'un cautère appliqué à un homme sain en fera sortir autant de pus que d'un corps malade. Ils ignorent que ces humeurs dont ils sont si heureux de se voir débarrassés, se sont formées sous l'action irritante du cautère ou du purgatif, de même qu'une pincée de tabac jetée dans l'œil en fera sortir des larmes ; les humeurs n'existaient pas avant l'emploi de ces moyens qui au lieu de les chasser les font naître et affaiblissent ainsi l'économie.

Qu'est-ce qu'un purgatif? C'est une substance toxique qui, prise à l'intérieur, détermine une irritation de tout le tube intestinal, irritation qui s'accompagne comme partout ailleurs d'une sécrétion, et c'est précisément cette faculté irritative que les allopathes se proposent d'utiliser lorsqu'ils en font usage. D'après le principe que deux maladies ne peuvent se développer à la fois sans se nuire l'une l'autre, le praticien purge ou provoque le vomissement pour attirer sur les voies digestives, le mal qu'il croit plus dangereux ailleurs. Voilà tout le secret de la médication évacuante, et il est facile de voir combien ce mode de traitement est incertain, indirect et dangereux dans ses conséquences.

« Les purgatifs, disent MM. Merat et de Lens de l'Académie de médecine, produisent l'action qui les caractérise par l'*irritation* qu'ils font sur les intestins, caractérisée par des signes non équivoques, dont les uns sont généraux et les autres locaux..... Les *sucs intestinaux*, *par suite de cette action sont augmentés*, les conduits qui se rendent dans le canal, sont sollicités à mesure que l'action des purgatifs se porte successivement sur les différentes zones qui le composent, et *la bile*, *ainsi que l'humeur pancréatique*, *coulent plus abondamment que de coutume* ; *il s'établit un véritable centre de fluxion dans l'intestin, dans lequel consiste surtout l'action de ces agents médicinaux*, *plutôt que dans les selles rendues*, quoique le public attache beaucoup plus d'importance à celles-ci.... Si l'action intestinale est trop vive, trop forte, il y a douleur plus ou moins considérable, anxiété, tranchées, fièvre, châleur extrême, tension du ventre, déjections liquides répétés, avec ténesmes sanguinolents, etc. En un mot, c'est une superpurgation prononcée, une *véritable phlegmasie* (inflammation) passagère de la muqueuse intestinale qui se traite comme toutes les affections de cette nature, par les émollients, les délayants et autres antiphlogistiques » (1).

En sorte, qu'en outre de sa maladie, on a encore à soigner la maladie provoquée par le purgatif.

Avons-nous besoin de faire remarquer combien est vicieuse cette méthode qui consiste à administrer des vomitifs ou des purgatifs dans des états morbides entièrement opposés, sans s'occuper des causes et des nuances symptomatiques, et comme nous l'avons vu pratiquer pour la saignée. Supposons, par exemple, plusieurs cas d'embarras gastriques produits, l'un par un excès de boissons alcooliques, l'autre par l'usage d'aliments trop gras, celui-ci par un accès de colère, celui-là par un chagrin concentré. Contre ces divers cas, l'allopathie emploiera la même médication, l'homœopathie, au contraire, en tenant compte de la cause du mal, fera usage de quatre médicaments différents. Dans le premier cas, elle donnera la *noix v.*; dans le second, la *pulsatille*; dans le troisième, la *coloquinte*; dans le dernier, la *fève St.-Ignace.*

Nous croyons avoir suffisamment démontré la fausseté des idées qui président à l'emploi de la médication évacuante. Nous n'en dirons pas davantage, car nous savons qu'on ne peut déraciner ces croyances vulgaires avec lesquelles les hommes ont vieilli. Malgré tous les raisonnements, les malades n'en continueront pas moins à détruire leur santé par les purgatifs et les vomitifs, on persistera à laisser dépérir les enfants sous l'influence

(1) *Ouv. cit.*, t. V, p. 545.

de ces diarrhées qui, suivant l'expression consacrée, les purgent, etc., etc. (1)

Etablissons actuellement, d'après les allopathes, l'abus que l'on fait généralement des médications évacuantes et les conséquences funestes qui en résultent.

« Le public est grandement enclin à employer les purgatifs; pour lui, toutes les maladies étant causées par les *humeurs*, toutes les fois qu'il y aura des évacuations, il croira à sa guérison; il a conservé, sous ce rapport, les idées des médecins contemporains de Guy-Patin. Il est très-fréquent de trouver des gens qui se purgent *par précaution*, comme ils disent, et pour ne pas être malades, ce qui produit souvent un effet contraire. A peine un enfant est-il né qu'on lui donne des purgatifs pour évacuer son méconium, lequel sort fort bien seul ou avec un peu d'eau sucrée, et mieux encore avec le premier lait de la mère; s'il a des coliques, vîte on lui donne des purgatifs qui les redoublent. Un peu plus grands on ne les épargne guère; au lieu de régler leur nourriture presque toujours trop forte, ce qui est une des sources les plus fréquentes des maladies chez eux; les adultes, mais surtout les vieillards, ne se font pas faute non plus de purgatifs et troublent souvent un bon état de santé par leur administration intempestive.

« C'est surtout l'abus des purgatifs forts ou drastiques qui *est suivi souvent de graves accidents*; on a vu des *péritonites*, des *convulsions*, des *crampes*, le *priapisme*, des *flux de sang*, etc., résulter de leur emploi; quelques auteurs signalent

LE PAYSAN.

(1) Quoi que c'en soit, monsieur, il a toujours, avec cela, son cours de ventre depuis six mois.

PREMIER MÉDECIN.

Bon! c'est signe que le dedans se dégage.

MOLIÈRE, *M. de Pourceaugnac.*

même la *paralysie des intestins*, comme étant la suite de leur usage dans quelques cas » (1).

« Les vomitifs répétés ont fini par produire la débilité ou même l'inflammation de l'estomac : les purgatifs, celle des intestins » (2).

M. Tardieu, professeur agrégé de la Faculté de Paris dit, à propos du traitement du rhumatisme articulaire aigu :

» On doit proscrire les purgatifs drastiques qui, comme l'émétique et le colchique, peuvent déterminer des évacuations véritablement cholériformes *que l'on n'est plus maître d'arrêter* et *qu'on a vu être suivies de mort* » (3).

« L'usage répété des purgatifs a, en effet, l'inconvénient d'affaiblir à la longue les organes digestifs, et de les maintenir presque constamment dans un état d'inflammation chronique. Ils disposent, en outre, très-facilement à absorber, et par cette raison même, à contracter toutes les maladies par cause miasmatique » (4).

MM. Trousseau et Pidoux signalent ainsi les dangers des vomitifs (5).

« L'agent thérapeutique *détermine souvent une violente inflammation de la membrane muqueuse gastro-intestinale*, *une péritonite*. Les efforts de vomissement peuvent donner lieu à une *rupture de l'estomac*, à une *déchirure du diaphragme*, à des *hernies*, à des *hémorrhagies*, à l'*avortement*. Mais, de tous les accidents, le plus grave et le plus singulier, est la *coagulation du sang dans les vaisseaux artériels*, par suite

(1) Merat et de Lens, *ouv. cit.*, t. V, p. 552.

(2) Chomel, *Traité de path. génér.*, p. 75.

(3) *Ouv. cit.*, p. 192.

(4) *Dict. de méd.* t. XXVI, p. 408.

(5) *Ouv. cit.*, t. I, p. 769.

d'une syncope trop prolongée ou d'un collapsus trop considérable.

« Wepfer raconte qu'une femme prit un verre de vin blanc, dans lequel on avait mis infuser une préparation antimoniale. Peu après, elle éprouva des vomissements répétés et un évanouissement prolongé. Elle fut bientôt atteinte d'une douleur très-vive au pied droit qui se gangréna le lendemain. Une autre femme avait employé, sans succès, plusieurs moyens pour se purger; un chirurgien lui administra un remède qui la fit considérablement évacuer par le haut et par le bas. Peu de temps après, la partie cartilagineuse du nez, la lèvre inférieure, la peau du menton, le bout de deux orteils du pied droit, le gros orteil du pied gauche se gangrenèrent et finirent par se détacher. Enfin, M. Barbier lui-même, a été témoin d'un fait analogue. Une femme, d'un des faubourgs d'Amiens, avait reçu d'un herboriste un remède qui devait la purger. Elle éprouva des vomissements continuels et des déjections tellement abondantes, quelle tomba dans un extrême abattement; on l'apporta à l'Hôtel-Dieu; le lendemain, elle avait le bout du nez, les oreilles, les pommettes d'un violet très-foncé; la même couleur existait sur les pieds et sur les mains. La gangrène s'empara rapidement de toutes ces parties, et cette femme perdit un de ses pieds, et plusieurs doigts de l'autre. »

« Toutes les préparations antimoniales, quelles qu'elles soient, possèdent une propriété irritante; ainsi, l'émétique appliqué sur la peau, sur la membrane muqueuse de l'œil, du nez, de la bouche, des parties génitales, détermine une inflammation d'une nature spéciale et d'*une grande gravité*. Porté dans le canal alimentaire, *il y cause toujours une inflammation plus ou moins vive* » (1).

« Quelle qu'ait été la durée de la tolérance de l'antimoine, une fois qu'elle a cessé, il ne faut plus donner d'antimoine;

(1) Trousseau et Pidoux, *ouv. cit.*, t. II, p. 719.

car on voit rapidement survenir des accidents gastriques, dont on a peine quelquefois à se rendre maître.... A vrai dire, *nous ne doutons pas, comme nous l'ont démontré plusieurs autopsies, que le contact prolongé de l'antimoine ne détermine dans la membrane muqueuse gastro-intestinale, des inflammations locales, analogues à celles que l'on voit survenir sur la peau, lorsqu'on a fait usage de frictions ou de lotions stibiées* » (1).

« *Quelque prudence que l'on ait mise* dans l'administration des antimoniaux, il peut arriver que, chez certains malades, de *graves désordres des fonctions digestives nécessitent de prompts secours* » (2).

M. Ernest Boudet, chef de clinique de la faculté de médecine de Paris, dit avoir vu *fréquemment* la solution d'émétique, à haute dose, *causer l'inflammation couenneuse du pharynx, du larynx et même de l'œsophage* (2).

« Il est des personnes nerveuses qui ne peuvent supporter de faibles doses d'émétique, sans être prises d'accidents plus ou moins effrayants, tels que *crampes, convulsions, douleurs affreuses dans l'estomac* » (3).

Nous venons de voir les effets désastreux, produits par les vomitifs empruntés au règne minéral; les plantes dont on utilise la propriété vomitive occasionnent également de graves inflammations. Nous ne mentionnerons que l'ipécacuanha qui, parmi les émétiques tirés du règne végétal, est le plus usité.

« Donné à l'intérieur, et mis en contact soit avec l'estomac soit avec le rectum, il (l'ipécacuanha) cause une *inflamma-*

(1) *Ibid* p. 729.

(2) *Ibid*. p. 732.

(3) *Bull. de l'Acad. de méd.*, 16 déc. 1845, t. XI, p. 264.

(4) Mérat et de Lens, *Ouv. cit.*, t. III, p. 85.

tion locale que l'autopsie démontre, inflammation beaucoup plus intense qu'on ne pourrait le supposer, ayant égard à l'apparente innocuité du remède » (1).

Digitale.

« Il ne faut pas oublier qu'il est des sujets chez lesquels la digitale produit des accidents à doses minimes; il faut dans l'administration de ce médicament, essayer la susceptibilité du malade et procéder avec circonspection. *On trouve, en effet, dans les auteurs une grande quantité d'observations d'accidents causés par l'emploi de la digitale* » (2).

« On doit encore s'estimer très-heureux, lorsque l'action de la digitale ne fait que s'user successivement et qu'on n'est pas forcé d'en suspendre l'usage en raison de *l'intolérance*, de *l'irritation*, des *chaleurs*, du *pyrosis*, *des dyspepsies*, que cette poudre détermine quelquefois d'emblée, d'autre fois après un temps plus ou moins long, ce qui fait qu'on ne doit jamais abuser de la tolérance des malades et qu'il faut suspendre de temps en temps la médication, car il est plus facile de prévenir l'inconvénient dont nous parlons que de le faire cesser et de s'en rendre maître lorsqu'il existe » (3).

Seigle Ergoté.

« L'Académie a eu à se prononcer, le mois dernier, sur une grave et importante question, celle de l'influence exercée par le seigle ergoté sur la vie des enfants et sur celle des mères. M. le préfet de la Seine, frappé d'un accroissement presque annuel dans le nombre et la proportion des enfants morts nés et informé par le rapport des médecins vérificateurs des décès de la ville de Paris, que le seigle ergoté

(1) Trousseau et Pidoux, t. I p. 671.
(2) Bouchardat, *Ouv. cit.*, p. 339.
(3) Trousseau et Pidoux, *Ouv. cit.*, t. II, p. 712.

avait été administré dans un grand nombre de cas où l'enfant est évidemment mort pendant le travail de l'accouchement, s'est ému de cette coïncidence. Un tel mal ne doit-il pas être attribué à l'abus ou tout au moins à l'emploi malhabile d'un médicament qui ne devrait être prescrit qu'avec un juste discernement et une extrême prudence? M. le préfet s'est également préoccupé des suites funestes que le seigle aurait eues pour la santé des mères et des nombreux avortements qu'il aurait provoqués : et il a soumis à l'Académie la question de savoir si, dans le cas où elle se prononcerait affirmativement sur le danger de l'administration imprudente de ce médicament, il ne conviendrait pas de faire publier, par les divers organes de la presse médicale, l'opinion qui aurait été émise par l'Académie, afin de rappeler aux médecins, par cette publication la prudence avec laquelle ils doivent faire leur prescription, à cet égard..... C'est pour répondre à la question administrative et scientifique, que M. Daniau est venu lire un rapport très-bien fait à l'Académie..... Avec une prudente réserve, a dit M. Daniau, sous le contrôle incessant d'une oreille exercée, quand d'ailleurs on n'use que de doses modérées, à des intervalles convenables, 2 ou 3 grammes, par exemple, en deux ou trois prises, à vingt minutes ou demi-heure de distance, le seigle ergoté peut être administré sans danger pour l'enfant. *Mais cette innocuité n'est pas constante, elle n'est pas surtout de longue durée, un temps assez court, une couple d'heure quelquefois, une heure le plus souvent, et dans quelques cas même une demi-heure, suffisent pour rendre son action très-funeste à l'enfant.....* Il ne s'ensuit pas qu'il soit pour elles (les mères) d'une complète innocuité; son administration à contre temps et à contre sens peut conduire à la rupture de l'utérus et peut-être aussi à la production de fistules vésico-vaginales......

A la suite de ce rapport une discussion s'est ouverte au sein de l'Académie....M. Moreau s'y est montré antagoniste véhément du seigle ergoté dont l'usage lui paraît beaucoup moins souvent indiqué dans les accouchements qu'on paraît le croire généralement, et de plus *très-dangereux*; en quarante ans, il ne l'a peut-être pas employé plus de dix fois » (1).

« La mort du fœtus est l'accident qui a été plus particulièrement, et peut être à plus juste titre attribué à l'usage de l'ergot. M. Ingleby prétend qu'aux Etats-Unis, où l'on fait un fréquent usage de seigle ergoté, on compte un nombre considérable d'enfants morts-nés. Divers médecins ont fait la même remarque à Paris, et seraient tentés d'y voir souvent l'effet d'intentions coupables » (2).

« On a vu la matrice se rompre sous l'influence de contractions ergotiques violentes provoqués trop prématurément, et l'enfant périr dans le sein de sa mère, soit par le fait de ces contractions, soit par l'action toxique du seigle qui serait passé par la circulation jusqu'à lui » (3).

M. Delmas rapporte deux observations de rupture de l'utérus, par suite de l'usage de l'ergot dans le *Journal de la société de médecine* de Montpellier (janvier 1842).

Nous empruntons le passage suivant au traité de MM. Trousseau et Pidoux.

« A notre avis, le plus grand danger est dans l'excessive violence des douleurs expultrices auxquelles donne lieu l'ingestion de l'ergot. Les femmes contraintes à pousser sans cesse font des efforts immenses, et les poumons et le cerveau restent dans un état de congestion qui peut-être dangereux. .... Pourtant nous n'irons pas plus loin sans donner le résumé d'une note du docteur Blariau (*Gaz méd.* 1839) sur certains accidents dus à l'emploi de cette substance dans les accouchements. Tout en reconnaissant l'utilité incontestable de l'ergot de seigle dont il est lui-même grand partisan,

(1) *Arch. gén. méd.*, 4e série, t. XXIV, p. 348 et suiv.

(2) *Dict.* en 30 vol., p. 283.

(3) *Bib. de méd. prat.*, t. XIV, p. 223.

l'auteur de cette note appelle l'attention sur les effets funestes de cette substance non sur la mère mais sur l'enfant. Il pose en fait, d'après sa propre observation, que l'emploi du seigle ergoté chez les femmes en couche *fait mourir un enfant sur cinq naissances*, et cela par la compression incessante qu'éprouve le cordon ombilical sous les contractions continues de la matrice que le médicament provoque. Ces contractions artificielles ou provoquées n'ont, d'après l'auteur, un résultat aussi fâcheux que parce qu'elles ne sont pas intermittentes comme les contractions naturelles. La permanence des contractions ergotiques fait éprouver au corps de l'enfant une compression continue qui, jointe à la compression du cordon dans la matrice elle-même, finit souvent par lui devenir funeste : *J'ai acquis la conviction*, dit M. Blariau, que L'ERGOT DE SEIGLE EST ÉMINEMMENT NUISIBLE A L'ENFANT, après son administration j'ai observé que LES ENFANTS NAISSAIENT MORTS DANS LA PROPORTION D'UN SUR CINQ. *Plusieurs de ceux qui naissaient vivants étaient pâles, les battements du cordon faibles, les mouvements du cœur presque imperceptibles, et ce n'était que péniblement et à force de soins que la respiration parvenait à s'établir*. Les observations de quelques-uns de nos confrères sont en harmonie avec les miennes, leur expérience tend également à prouver les effets nuisibles de l'ergot sur l'enfant. »

M. Blariau est allé plus loin : il a fait un relevé, à l'état civil de la ville de Gand, du nombre des enfants morts nés depuis l'année 1826 jusqu'à l'année 1835, relevé qu'il a comparé au nombre des enfants morts nés de l'année 1836, et il a trouvé que, depuis un an et demi, *le nombre des enfants morts nés a augmenté du double* dans la ville de Gand, résultat qu'il ne peut attribuer qu'à l'usage fréquent du seigle ergoté » (1).

M. Merat, de l'Académie de médecine, dans son sup-

(1) *Ouv. cit.*, t. I, p. 811.

plément au *Dictionnaire universel de matière médicale* (p. 271), après avoir parlé des débats qui se continuent à propos de l'emploi du seigle ergoté, fait remarquer *que les accoucheurs soutiennent que cette substance occasionne souvent la perte de l'enfant.*

« Il est rare qu'on ait besoin de plus de deux grammes de poudre par vingt-quatre heures. *Quelques auteurs cependant conseillent de doubler, de tripler et même de quadrupler cette dose, allant jusqu'à huit grammes par jour ou même davantage.* Nous pensons qu'il faut se méfier des trop fortes doses de seigle ergoté, *des accidents graves de gangrène aux extrémités ayant été observés en Italie, quand on a voulu continuer ces doses élevées* » (1).

Les allopathes nous ont confessé eux-mêmes les désordres produits par les médications incendiaires auxquelles ils ont journellement recours ; nous aurions pu multiplier les citations, car les auteurs sont remplis de ces douloureux récits, SANS COMPTER, — comme le disent MM. Merat et de Lens, de l'Académie de médecine, dans leur *Dictionnaire universel de matière médicale* (t V, p. 281), et, après avoir rapporté les empoisonnements amenés par l'emploi du phosphore, — SANS COMPTER CEUX DONT LES TÉMOINS ONT GARDÉ UN PRUDENT SILENCE; mais nous en avons dit assez pour éclairer nos lecteurs. Peut-on s'étonner ensuite que Lieutaud, dans son *Traité d'anatomie pathologique*, rapporte PLUS DE CINQ CENTS *observations de lésions mortelles de l'estomac et des intestins* dues aux médications allopathiques, que le baron Portal, dans son *Traité d'anatomie médicale* (art. Splanchnologie, t. 4 et

(1) *Bibl. du méd. prat.*, t. XIV, p. 232.

5), cite également des perforations de l'estomac et des lésions mortelles, amenées par des agents allopathiques, etc., etc.

Quand donc viendra-t-il ce moment où l'on cessera de pouvoir dire de la médecine ce que Plutarque en disait autrefois : *elle nous fait mourir plus longtemps et plus douloureusement ?* Quand donc cesserons-nous de voir ces malheureux malades qui, à force d'être drogués, sont devenus drogues, ces malades saturés de mercure, d'iode, etc., dont on peut dire : voilà un homme mercuriel, iodé, etc., comme on dit, voilà un syphilitique, un scrofuleux ? Quand donc viendra-t-il ce moment où l'humanité souffrante, jouissant des bienfaits de la réforme hahnemanienne, pourra dire que la médecine fait vivre plus longtemps et moins douloureusement ? Quand donc viendra-t-il ? Vous tous qui travaillez à l'œuvre de la régénération médicale, redoublez d'ardeur ; le moment approche où vos veilles porteront leur fruit. *Si l'on ne désarme pas la haine injuste*, comme l'a dit l'illustre Risueno d'Amador, *la bonne foi séduite mérite bien qu'on la détrompe.* Poursuivez donc votre œuvre de dévouement et d'abnégation ; ne craignez-pas d'élever la voix pour que tous vous entendent ; encore un effort, et la médecine sortira, enfin, de l'abîme où on voudrait l'engloutir.

Des Préparations pharmaceutiques et de l'art de Formuler.

Nous avons vu les médecins compromettre la santé et même la vie de leurs malades, par la hardiesse de leurs prescriptions; mais ce n'est pas tout, et comme le dit Montaigne : « L'exécution de cette ordonnance despend d'un aultre officier, à la foy et mercy duquel nous abandonnons encores un coup nostre vie. » Et alors même que cet aultre officier, le pharmacien, se conforme exactement à la formule du médecin, il peut se produire des accidents fort graves qui tiennent à certaines causes d'erreurs que nous devons signaler.

Les médicaments ne sont jamais d'une égale bonté, d'une égale action, dans deux pharmacies ou dans une même pharmacie. Suivant les temps, la même substance peut présenter des différences très-notables dans son activité ; selon le pays d'où elle provient, suivant sa plus ou moins grande pureté, son ancienneté, etc.; en sorte que, de deux préparations, en apparence identiques, l'une pourra ne produire que des effets peu intenses, tandis que l'autre entraînera certainement des symptômes toxiques. Prenons pour exemple l'opium dont l'emploi est si usité en thérapeutique.

« Ce médicament, disent MM. Mérat et de Lens, n'est pas toujours d'une activité semblable ; plus le pays dont il provient est chaud, et plus il a d'action ; celui de Turquie est plus doux que celui de l'Égypte ; en outre, l'opium varie de force, en raison du mélange de corps étrangers dont il est falsifié, ce qui va du quart à la moitié assure-t-on. *On ne peut donc pas répondre de la force de l'opium qu'on emploie avant de l'avoir essayé* ; il serait, par conséquent, à désirer que chaque pharmacien eût une provision d'opium assez abondante pour que, pendant plusieurs années, les praticiens qui s'en servent pussent en connaître l'activité ; car *il y a tel opium qui n'a que la moitié de l'action d'un autre*, si on l'emploie tel que le commerce le fournit, et même purifié, le seul dont on doive se servir pour les différentes préparations médicamenteuses qu'on fait de cette substance » (1).

Nous empruntons le passage suivant au Traité de MM. Trousseau et Pidoux :

« Leurs variétés (des médicaments), dépendent de la différence des espèces botaniques qui les fournissent, ou bien, la plante restant identique, de la diversité des conditions d'âge, de terrain, de climat, etc., et *plus encore de la nature des préparations souvent frauduleuses qu'on lui fait subir.*

« Les extraits et les autres préparations officinales perdent de leurs propriétés avec le temps. C'est une circonstance qu'il ne faut jamais oublier, principalement lorsqu'il s'agit de médicaments très-actifs ; un seul fait suffira pour en faire sentir toute l'importance :

« Nous avions, dans notre service de l'hôpital Necker, une jeune fille choréique soumise, depuis vingt jours, à l'usage de l'extrait alcoolique de noix vomique ; de 10 centigrammes, la dose avait été progressivement portée jusqu'à un gramme, sans que la malade en ressentit un effet notable. Surpris de cette inertie du médicament, nous nous informâmes depuis combien de temps il était préparé ; l'extrait se trouva être fort ancien ; nous en fîmes préparer d'autre, et nous eûmes la précaution d'en prescrire, non plus 1 gramme comme la veille, mais seulement 60 centigrammes. *Néanmoins, les accidents toxiques furent tels que, selon toute apparence, une quantité presque double eût amené infailliblement la mort.*

« Des accidents semblables pourraient arriver dans les mêmes conditions avec d'autres substances énergiques. La différence d'énergie observée, entre deux préparations tout à fait distinctes, l'une ancienne, l'autre récente, se retrouve, quoiqu'à un moindre degré, entre une portion d'une masse médicamenteuse et la masse elle-même dont elle a été depuis

(1) Merat et de Lens, *Ouv. cit.*, t. V, p. 51.

long-temps séparée ; attendu que les médicaments s'altèrent en raison directe de leur division » (1).

Ces variations constantes dans l'action du même médicament, sont la source des erreurs les plus graves. C'est ainsi qu'on voit certains praticiens célèbres recommander une substance en fixant la dose à laquelle ils l'ont expérimentée ; on s'empresse de l'employer, selon la formule indiquée, et, cependant, on a à déplorer des empoisonnements, parce que les premiers essais se trouvaient avoir été faits avec une substance altérée ou naturellement moins active que celle dont on a fait usage ensuite.

« *Beaucoup d'auteurs*, dit M. le professeur Trousseau, qui, probablement se sont servis de feuilles altérées, conseillent de prendre l'*infusion de 4 grammes* de la plante (belladone) ; *or, nous avons déterminé plusieurs fois le délire, la diarrhée et une énorme dilatation des pupilles avec l'infusion de* 60 *centigrammes* » (2).

Si 60 cent. ont déterminé de pareils accidents, on peut juger de ceux qu'auront produits les 4 grammes que *beaucoup d'auteurs* conseillent.

« M. le professeur Fouquier, observent MM. Merat et de Lens, assure avoir employé l'extrait de Rhus Toxicodendron, à la dose énorme de 250 grains par jour, sans lui avoir vu produire aucun résultat en bien ni en mal ; nous devons croire que M. Fouquier s'est servi d'une mauvaise préparation de ce médicament *comme sont souvent celles des hôpitaux, lieu où il a fait ses expériences* » (3).

On sait que les essais auxquels se livrent incessam-

(1) T. II, p. 841 et 842.
(2) *Ouv. cit.*, t. II, p. 81.
(3) *Ouv. cit.*, t. VI, p. 81.

ment les allopathes se pratiquent généralement dans les hôpitaux ; or, comme le font remarquer MM. Merat et de Lens, les préparations qu'on y emploie sont souvent mauvaises; on voit ce qui peut en résulter lorsqu'on applique ensuite à la pratique générale, comme cela se fait journellement, des médications sur la valeur desquelles on se croit fixé.

Les praticiens dont les opinions influent le plus sur la thérapeutique sont loin d'être d'accord sur les doses auxquelles chaque médicament doit être administré, et il suffit pour s'en convaincre, de voir les contradictions dans lesquelles tombent les traités qui sont l'expression de leurs idées. Ces divisions qui existent parmi les médecins et, dont nous ne rechercherons pas les causes, ces différences que nous avons vu se produire dans l'action d'un même médicament, sont d'autant plus fâcheuses, que les allopathes manient les poisons les plus violents, les substances les plus actives sous des formes massives et telles, que la moindre erreur, le moindre oubli dans la rédaction d'une formule peuvent amener les suites les plus désastreuses ; c'est ce que MM. Trousseau et Pidoux, ont parfaitement senti lorsqu'ils font aux praticiens les recommandations suivantes :

« A la suite de chaque substance, on fixera exactement la dose à employer au moyen des poids décimaux. L'espèce d'unité employée sera toujours écrite en toutes lettres. Il est inutile de justifier ce principe; *les erreurs graves commises trop souvent expliquent suffisamment nos craintes.* » (1).

(1) *Ouv. cit.*, t. II, p. 896.

Et puisque nous signalons le danger des doses massives et des moyens perturbateurs usités en allopathie, rappelons qu'on a vu souvent des personnes être empoisonnées après avoir pris une potion destinée à un autre malade, d'autres succomber pour avoir pris à l'intérieur un de ces liniments violents pour l'usage externe dont les allopathes sont si prodigues.

En Homœopathie, les substances médicamenteuses n'étant pas administrées en nature, une préparation plus ou moins ancienne, une dilution plus ou moins élevée ne pourraient entraîner les mêmes résultats. Une erreur même dans la dose du médicament, ne devant porter que sur un ou deux globules, ne provoquerait point ces accidents toxiques que l'on observe si fréquemment à la suite des doses allopathiques les plus usitées.

Les allopathes usent habituellement de préparations dans lesquelles ils font entrer plusieurs substances ; en sorte que, dans les cas où le médecin réussit, il ne sait à quelle partie du mélange attribuer la guérison. Il est vrai qu'il en fera le plus souvent honneur à l'assemblage de drogues qu'il a formulé ; aussi s'empressera-t-il de prescrire la même médication dans un cas analogue, mais comment sera-t-il certain que sa préparation sera exactement semblable à la précédente ? Rien n'est plus variable et plus infidèle qu'un mélange ; suivant qu'on ajoute tel ou tel ingrédient avant l'autre, qu'on broie l'une des drogues avec plus ou moins de force, que le tout est plus ou moins chaud, que la pesée est plus ou moins exacte, que le pharmacien est distrait ou attentif, le médicament pourra présenter des différences notables.

D'ailleurs, ces mélanges peuvent être fort dangereux, car, le plus souvent on ignore les effets du composé qui en résulte. Non-seulement les médicaments peuvent agir les uns sur les autres, mais encore ils trouvent des acides dans l'estomac, des alcalis surtout dans l'intestin grêle, et enfin des chlorures alcalins répandus partout.

« Il est bien peu d'agents de la matière médicale, disent MM. Trousseau et Pidoux, qui conservent au sein de l'économie la forme sous laquelle on les a administrés » (1).

« *Il est difficile de prévoir l'issue de certains mélanges médicamenteux*; par exemple, comment s'imaginer que l'amygdaline (principe amer des amandes amères), et la synaptase (substance albuminoïde des amandes), deux produits inoffensifs, mêlés ensemble, donneront naissance dans l'estomac à l'huile volatile d'amandes amères, et à l'acide hydrocyanique, deux poisons dangereux? Deux composants toxiques, la potasse et l'acide sulfurique, donnent naissance à un sel inoffensif, etc. » (2).

« En résumé, malgré les travaux de chimistes recommandables, nous ne sommes pas suffisamment édifiés au sujet des mutations que doivent subir les médicaments parvenus dans le système vasculaire » (3).

Il est des substances qui, mises en présence à doses allopathiques, se transforment promptement en poison, et produisent leurs effets toxiques peu de temps après leur ingestion; mais il en est d'autres dont l'action est plus difficile à constater; elles séjournent dans l'économie sans produire d'effets notables, jusqu'au moment où, par suite de circonstances inappréciables, leurs pro-

(1) *Ouv. cit.*, t. II, p. 843.

(2) Mérat, *ouv. cit.*, *supplément*, p. 468.

(3) Trousseau et Pidoux, *ouv. cit.*, t. II, p. 845.

priétés toxiques se développent avec toute leur énergie. Trompés par l'apparente innocuité de médicaments qui ne produisent aucun effet marqué, après leur administration, les praticiens sont portés à ajouter de nouvelles doses aux précédentes, et il peut résulter de cette accumulation les accidents les plus graves.

« Il est un genre d'accumulation propre aux médicaments, qui attendent une transformation avant de pouvoir agir. Tels sont les médicaments insolubles et ceux dont le principe actif ne peut se développer qu'à la faveur d'une action chimique.

« Tant que les conditions ne sont pas favorables à cette dissolution, ou à cette formation d'un principe nouveau, les doses répétées du médicament s'accumulent dans les premières voies, sans produire d'effets notables. Puis, les circonstances changeant, ces mutations s'effectuent et l'économie *se trouve tout-à-coup surchargée d'agents très-énergiques ou même toxiques*. De là des accidents plus ou moins graves dont on avait depuis long-temps signalé des exemples sans en fournir l'explication » (1).

On trouve dans les traités pratiques d'allopathie, des tables où sont indiquées les substances qui se décomposent mutuellement, et dont l'action peut ainsi être annulée ou devenir toxique; mais ces tables sont incomplètes. On en jugera par la citation suivante, empruntée à M. le professeur Bouchardat, pharmacien en chef de l'*Hôtel-Dieu* de Paris, dont on ne récusera certes pas la compétence.

« On trouve dans les formulaires, et dans certains ouvrages de matière médicale des tables des substances incompatibles *qui sont à la fois incomplètes et fautives*. Un tel sujet est, j'en conviens, fort difficile à bien traiter : il comprend des éléments très-divers que plusieurs auteurs ont négligé ; car

(1) Trousseau et Pidoux, *ouv. cit.*, t. II, p. 846.

il ne suffit pas de bien prévoir les réactions chimiques actuelles, mais il est important encore d'être éclairé sur celles qui se passeront ultérieurement dans l'économie animale. C'est pour avoir négligé cette seconde partie du problême que *les données qui ont un cours habituel dans l'art de formuler sont en général si erronées.* » (1).

Les chimistes sont divisés d'opinion sur l'incompatibilité des substances médicamenteuses. Il en est qui regardent comme actifs des mélanges que d'autres considèrent comme dépouillés de toute action physiologique (2).

En allopathie le mode de préparation est loin d'être indifférent ; ainsi, l'huile essentielle et l'eau distillée de laurier cerise ou d'amandes amères ont une action vénéneuse bien constatée, leurs extraits aqueux au contraire, sont innocents.

Les mélanges allopathiques ont l'inconvénient de ne pouvoir être préparés à l'avance ; en sorte qu'ils sont le plus souvent faits à la hâte par de jeunes élèves en pharmacie, au moment où les malades les réclament. Les préparations homœopathiques, au contraire, ont l'avantage d'être toujours uniformes, et de se conserver pendant des années entières sans s'altérer ; aussi les globules imbibés de la substance médicamenteuse se trouvent-ils tout préparés dans les tubes qui les renferment.

Nous verrons plus loin dans la partie de cet ouvrage qui traite spécialement de l'homœopathie, les avantages incontestables que présentent les préparations homœopathiques.

(1) Bouchardat, *ouvr. cit.*, p. 779.

(2) Voyez Bouchardat, *ibid.*, p. 780 et 786.

CHAPITRE VII.

Les Allopathes à la recherche d'une thérapeutique.

> C'est inutilement que la médecine se modifie, se retourne en tous sens, rien ne peut lui donner le principe de vie qu'elle n'a pas. C'est en vain qu'elle livre entrée aux spéculations des mathématiciens, des physiciens, des chimistes ; qu'elle appelle à son aide les unes après les autres, les sciences qui fleurissent autour d'elle ; rien ne peut la sauver de sa propre misère, de son irrémédiable stérilité. Des générations de médecins habiles s'usent à cette œuvre de Sisyphe, et chacune lègue son découragement à celle qui suit.
>
> Docteur A. Rapou.

Si nous suivons les allopathes dans les efforts qu'ils ont tentés pour se constituer une thérapeutique, nous ne tarderons pas à reconnaître que les différentes voies dans lesquelles ils se sont engagés ne pouvaient les conduire à la vérité.

Une des causes qui ont surtout contribué à empêcher les progrès de la thérapeutique, c'est qu'elle a été soumise de tout temps aux spéculations abstraites de la physiologie et de pathologie générale. Les médecins pensaient que pour bien traiter une maladie il faut d'abord savoir en quoi consiste la santé, ce qui conduit à connaître la maladie qui n'est qu'un dérangement de la santé, puis ayant ainsi déterminé la nature des états morbides on en déduit le traitement. Guidés par ce raisonnement qui paraît juste au premier abord, et qui n'est au fond qu'un sophisme extrêmement subtil, ils se sont jetés dans les abstractions ; chaque chef d'école a formulé une théorie différente sur la nature des maladies, et il en est résulté une manière différente de les traiter. Un coup d'œil rapide sur les derniers systèmes qui ont régné en médecine fera mieux comprendre notre pensée. Brown, ne voyait dans les organes que *sthénie* et *asthénie* ; la thérapeutique se réduisait donc pour lui à deux ordres d'agents opposés aux deux classes de maladies savoir : les sthéniques et les asthéniques. Rasori ne considérait que *stimulus* et *contro-stimulus*, il déduisait de là l'emploi des stimulants et des contre-stimulants. Broussais enfin n'admettait que l'*irritation* et l'*ab-irritation*, en conséquence il ne reconnaissait que les excitants et les antiphlogistiques. La thérapeutique était ainsi incessamment bouleversée par chaque école ; on employait contre la même maladie tantôt les sthéniques ou les excitants avec Brown, tantôt les antiphlogistiques et les débilitants avec Broussais.

« On créa, dit l'illustre Bichat, les incisifs quand on crut à l'épaississement des humeurs; quand il fallut envelopper les âcres, on créa les invisquants etc.

Il n'y a pas, en matière médicale de systèmes généraux,

mais cette science a été tour à tour influencée par ceux qui ont dominé en médecine, chacun a reflué sur elle, si je puis m'exprimer ainsi : de là le vague et l'incertitude qu'elle présente aujourd'hui, etc. » (voy. p. 115).

On le voit, rien n'est plus incertain que le traitement des maladies quand la thérapeutique, au lieu de se déduire de l'observation, se trouve subordonnée d'une manière absolue à des données purement hypothétiques sur la nature de l'état morbide. Et cependant des hommes d'un véritable génie, séduits par un mirage trompeur, ont usé leurs forces à la recherche de ce but qu'ils ne pouvaient atteindre, car c'est en vain qu'on chercherait à découvrir l'essence, la nature intime des maladies ; on n'en viendrait pas mieux à bout que de connaître la nature de la force vitale. Baglivi, citant l'opinion de Pline sur ce sujet, a émis cette grave sentence : *Teste Plinio, ignota sunt per quæ vivimus, sed si quid ipse judicare valeo, ignotiora sunt per quæ ægrotamus.* — « La nature des maladies, dit Hahnemann, est inexplicable. » Et rien n'est plus vrai ; aussi, baser la thérapeutique sur cette connaissance qui nous échappe, ce serait renoncer pour toujours à la constituer.

L'expérience clinique démontre tous les jours combien est fausse cette méthode qui consiste à déduire le traitement des spéculations de la pathologie générale ; on remarque, en effet, que ce sont les affections dont le mode de formation est le mieux défini, dont on a le mieux analysé les symptômes, la marche, la durée, la terminaison, que l'on guérit le moins ; quand, au contraire, on obtient la guérison de certaines maladies, sur lesquelles on est loin de posséder des données aussi précises. C'est que les recherches pathologiques n'ont pas fourni un seul spécifique à la médecine, tandis qu'au contraire, le traitement de plusieurs affections s'est enrichi de moyens fournis par l'empirisme ou par le hasard. Certaines fièvres intermittentes, par exemple, se guérissent par l'emploi du quinquina ; or, je le demande, quel rapport y a-t-il entre le quinquina et la nature de ces fièvres ? On a émis l'idée que le quinquina agissait comme anti-périodique, mais c'est là une explication venue après coup pour revêtir d'une apparence scientifique une observation due au hasard.

Ainsi donc, ce n'est pas par l'analyse du phénomène, principe de la maladie, qu'il faut procéder en thérapeutique ; car, ce phénomène échappera toujours à nos investigations, mais c'est dans l'observation des phénomènes sensibles, que l'on peut trouver une base à l'art de guérir ; base certaine, invariable, et qui n'a plus rien à faire avec l'hypothèse, comme l'a dit Quarin : *Frustanea est ratio ubi natura loquitur*. Or, les phénomènes sensibles auxquels nous pouvons recourir, sont, d'une part, les symptômes qui sont l'expression de l'état morbide, car toute maladie se révèle par ses symptômes et une affection sans symptômes, est une chose qu'un cerveau sain ne peut concevoir ; d'autre part, les symptômes produits par les médicaments sur l'homme sain. Le physiologiste se bornera donc à décrire les phénomènes normaux de l'économie vivante ; le pathologiste, les phénomènes anormaux, sans aspirer à pénétrer la nature de ces phénomènes. De même aussi, le thérapeutiste basera le choix des moyens actifs qu'il emploie, non sur des analogies perceptibles à l'entendement seul, mais sur des analogies matérielles et sensibles. Ce n'est pas à dire que la thérapeutique ne puisse s'éclairer par l'anatomie, la physiologie et surtout la pathologie ; mais il y a loin de là à une subordination aveugle aux spéculations physiologiques et pathologiques.

Tel est l'esprit de la réforme entreprise par Hahnemann, et ce sera la gloire éternelle de ce grand génie d'avoir substitué une thérapeutique déduite de l'observation indépendante, ayant sa place à part au milieu des sciences médicales, à cette thérapeutique impuissante déduite du raisonnement, que nous voyons se traîner encore aujourd'hui à la remorque des théories.

Les allopathes semblent n'avoir tiré aucun enseignement de l'expérience des siècles ; ils reconnaissent que les systèmes pathologiques dont le règne s'est succédé en médecine, n'ont pu les conduire à la vérité ; ils n'ignorent pas que le rationalisme ne leur a pas donné un seul spécifique en trois mille ans (1), et que les trois médicaments dont ils s'enorgueillissent, leur ont été fournis par un aveugle empirisme, et cependant ils persistent à pour-

(1) Non-seulement le rationalisme n'a fourni aucun résultat avantageux, mais il a encore produit les médications les plus désastreuses. Nous avons su les désordres produits par les frictions mercurielles employées, comme cela se pratique aujourd'hui, dans la péritonite afin, dit-on, *de rendre le sang impropre* à devenir élément d'une inflammation grave (v. p. 330). Rappelons encore le fait de ces praticiens célèbres, qui saturaient leurs malades de mercure et excitaient la salivation mercurielle, croyant que la syphilis sortait ainsi par une sorte d'épuration.

suivre cette chimère, la nature des maladies, chimère à la recherche de laquelle les plus grands médecins ont vainement usé leur intelligence.

« Bichat, dit M. le professeur Bouillaud, a très-bien établi que tous les systèmes de la pathologie avaient reflué sur la thérapeutique, et comme ces systèmes étaient souvent entachés de fausseté, la thérapeutique, qui n'en était que la conséquence et pour ainsi dire la conclusion, a du être et a été également *fausse*, c'est-à-dire *mauvaise*, *nuisible. C'est un grand malheur*, sans doute ; mais il était inévitable, et *il se représentera sans cesse jusqu'au moment où nous n'aurons que des idées parfaitement justes sur la nature des maladies*, à moins, toutefois, de traiter les maladies sans avoir égard à leur nature, ce qui est aussi absurde qu'impossible » (1).

L'allopathie persiste donc à déchiffrer une énigme indéchiffrable, et par suite elle est condamnée à n'avoir qu'une thérapeutique déduite de théories incessamment variables, une thérapeutique *fausse*, c'est-à-dire *mauvaise, nuisible*.

Le passé, avons-nous dit, n'a rien appris aux allopathes; en effet, ils continuent à transporter les aperçus généraux de la physiologie, de la pathologie, de l'anatomie, à la thérapeutique ; ils ne voient que l'indication qui ressort pour le traitement de la dénomination nosologique générale et applicable aux différents cas morbides, ils traitent des inflammations, et parmi ces inflammations des pneumonies, des pleurésies, des péritonites, etc...... Ils appliquent ainsi un traitement identique à des maladies hétérogènes, réunies sous une même déno-

(1) *Essai de phil. méd.*, 3me part., chap. 6, art. 1er.

mination, souvent à cause d'un seul caractère qui leur est commun, à des malades qui, quoique atteints de la même maladie, offrent les symptômes les plus différents. Sans cesse préoccupés de l'état inflammatoire, nerveux, gastrique, adynamique, putride, etc. ; ils emploient conséquemment les antiphlogistiques, les antispasmodiques, les stomachiques, les toniques, les antiseptiques, etc. ; et ce traitement s'intitule rationnel, par ce qu'il est déduit d'un raisonnement plus ou moins spécieux sur la nature de la maladie, raisonnement qui peut varier avec chaque praticien ; c'est pourquoi il est si rare de voir deux médecins tomber d'accord à propos de la même maladie ; l'un reconnaît un état inflammatoire, là où l'autre découvre de la gastricité ; pour celui-ci, les forces sont en excès ; pour celui-là, elles sont en défaut. Un médecin croit avoir affaire à un élément putride, là où son confrère trouve un élément nerveux ; en sorte, que la confusion la plus complète règne dans le traitement. Un praticien prescrira rationnellement la saignée, tandis qu'un autre ordonnera non moins rationnellement un régime tonique, ou bien des purgatifs ou des antispasmodiques. Qui pourrait s'étonner ensuite de ces paroles amères, échappées à l'un des plus illustres maîtres de l'école allopathique, Girtanner ?

« Attendu que l'art de guérir n'a aucun principe positif, qu'il n'a rien d'arrêté et de prouvé ; que l'expérience n'y a que peu de valeur, le médecin a le droit de suivre ses opinions. Là où il n'est pas question de science, une hypothèse en vaut bien une autre. Dans les ténèbres égyptiennes de l'ignorance où les médecins s'agitent, il n'y a pas le plus faible rayon de lumière au moyen duquel ils puisse s'orienter. »

Mais M. le professeur Chomel va nous exposer lui-même les indications thérapeutiques qui doivent diriger le praticien allopathe :

« Pour toutes les maladies, dit M. Chomel (*Pathologie générale*), c'est, selon nous, le caractère inflammatoire, bilieux, muqueux, adynamique ou ataxique qui doit déterminer, parce que le caractère d'une maladie importe autant et quelquefois plus que le genre, à son traitement. Une maladie, *quel qu'en soit le genre*, présente-t-elle les symptômes généraux de la fièvre inflammatoire, c'est la saignée et le régime anti-phlogistique que l'on emploie ; a-t-elle le caractère adynamique, c'est aux excitants et aux toniques qu'il faut recourir ; est-elle légitime, c'est-à dire, n'offre-t-elle que les symptômes généraux qui lui sont propres, sans aucun des signes qui caractérisent la fièvre inflammatoire, adynamique, etc., le repos et une diète légère sont, le plus souvent, les conditions utiles à la guérison ; encore ne sont-elles pas toujours indispensables ; comme on le voit dans la rougeole, l'érysipèle, le catarrhe pulmonaire, etc.... »

Et voilà ce que les allopathes appellent faire de la médecine. Il suffit de connaître les états inflammatoire, bilieux, muqueux, adynamique, etc. C'est ainsi que l'on colore la banalité des cinq ou six indications tirées du pouls dur, de la langue sale, etc. Il suffit de savoir manier les quelques médications correspondantes à ces états, de se renfermer dans l'expectation quand la maladie ne présente aucune des complications sus-nommées, et l'on devient un praticien consommé. En vérité, voilà une merveilleuse simplification de la pratique médicale, et une garde malade intelligente en saura bientôt autant que nous. A quoi bon, en effet, étudier si long-temps le corps humain et ses désordres, et la nosologie, et le diagnostic, et la matière médicale, si l'on doit se borner à traiter les malades comme certains gouvernements habillent leurs soldats, en les fesant entrer, bon gré, malgré, dans un certain nombre de catégories, sauf à laisser s'arranger ceux qui ne peuvent y prendre place. En procédant de cette manière, ce ne sont plus des malades que l'on soigne, ce sont des états nerveux, inflammatoires, etc. (1), cependant, à proprement parler, il n'y a que des malades.

M. A. de Latour appelle avec raison l'identité parfaite des maladies une chimère.

« Que de maladies cependant qui échappent à nos classifications les moins incomplètes, dit M. le professeur Anglada.... Le mot du médecin qui a dit que *tout se passait en anomalies au lit des malades*, n'est pas moins vrai s'il s'agit des maladies populaires que si on l'applique aux maladies individuelles » (2).

« La médecine, on l'a dit, recommence au lit de chaque

(1) Molière raille avec infiniment d'esprit cette médecine qui néglige les symptômes du malade pour se perdre dans les abstractions et les hypothèses de la pathologie, qui ne voit pas ce qui est, voulant ne voir que ce qui doit être de par la Faculté.

LE PAYSAN AU MÉDECIN.

Monsieur, il n'en peut plus, et il dit qu'il sent, dans la tête, les plus grandes douleurs du monde.

PREMIER MÉDECIN.

Le malade est un sot ; d'autant plus que, dans la maladie dont il est attaqué, ce n'est pas la tête, selon Galien, mais la rate qui doit lui faire mal.

Montaigne avait dit avec une admirable précision : « Les médecins connaissent bien Galien, mais nullement le malade. »

(2) *Des avantages de la connaiss. de l'hist. de la méd. pour la méd. elle-même*, p. 94.

malade. Vous n'avez jamais vu tel ou tel cas (et cela arrive plusieurs fois par jour à celui qui, chaque jour, voit plusieurs malades) : Comment voulez-vous appliquer les résultats de la statistique ?.....

« ..... Mais il s'agit d'un homme et d'un homme qui souffre. Cet homme n'est aucun de ceux que vous avez traités.... Il n'y a pas, comme l'a dit fort judicieusement Recamier, il n'y a pas de pleurésie, il n'y a que des pleurétiques. Les livres de pathologie décrivent bien tous les éléments nosologiques ; mais chaque individu malade les groupe et les unit à sa manière pour former sa physionomie morbide, tout comme les yeux, le nez, la bouche, etc. sont décrits dans les traités d'anatomie, bien que la figure de personne n'y soit dépeinte » (1).

« Le signe, le produit, ou l'état matériel fournit donc bien moins d'indications thérapeutiques que le symptôme, l'acte ou l'état dynamique. Le signe fournit des indications toujours identiques. C'est du symptôme ou des symptômes, au contraire, que surgissent toutes les indications individuelles si mobiles, qui rendent la thérapeutique incertaine, la prévoyance médicale difficile, et la statistique, en ce point illusoire » (2).

« Il n'y a vraiment en médecine que des *individualités*....

« Au nom du Ciel et pour le bien des hommes ! ne classez pas les maladies » (3).

Il est donc bien évident qu'on doit individualiser la maladie ; il en résulte qu'il faut individualiser le remède, sans quoi la première opération de l'esprit deviendrait vaine et sans objet.

(1) Trousseau et Pidoux, *Ouv. cit.*, édit. de 1841, t. I, p. 649 et 650.

(2) *Ibid*, t. I, p. 555.

(3) *Ibid*, t. I, p. 551.

Et quoniam variant morbi, variabimus artes;
Mille mali species, mille salutis erunt,

a dit Lucrèce ; quoique d'un poète la vérité médicale est là toute entière.

Or, les allopathes pour répondre à ces indications variables et si multiples des maladies, ont des antiphlogistiques, des antispasmodiques, des purgatifs, etc., qui s'adressent à des états inflammatoires, nerveux, gastriques, et plus ou moins hypothétiques, mais qui ne répondent nullement aux symptômes du malade.

Veulent-ils faire la médecine des symptômes ? un jour, ils opposent aux symptômes fébriles et inflammatoires la saignée et les boissons émollientes ; aux douleurs, l'opium et les applications opiacées ou belladonnées ; le lendemain, ils combattent les symptômes d'embarras gastrique par des vomitifs ou des purgatifs ; le surlendemain, si le malade est faible, il lui administrent le quinquina ; la réaction reparaît-elle, ils saignent de nouveau, sauf à revenir au quinquina et même au fer un peu plus tard pour essayer de réparer le mal fait par la saignée. On agit de même dans toutes les maladies aiguës, et il faut avouer que c'est encore une simplification notable de la médecine, que de s'adresser ainsi à un ou plusieurs symptômes et non à l'ensemble des symptômes, c'est-à-dire, à la maladie. Le malade souffre, vous lui administrez l'opium ; mais, ce malade, outre la douleur qu'il accuse, présente encore des symptômes très-remarquables, que faites-vous de ces symptômes ? vous les négligez comme si toute l'affection se résumait dans un de ces symptômes ; ou, afin d'envelopper l'ensemble de l'état morbide, vous adressez à la fois à chaque groupe de symptômes, des moyens différents, vous médicamentez le malade *intùs et extrà*. Mais c'est vouloir produire la confusion la plus complète; c'est essayer sur les malades des combinaisons dont on ignore absolument le résultat.

Que l'homœopathie est différente ! Elle possède, dans sa matière médicale, tous les effets produits sur les divers appareils par les substances qu'elle emploie, effets aussi variés que les symptômes morbides. Aussi, peut-elle embrasser tout l'ensemble symptomatique avec un agent qui, administré isolément, developpe librement toute son action. Et ce que nous avançons sur la différence qui existe entre la thérapeutique des deux écoles, les allopathes eux-mêmes le confirment. Qu'on lise plutôt le passage suivant où MM. Trousseau et Pidoux disent, à propos de la matière médicale pure homœopathique :

« Tous les médicaments ont été essayés sur l'homme sain par des médecins qui, se choisissant eux-mêmes pour sujets de leurs expériences, n'ont pas toujours su, il est vrai, éviter les illusions systématiques, mais qui, doués de beaucoup de patience et d'attention et n'opérant jamais qu'avec des substances simples, ont constitué leur matière médicale pure, d'où sont sorties beaucoup de NOTIONS TRÈS-PRÉCIEUSES sur les propriétés dynamiques des médicaments, et *sur une foule de particularités de leur action que nous ignorons trop en France*. Cette ignorance fait que *nous ne connaissons des agents thérapeutiques que leurs propriétés générales les plus grossières*, *et que*, *en face des maladies qui présentent des nuances si variées d'indication*, *nous manquons très-souvent de modificateurs appropriés à ces nuances* » (1).

(1) *Ouv. cit.*, t. I, p. 56.

Que pourrions-nous ajouter à cet aveu qui peint, d'un seul trait, l'allopathie et les allopathes? M. le professeur Trousseau en convient donc lui-même : les allopathes ignorent ces notions *très-précieuses* que renferme notre matière médicale, et ils préfèrent s'en tenir aux propriétés générales *les plus grossières* des substances qu'ils emploient, sauf à manquer *très-souvent* de modificateurs appropriés aux nuances des maladies. « Lorsqu'il s'agit d'un art sauveur de la vie, a dit Hahnemann, négliger d'apprendre est un crime; » mais, Hahnemann était un rêveur! Étudier ce casse-tête qu'on nomme la matière médicale, allons donc! il faut laisser cela à ces charlatans d'homœopathes qui sont assez simples pour apprendre consciencieusement les 650 symptômes de l'opium, les 1,969 symptômes du soufre et tant d'autres milliers de symptômes médicamenteux, quand il est si doux de se laisser aller nonchalammant au courant de la pratique en employant l'opium comme calmant, le soufre comme excitant. Individualiser les cas morbides! mais cela demanderait incessamment de nouvelles recherches, et il est si facile, au contraire, de soigner des états adynamiques, ataxiques, etc.; des pneumonies, des pleurésies, etc., et de se borner à l'expectation dans les cas embarrassants sous prétexte d'affection nerveuse.

Quand donc les médecins cesseront-ils de rendre justice à cet axiome de Rousseau : « On aime mieux une mauvaise manière de savoir qu'une meilleure qu'il faudrait apprendre. »

Imitation. — Nous croyons avoir suffisamment montré l'impuissance du rationalisme à fonder une thérapeutique; nous allons actuellement examiner les autres données sur lesquelles les allopathes se sont appuyés pour atteindre ce but. Et d'abord, parlons de l'imitation. En voyant s'amender ou disparaître des maladies à la suite d'une hémorrhagie, d'un vomissement, d'une sueur, il a paru naturel d'employer la saignée, les vomitifs, les sudorifiques, etc.; mais pour que cette méthode pût être bonne, il faudrait que la nature produisît toujours la même crise pour juger une maladie déterminée, ce qui est contraire à l'observation des faits, et que l'on pût, pour chaque cas individuel, prévoir à l'aide de signes certains, la manière dont la maladie doit se juger, condition tout aussi difficile à remplir que la précédente; en sorte qu'en l'absence de ces données, il y a de la témérité à agir, car, s'il peut arriver qu'on favorise le mouvement de la nature, on est exposé bien plus souvent à troubler ses opérations. L'emploi d'une pareille méthode nécessiterait la connaissance des éléments de l'état critique que nous ignorons tout-à-fait.

On voit, d'ailleurs, combien cette méthode de l'imitation est bornée dans ses applications. Les essais tentés par les allopathes nous ont fait voir les conséquences à la fois brutales et ridicules qui en découlent:

« On voit souvent, dit M. Salevert de Fayolle, des maladies arrêtées et comme supprimées tout-à-coup par des émotions vives, par des commotions physiques, des accidents, etc. Je connais une personne qui vit cesser des douleurs céphaliques excessives, presque continuelles, pour s'être involontairement frappé la tête contre l'angle d'un meuble. Elle est restée plus de deux ans sans les éprouver de nouveau » (1).

(1) *Principes de la doct. méd. homœp.*, p. 55.

Croira-t-on que les allopathes, guidés par des faits semblables, ont employé, comme moyens thérapeutiques, les *émotions morales vives*, telles que la frayeur, les *bains de surprise*, etc.....? Il ne leur manque plus que de prescrire à leurs malades de se cogner la tête aux angles des meubles. Et après tout, si les purgatifs, les saignées, employés par imitation, paraissent moins barbares que les bains de surprise et autres procédés, on ne peut pas dire que leur emploi soit plus logique et présente des indications plus certaines.

Rappelons, en finissant, que des médecins se sont arrêtés à l'instinct des animaux, assurant avoir appris de l'Hippopotame la saignée, de l'Hirondelle le traitement des maux d'yeux à l'aide de la chelidoine et de l'hiéracium, du Chien l'action de l'émétique, et de l'Ibis celle des purgatifs. N'avons-nous pas vu l'Académie de médecine, fidèle à ces traditions, encourager et écouter, avec une touchante sollicitude, les épanchements thérapeutiques du chien de M. X.... ? Cet estimable savant, appartenait-il à la race proscrite des carlins ou à celle, plus savante des caniches ; circonstance capitale à laquelle le rapport a malheureusement omis de répondre en faveur de la postérité. O bon Lafontaine ! que n'étiez-vous là, vous eussiez certainement versé des larmes de joie ! O touchantes origines des méthodes officielles, douces effusions scientifiques troublées si mal-à-propos par ces barbares homœopathes. Un peu plus, et les Ibis, les Hippopotames achevaient de compléter la thérapeutique ! Les Ibis et les Hippopotames inventant les médications officielles ! Etonnez-vous donc ensuite de l'énergie et de la hardiesse des procédés allopathiques !

Expérimentation clinique. — L'expérimentation clinique à laquelle les allopathes continuent à recourir, ne peut sortir la thérapeutique de l'ornière où elle est embourbée. Ce qui suffit à prouver l'insuffisance de ce moyen, c'est que la médecine l'emploie depuis qu'elle existe, et cependant elle continue à ignorer les effets des médicaments et les indications qui doivent présider à leur emploi; en un mot, l'art de guérir est toujours dans l'enfance. Si la clinique avait pu donner un résultat, il y a long-temps qu'elle l'eût fait. Les médecins les plus distingués n'ont-ils pas, depuis des siècles, multiplié les essais dans ces grands hôpitaux où les expériences peuvent se répéter et se varier à l'infini, où toutes les comparaisons sont possibles, où se réunissent à grands frais toutes les conditions qui peuvent faciliter les recherches? Espère-t-on trouver, de nos jours, dans la clinique, ce que les Galien, les Sydenham, les Boerrhaave, et tant d'autres praticiens illustres n'ont pu y trouver?

Il est une école, nous le savons, qui, sans se laisser décourager par l'expérience des siècles, a entrepris de nouveau et sur une vaste échelle l'application de cette méthode qui consiste à expérimenter chaque remède sur un grand nombre de malades. Mais qu'a-t-elle produit? M. Valleix, un de ses coryphées qui a résumé ses travaux dans son *Guide du médecin praticien*, va nous le dire :

« J'ai profité, dit-il, dans la préface de sa dernière édition (1854), des conseils qui m'ont été donnés par des confrères dont la bienveillance.... Je ne pouvais mieux les remercier qu'en suivant leurs avis, et je peux dire que si je ne l'ai pas toujours fait, c'est que j'ai été arrêté par des obstacles *insurmontables*.

Un de ces avis que je mentionne ici, parceque c'est celui que j'aurais le plus désiré pouvoir suivre, m'engageait vivement à diviser le traitement suivant les *diverses indications*. Assurément, ce serait là une division parfaite ; mais sommes-nous en mesure de l'établir ? *Les recherches tendant à nous faire connaître d'une manière précise les indications dans le traitement des maladies sont malheureusement encore si peu avancées, que* LE PLUS SOUVENT IL NE NOUS EST MÊME PAS PERMIS DE LE TENTER. Dans cet état de choses, j'ai dû nécessairement me contenter d'exposer le traitement le plus complétement et le plus méthodiquement possible, et d'indiquer toutes les fois que je l'ai pu, les cas où telle médication *paraît* plus particulièrement applicable. En un mot, j'ai suivi l'ordre des indications jusqu'au point où un pas de plus m'aurait conduit dans les spéculations de la théorie pure.............. Un autre critique m'a blâmé de n'avoir pas fait justice d'une *foule* de médicaments incertains, pour me contenter d'en indiquer un *très petit nombre* dont l'efficacité soit bien démontrée. Certes, je ne demanderais pas mieux que de pouvoir le faire ; mais l'état de la thérapeutique le permet-il ? »

M. Valleix avoue donc que cette méthode qui consiste à regarder comme indication, un heureux résultat obtenu par un médicament sur un certain nombre de malades n'a presque rien produit, et que l'on en est réduit à traiter les maladies au hasard, sans indications. N'est-ce pas là une raison suffisante pour cesser ces essais qui servent si mal le médecin et qui nuisent plus ou moins aux malades ?

On reconnaît de suite combien cette méthode, qui consiste à expérimenter les médicaments dans les maladies pour déterminer leur action curative est incertaine et embarrassante. Quelle substance essayerez-vous la première? le malade souffre, le temps presse, qui vous dira parmi les remèdes que vous avez à votre disposition celui qui peut soulager ou guérir ? Peut-être ne tomberez-vous sur le bon qu'après avoir essayé tous les autres, et votre malade succombera le plus souvent avant la fin de l'expérimentation. Votre vie même et celle de plusieurs générations médicales pourront s'écouler avant qu'on ait atteint le but.

Le malade guérit, en concluerez-vous toujours que c'est le fait du médicament? *Post hoc ergo propter hoc.* Ce serait là une conclusion forcée, et en effet, vous avez en face de vous la maladie et la puissance de la nature ; vous jetez au milieu des combattants nne troisième puissance que vous ne connaissez pas ; savez-vous si elle secondera la nature ou la maladie? Mais le malade guérit, direz-vous? comme si vous étiez certain que la nature n'a pas fait tous les frais, et que peut-être même elle a guéri le malade malgré le médicament.

L'expérimentation clinique des médicaments suppose encore qu'un même médicament a été employé seul du commencement de la maladie jusqu'à sa terminaison. Autrement, il serait impossible de dire, si c'est bien lui qui a guéri, et non pas ceux dont le malade faisait en même temps usage ; il serait impossible aussi, sans cette précaution, de savoir à quelle période il convient de l'administrer.

Par une semblable méthode on prend l'homme pour l'âme vile destinée aux expérimentations des *curieux de la nature*, on procède à contre-temps, car on fait un essai au moment même où l'on devrait employer un moyen dont l'action fût bien connue par une expérience antécédente. Le patient n'est pas traité, mais exploité dans un but scientifique. Assurément, si la Providence n'a pas voulu tenir cachées les propriétés salutaires des substances médicinales, elle a dû nous donner un autre moyen d'y parvenir que cette méthode criminelle.

D'ailleurs, alors même que l'on arriverait à reconnaître cliniquement l'efficacité d'un médicament dans une maladie, on serait loin d'avoir constitué la thérapeutique de cette maladie. Il n'existe pas en effet de remède spécifique contre une maladie, il existe seulement des médicaments spécifiques contre tel ou tel ensemble de symptômes déterminé, mais dès que ces symptômes n'existent point ou n'existent plus, la spécificité cesse et le remède ne guérit plus, quoique la maladie subsiste encore et n'ait point changé de nom. Cela revient à dire qu'il faut presque toujours recourir à l'emploi de plusieurs spécifiques pour guérir une maladie. Voilà pourquoi les allopathes qui, pour la plupart, ne se doutent même pas de ces faits, voient si souvent, — ce qui ne laisse pas que de les étonner, — le mercure échouer contre la syphilis, le quinquina contre la fièvre intermittente, le fer contre la chlorose. Or, la clinique est un moyen tout-à-fait incomplet en ce qu'elle ne fournit nullement la connaissance des ensembles symptomatiques, des nuances morbides auxquelles s'adresse un médicament ; elle se borne à nous apprendre qu'un remède peut être utile dans certains cas non déterminés d'une maladie ; en sorte que les praticiens en sont réduits à employer cette substance d'une manière tout-à-fait empirique, sans motif scientifique, sans loi première qui les dirige dans son emploi et en fixe les limites.

C'est ce que font chaque jour les allopathes; un médicament paraît-il avoir réussi dans quelques cas à un clinicien célèbre, on se hâte aussitôt de l'employer dans la même affection; or voici ce qui ne manque pas d'arriver : les médecins qui renouvellent les expériences ayant affaire à des ensembles symptomatiques plus ou moins différents de ceux qui se sont présentés dans les premiers essais qui ont été entrepris, échouent complétement et n'obtiennent que des résultats incomplets; aussi ne tarde-t-on pas à abandonner ce médicament et c'est ainsi que l'allopathie a délaissé des agents précieux qui rendent journellement les plus grands services aux homœopathes.

L'*acide sulfurique*, à peu près abandonné de nos jours et que les allopathes n'emploient plus guère qu'à la préparation de la limonade minérale, était autrefois très-usité en médecine. *L'étain* auquel on avait recours dans beacoup de maladies, figure simplement dans les traités modernes comme anthelminthique, c'est à peine si MM. Trousseau et Pidoux consacrent vingt lignes à son histoire. Le *veratrum album*, si vanté autrefois, est inusité aujourd'hui. L'*eau de chaux* déchue de son ancienne renommée, n'est plus guère employée qu'à titre de lithontriptique. La *sepia* a cessé d'être utilisée comme médicament, l'*arnica* et le *sumac vénéneux* auxquels on attribuait des prodiges ont été également abandonnés. Il en a été de même de la *créosote*, etc. etc.

Cependant tous ces moyens ont procuré des guérisons remarquables, au témoignage de tous les auteurs, et si les allopathes, au lieu de se borner à entreprendre des expériences cliniques, avaient eu également recours à l'expérimentation pure, ils auraient obtenu la sphère d'action de chacune de ces substances, et ils auraient pu ainsi les appliquer directement à l'état qui en réclamait l'emploi; c'est ainsi qu'on aurait vu se reproduire les mêmes guérisons et que ces agents précieux ne seraient point condamnés à un oubli qu'ils ne méritent pas.

Si l'on s'en rapporte uniquement à l'expérimentation clinique, à l'empirisme, pour juger du traitement le plus convenable aux maladies, on arrive à des données vagues, fausses, contradictoires. Pour un auteur qui nous affirme un fait et vous en donne une explication, dont son imagination a fait tous les frais, combien n'en trouvez-vous pas qui le nient, ou bien qui l'interprètent différemment! Lorsque Bouvard, médecin de Louis XIII, faisait prendre deux cents médecines, et autant de lavements à son royal et débile malade, et qu'il le faisait saigner quarante-sept fois dans une année; lorsque Guy-Patin saignait et purgeait à outrance, n'était-ce pas parce que l'observation avait enseigné que c'était le plus sûr moyen d'expulser l'humeur peccante et de guérir les malades? L'expérience de Broussais ne lui disait-elle pas que les saignées répétées étaient le meilleur remède contre les maladies? N'entendons-nous pas celle de M. Bouillaud lui tenir, à peu près, le même langage, tandis que l'expérience de MM. Andral, Chomel, Louis, Laennec etc. parle tout autrement, et que celle de M. Magendie lui a appris que la saignée est bonne seulement à calmer et à fortifier le moral du malade? N'est-ce pas ici le cas de dire avec Hippocrate, *experientia fallax* et *judicium difficile*. Oui, l'expérience est trompeuse, et pour s'en convaincre il suffit de voir aujourd'hui chaque clinicien éminent préconiser dans les maladies des moyens entièrement opposés à ceux de ses confrères.

On ne doit pas s'étonner que l'expérimentation *ab usu in morbis*, n'ait fait faire aucun progrès à la thérapeutique, car, non seulement ce mode d'observation est incomplet, en ce qu'il conduit à des guérisons dont on ne sait pas le secret et à des revers tout aussi inexplicables que les succès; mais les allopathes n'ont pas su l'employer d'une manière convenable. On comprend que, pour arriver à établir par la clinique l'opportunité d'un médicament dans un cas donné, il est nécessaire d'apporter un soin inouï dans l'examen de l'état morbide et dans la rédaction des observations; il importe de ne jamais donner qu'un remède à la fois, car en fesant usage de plusieurs moyens on ne peut plus savoir quel est celui qui guérit. Or, les allopathes habitués à ces généralisations déplorables que nous avons déja signalées, n'ont pas tenu compte dans leurs expérimentations cliniques des nuances morbides; de plus ils ont employé successivement ou concurremment dans une maladie, une foule de moyens différents. M. Valleix ne peut s'empêcher, dans son *Guide du médecin praticien* (t. III, p. 95), de signaler les vices de cette méthode; c'est ainsi qu'après avoir rapporté d'après Montègre un cas de guérison des hémorroïdes par le calomel, moyen employé en Amérique et en Angleterre, il ajoute :

« Montègre, ne paraît pas douter que dans ce cas le calomel ait réellement agi comme altérant. Mais l'observation manque des détails les plus importants. On ne sait si les hémorroïdes étaient anciennes, si avant le traitement la constipation était opiniâtre, si elle a cessé par suite de l'administration du calomel, et en outre on avait mis le malade pendant dix-huit mois à la diète lactée, ce qui valait bien la peine qu'on en tînt compte. *J'ai cité ce fait pour montrer toute la négligence qu'on a apportée à l'examen de ces questions thérapeutiques ; il me serait facile d'en citer beaucoup de semblables. Et l'on s'étonne après cela, que la thérapeutique soit si peu avancée !* »

Nous ne finirons pas ces considérations sur l'expérimentation clinique, sans rappeler que certains praticiens ont tenté d'appliquer la statistique aux recherches thérapeutiques, mais leurs efforts n'ont servi qu'à montrer une fois de plus la nécessité d'individualiser les cas morbides ; une statistique de pneumonies n'apprendra jamais à saigner des pneumoniques et comme l'a dit M. le professeur Trousseau :

« La médecine recommence au lit de chaque malade...... Comment voulez-vous appliquer les résultats de la statistique? » Et plus loin « c'est des symptômes que surgissent toutes les indications individuelles si mobiles qui rendent la prévoyance médicale difficile et la statistique en ce point illusoire. »

Organicisme.—Si la statistique médicale est aujourd'hui ramenée à sa juste valeur, on peut en dire autant de l'anatomie pathologique, qui, à entendre certains médecins, devait régénérer la thérapeutique. Les anatomo-pathologistes et les micrographes ont exercé dans ces derniers temps l'influence la plus funeste. Sans cesse préoccupés de leurs recherches cadavériques, plaçant la lésion organique avant l'altération vitale, ils oubliaient que c'était mettre la cause après l'effet, la création avant le créateur. La lésion organique dans les maladies n'est évidemment qu'un résultat qui a dû être précédé d'une modification dans l'unité, dans l'harmonie physiologique; c'est donc contre ce désaccord de l'harmonie physiologique qu'il faut diriger la médication et non contre la lésion.

« Si les anatomo-pathologistes, si les micrographes, issus de ceux-ci, dit le docteur A. Mayer, s'étaient bornés à constater les résultats de leurs recherches et à les considérer comme des effets, au lieu de les ériger en causes; si enfin ils n'avaient pas commis l'erreur grave de conclure du cadavre à l'homme vivant, sans tenir compte de la vie elle-même, l'histoire aurait enregistré un grand progrès au lieu d'un grand pas en arrière » (1).

« Nous allons voir, dit M. le docteur Donné de l'Académie de médecine (*Compte rendu de l'Académie des sciences*), si la pratique a marché d'un pas égal avec la science, si elle a fait des progrès ou *si même elle n'a pas reculé* depuis que l'anatomie pathologique est venue nous rendre compte d'une manière si satisfaisante des rapports des lésions organiques avec les symptômes et la marche des maladies....... Nous voulons démontrer que l'attention exclusive qu'on donne aux études anatomiques, au diagnostic et aux causes prochaines des maladies, a peut être trop éloigné de l'observation des causes générales et des moyens de les combattre. »

Eclectisme. — Découragés par ces essais infructueux qui se renouvellent depuis des siècles, et désespérant de fonder une doctrine qui réunisse sous une même loi et

(1) *Presse médicale*, 11 nov. 1854.

harmonise entr'elles la physiologie, la pathologie et la thérapeutique, un grand nombre de médecins se sont jetés dans l'éclectisme, système ou plutôt mode de systématisation qui, de premier abord, ne manque pas de séduction. Mais hélas! l'éclectisme en médecine, comme en toute autre science, ne saurait constituer une doctrine. Dépourvu de *criterium*, il nous met dans la cruelle position de Thésée dans le labyrinthe, d'où il ne pourra sortir qu'à l'aide du fil d'Ariane. Il est désarmé, impuissant, et n'aboutit dans la pratique qu'à un empirisme decevant. On ne le rencontre pas dans les sciences qui ont des principes fixes, des bases solidement arrêtées; partout où il se glisse, il accuse une grande imperfection qu'il ne saurait redresser, de grandes lacunes qu'il est inhabile à combler. C'est lui sans doute qu'on a représenté ayant les yeux bandés et les mains armées d'une massue, dont il frappe à droite, à gauche, sur le lit du malade, au chevet duquel la mort est assise. On croit qu'il lui est arrivé quelquefois de l'atteindre et de la forcer à déguerpir.

« Les éclectiques en médecine, dit l'illustre Broussais, choisissent, assurent-ils, dans toutes les doctrines, ce qu'il y a de bon, et rejettent constamment ce qui est mauvais. Ils sont donc toujours des hommes d'un mérite supérieur; ils ne se trompent jamais dans le choix qu'ils font dans les différentes sectes, et il suffit de s'inscrire dans la leur pour être infaillible désormais. Voilà, j'espère, une belle dose de présomption. Ainsi donc, parce qu'un sot prend le titre déclectique, il se trouvera à l'instant même transformé en un homme d'un jugement exquis! Le plus mince étudiant qui aura entendu vanter l'éclectisme, s'en ira parcourir les cours et les bibliothèques; il s'érigera en juge suprême des médecins qui ont blanchi dans l'étude et dans la pratique; il reviendra chargé d'un *farago* de sentences et de recettes contradictoires, et, parce qu'il n'aura embrassé aucune secte, il s'annoncera au monde savant comme un médecin à l'abri de l'erreur. Y pensez-vous, Messieurs de l'éclectisme? La vie de trente patriarches accumulées sur la tête d'un homme, et consommée dans l'étude et dans la pratique, n'y suffirait pas. Que, si vous répondez qu'il n'est pas besoin de tout lire, mais de prendre toute la substance des doctrines, pour en pressurer et en extraire tout ce qu'il y a de bon, je vous répondrai que si une semblable tâche qui, d'ailleurs ne conviendrait, comme je viens de le dire, qu'à un génie supérieur était possible, *elle serait déjà remplie*; *elle aurait produit une doctrine*, et L'ÉCLECTISME N'EXISTERAIT plus.

Mais, quand je vous vois vous imposer réciproquement l'obligation d'aller ainsi glanant parmi les auteurs, pour faire ainsi, en *quelques années* ce que des *savants*, des *savants laborieux*, n'ont pas exécuté dans une *longue suite de siècles*, je ne puis m'empêcher de rire de votre folie; vous nous faites, sans le savoir, l'aveu formel de la fictilité de toutes les doctrines, et c'est avec des matériaux plus imparfaits que chacun de vous prétend s'en former une excellente pour son usage particulier! Pourriez-vous mieux vous y prendre, si vous vouliez nous prouver que la médecine n'est qu'un amas de traditions vraies et apocryphes, de préceptes bons et mauvais, de pratiques utiles et nuisibles, et que, par conséquent, elle n'est pas digne d'être placée au rang des sciences? Oui, sans doute, c'est bien cela que vous voulez dire, et c'est parce qu'il n'y a point de bonne médecine que chacun de vous travaille à s'en faire une avec des mauvaises.......

D'après ces réflexions, il me paraît évident que dire qu'on est éclectique, c'est dire qu'il n'y a pas de bonne doctrine, que tous les maîtres ont déliré, sur un grand nombre de points, et qu'on est le seul, parmi tous les médecins passés et présents, qui ne se trompe jamais. Mettez ces assertions dans la bouche d'une centaine de docteurs; figurez-vous ces docteurs se conférant réciproquement le droit d'avoir raison, et se disant chacun à lui-même : c'est moi seul qui pense bien; tous les autres sont des maniaques, et dites-moi, lecteur judicieux, si de tels personnages ne sont pas l'opprobre de la médecine. » (1)

L'éclectisme est né de cette incrédulité qui refroidit les intelligences, glace les cœurs, et frappe de stérilité les germes des nobles pensées. L'éclectisme, en un mot, c'est l'affirmation personnelle et égoïste du moi érigée en principe philosophique; c'est la substitution de la raison individuelle à l'autocratie de la raison universelle, celle du particulier au général, du variable à l'absolu. L'éclectique est l'homme sans conviction scientifique, qui soumet aux bornes étroites du rationalisme les conceptions du génie; pour lui il n'y a pas de lois générales, de vérité possible en médecine; il n'existe que des faits isolés, des exceptions, et la science est condamnée à tourner incessamment dans une série d'expérimentations sans un principe qui puisse guider et féconder ses recherches. Les éclectiques affichent surtout la prétention de ne pas être exclusifs, et leur méthode repose tout entière sur l'exclusivisme le plus absolu; elle fait bon marché des opinions et soumet tout à ce que le moi individuel sait et conçoit.

Pour juger l'éclectisme, il suffit de voir à l'œuvre les éclectiques; ne les voyons-nous pas aujourd'hui se

(1) *V. Encyc. mod. ART. Eclect.*

consumer en efforts impuissants, chacun d'eux choisissant ce qui lui paraît préférable dans toutes les doctrines; et dans ce travail qui consiste à ramasser des décombres, ils vont sans autre guide, sans autre point de ralliement que le contrôle de leur raison individuelle, en sorte que la science n'est plus générale, chaque médecin a son éclectisme et se crée une religion dont il est le grand-prêtre : autant d'éclectiques, autant d'éclectismes, *tot capita tot sensus*. De doctrine il n'en est plus ; quant à la pratique, chacun opère à sa guise. N'est-ce pas là l'image du chaos, ne vous semble-t-il pas que c'est creuser un abîme pour y engloutir la science ?

En médecine, comme en toute science naturelle, il faut une théorie, une doctrine autour de laquelle se groupent des faits qui en reçoivent toute leur valeur. Pour prescrire une médication, il faut avoir une raison de l'indiquer, une idée qui établisse son rapport avec la maladie, une loi des indications. Toute doctrine doit donc être fondée sur un principe qui domine l'art de guérir, principe qui soit une vérité immuable reposant sur les faits, qui ait un caractère de permanence et d'universalité, qui soit applicable à tous les cas, qui embrasse le passé et porte en soi l'avenir. Pour construire un édifice il faut un plan, pour créer une thérapeutique il faut une loi. Faute d'avoir compris cette vérité, les éclectiques ne produisent rien, ils entassent observations sur observations et ne savent comment les classer ; ils font beaucoup de bruit, d'encombrement, mais au milieu de cet amas confus, où ils ne peuvent eux-mêmes se reconnaître, déjà le découragement les a saisis, et après avoir douté de tout, ils commencent à douter d'eux-mêmes. Le passage suivant, emprunté à un des esprits distingués de l'école de Paris, M. Marchal de Calvi, et qui vient de retentir au milieu du camp allopathique comme un cri d'alarme, en dira plus à cet égard que tout ce que nous pourrions ajouter :

« Il n'y a plus, en médecine, depuis long-temps, ni *principes*, ni *foi*, ni *loi*. Nous construisons une tour de Babel, ou plutôt nous n'en sommes même pas là ; nous ne construisons rien, nous sommes dans une vaste plaine où se croisent une multitude de gens, ceux-ci portant des assises, ceux-là des cailloux, d'autres des grains de sable ; mais personne ne songe au ciment, nulle part le terrain n'est creusé pour recevoir les fondations de l'édifice, et quant au plan général de l'œuvre, il n'est pas même esquissé.

« En d'autres termes, les recueils fournissent des faits dont la plupart se reproduisent périodiquement avec la plus fastidieuse monotonie, et on appelle cela des faits d'observations, des faits cliniques ! une foule de travailleurs tournent et retournent des questions particulières de pathologie ou de thérapeutique, et l'on appelle cela des travaux originaux ! La masse de ces travaux et de ces faits est énorme, à tel point qu'il n'y a pas de lecteur qui puisse y suffire ; mais personne n'a de doctrine générale.

La doctrine la plus générale qui existe est la doctrine homœopathique, cela est étrange et douloureux ; c'est une honte pour la médecine, mais cela est » (*France médicale et pharmaceutique.* De la Révulsion, année 1855).

CHAPITRE VIII.

L'Allopathie ne réalise aucune des conditions nécessaires à l'art de guérir.

> Nulle tête bien organisée, exercée à l'observation de la pratique médicale telle qu'on la fait d'après les principaux classiques, ne peut nier désormais que le traitement d'un grand nombre de maladies aiguës, et celui de presque toutes les chroniques, n'y soit extrêmement mauvais (dans l'ancienne médecine) et *précisément ce qu'il devrait être si l'on se proposait d'en retarder la guérison.* »
>
> (Broussais, *annales de la méd. phys. Disc. prel. pour l'année* 1833, vol. 23.)

Quiconque voudra réfléchir aux conditions nécessaires d'une bonne thérapeutique et d'une bonne pharmacologie, conviendra que l'art de guérir exige la connaissance de quatre notions principales :

1° Celle du malade sur lequel le talent du praticien est appelé à s'exercer.

2° Celle des moyens dont on doit faire usage, c'est-à-dire, des médicaments. Ces agents de la guérison veulent être connus dans leur origine, leurs formes, leur composition et surtout dans les divers effets qu'ils sont capables de produire.

3° Connaissance du mode le plus convenable de préparation des médicaments, de leur meilleur mode d'administration et de la dose à laquelle il convient de les employer.

4° Enfin connaissance d'une loi qui établisse les rapports qui existent entre la maladie du sujet et la médication à lui opposer, et qui indique le médicament convenable dans telle ou telle circonstance donnée.

L'allopathie satisfait-elle à ces conditions indispensables de la guérison ? C'est ce que nous allons examiner.

1° Connaissance du malade.

L'histoire naturelle des maladies est une des parties de la science médicale dont les allopathes se sont occupés avec le plus de zèle et de succès ; mais l'étude du malade lui-même, considéré spécialement comme un sujet à guérir, a été tout-à-fait négligée. Nous avons vu en effet dans le chapitre précédent, que les allopathes n'individualisaient jamais les cas morbides et nous avons montré combien était fausse et dangereuse cette méthode qui consiste à soigner des maladies ou des états adynamiques, ataxiques, etc. au lieu de soigner des malades. Nous n'y reviendrons pas.

Signalons seulement comme une source d'erreurs ces noms génériques, arbitrairement et capricieusement imposés à des groupes de symptômes, et auxquels on approprie ensuite le traitement :

« Il n'est peut être aucune science, dit M. le professeur Chomel, dont la nomenclature soit aussi défectueuse que l'est celle de la pathologie. Des maladies ont été désignées d'après leur siége connu ou présumé ; tantôt d'après les causes qui les produisent, quelquefois d'après les lieux ou les saisons où elles se montrent ; ailleurs, d'après les lieux d'où elles sont originaires, d'après le nom des peuples qui les ont transmises, d'après le nom de l'animal qui l'a communiqué. D'autrefois, c'est à raison des symptômes principaux.

« Quant aux affections éruptives, la couleur de la peau a souvent décidé du nom qu'on leur a donné. La forme particulière des éruptions, la manière dont elles sont disséminées sur la peau, leur mobilité, leur apparition pendant la nuit, ont porté à leur donner des noms qui indiquent ces diverses circonstances. D'autres maladies ont reçu des noms relatifs à leur marche, à leur durée. La forme insidieuse de quelques affections leur a fait donner la dénomination de *malignes*.

« C'est, dans quelques cas, d'après une sorte de ressemblance avec certains produits de l'industrie humaine, ou avec quelque objet de l'histoire naturelle, qu'on a dénommé les maladies.

« Plusieurs maladies ont reçu des noms qui indiquent leur nature présumée.

« D'autres dénominations font connaître le genre d'altération organique qui constitue la maladie ; d'autres enfin rappellent le nom du médecin qui les a décrites.

« On voit, d'après cet aperçu, qu'aucune règle n'a été suivie dans le choix des noms sous lesquels on a décrit les maladies, et que la nomenclature pathologique ne présente qu'incohérence ; mais elle offre encore un autre inconvénient plus grave : c'est que beaucoup de ces dénominations sont fausses et propres, par conséquent, à induire en erreur. Telles sont celles qui reposent sur le siége présumé de la maladie, sur sa nature intime. Quelquefois même l'erreur est plus grossière ; elle porte sur quelque point relatif à son origine, ou à quelqu'un de ses phénomènes les plus apparents. Ainsi, le *mal de Siam* est originaire d'Amérique ; le *flux hépatique* le plus souvent ne vient pas du foie, les flueurs blanches peuvent offrir d'autres couleurs etc. »

La nomenclature des maladies étant essentiellement fausse, peut-on s'étonner ensuite que le traitement subordonné comme il l'est à ces noms génériques qui proviennent d'hypothèses sur le siége, sur la nature présumée de la maladie, soit également faux, variable, incertain?

Il suffit de parcourir les observations des cliniciens les plus éminents de l'école allopathique pour se convaincre de la négligence qu'ils apportent dans l'étude des symptômes offerts par le sujet souffrant. Qu'on jette les yeux, par exemple, sur les observations de rhumatisme dont sont semées les publications allopathiques; qu'on lise seulement celles que renferme le mémoire de M. le docteur Vigla (1), celles qui sont rapportées par M. le docteur Fabre, organe du professeur Trousseau (2) : les détails sur les symptômes locaux, qui jouent un si grand rôle dans le rhumatisme sont tout-à-fait nuls. Le vrai thérapeutiste est-il bien avancé quand il sait qu'il y a douleur dans telle articulation avec ou sans gonflement, et c'est à cela que se borne la description de l'état local ; le mot seul rhumatisme articulaire, lui en apprend tout autant. M. le professeur Andral, communiquant à l'Académie (3), une observation de la même maladie terminée en huit

(1) *Gaz. des hôpitaux*, 1853, p. 328.
(2) *Revue médico-chirurg.*, juillet 1853.
(3) 1851 Séance du 6 août.

jours par la mort, mentionne: une vive douleur aux deux épaules, avec tuméfaction et teinte légèrement rosée de la peau. Voilà toute la description de l'état local, et pourtant, comme le dit notre savant et infatigable confrère le docteur Béchet d'Avignon :

« Les cliniciens connaissent tous, combien ce mot générique, douleur, destiné à désigner toutes les altérations de notre sensibilité, reçoit des applications différentes dans la bouche des rhumatisants. M. le professeur Trousseau ne peut ignorer que tel rhumatisant ne trouve du calme dans sa douleur que dans le repos le plus absolu; que tel autre, au contraire, éprouve le besoin incessant de changer de place la partie affectée ; que celui-ci se trouve très-bien du poids de couvertures chaudes, que celui-là, au contraire, ne peut supporter sans pousser des cris, seulement le poids du drap qui le couvre; que dans tel lit gît un rhumatisant dont l'acuité des douleurs est constante, et que dans tel autre, le malade est très-bien pendant le jour, et qu'il devient horriblement souffrant pendant la nuit; que les sueurs qui sont souvent libératrices et critiques pour l'un, sont au contraire aggravantes pour l'autre. La clinique nous révèle toutes ces singularités et bien d'autres que nous passons sous silence, dans les manifestations de la douleur. »

Ainsi, cet examen attentif et complet, cette annotation précise de tous les symptômes qui caractérisent l'état d'un malade, première condition de l'exercice de l'art médical, nous ne les trouvons pas dans la clinique officielle.

2° Connaissance des médicaments.

Il est facile de comprendre quelle importance doit avoir la connaissance des médicaments dans le traitement des maladies. Non-seulement le médecin qui ne possède pas cette notion, ne peut guérir, mais encore il est exposé à nuire.

« Le médecin éclairé, dit M. le professeur Trousseau, ne peut pas se rendre toujours maître de la maladie naturelle, mais il doit au moins l'être toujours des actions morbides que la science lui confie et dont il dispose à son gré » (1).

Cependant l'étude des médicaments est une des parties de la science médicale dont les allopathes se sont le moins occupés, et quand ils ont entrepris quelques recherches sur ce sujet, elles ont été faites comme nous allons le voir, d'après des données incapables de conduire à la vérité.

C'est ainsi que, pour connaître les propriétés des agents médicamenteux, on a pris en considération leurs qualités physiques. On a préconisé le *gaïac*, le *safran*, le *jaune d'œuf*, le *suc de carottes*, le *curcuma*, dans la jaunisse à cause de leur couleur jaune (2), le *sang dragon*, dans les hémorragies, à cause de sa couleur rouge; le *polytric*, qui tient au sol par une racine chevelue dans la calvitie; les *fleurs de millepertuis*, dans les plaies parce qu'il en suinte un suc rouge; la *pulmonaire* dans la phthisie, parce que ses feuilles sont tachetées de blanc comme certains poumons tuberculeux ; l'*anacardium orientale*, dans les maladies du cœur, à cause de l'aspect cardiforme de cette graine ; la *gentiana centaurum* étant comme le fiel d'une saveur très-amère, on la regarda comme propre à réparer le manque de fiel; le savon pos-

(1) *Ouv. cit.*, introd. LIX.
(2) Voy. Valleix, t. III, p. 271.

sédant une vertu dissolutive, on remarqua que la décoction de *saponaire* écumait comme une savonnade lorsqu'on la fouettait ; de cette ressemblance on conclut que la saponaire pouvait, comme le savon, servir dans beaucoup de maladies à dissoudre certaines matières, d'où son nom de *saponaria* de *sapo* (savon). Rivière recommande l'emploi des *cantharides* contre les piqûres d'abeilles, parce que la *cantharide* est une espèce de mouche comme l'abeille.

Nous n'avons pas besoin de signaler l'imperfection d'une pareille méthode. Les impressions fournies par le goût et l'odorat, ne devaient pas fournir de meilleurs résultats. En effet, de ce que l'*écorce du frêne*, du *saule*, du *chêne*, du *marronnier d'Inde*, la *fève St-Ignace*, l'*aloës* la *noix vomique* ont également une saveur amère et astringente, pourra-t-on en conclure qu'elles ont les mêmes propriétés thérapeutiques ? De ce que le *muguet*, la *camomille*, l'*angélique*, l'*arnica* sont des plantes aromatiques sera-t-il rationnel de leur attribuer les mêmes effets sur l'organisme humain ? Il est vraiment inconcevable de voir des hommes sérieux, classer comme on le fait encore aujourd'hui, un médicament parmi les toniques, parce qu'il offre la sensation d'un goût amer sur les nerfs dégustateurs de la bouche. La plupart des sels et autres composés métalliques, des extraits végétaux, etc. offrent un goût amer plus ou moins analogue à celui de l'*opium*, de la *chicorée*, de la *rhubarbe*, du *quinquina* ; on arriverait donc ainsi à conclure que le plus grand nombre des médicaments sont toniques.

Lorsque la chimie, la physique, le système des

humeurs, etc., vinrent tour à tour occuper le terrain de la philosophie médicale, on reconnut aux médicaments des propriétés correspondantes à ces diverses manières de voir. Lorsque la doctrine du *laxum* et du *strictum* régnait dans les écoles, l'on n'avait que des remèdes *resserrants* ou des *relâchants* ; lorsque le *froid* et le *chaud* étaient en honneur, il y avait les *échauffants* et les *raffraichissants*. Supposait-on qu'il existât dans une maladie une exubérance d'acides, on employait comme absorbants les substances dont la chimie avait reconnu la nature alcaline, sans penser que ces substances pouvaient fort bien posséder d'autres propriétés capables de nuire à l'économie animale ; on administrait avec la même légèreté des substances qu'on avait reconnues renfermer un acide, dans le cas où l'on voulait suppléer à un prétendu manque d'acides. Alors qu'on croyait aux humeurs peccantes, les médicaments ne devaient servir qu'à les évacuer et à en débarrasser l'organisme, etc. En sorte que le mode d'action des médicaments était interprété suivant le système en vogue et qu'on employait ainsi successivement le même remède dans les vues les plus opposées. La chimie ne peut évidemment rien nous apprendre quant aux effets des médicaments ; elle se borne à nous faire connaître qu'une plante renferme du gluten, des résines, de la chaux ; que le *tartre stibié* est composé du *tartrate de potasse*, du *tartrate tri-antimoniaque* et de l'eau ; que l'*acide prussique* est composé d'*azote*, de *carbone* et d'*hydrogène*. Si la chimie déterminait les vertus médicinales d'un corps naturel, d'après ceux des principes médiats ou immédiats que l'analyse y constate, elle serait forcée, quand ses réactifs lui indiquent l'existence de principes semblables, d'admettre aussi l'identité de l'action médicinale, elle devrait, par conséquent, déclarer que le *choux rouge* et la *belladone* sont tous les deux ou des plantes également innocentes, ou des végétaux également vénéneux, ce qui dénote son incompétence à prononcer sur les propriétés médicinales des corps. On remplirait des pages avec les noms des substances de composition analogue et de propriétés très-différentes.

Le moyen principal auquel les allopathes ont eu et ont encore recours pour connaître les propriétés des médicaments est l'expérimentation sur les malades, *ab usu in morbis*; mais cette méthode ne peut être qu'incomplète. De trop nombreuses difficultés entourent ce mode d'étude. Il suppose, en effet, que la maladie est parfaitement connue dans sa marche et dans ses symptômes. Comment distinguer sur le sujet affecté les effets du médicament de ceux produits par la maladie? Les symptômes médicamenteux qui veulent être étudiés jusque dans leur moindre nuance, ne peuvent se manifester et se dessiner nettement au milieu des troubles si inattendus et si variés de l'état morbide. Le principe *ab usu in morbis* suppose encore qu'un même médicament a été essayé dans toutes les maladies. Sans cela, serait-il possible de connaître toute l'étendue de sa puissance?

D'ailleurs, lors même que l'expérience clinique serait un moyen sûr de découvrir les vertus des remèdes, la manière dont l'ancienne médecine les a employés et les administre encore, ne permettrait pas d'en tirer un grand fruit ; car les formules sont rarement simples, et le plus souvent à un traitement interne déjà complexe, se joignent des moyens externes souvent fort actifs ; or, comment démêler les effets de chacun de ces remèdes ainsi mélangés ?

Dans ces dernières années surtout, on s'est occupé des expériences sur les animaux et des données toxicologiques. Mais ces expériences, conduites sans but et sans méthode, n'ont donné que des résultats souvent erronés et toujours imparfaits.

D'abord, en se servant des animaux, il n'était jamais possible de reconnaître les lésions de sensibilité que le médicament pouvait produire ; les troubles fonctionnels eux-mêmes n'étaient apparents qu'au moment où ils atteignaient à leur summum, où ils devenaient perturbateurs, et les lésions de texture ne pouvaient être reconnues pendant la vie à l'aide des symptômes, mais seulement après avoir causé la mort, ne représentaient plus que l'action ultime de l'agent toxique, celle que le praticien a le moins d'intérêt à connaître.

Remarquons aussi qu'il est rarement possible de conclure rigoureusement de l'animal à l'homme, et qu'il serait imprudent de croire qu'une substance dont l'effet toxique sera nul sur le premier n'aurait non plus aucune influence sur le second. Les méduses, par exemple, qui servent d'aliments à certains poissons des Antilles, sont vénéneuses pour l'homme ; certains acarus se nourrissent de morceaux de cantharides que l'homme ne pourrait avaler impunément. Le cochon mange la racine de jusquiame, la chèvre broute le vératrum et la cigüe. Cette conclusion est d'autant moins rigoureuse, que toutes les espèces animales ne sont pas également influencées par une même substance. Le bœuf mange impunément la phellandre aquatique, l'angélique, le lollium tumulentum, qui tuent le cheval en peu de temps (1).

Les expériences faites sur les animaux devront donc être acceptées avec défiance par le pharmacologue et le thérapeutiste. Seules, elles ne sauraient être utiles à ce dernier. Elles lui rappelleront, il est vrai, les effets organiques de la substance ainsi étudiée, lui enseigneront quelques-uns des caractères de cette maladie médicinale, sans pouvoir montrer ce qu'est cette dernière à tous les moments de sa durée.

Nous avons supposé dans ce qui précède, que le poison avait été absorbé par l'estomac, porté ensuite dans la circulation par cette même voie que suivent les médicaments ; mais il n'en est pas toujours ainsi. Souvent on a essayé de les mettre en contact avec certains organes par application directe ; ce fut l'objet des vivisections. Les résultats obtenus de la sorte sont curieux à plus d'un titre ; malheureusement leur utilité pratique n'est pas au niveau de la curiosité qu'ils éveillent. Dans les vivisections, l'animal est placé dans des conditions tellement hors nature qu'on ne peut conclure des effets produits à l'action de la cause productrice ou supposée telle. Comment soutenir qu'un agent déposé directement sur un nerf dénudé, injecté dans une veine, agira comme médicament et non pas d'une manière mécanique, à titre de corps étranger ?

(1) V. Giacomini, *Traité phil. et exper. de mat. méd.*, p. 10 et 11.

Comment supposer que les réactions vitales s'accompliront chez un animal mutilé, comme il serait arrivé dans les circonstances ordinaires de la vie ? Une telle identité est vraiment impossible, et du reste l'expérience a parlé : Viborg trépana le crâne d'un cheval, mit le cerveau à découvert, y versa un gros d'acide prussique et l'animal ne fut pas empoisonné.

Que cette voie puisse conduire à la découverte des actions mécanico-chimiques des poisons, cela est incontestable ; mais de cette notion à celle de leur action thérapeutique, il y a un abîme que les vivisections ne sauraient combler.

Ces réflexions s'appliquent de tous points aux données que présente la toxicologie. Le crime procède par la violence, il n'a ni mesure, ni méthode, et les sciences doivent s'appuyer sur l'un et sur l'autre. Aussi, quels fruits retire-t-on de la toxicologie pour la connaissance des remèdes ? De violentes et rapides perturbations, de brusques altérations d'organes et rien de plus. Qu'il s'agisse d'un homme ou d'un animal, du moment où l'on soumet l'organisme à une action toxique, la perturbation est telle, en effet, que la force vitale en est ou anéantie ou déprimée d'une manière si profonde, qu'il n'y a que des réactions incomplètes. Le poison produit ses effets matériels, destructeurs, mais il ne déploie pas sa puissance curative, la seule qui intéresse le thérapeutiste. La toxicologie ne permet pas d'observer ces déviations dynamiques ou virtuelles de la force vitale qui, dans leur développement, engendrent et les perturbations violentes et les altérations dont nous parlons. Si le malade échappe à la mort, le toxicologue l'abandonne bientôt, le regardant comme guéri, tandis qu'il le laisse exposé en réalité à une série de souffrances qui se développeront dans la suite, se continueront parfois pendant des années, ne finiront même qu'avec l'existence, mais qui lui paraîtront trop éloignées pour avoir un rapport direct avec l'action du poison.

La toxicologie ainsi étudiée nous fournira sans doute de précieux renseignements sur l'action chimique de certaines substances, sur les lésions de texture qu'elles peuvent engendrer, les perturbations qu'elles ont la faculté de produire, mais leurs symptômes dynamiques lui échapperont le plus souvent. La toxicologie nous donnera des effets de médicaments à recueillir, mais elle ne nous fournira jamais la pathogénésie d'aucun agent thérapeutique. On ne parviendra pas en suivant cette voie à la notion du médicament, car l'idée du médicament est empreinte dans sa spécificité, et sa spécificité ne peut être déterminée que par sa pathogénésie, que la toxicologie ne peut donner et qu'il faut demander à l'expérimentation pure. Les données de la toxicologie sont donc incomplètes.

Le véritable moyen d'arriver à la connaissance des propriétés positives des médicaments, de ces propriétés qui rendent raison de la guérison obtenue et justifient, aux yeux de la science et surtout à l'œil de la conscience, l'emploi des moyens employés, ce moyen c'est l'expérimentation sur l'homme sain, telle que Hahnemann l'a pratiquée.

« Depuis deux cents ans, dit un allopathe célèbre J. Wendt,

nous n'avons acquis aucune notion exacte des principaux remèdes, et cela tient à ce qu'on ne fait aucun essai sur l'homme sain ; nous sommes privés de la bonne méthode, de la seule qui puisse nous conduire au but et qui n'est certes pas cet éternel remachage irréfléchi, que quelques-uns appellent encore l'expérience pratique. »

Faute d'avoir suivi cette méthode d'expérimentation, les allopathes sont demeurés dans une profonde ignorance des effets médicamenteux. Nous avons vu (p. 113 et suiv.), les aveux échappés aux auteurs les plus éminents de l'école ancienne sur la pauvreté de leur matière médicale ; nous nous bornerons à les compléter par quelques nouvelles citations. M. Imbert Gourbeyre, ancien interne des hôpitaux de Paris, lauréat de l'académie impériale de médecine, etc., dans un article publié par le *Moniteur des Hôpitaux* (3 janvier 1856), présente les réflexions suivantes :

« Quelque nombreux que soient dans la tradition les documents sur les propriétés physiologiques des médicaments, c'est, à coup sûr, ce qu'on ignore le plus, ce qu'on étudie le moins. *C'est à peine même si nous connaissons les symptômes objectifs les plus grossiers, développés par les agents les plus vulgaires de notre matière médicale,* et pourtant, nous nous servons tous les jours de ces mêmes agents ! *Soldats inexpérimentés, nous combattons à l'aveugle avec des armes à peu près inconnues ; chimistes inhabiles et souvent imprudents, nous versons tous les jours confusément dans l'organisme, des réactifs que nous n'avons pas essayés, dont nous ignorons le plus souvent la pureté et les caractères.* Aussi en thérapeutique, quelle confusion, quel gâchis, et partant, quel scepticisme sur toute la ligne ! Et n'est-ce pas ici le cas de répéter avec le sage : « *Je sais bien qu'il y a de bons remèdes, mais je* « *ne sais s'il y a de bons médecins.*

« La base première de toute thérapeutique réellement positive ou rationnelle, ne peut être que dans la connaissance exacte de toutes les propriété des médicaments. »

Lors d'une thèse soutenue devant la faculté de Paris sur l'homœopathie, M. Marchal, l'un des examinateurs, reconnut :

« Qu'on ne trouve rien de satisfaisant sous ce rapport dans l'enseignement officiel ; tout ce que nous savons sur l'action des médicaments, *nous le devons aux travaux des homœopathes* ; dans ceux des médecins, que vous me permettrez d'appeler légitimes, depuis Hippocrate jusqu'à nos jours, ON NE TROUVE ABSOLUMENT RIEN. »

Barbier d'Amiens avoue :

« Que l'examen des effets physiologiques des remèdes est une matière *tout-à-fait négligée*, bien qu'elle doive avoir un jour une grande influence sur le perfectionnement des méthodes curatives. »

On objectera peut-être qu'il existe certains ouvrages de thérapeutique moderne, dans lesquels ont été consacrés quelques articles aux effets physiologiques des médicaments ; mais en lisant ces articles, on voit qu'il est question seulement ou d'accidents purement toxiques observés sur l'homme et sur les animaux et constituant de véritables empoisonnements, ou d'effets toxiques à un moindre degré, produits par un excès d'action des médicaments administrés à des sujets malades. Quant à une expérimentation sur l'homme sain, faite avec intention et établie comme principe d'une bonne thérapeutique, on n'en découvre nulle trace (voyez le *Traité de Thérapeutique* de MM. Trousseau et Pidoux).

Dans ces quelques travaux consignés par l'école allopathique dans certains traités modernes, il semble que le but des expérimentateurs ait été de mettre la matière médicale en harmonie avec leur pathologie et leur thérapeutique. Exclusivement préoccuppés de la nature des maladies, ils ont voulu fixer non point les effets propres au médicament, mais la *nature* de la maladie médicinale produite par celui-ci. Or, si la nature des maladies ne nous est pas connue, la recherche de la *nature* d'une action médicinale est une prétention également ambitieuse. La nature du médicament ne pouvant être reconnue, on l'a positivement affirmée en tenant un compte exclusif de quelques-uns de ses caractères. Le mercure administré à un homme sain ou imprudemment continué chez un malade, produit, au dire de M. le professeur Trousseau, les symptômes suivants : Cacochymie, ulcérations de la bouche, de la langue, du pharynx, névrose des os maxillaires, diarrhée, tremblement, délire, manie, affections aiguës de la peau. Qu'importe, il enlève au sang sa coloration et sa consistance ; dès lors, on néglige tous ses autres caractères et on le décore du titre d'altérant. A quoi bon tenter de si nombreuses recherches, des expérimentations sur l'homme, s'adresser à la toxicologie, etc., pour arriver à un si mince résultat ?

Remarquons qu'en agissant de la sorte, il est impossible de rendre compte de l'action thérapeutique d'un médicament, d'apprécier les succès qu'il procure ou les revers auxquels il expose le médecin. Il est impossible d'expliquer pourquoi le mercure, par exemple, guérira vingt malades atteints de syphilis et viendra échouer sur un grand nombre d'autres. La matière médicale demeure ainsi toujours subordonnée à la pathologie, la notion du médicament à la notion préconçue de la maladie ; le médecin, en présence des symptômes si complexes et si variables des maladies se trouve désarmé, il continue à généraliser faute d'avoir noté les symptômes variés des maladies médicinales qu'il eût pu connaître, en procédant d'une autre manière, et opposer ensuite aux symptômes variés des états morbides.

Si l'on jette les yeux sur la matière médicale allopathique, on y voit des médicaments dont un seul effet toxique accessoire, accidentellement reconnu, représente le caractère général à l'exclusion de l'ensemble de ses propriétés qui continue à demeurer dans l'oubli ; d'autres sont connus par un seul effet produit *ab usu in morbis*. On s'est borné à constater les propriétés les plus grossières du plus grand nombre des substances, ainsi celle de favoriser les selles, le vomissement, la transpiration, l'écoulement de l'urine ; de là, leur division en purgatifs, vomitifs, sudorifiques, diurétiques, etc. Il est jusqu'à des médicaments qui sont classés d'après l'impression qu'ils produisent sur les organes du goût et du tact ; d'autres, qui demeureraient rebelles à tout essai de classification, ont été réunis pêle et mêle sous le titre d'altérants, expression vide de sens, mais qui, au moins, a l'avantage de ne rien préjuger sur un mode d'action qu'on ne connaît pas. L'allopathie qui fait entrer, bon gré mal gré, les malades dans des classifications nosologiques comme sur un lit de Procuste, en agit de même à l'égard des médicaments. Sans s'occuper de leurs propriétés spécifiques, elle les classe sous des dénominations générales ; ensorte que des substances dont les propriétés sont infinies, se trouvent être seulement des vomitifs ou des antispasmodiques. La belladone, par exemple, cette plante si précieuse qui a des effets si multipliés sur l'économie, et qu'on utilise en homœopathie dans un si grand nombre d'états morbides, est pour les allopathes un dilatateur de la pupille, un stupéfiant du système nerveux. Ces précieux remèdes restent ainsi enfouis dans l'abîme qu'on leur a creusé, recouverts d'un vernis de thérapeutique rationnelle qui cache leur caractère et les indications de leur emploi.

Les propriétés des médicaments étant établies d'après des hypothèses ou des expériences incomplètes *ab usu in morbis*, il en résulte que l'on attribue successivement au même médicament des effets différents. On a fait successivement du soufre un sudorifique, un tonique, un stimulant, un fondant, un désobstruant, un expectorant, un laxatif; de nos jours enfin, mais seulement jusqu'à nouvel ordre, selon toute probabilité, le soufre figure au nombre des remèdes excitants.

« L'ammoniaque, disent MM. Merat et de Lens, a d'abord été considérée comme antispasmodique cordiale, alexipharmaque. Cullen la range aussi au nombre des expectorants ; d'autres disent qu'elle est incisive, fondante, diurétique, etc.... » (1).

Suivant l'expression du professeur Fodera, on voit les mêmes remèdes être tour à tour sauveurs ou assassins. La même substance, considérée comme un poison actif, par les uns, est regardée, par les autres, comme une subs-

(1) *Dict. univ. de mat. méd.* Art. *amm.*

tance innocente ou même inerte. Ainsi, d'après le professeur Orfila, le sous-nitrate de bismuth « est réellement vénéneux; il agit comme poison irritant sur le lieu où on l'applique, et il peut même causer promptement la mort » (1).

« A hautes doses, dit M. le professeur Bouchardat, le sous-nitrate est un poison irritant » (2).

Consultons, actuellement la *Bibliothèque du médecin praticien* :

« En réalité, lorsqu'il est pur, le sel en question n'offre rien de toxique, pas même à des doses très-élevées » (3).

Le *Dictionnaire de médecine et de chirurgie pratiques* va plus loin encore ; on y lit, à propos du sous-nitrate de bismuth :

« Il n'est pas un médicament..... sa dose est fort indifférente....... On n'a à craindre de son administration d'autres effets que ceux qui résultent de l'introduction d'une poudre inerte » (4).

Les remèdes, chose à peine croyable, sont soumis aux lois de la mode ; on les voit tour à tour exaltés et dépréciés. Un médicament paraît-il avoir réussi dans une maladie, on se hâte de l'employer, non-seulement dans tous les cas de cette affection, mais encore dans une foule d'états morbides qui n'ont aucun rapport avec elle, jusqu'au moment où des revers inévitables le font abandonner. Il en a été ainsi du tartre stibié (5). Il y a à peine

(1) *Traité des poisons*, t. I, p. 603.
(2) *Ouv. cit.*, p. 731.
(3) T. XIV, p. 609.
(4) Ratier.
(5) Voy. Valleix, *Ouv. cit.*, t. V, p. 49.

quelques années l'iodure de potassium jouissait d'une grande célébrité. Dans les cas graves, obscurs, et en général lorsqu'on était à bout d'expédients, il était de mode de recourir à cet agent, maintenant l'huile de foie de morue l'a remplacé.

Au reste, les allopathes reconnaissent eux-mêmes l'imperfection de leurs classifications qu'ils modifient sans cesse

« Il faut en convenir, dit M. le professeur Bouillaud, c'est un problème d'une solution bien laborieuse que celui de la classification des médicaments, ou mieux des médications. On ne doit donc pas être étonné du peu de succès des classifications de ce genre, proposées jusqu'ici. Toutes ces classifications portent le cachet ou l'empreinte des systèmes médicaux qui régnaient à l'époque où elles furent créées. Elles se sont écroulées avec ces systèmes, comme des édifices dont on a sapé la base » (1).

Afin de faire voir toute l'inanité de la matière médicale allopathique, nous empruntons au *Manuel de matière médicale, de thérapeutique comparée et de pharmacie* de M. le professeur Bouchardat, les articles relatifs à deux médicaments qui nous rendent tous les jours les plus grands services.

Bryone.

« Les racines annuelles des cucurbitacés sont ordinairement inertes, mais il n'est pas de même des racines vivaces, etc..... On sait que cette racine de bryone est connue sous le nom de navet du diable, et que *c'est un purgatif drastique très-*

(1) *Nosographie méd.*, p. 324.

violent. On l'emploie, en poudre, à la dose de 1 gramme 50 centig..... La bryone sèche est blanche, etc....»

Suivent des considérations empruntées à la botanique, à la chimie, etc. (1).

Pulsatille.

« Cette plante croît dans les bois sablonneux ; elle fleurit en avril, sa racine est grosse, etc. »

Suit la description de la plante.

« L'anémone pulsatille est une plante d'une grande âcreté ; elle doit ses propriétés à une substance volatile, l'anémonine, découverte par Heyer, qui se dépose dans l'eau distillée d'anémone. Elle est un peu soluble dans l'eau ; elle est presque insipide et inodore, etc., etc.

« L'anémone pulsatille est rangée parmi les poisons narcotico-âcres ; elle détermine, lorsqu'elle est ingérée dans l'estomac, les accidents des substances âcres et corrosives, et une action stupéfiante sur le système nerveux. *C'ést Stork qui a préconisé la pulsatille ; il l'a surtout administrée dans l'amaurose, et l'a employée également dans la cure des symptômes consécutifs de la syphilis, dans la paralysie, les ulcères chroniques, pour combattre les dartres.* »

Suivent les différents modes de préparation (2).

La *Bryone* est donc seulement, aux yeux des allopathes, un purgatif violent ; pas un mot de ses effets si remarquables sur les voies respiratoires, sur le cerveau, sur les voies digestives, sur les membres, etc.....

Quant à la *pulsatille*, l'allopathie nous apprend que Stork l'a préconisée contre les symptômes consécutifs de

(1) P. 420.
(2) *Ibid.*, p. 86.

la syphilis, la paralysie, les ulcères chroniques, les dartres. Que nous apprenent ces essais cliniques de Stork qui n'ont pas reçu la sanction de l'expérimentation pure, qui d'ailleurs n'ont pas été répétés? Et alors même que ces essais seraient concluants, quelle indication le praticien peut-il en tirer? La pulsatille réussit dans la paralysie, dans les dartres, etc. Mais quelle paralysie, quelles dartres? parlons seulement des dartres. J'ouvre le dictionnaire de Nysten et je trouve :

« Dartre terme générique par lequel on a désigné *beaucoup de maladies de la peau très-différentes l'une de l'autre*..... Aujourd'hui le mot dartre est rejeté *comme trop vague et ne s'appliquant à aucune affection bien déterminée* » (1).

Que signifient donc ces prétendues indications thérapeutiques qui ne tiennent compte ni de la forme, ni du siége, ni des symptômes de l'état morbide? Et toute la matière médicale allopathique a été établie de cette manière! Etonnez-vous donc ensuite qu'on devienne homœopathe.

Il est vraiment effrayant de voir des médecins employer à doses énormes ces substances toxiques dont ils ignorent complétement les effets ; qui pourra s'étonner ensuite des accidents qui surviennent dans le cours des traitements allopathiques?

« Si les effets physiologiques (des purgatifs) étaient bien connus, dit M. le professeur Bouchardat, nous pourrions les prescrire toujours avec connaissance de cause, et éviter ainsi les accidents qu'ils peuvent quelquefois déterminer » (2).

Tous les jours les allopathes, par suite de leur igno-

(1) P. 277.
(2) *Ouv. cit.*, p. 411.

rance des effets pathogénétiques des médicaments, mettent sur le compte de l'aggravation spontanée de la maladie, l'exacerbation des symptômes, ou l'apparition de phénomènes nouveaux produite par l'action médicamenteuse. Comment, d'après leurs idées, des narcotiques amenèraient-ils des symptômes d'excitation? Comment un remède calmant pourrait-il produire de l'irritation? Le malade doit se trouver heureux si son médecin n'augmente pas la dose du remède pour proportionner la médication à l'intensité toujours croissante du mal. Nous avons vu aux articles quinquina, mercure, etc., les résultats d'une semblable pratique.

Pour montrer les dangers que peuvent entraîner ces indications cliniques, vagues, que nous avons remarqué dans la matière médicale allopathique, il nous suffira de citer le fait suivant rapporté par Murray.

Dioscoride recommandait la mastication des semences de staphysaigre contre l'odontalgie, ce qui, dans quelques cas, en effet, avait pu réussir. Mais, toutes les odontalgies étant bien loin de constituer une maladie constamment identique, Schulz ayant voulu, un jour qu'il souffrait des dents, faire l'essai sur lui-même de la recette de Dioscoride, en éprouva une telle exacerbation qu'il *pensa en devenir fou* (1).

3° Connaissance du meilleur mode de préparation, d'administration et de dosage des médicaments.

Le mode de préparation et d'administration des médicaments adopté par l'ancienne école est essentiellement vicieux.

(1) *Apparat. méd.*, t. III, p. 36.

Ecoutons le savant chimiste Fourcroy :

« Tant que la routine, dit-il, continuera à dicter aux médecins les formules compliquées d'un plus ou moins grand nombre de médicaments, on ne pourra jamais rien savoir d'exact sur leurs véritables propriétés. L'ancienne école de Cos employait des remèdes simples; elle ne se servait point de ces mélanges qui surchargent nos dispensaires...... Simple comme la nature dans ses opérations, elle ne présentait aux malades qu'*un seul remède* et elle ne les administrait que *l'un après l'autre...... Si on ne renonce à ce luxe dangereux introduit par l'ignorance et les superstitions; si l'on tient toujours au mélange d'une base médicamenteuse, d'un adjuvant ou auxiliaire, d'un ou plusieurs correctifs, mélange dont on a fait un art que je ne dois pas craindre de présenter comme* ILLUSOIRE *et* DANGEREUX, *la science restera dans l'état ou elle est* » (1).

«Lorsqu'il nous est si difficile d'apprécier l'effet d'une seule substance, ou d'une seule circonstance sur l'organisme, dit M le professeur Rostan, comment pouvez-vous penser agir avec certitude, lorsque vous en prescrivez un grand nombre et surtout si vous les employez simultanément. »

Hippocrate avait dit : *medicamentorum varietas ignorantiæ filia est*. Bichat, Pinel, Schwilgué se sont également élevés contre les mélanges usités en allopathie. Tous ces auteurs ont fait valoir en faveur de l'administration d'un seul médicament, l'argument que Hahnemann a également présenté, à savoir que : dans un mélange médicamenteux, on ne distingue pas quelle est l'action qui appartient à chacun des agents qui le composent. Toutes les réactions chimiques, nous l'avons vu, sont loin

(1) *De l'art de connaître et d'employer les médicaments*, t. 1 p. 446.

d'être connues; aussi, les médicaments qu'on mêle peuvent se décomposer et d'ailleurs comme l'observe Schwilgué : « ils peuvent entraver leurs actions réciproques, quoiqu'ils ne se décomposent point. »

Ainsi, d'après des auteurs dont on ne récusera pas à coup sûr la compétence, le mélange des médicaments est inutile et même nuisible : 1° parce qu'il empêche dans l'expérimentation de reconnaître l'action de chacun des agents mêlés; 2° parce que, dans la pratique, il empêche de reconnaître l'action qu'on a voulu produire par chacun des objets mêlés ; 3° parce que les médicaments mêlés se peuvent décomposer réciproquement ; 4° parce qu'ils se nuisent réciproquement dans leurs actions en se combattant.

Cependant malgré les remontrances des esprits les plus éminents, les mélanges de la polypharmacie continuent à être à l'ordre du jour dans les ordonnances allopathiques. On enseigne encore dans les écoles l'art de formuler. Une formule faite selon les règles de l'art contient :

1° Une base, qui est la substance principale et la plus puissante du mélange.

2° Un adjuvant qui est censé joindre sa puissance à celle de la base, augmenter et accélerer son action.

3° Un correctif dont on fait usage, en général, « pour diminuer la trop grande activité de la base, et quelquefois son action corrosive. » (Trousseau.)

4° Un excipient, substance qui donne à la préparation sa forme, sa consistance particulière.

5° Un intermède ; l'intermède n'est qu'une variété de l'excipient ; en l'employant on se propose de réunir les divers ingrédients du mélange.

N'est-ce pas le cas de dire avec Montaigne:

« De tous cet amas, ayant faict une mixtion de breuvage, n'est-ce pas quelque rêverie d'espérer que ces vertus s'aillent divisant et triant de cette confusion et meslange pour courir à charges si diverses? Je craindrais infiniement qu'elles perdissent ou échangeassent leurs étiquettes, et troublassent leurs quartiers. Et qui pourrait imaginer qu'en cette confusion liquide, ces facultez ne se corrompent, confondent et alternent l'une l'autre? »

Non seulement on fait usage, en allopathie, des mélanges, mais encore on en emploie simultanément plusieurs à la fois. Les auteurs ne peuvent s'empêcher de reconnaître les inconvénients d'une semblable pratique, mais réduits à l'empirisme le plus aveugle et n'ayant aucun moyen de sortir de l'ornière où ils sont engagés, ils persévèrent dans la même voie. Le passage suivant emprunté à M. Valleix, et relatif au traitement de l'œdême de la glotte, donnera une idée du désordre qui règne actuellement dans la thérapeutique.

« Il est inutile de dire que le traitement d'une affection aussi redoutable doit être énergique; il ne s'agit donc plus que de savoir quels sont les moyens auxquels il faut donner la préférence. Ici la tâche est plus difficile, car, *comme dans toutes les affections très-graves, on n'ose point* dans la laryngite œdémateuse, *se borner à l'emploi d'un seul médicament*, ON LES MET PRESQUE TOUS CONCURREMMENT EN USAGE, *et par là il devient très-difficile de démêler l'action propre à chacun.* » (1).

Cette pratique, qui consiste à mettre concurremment en usage dans toutes les affections graves, presque tous les médicaments, n'est-elle pas la négation de la théra-

(1) *Ouv. cit.* t. I, p. 252. Voyez encore *ibid*, t. IV, p. 551.

peutique ? Non-seulement elle ne permet pas de reconnaître le remède qui a pu agir, comme l'observe M. Valleix, et elle constitue ainsi dans la guérison un fait isolé qu'on ne peut plus reproduire ; mais ce qu'il y a de plus fâcheux, c'est que tous ces médicaments tiraillant en plusieurs sens, impressionnant de diverses manières l'unité vitale, troublent ses opérations salutaires et compromettent la guérison qui résulte de l'harmonie et du consensus des fonctions.

« L'usage des médicaments intempestifs dans le cours des maladies, dit M. le professeur Chomel, peut donner *immédiatement lieu à des affections nouvelles, ou exaspérer celles qui existent* » (1).

En outre, une semblable pratique rend la guérison d'autant plus difficile, que si, par hasard, le praticien tombait sur un remède bien appliqué, l'effet en serait détruit par les autres médicaments qui sont administrés avec lui.

Ai-je besoin de faire remarquer combien est supérieure cette méthode qui, au lieu d'entasser aveuglément les remèdes sans indication déterminée de leur emploi, sans connaissance de leurs effets, choisit le spécifique dont les propriétés connues répondent à l'état morbide, et le donne isolément afin qu'il puisse développer librement toute son action ?

Nous arrivons à l'examen des doses, question d'une haute importance, car, outre l'influence que la dose possède au point de vue thérapeutique, elle peut en

(1) *Pathologie générale*, p. 75.

exercer une autre plus grave, si elle est trop élevée, en transformant l'action thérapeutique en action pathogénétique ou toxique. Les doses du médicament doivent être telles qu'elles provoquent cette réaction de la vitalité qui amène la guérison; portées à un degré plus élevé elles troublent cette réaction au lieu de la favoriser, et elles produisent des perturbations qui peuvent entraîner des maladies et même la mort. Or, c'est là précisément ce qui arrive avec les doses usitées en allopathie; nous ne reviendrons pas sur ces empoisonnements dont les auteurs nous ont fait l'aveu.

Les allopathes semblent ignorer complétement la manière dont s'opère la guérison, ils agissent comme si la loi de la réaction vitale était une chimère. La maladie est pour eux une sorte d'hippogriffe qui siége dans l'économie, monstre avec lequel il faut entreprendre une lutte acharnée; aussi s'entourent-ils d'un arsenal formidable et n'approchent-ils le malade qu'armés de toutes pièces. Comment un seul médicament pourrait-il suffire, par exemple, à terrasser cet hippogriffe qu'on nomme inflammation? Les saignées, les sangsues elles-mêmes, sont insuffisantes; il faut encore l'étouffer sous une grêle de médicaments aux doses les plus massives. Les allopathes peuvent regarder ces luttes et ces médications comme fort héroïques; malheureusement, leur imagination féconde leur fait oublier qu'elles se passent chez le malade. C'est le malade qu'on saigne, c'est le malade qu'on épuise, c'est la vitalité qu'on empêche de réagir et qu'on étouffe sous les médications les plus opposées, sous les doses les plus incendiaires.

N'oublions jamais ces sages paroles de Guersent :

« Il faut que le médecin étudie et consulte sans cesse cette force médicatrice de la nature, parce qu'elle est le régulateur des moyens thérapeutiques et la source première de toutes les guérisons » (1).

Broussais avait signalé l'exagération des doses employées en allopathie.

« Il est certain, dit-il, et nous ne cessons depuis longtemps de le répéter, que, dans l'ancienne médecine, on donne les médicaments à des doses beaucoup trop fortes, par la raison qu'on ne sait pas observer l'action de ces modificateurs sur le sentir et sur le mouvoir, c'est-à-dire, parce qu'on n'est pas assez physiologiste. *Il n'est donc pas moins certain qu'on fait beaucoup de mal par cette méthode, et que* LA PLUS GRANDE MAJORITÉ DES MALADIES CHRONIQUES EST ENTRETENUE ET PERPÉTUÉE PAR LES TOURMENTS QUE L'ART IMPOSE A L'APPAREIL NERVEUX DES MALADES.... » (2).

Les remontrances de l'illustre professeur du Val-de-Grâce n'ont nullement modifié la pratique allopathique. MM. Trousseau et Pidoux avouent encore aujourd'hui « que les allopathes emploient des doses souvent *beaucoup trop fortes* » et, après avoir cité des exemples d'accidents survenus par l'emploi de ces doses, ils ajoutent :

« On pourrait *multiplier* les faits à l'appui » (3).

Les empoisonnements produits par les doses allopathiques sont si fréquents qu'il est un grand nombre de médicaments dont on a pu ainsi étudier les effets pathogénétiques.

(1) *Dict. en* 30 *vol.*, t. XXIX, p. 696.

(2) *Annales de la méd. phys.*, disc. prélimin. pour l'année 1833, t. XXIII.

(3) T. II, p. 852.

« *L'usage qu'on fait de la belladone en thérapeutique*, disent MM. Trousseau et Pidoux, *et de fréquentes méprises* ont donné souvent l'occasion d'étudier les effets physiologiques et toxiques de cette plante et de ses préparations chez l'homme» (1).

Tous les médecins savent qu'il est beaucoup d'individus qui sont d'une sensibilité excessive aux médicaments; c'est là un fait dont on acquiert tous les jours la preuve dans la pratique. Recamier a connu une dame qui ne pouvait prendre la quantité la plus minime de mercure, sans être atteinte d'un érysipèle à la face. M. Trousseau rapporte avoir saigné une jeune femme qui fut prise d'une violente salivation après avoir fait une seule injection de 30 centig. de sublimé corrosif dans 500 grammes d'eau ; Breschet a vu la salivation se déclarer le lendemain du jour où il avait cautérisé pour la première fois le col de l'utérus avec le nitrate acide de mercure. Gambius cite l'exemple d'un homme qui était aussi malade par l'usage de la poudre d'yeux d'écrevisses que d'autres par l'emploi de l'arsenic ; M. Chevalier a connu une dame qui ne put prendre de la rhubarbe en poudre, sans avoir immédiatement à la peau une efflorescence érysipélateuse. Certains individus ne présentent cette réceptivité médicamenteuse qu'à l'égard d'une seule substance; beaucoup d'autres, pour tous les médicaments. Les auteurs renferment une foule d'exemples de ce genre.

Lorsque l'allopathie rencontre sur son chemin des réceptivités pareilles, elle provoque immanquablement des intoxications complètes avec des doses qui, allopa-

(1) *Ouv. cit.*, t. II, p. 54.

thiquement, sont considérées comme très-exiguës. On ne saurait trop le répéter, les malades qui sont doués d'une grande sensibilité courent risque de rencontrer, tôt ou tard, de véritables poisons dans les médicaments administrés, suivant les règles de l'ancienne médecine. S'il fallait supprimer les médicaments qui, donnés aux doses allopathiques, ont produit des accidents graves et même mortels, il faudrait supprimer la pharmacie tout entière. Le médecin tombe, sans le savoir, sur ces idiosyncrasies qu'il ne peut prévoir, car ce n'est que l'expérience qui l'apprend. Le docteur Andrieu, professeur agrégé de la Faculté de Montpellier, rapporte avoir vu périr, à la suite de vomissements incompressibles, une femme à laquelle on avait administré un seul grain de tartre stibié, dans le but de combattre des accidents presqu'insignifiants d'embarras gastrique (1).

4° Connaissance d'une loi des indications.

Mais la connaissance de l'état du malade, des effets physiologiques des remèdes, de leur meilleur mode d'administration et de dosage, ne suffit pas ; il reste à remplir une condition indispensable, celle que les précédentes n'ont fait que préparer et sans laquelle elles demeurent complétement inutiles. Nous voulons parler de la loi qui régit les rapports de la maladie et du malade avec la médication ou avec les médicaments, de la *loi des indications*. Cette loi n'existe pas dans la médecine officielle et pourtant quelle nécessité fut plus évidente !

(1) *Revue homœop.*, novembre 1855, p. 313.

« Disons d'abord, dit M. Dubois, de l'Académie de médecine, (*Pathol. gén.*), qu'une vérité qui dominerait toute la science , suffirait à elle seule, pour lui donner un caractère irréfragable de maturité et de certitude. La vérité a un tel pouvoir sur l'esprit humain, qu'une fois rendue évidente, il faut de nécessité en admettre toutes les conséquences ; or, une vérité qui dominerait toute la science , serait la clef de voûte, l'assise première d'un édifice indestructible ; mais , nous l'avons dit, des vérités aussi générales , aussi dominatrices , nous manquent en médecine ; nous en sommes encore à la recherche des principes généraux , et même nous ne possédons que des vérités de faits, partielles et isolées. »

Ce manque d'une clef de voûte, d'une assise première a été de tout temps, en allopathie, la source des discussions médicales. La médecine n'étant point soumise à une vérité dominatrice, s'est vue et se voit encore exposée aux variations les plus étranges. Chaque école détruit ce que la précédente avait établi jusqu'à ce qu'elle soit renversée à son tour. Galien avait compris la nécessité d'une loi, et il imposa à la thérapeutique la loi des contraires que les allopathes respectent fort peu , mais qu'ils affectent de conserver au fronton de leur école , pour faire croire, sans-doute, à un semblant de principe. Cette loi accuse l'enfance de l'art.

« *Contraria contrariis curantur :* tel est le dogme qui domine toute la thérapeutique , dit M. le professeur Bouillaud, mais, encore une fois, pour faire l'application de cette loi fondamentale à l'art de guérir, il faut connaître la *nature* des maladies » (1).

En effet, comment pourrait-on indiquer des remèdes contraires à une maladie, quand cette maladie est elle-

(1) *Essais de phil. méd.*, p. 319.

même inconnue dans son essence? Or, la nature des maladies nous est inconnue, et alors même que nous la connaîtrions, pour appliquer à la pratique la loi des contraires, il faudrait évidemment trouver le contraire de chaque maladie; or, quel est le médicament qui, administré à l'homme sain, déterminera le contraire d'une maladie? Quel est le contraire de la *fièvre*, d'une *angine*, d'une *bronchite*, d'une *gastrite*, d'une *dartre*, de la *goutte*, du *rhumatisme*, de la *gravelle*, des *scrofules*? Cette loi est donc inapplicable. Si, par contraire, on entend que tout médicament est le contraire de la maladie qu'il guérit, ce n'est là qu'un sens de mots indigne de la science.

L'allopathie en est donc réduite à ne faire l'application de sa prétendue loi des contraires que dans des cas fort rares. Par exemple, quand elle donne un purgatif pour combattre la constipation, et dans cette pratique nous voyons encore toute l'absurdité de la loi des contraires; qu'en résulte-t-il, en effet? c'est que la constipation devient plus grande après l'emploi des purgatifs; car, si l'action primitive d'un purgatif est de procurer des déjections, son action secondaire ou réaction vitale produit l'effet opposé. M. Trousseau, lui-même va nous le dire :

« L'usage des purgatifs est lui-même cause de constipation, et cela d'après la loi de réaction *si universellement applicable dans l'économie*..... Loin, donc de modifier heureusement la constipation, les purgatifs l'*augmenteront et finiront par la rendre presque invincible* » (1).

(1) Trousseau et Pidoux. *Ouv. cit.*, t. I, p. 777.

Opposer, comme le fait l'allopathie, les purgatifs à la constipation, l'opium à l'insomnie, le café à la somnolence, est le moyen de n'obtenir qu'une simple palliation, ou tout au plus, une disparition momentanée; mais, une semblable méthode ne tient aucun compte de la force vitale, de cette loi de réaction si universellement applicable dans l'économie, pour me servir de l'expression de M. le professeur Trousseau. Elle assimile les lois de la nature vivante à celles de la nature brute, qui reçoit l'impression des choses extérieures d'une manière purement passive, en refusant de prendre en considération le caractère essentiel qui les distingue, la propriété de réaction dont la nature vivante est seule douée; elle n'a aucun égard à cette propriété qui produit un effet diamétralement opposé à l'impression reçue, qui se comporte précisément dans le sens des symptômes du mal et suivant l'expression de M. le professeur Trousseau « *réagit contre les modificateurs avec une énergie qui est toujours en raison inverse de la répétition de ces modificateurs* » (1).

C'est ainsi qu'au sommeil provoqué par l'opium, succède l'agitation; à l'excitation déterminée par les alcooliques, l'abattement; à une chaleur trop élevée, une grande sensibilité au froid.

D'ailleurs, le principe des contraires est essentiellement désorganisateur. La véritable manière de guérir est de diriger la nature médicatrice et de favoriser la réaction vitale. On ne peut modifier la vie qu'à condition de la di-

(1) *Ibid.*

riger ; les mouvements vitaux, alors même qu'ils se présentent à nous sous l'appareil désordonné de la maladie, expriment, dans leur ensemble, une tendance curatrice. Ce fait a été reconnu par les médecins les plus illustres ; eh bien ! la loi des contraires ne vient-elle pas protester contre cette opinion fondée sur l'expérience, en prenant à rebours la sage direction de la nature médicatrice et renversant brutalement toutes ces dispositions salutaires ?

Faute d'une loi, la confusion la plus déplorable continue à régner en allopathie dans les indications qui président aux choix des médicaments. Chacun se crée une méthode particulière. Les uns tirent leurs médications de la nature intime, de la cause inconnue et inconnaissable de la maladie, et déduisent de leurs hypothèses une médication qui varie suivant chaque praticien ; les autres se bornent à une médecine purement empirique ; ils essaient les divers médicaments sur les malades et font des tableaux statistiques des divers traitements, afin d'employer celui qui fournit la mortalité la moins considérable ; d'autres ont, pour toutes les maladies, certaines indications banales (état adynamique, état inflammatoire, état ataxique, etc.), qui répondent à cinq ou six médications corrélatives (toniques, antiphlogistiques, nervins, etc.) ; d'autres font de chaque symptôme l'indication d'une médication particulière aux symptômes locaux ils appliquent des topiques ; à chaque symptôme général ils opposent un remède interne, ils bourrent le malade *intus et extrà* ; il en est, enfin, qui, en leur qualité d'éclectiques, font un mélange de tous ces modes d'indications ; pour une maladie, ils acceptent la statistique, pour une autre ils soignent la cause de la maladie, pour une troisième, ils font la médecine des symptômes, suivant ce qui leur *semble* le plus convenable. Comme le dit le docteur Roth :

« Nulle part on ne découvre un principe régulateur; les médicaments et les poisons les plus violents sont administrés aux malades à tout hasard, et, à vrai dire, on devrait croire qu'avec un pareil traitement, pas un malade n'aurait pu échapper à la mort. *Sed natura curat sine medico, cum medico et contra medicum* » (1).

M. Trousseau (2), s'occupant du traitement de la fissure à l'anus, déclare « *qu'il faut essayer, tâtonner, rejeter ce qui nuit, garder ce qui soulage* »

Quelles excellentes règles de traitement ! quelles indications précises ; quelle sécurité dans cette méthode !

En conséquence de ces excellents principes, M. Trousseau et ses élèves essaient, tâtonnent sur les malades, ils diminuent ou augmentent les doses, multiplient les médicaments, tout cela au hasard, sauf à déclarer ensuite comme certain professeur qu'ils ont été malheureux (ils, c'est-à-dire les malades). Aussi ne demandez pas à M. le

(1) « Si vous regardez d'un peu près tous ces remèdes qu'ils prescrivent, écrivait Bacon, vous ne verrez dans toute leur marche qu'inconstance et irrésolution, vous reconnaîtrez qu'ils se contentent d'ordonner ce qu'ils peuvent imaginer sur-le-champ, ou ce qui se présente de soi-même à leur esprit, sans s'être fait d'avance une méthode fixe qui puisse assurer leur marche. »

Après avoir reproduit ces réflexions, un homœpathe, le docteur H. Desterne, ancien interne des hôpitaux de Paris, fait observer « qu'on ne peut pas prétendre que cet état de choses se soit modifié. »

(2) *Journ. de méd. et de chirurg. pratiques, nov.* 1852, *p.* 490.

professeur Trousseau pourquoi il préfère un moyen à un autre, il vous répondrait qu'il n'en sait rien.

Une leçon clinique de l'honorable professeur, analysée dans le *Journal de médecine et de chirurgie pratiques* (septembre), et plus au long dans l'*Abeille médicale* (5 septembre), renferme plusieurs cures de céphalées intenses obtenues par le mercure.

« Pourquoi, dit M Trousseau, ai-je eu recours à ce traitement? *je n'en sais rien* » (textuel).

Joli enseignement, en vérité! Belle régle de conduite à présenter aux élèves. Aussi, de leur propre aveu, les allopathes ignorent lorsqu'un malade guérit si le traitement l'a sauvé ou s'il n'a fait que retarder la guérison; ils ne savent pas mieux si, dans un cas semblable, le même traitement serait utile ou funeste. L'expérience est pour eux à jamais stérile et ils sont condamnés à subir la loi du hasard. Ecoutons le professeur Alibert :

« Il est certainement douteux, dit-il, lorsque le malade échappe à la mort, si c'est l'art qui l'a sauvé, ou s'il n'a fait que seconder les efforts de la nature. Qui sait même si ce n'est pas la nature seule qui l'a guéri, et si les remèdes n'ont pas retardé la guérison? Enfin, qui sait s'il n'y a pas quelque rapport fortuit et accidentel, entre l'énergie des médicaments et la disposition actuelle du malade, en sorte que, dans tout autre cas semblable, ces médicaments eussent été plus nuisibles que profitables » (1).

Au milieu de tous ces essais, de ces tâtonnements de l'allopathie, chaque école ou pour mieux dire chaque praticien reconnaît des indications indifférentes pour

(1) *Elém. de thérap. prol.*, p. 43.

l'emploi des médicaments, de ceux même qui sont les plus usités. Nous mentionnerons seulement ce qui est relatif au fer, à l'iode et l'opium.

Après avoir indiqué les maladies dans lesquelles on emploie le fer M. le docteur Fabre ajoute :

« Dans toutes ces maladies et dans plusieurs autres que nous n'indiquons pas, les ferrugineux ont été administrés d'après des théories diverses, les uns croyant *tonifier*, *exciter l'organisme* ; les autres, au contraire, croyant l'*hyposthéniser*, l'*affaiblir comme par des évacuations sanguines*. On comprend combien il importerait d'éclairer ces questions, puisque la pratique est ici différente selon la théorie qu'on aura adoptée » (1).

« En Italie, dit le même auteur, l'*état de faiblesse véritable*, l'*asthénie directe*, constitue une *contre indication formelle* de l'iode, ce moyen augmentant, aggravant nécessairement d'après cette école l'hyposthénie. En France et en Angleterre *ce serait surtout dans ces cas que les préparations iodiques sont le plus indiquées*, vu qu'elles sont considérées comme toniques excitants. On voit par là où conduit une doctrine différente sur l'action du médicament, à des indications et contre indications différentes » (2).

« En France, comme dans beaucoup d'autres pays, ajoute le docteur Fabre, on a adopté les anciennes idées consignées dans Tralles, dans Sydenham, dans Frascator, que l'opium était à la fois un remède *calmant*, *somnifère*, *stupéfiant* et aussi congestif du cerveau..... L'école italienne a adopté d'autres idées ; pour elle, l'opium n'est qu'un remède *excitant* à action élective vers l'encéphale » (3).

Les traités pratiques ne sont, comme on le comprend,

(1) *Bibliot. du méd. prat.*, t. XIV, p. 537.
(2) *Ibid.*, p. 191.
(3) *Ibid*, p. 333.

que la reproduction du désordre qui règne dans la science; aussi, le médecin qui cherche des indications sérieuses, des faits bien observés, pour éclairer sa pratique, ne trouve dans les meilleurs traités que des indications vagues, des appréciations personnelles. Les auteurs appartenant à des écoles différentes, professent les idées les plus opposées. Aussi, les praticiens en sont-ils réduits à essayer indéfiniment sur les malades, le doute dans dans l'esprit et la crainte dans le cœur.

Pline disait de son temps : *Discunt periculis nostris, et experimenta per mortes agunt.* C'est ce que l'on disait avant lui, et c'est ce que l'on répétera tant que subsistera l'allopathie. Au dire du célèbre Barthes, au milieu des ténèbres qui l'environnent, l'allopathe frappe en aveugle tantôt sur la maladie et tantôt sur le malade, et quand bien même il est assez heureux pour ne frapper que sur la premiére, ce n'est jamais sans que le patient n'en ressente aussi quelque contre-coup. Et voilà pourtant cette doctrine dont les apôtres eux-mêmes font bon marché qu'il faudrait respecter, cette arche sainte sur laquelle on ne peut porter la main sans crime. La voilà cette arrogante allopathie qui prétend conserver le sceptre médical, et qui privant l'humanité des bienfaits de la science, l'étouffe sous ses médications barbares. La voilà, on ne peut la toucher sans enlever un des oripeaux qui couvrent sa nudité décrépite; on ne peut la regarder sans apercevoir les ulcères qui la rongent.

Hahnemann a retracé, avec sa verve puissante, un tableau saisissant des indications offertes par les traités allopathiques.

« Si A ne produit rien, prenez B, et si celui-là non plus n'a aucun effet, vous pourrez choisir parmi C, D, E, F et G. H et K m'ont souvent été d'un puissant secours. D'autres vantent par dessus tout J et L. J'en connais qui ne tarissent point dans les éloges qu'ils prodiguent à M, U et Z, à N, R ou T. S et X ne seraient pas non plus à dédaigner dans cette maladie. Tout récemment un anglais a prétendu qu'il n'y avait rien de meilleur contre elle que Q ; je l'essaierai à la première occasion » (1).

Cette peinture des incertitudes, que présentent les médications allopathiques, n'est que trop réelle et on peut s'en convaincre, en voyant de quelle obscurité sont entourées les indications thérapeutiques dans les maladies, même où elles offrent le plus de certitude. Prenons pour exemple la fièvre intermittente :

« Les fièvres intermittentes, dit M. le docteur Fabre, constituent un des groupes morbides dont le traitement est heureusement *le plus avancé* » (2).

Généralement, les praticiens, dans cette affection quelle que soit la forme qu'elle présente, commencent par administrer le sulfate de quinine ; or, il arrive souvent que ce médicament échoue.

« Il faut avouer, disent MM. Trousseau et Pidoux, que certaines organismes ou certaines fièvres, ne sont pas modifiables par cet agent thérapeutique » (3).

Les allòpathes ne se rendent pas compte de ces échecs, et cependant la raison en est fort simple; il n'y a pas, en effet, une fièvre intermittente réclamant l'emploi d'un

(1) *Organon, opuscules*, p. 486.

(2) *Ouv. cit.*, t. XII, p. 722.

(3) *Ouv. cit.*, t. II, p. 441. — Voyez encore Tardieu, *ouv. cit.*, p. 43, et Fabre, *ouv. cit.*, t. XIV, p. 614.

seul spécifique, mais bien des fièvres intermittentes ayant des symptômes bien différents qu'un empirisme aveugle a jeté dans le même moule, et qui nécessitent une médication appropriée à chaque cas pathologique. Or, le médecin allopathe qui voit la maladie résister à l'emploi du quinquina se trouve dans le plus grand embarras. A quel succédané du quinquina donnera-t-il la préférence ? il y a l'*acide arsénieux*, le *sel marin*, la *salicine*, le *cuisin*, le *houx*, le *tulipier*, l'*olivier d'Europe*, l'*écorce de marronier d'Inde*, la *gentiane*, la *fève St-Ignace*, l'*opium*, l'*antimoine*, etc., etc..... Quelle indication pourra le guider dans le choix du remède? Il ne peut avoir d'autre raison déterminante que son caprice ou le hasard qui peut lui rappeler tel ou tel nom plutôt que tel autre, ou enfin la statistique, puisqu'on ne trouve nulle part l'indication des ensembles symptomatiques qui réclament l'emploi de chacun de ces agents ? On jugera de l'incertitude qui règne dans cette question de thérapeutique en jetant les yeux sur les indications formulées par les auteurs relativement à l'*arsenic* et au *sel marin*, qui figurent au premier rang parmi les succédanés du quinquina.

M. le docteur Boudin, qui, de l'aveu des allopathes, a le mieux étudié l'emploi de l'*arsenic*, s'exprime ainsi relativement aux cas où ce médicament doit être préféré à la quinine :

« Toutefois, il serait difficile, dès à présent, de préciser les circonstances dans lesquelles il convient d'employer de préférence la quinine. Pour mon compte, j'ai l'habitude de commencer toujours par l'arsenic » (1).

(1) *Traité des fièvres*, p. 282.

Il est impossible, on le voit, de trouver un empirisme plus aveugle. Mais écoutons M. Piorry ; ses conclusions sur les indications du sel marin ne sont pas moins obscures. Dans son rapport à l'Académie de médecine (*Séance du 27 janvier 1852*), ce professeur invoque, contre le *sulfate de quinine*, sa cherté, *son emploi souvent inutile, son action, évidemment toxique sur certains sujets* ; puis il ajoute :

« Plus tard, il pourra arriver que l'on distinguera nettement les cas dans lesquels le *chlorure de sodium* doit être préféré aux *sels de quinine*, et réciproquement. Jusqu'à présent, on l'ignore d'une manière complète. »

L'obscurité qui règne sur l'emploi des fébrifuges est donc tout-à-fait complète et les praticiens en sont réduits à faire de la thérapeutique à tort et à travers. L'homœopathie leur a donné, dans la loi de similitude, la clef de ces guérisons qui s'opéraient tantôt par l'*arsenic*, tantôt par le *quinquina*, ou par un autre spécifique ; elle leur a indiqué, les symptômes qui réclamaient l'emploi de chacun de ces moyens, mais ils persistent à ne pas vouloir ouvrir les yeux : le *quinquina*, *l'arsenic*, etc., restent pour eux des *anti-périodiques*.

Cependant les allopathes trouvant, sans doute, que la thérapeutique de la fièvre intermittente n'était pas suffisamment confuse ont fait ce merveilleux raisonnement : puisque certaines fièvres guérissent par le *quinquina*, tandis que d'autres ne cèdent qu'à l'arsenic; en combinant ces deux médicaments, nous aurons l'*anti-périodique* par excellence. Idée vraiment lumineuse et des plus rationnelles !

« Dans ces derniers temps, dit le docteur Fabre, on a combiné le quinine à l'acide arsénieux, formant ainsi un nouveau sel *capable de satisfaire à toutes les exigences.* » (1).

En conséquence, on a donc essayé le nouveau spécifique sur ces bons malades, qui sont vraiment les meilleures gens du monde.

S'il nous était permis, à nous chétif, de donner un conseil aux princes de la science, nous nous permettrions de leur faire observer qu'ils pourraient encore mieux faire ; puisqu'il est de ces fièvres qui résistent au *quinquina* et à l'*arsenic* et qui guérissent par d'autres fébrifuges, il vaudrait mieux tout de suite mêler tous les *anti-périodiques* les plus à la mode ; ce serait bien malheureux si on ne guérissait pas ensuite toutes les fièvres intermittentes. C'est alors qu'on pourra vraiment dire avec M. Valleix :

« Le traitement de la fièvre intermittente est *des plus simples* » (2).

En résumé, nous avons établi les conditions naturelles, raisonnables d'une bonne thérapeutique, savoir : la connaissance complète de la maladie et du malade qui en est affecté ; la science des propriétés physiologiques et thérapeutiques des médicaments susceptibles d'être opposés à la maladie, les notions relatives au meilleur mode de préparation, d'administration et de dosage de ces substances ; la connaissance enfin de la loi qui règle les rapports des médications présentées par l'état du malade avec les médications corrélatives. Nous avons

(1) *Ouv. cit.*, p. 615.

(2) *Ouv. cit.* t. V, p. 556.

démontré que l'allopathie ne remplit la première de ces conditions que d'une manière très-incomplète, puisqu'elle se refuse à individualiser les cas morbides ; quant à la seconde, elle peut être considérée comme nulle, ce qui revient à dire que les médicaments dont se servent les allopathes leur sont en réalité inconnus. La troisième n'est point comprise malgré son importance et malgré les dangers qu'entraîne l'ignorance de cette condition ; la quatrième, enfin, la grande loi qui régit toute la thérapeutique et substitue l'unité au désordre, n'existe pas.

En voilà plus qu'il n'en faut, sans doute, pour expliquer, par les voies de la raison, l'incertitude et les dangers que l'examen des faits nous avait déjà révélés dans la thérapeutique officielle.

Qui pourra s'étonner ensuite de voir les médecins et les élèves abandonner en désespoir de cause la thérapeutique, pour se livrer d'une manière presqu'exclusive aux études anatomiques, physiologiques, pathologiques, chimiques, etc.... à ce point qu'on semble avoir oublié dans les écoles que : « la première, l'unique vocation « du médecin est de rendre la santé aux malades. » (Hahnemann). C'est ce qui explique ces paroles échappées à un savant critique, le docteur A. de Latour, rédacteur en chef de l'*Union médicale* :

« La médecine actuelle est déviée de ses voies naturelles ; elle a perdu de vue son but, son noble but : celui de soulager ou de guérir. *La thérapeutique est rejetée sur le dernier plan.* Sans thérapeutique, cependant, le médecin n'est plus qu'un inutile naturaliste passant sa vie à reconnaître, à classer et dessiner les maladies de l'homme. C'est la thérapeutique qui élève et ennoblit notre art ; par elle seule, il a un but, et j'ajoute que, *par elle seule, cet art peut devenir une science.* »

Si les médecins ne sont plus aujourd'hui, dirons-nous à M. de Latour, que d'inutiles naturalistes passant leur vie à classer les maladies de l'homme, c'est que, comme l'a fort bien dit Cabanis :

« Pour étudier et pratiquer convenablement la médecine, il faut y mettre de l'importance, et pour y mettre une importance véritable, il faut y croire. » (*Du degré de certitude de la médecine.*)

CHAPITRE IX.

Des guérisons Allopathiques.

Examinons comment la guérison a eu lieu.
Docteur COMTE DE BONNEVAL.

Il est une objection qu'on ne manquera pas de nous faire et à laquelle nous devons répondre. Si la doctrine allopathique est fausse, nous dira-t-on, comment se fait-il qu'elle opère des guérisons ?

Nous reconnaissons que les allopathes ne sont pas toujours impuissants en face des maladies, mais ces cures assez rares du reste dont ils font si grand bruit ont-elles vraiment la valeur qu'on se plaît à leur attribuer ? C'est ce que nous allons voir en les soumettant à un examen sérieux.

Et d'abord, observons que parmi ces guérisons il en est un grand nombre auxquelles on ne peut véritablement donner ce nom ; ce ne sont, à vrai dire, que des palliations, des atténuations momentanées de la maladie. Ainsi l'allopathie dans ces affections générales à forme chronique, qui envahissent toute l'économie, se borne le plus souvent à employer des moyens externes, elle s'attache à certaines manifestations locales, aux épisodes de la diathèse, et néglige de modifier la constitution du sujet; en sorte que, dans les cas même ou les manifestations morbides locales disparaissent, ce qui est loin d'être constant, le principe morbide qui continue à infecter l'économie, ne tarde pas à manifester de nouveau sa présence. Heureux encore est le malade si l'affection se traduit alors au dehors et ne se jette pas sur sur les organes internes, comme cela se voit si souvent à la suite des traitements allopathiques.

Est-ce guérir que de pallier un moment les symptômes d'une maladie, au moyen de la dérivation produite par les cautères, les sétons, etc..... ou de les faire disparaître en répercutant l'affection, en la faisant rentrer pour me servir du terme vulgaire?

Les ouvrages allopathiques renferment un grand nombre d'exemples de ces rétropulsions qui ont suivi l'emploi des moyens allopathiques. M. le docteur Fabre, dans la *Bibliothèque du médecin praticien*, prouve, par des faits empruntés aux auteurs les plus recommandables, que la suppression d'affections dartreuses a été suivie de lésions viscérales graves :

« Tantôt, dit-il, les accidents se font sentir du côté de l'abdomen ; on voit alors des diarrhées, des troubles divers de la digestion, des désordres dans les fonctions du foie...

Dans d'autres cas, on a vu des ascites, des hydropisies se manifester plus ou moins promptement..... Dans un très-grand nombre de cas, dans le plus grand nombre peut-être c'est du côté de la poitrine que les désordres se manifestent. »

Après avoir mentionné la fréquence et l'importance des phénomènes qui se produisent (dyspnée intense, accidents de suffocation, crachement de sang), M. Fabre ajoute :

« La mort peut être la suite de ces rétropulsions......... Mais les désordres graves dont nous parlons ne succèdent pas seulement à la disparition brusque des éruptions dartreuses ; *ils sont quelquefois la suite d'une guérison obtenue par les moyens le plus habilement combinés.* C'est ce dont M. Rayer a été témoin. »

Suivent des observations empruntées à ce médecin :

« J'ai vu, dit encore M. Rayer, une bronchite suivre la guérison d'un rupia chez un sujet scrofuleux, et j'ai recueilli quelques exemples analogues d'inflammation pulmonaire, *à la suite de guérisons méthodiques* d'eczéma, de lichen, de psoriasis. » — « D'autrefois, ajoute M. Fabre, c'est vers les centres nerveux que l'effet des rétropulsions dartreuses se fait apercevoir. »

Suivent des observations d'eczémas répercutés, suivis de graves accidents et même de mort.

« Rien n'est plus commun, observe le même auteur, que de voir une phlegmasie cérébrale, mais surtout une méningite succéder à une disparition d'un érysipèle de la face ou du cuir chevelu, quelque soit, encore un coup, le mécanisme de cet accident... Souvent les dartres repercutées ont causé la folie, dit Esquirol. »

Les allopathes, on le voit, ne peuvent éviter les répercutions, même alors qu'ils emploient *les moyens le plus habilement combinés.* En effet, les purgatifs et les exutoires ne peuvent suffire à conjurer l'effet répercussif des médications auxquels la pauvreté de leur thérapeutique les oblige à avoir recours :

« Malgré l'utilité des purgatifs et des exutoires dans ce cas (des affections cutanées), dit Guersent, *ces moyens ne suffisent souvent pas* pour contrebalancer les inconvénients attachés à l'usage des répercussifs, et s'opposer au développement des lésions organiques qui succèdent souvent à l'emploi de ces agents thérapeutiques. Il n'est presque aucun praticien qui n'ait plusieurs fois rencontré, dans sa clientèle, des individus affectés de cancers de l'estomac, de l'intestin, du foie, de l'utérus, ou de tubercules du poumon développés plus ou moins rapidement, après l'usage inconsidéré des répercussifs dans les acnés, les eczémas, le prurigo anciens et rebelles...... Les enfants sont encore plus exposés que les adultes aux mauvais effets des répercussifs; j'en ai vu beaucoup succomber à des bronchites, à des pnemonies, ou à des entérites chroniques avec ou sans tubercules, après la répercussion du porrigo larvalis, ou d'autres affections cutanées qui occupent la face ou le tronc, et prennent le nom vulgaire de gourmes » (1).

Certains allopathes emploient, après avoir fait usage des médications répercussives, des moyens dits dépuratifs. Ce mot de dépuratif qui est tout le secret d'un bon nombre de ces guérisseurs qui envahissent la quatrième page des journaux, produit toujours un merveilleux effet sur les malades; s'il ne les guérit pas, du moins il les rassure. La dépuration, descend évidemment en ligne directe de la fameuse théorie touchant

(1) *Dict.* en 30 vol., t. XXVII, p. 400.

l'accumulation dans l'estomac de la bile, des saburres ou matières putrides ; c'est ce qui nous explique la vénération dont on l'entoure. Les gens du monde se sont arrangés comme nous l'avons vu, un certain nombre d'explications, que les médecins se gardent bien de détruire. La pléthore, les humeurs de l'estomac et celles du sang, servent de passeport à la saignée, aux évacuants, aux dépuratifs, etc. Les praticiens écoutent fort gravement les malades débiter ces sornettes, mais *quand ils sont en famille*, suivant l'expression de M. Bousquet de l'Académie de médecine, ils en parlent le moins possible, car, comme les augures Romains, ils ne pourraient se regarder sans rire (1).

L'allopathie, avons nous dit, oppose des moyens tout-à-fait insuffisants à ces maladies constitutionnelles, qui jouent un si grand rôle en pathologie. Et cependant il est peu d'affections qui méritent autant d'occuper le praticien; car, en outre de leur fréquence, elles se transmettent par voie d'hérédité, et infectent ainsi des générations entières. Un allopathe distingué, M. Marchal de Calvi, professeur agrégé de la Faculté de Paris, a signalé, en termes énergiques, la fausse voie dans laquelle on est entré, et montre combien sont contestables ces guérisons que l'on prétend obtenir par la médication révulsive. Nous empruntons le passage suivant à un article très-remarquable publié par ce praticien, à propos de la discussion qui vient d'avoir lieu à l'Académie sur la doctrine de la révulsion.

(1) Voyez sur la dépuration le *Dictionnaire de médecine* en 30 vol., t. I, p. 497 et t. X, p. 215.

« La médecine est si compliquée, si embarrassée de difficultés sans nombre, que ce sera le travail de plusieurs siècles encore de la constituer. Tous les faits sont à reprendre d'un point de vue nouveau ; on n'a guère fait, jusqu'ici, que de la médecine épisodique, on a étudié l'extérieur des maladies, les affections ou lésions. Il faut étudier les maladies proprement dites, les *holopathies*, c'est-à-dire, les états généraux qui commandent et se subordonnent les affections. »

M. Marchal, de Calvi, examine ensuite les observations de guérisons obtenues par la méthode révulsive qui ont été présentées à l'Académie par un de ses membres, M. Bouvier.

« Les faits qu'il (M. Bouvier) allègue, sont des exemples de cette déplorable médecine que j'ai appelée épisodique, qui est la médecine des hôpitaux, qui donne à la société des médecins obligés de recommencer leur éducation médicale aux dépens des malades, pendant plusieurs années de tâtonnements, d'essais, de hasards et de revers, au milieu des anxiétés de l'esprit et des angoisses de la conscience ; médecine dite clinique qui s'attache, dans la maladie, à l'épisode, à l'accident actuel, à la manifestation du moment, et néglige la maladie elle-même ; médecine mensongère qui se donne des airs d'exactitude mathématique en faisant servir les chiffres à démontrer des guérisons que l'heure suivante dément, médecine de badigeon qui étend sur les murs en ruine une couche de chaux, quand il faudrait les reprendre par la base et tout renouveler, pierres et ciment. Et il n'est pas besoin de mesurer les termes, attendu qu'*il s'agit ici de l'erreur de tout le monde* et non pas seulement de l'erreur personnelle.

« Voyons les faits de M. Bouvier :

« *Premier cas.* — C....., âgée de plus de 12 ans, entrée à l'hôpital le 27 septembre 1855; pâle, maigre ; *engorgement des ganglions cervicaux*, conjonctivite générale de l'œil gauche récente ; paupières rouges et boursoufflées ; kératite ; faisceaux vasculaires sur la cornée ; larmoiement ; photophobie. — *Traitement* : Avant son entrée, sangsues derrière les oreilles ; à l'hôpital, seconde application de sangsues, instillations de collyre au nitrate d'argent. — Pas de changement. Le 2 octobre, séton longitudinal à la nuque ; une chaîne d'argent est laissée à demeure. Amélioration prompte ; huit jours après l'application du séton, l'inflammation est presque dissipée. Guérison.

« Guérison de quoi ? Est-ce la maladie que l'on a traitée ? Non, on n'a traité que l'accident, le symptôme, la manifestation ; car la kérato-conjonctivite était ici l'expression de la scrofule, sous l'influence de laquelle cette enfant *pâle*, *maigre*, *à ganglions cervicaux engorgés*, se trouvait et se trouve encore certainement. Le séton a *révulsé* l'inflammation oculaire ; mais qu'a-t-on fait pour neutraliser ou détruire le principe de l'inflammation, l'état morbide général qui la commandait ? Que dire de ces deux applications de sangsues chez une enfant *pâle, maigre*, née faible, probablement, et à coup sûr affaiblie par la mauvaise hygiène, ce qui est l'ordinaire pour les pauvres enfants qui peuplent les hôpitaux de Paris ? N'ai-je pas raison de dire que l'on n'a égard généralement qu'au symptôme ! à l'accident, et qu'on laisse de côté la considération essentielle de la diathèse.

Voilà où l'on en est encore après tant de clameurs poussées de toutes parts encore contre Broussais. Quelle a été forte l'empreinte imprimée à la médecine par cet esprit puissant, mais étroit ! On voit une inflammation, et vite on tire du sang, parce qu'on ne voit que l'inflammation, quand, au contraire, il faudrait donner de l'iode pour neutraliser le principe holopathique (général), du fer et de bons aliments, de l'air et de l'exercice, pour fortifier la constitution........ Est-ce qu'on change le contenu d'un vase en raturant ou en supprimant l'étiquette ?

« Autre considération : Quels étaient les antécédents de famille et les antécédents personnels de cette enfant ? On ne le dit pas : était-elle sujette à s'enrhumer ? Quel était l'état du tube digestif? Le ventre était-il gros habituellement ? etc., etc. Et que voulez-vous qu'on fasse de pareils faits? Les observations aujourd'hui (pas celles de M. Bouvier qui ont du moins le mérite de la brièveté), sont d'une longueur interminable; on note une foule de circonstances insignifiantes. Mais regardez bien, et sous cette abondance fastidieuse vous verrez la pauvreté. Le principal fait défaut, et l'accessoire foisonne.

« Donc voilà une enfant guérie ! Pour combien de temps ? Vous avez mis un séton à la nuque, et l'affection, l'accident a disparu. Mais quelle affection nouvelle remplacera l'affection chirurgicale que vous avez fait intervenir ? Voilà ce que vous ne vous demandez pas. Combien on voit de ces *guéris* revenir aux hôpitaux, dans le même service ou dans un autre, avec le même symptôme ou un nouveau, qui sera peut-être une arthropathie, un impétigo ! etc.

« Vous avez traité et guéri l'épisode; mais il y a toute une histoire pathologique dont vous ne vous doutez pas; vous avez eu un jour dans une vie, vous avez été le *Deus ex machinâ* dans une seule scène d'un long drame morbide que vous avez abandonné à la fatalité de son évolution. »

Après avoir cité une seconde observation de traitement par le séton d'une conjonctivite double chez un enfant scrofuleux, M. Marchal s'écrie :

« Que le lecteur veuille bien se reporter à l'énoncé des circonstances relatives au tempérament de la petite malade, et qu'il dise si jamais le traitement anti-diathésique, anti-scrofuleux fut plus indiqué que dans ce cas ? Est-ce un traitement que celui qui fut prescrit ? Est-ce de la médecine ? Qu'il y ait eu de l'amélioration, et même une amélioration marquée dans l'état de l'œil après le séton, je l'admets sans peine; mais qu'est-ce que cela fait à la maladie proprement dite, à la diathèse ? La médication spécifique et reconstituante aurait eu le même résultat quant à l'affection, et, avantage incomparable, *elle serait arrivée à l'organe affecté*, si l'on peut s'exprimer ainsi, *à travers l'organisme qu'elle aurait mis en défense contre de nouveaux effets de la diathèse.* »

Nous ne pouvons qu'approuver les réflexions présentées par M. Marchal de Calvi; c'est, en effet, en arrivant à l'organe affecté *à travers l'organisme* que l'on peut conjurer les effets des diathèses; mais, nous le demandons, quel moyen possède l'allopathie pour remplir cette indication? Si les praticiens emploient les sétons et les autres révulsifs, c'est précisément parce qu'ils reconnaissent leur impuissance à attaquer directement la maladie, à combattre le mal à son origine. Où trouveraient-ils dans leurs matières médicales des moyens de modifier un état constitutionnel? Pour posséder de pareils agents, il faudrait avoir étudié, comme l'ont fait Hahnemann et ses disciples, les propriétés des divers médicaments et avoir ainsi constitué un arsenal thérapeutique dans lequel chaque diathèse trouve ses spécifiques; or, l'allopathie s'est refusée a expérimenter les remèdes, elle persiste à n'en vouloir connaître que les propriétés les plus grossières; elle n'a pas de matière médicale.

L'iode, que M. Marchal voudrait voir substituer à la médication révulsive est, sans contredit, un moyen efficace dans les scrofules, mais ce médicament est loin d'être le spécifique de cette affection; il répond seulement à certains ensembles symptomatiques; aussi, donné empiriquement, échouera-t-il dans un grand nombre de cas.

« Tout ce qu'on peut dire, au moins, quant à présent, dit le docteur Milcent, c'est que ce médicament vanté outre mesure, est utile contre quelques symptômes jusqu'à un certain degré, qu'il peut être nuisible quand on l'administre comme spécifique, c'est-à-dire, avec une confiance aveugle et dans tous les cas possibles ; qu'enfin, son action est ordinairement nulle relativement à la maladie elle-même, dont il ne détermine pas la guérison radicale..... Ces doutes, que nous ne craignons pas d'émettre sur la vertu trop vantée de ce médicament contre la maladie qui nous occupe, sont aujourd'hui généralement partagés » (1).

Terminons en répétant avec l'illustre Huffeland :

« Il ne faut pas croire qu'il existe un spécifique du vice scrofuleux ; une maladie qui reconnaît plusieurs causes et qui est tellement identifiée avec la constitution, qu'il faut la renouveler tout entière pour l'en délivrer, une telle affection ne peut être guérie par un seul moyen » (2).

Hahnemann l'avait compris : aussi a-t-il laissé à son école de nombreux moyens de combattre la diathèse scrofuleuse. Que les allopathes étudient les effets de la *belladone*, du *soufre*, du *mercure*, de l'*écaille d'huitre*, de la *grande ciguë*, du *rhus toxicodendron*, etc... qu'ils emploient ces substances, d'après la loi des semblables et ils n'auront plus besoin d'avoir recours aux sétons et autres pis-aller; ils pourront alors envelopper tout l'ensemble de la diathèse et arriver aux organes affectés à travers l'organisme !

Les observations rapportées par M. Marchal de Calvi ont permis d'apprécier à leur juste valeur l'emploi des révulsifs et des dérivatifs (vésicatoires, sinapismes, cautères, moxas, sétons, etc.) Ce sont là des moyens qui

(1) Fabre, *Ouv. cit.*, t. VI, p. 612 et 613.
(2) P. 152.

peuvent en détournant, en occupant le mal, le pallier quand il est léger et permettre ainsi à la force vitale de réagir avec plus de facilité et d'énergie ; c'est ainsi que l'air pur de la campagne, le repos, une bonne nourriture peuvent même quelquefois seuls devenir des moyens curatifs, en mettant l'organisme dans de meilleures conditions pour réagir contre le principe morbide. Mais ce ne sont là évidemment que des procédés palliatifs et qui n'agissent que d'une manière indirecte; aussi, les avons-nous vus impuissants à amener la guérison dans ces maladies constitutionnelles à marche chronique, qui réclament des modificateurs profonds de l'organisme. Nous les trouverions également insuffisants dans les divers états chroniques, et cela est facile à comprendre ; dans les congestions sanguines, par exemple, qui reconnaissent pour cause un vice de la sanguification ou de la circulation, comment un sinapisme appliqué aux extrémités inférieures pourrait-il guérir? Pour obtenir ce résultat il faudrait modifier ce mode d'être vicieux des fonctions vitales, par des moyens dynamiques qui s'adressent directement à la cause de la congestion; or, le sinapisme en produisant une révulsion ne fait que pallier un moment l'état congestif, s'il est léger ; mais les accidents ne tardent pas à se reproduire, et dans certains cas la réaction peut être formidable. (1). Dans une maladie aiguë les révulsifs et les dérivatifs ne donnent pas de

(1) Nous lisons dans la *Bibliothèque du médecin praticien*, à propos de l'emploi des sinapismes dans la méningite : « Ils déterminent souvent une réaction générale qui favorise la congestion, alors même qu'on veut la diminuer. » (t. IX, p. 279).

meilleurs résultats, car leur action est lente et incertaine; ils n'agissent qu'indirectement, en occupant le mal alors qu'il faut s'adresser à l'ensemble des symptômes, et solliciter directement la force vitale, par des remèdes appropriés, afin d'amener une prompte réaction. Nous verrons bientôt comment l'homœpathie satisfait à ces indications (1).

Les méthodes révulsives produisent ces secousses qui accompagnent les médications perturbatrices; elles ont l'inconvénient de ne pas agir dans le sens de la nature, et de rendre souvent la guérison plus difficile en épuisant la force de réaction, et en produisant des perturbations violentes. Avons-nous besoin de faire remarquer combien sont fâcheuses ces révulsions qu'on opère sur le tube

(1) Il est une foule de maladies dans lesquelles on continue à employer les révulsifs, et cependant on a reconnu qu'ils étaient impuissants et même nuisibles. Il faut bien faire quelque chose, disent certains médecins, et pour ne pas demeurer inactifs, ils s'occupent à torturer le malade. On connaît ce mot d'un praticien distingué, le docteur S...... qui se trouvant malade fut menacé d'une application de vésicatoires par ses médecins à bout de ressources: « Me prenez-vous pour un client? » leur dit-il, animé d'une véritable indignation.

« Dans les maladies qui envahissent pour ainsi dire toute l'économie, dit M. le professeur Bouchardat, l'influence des vésicatoires sera nulle ou nuisible, et j'ai la conviction qu'on tourmente inutilement bien des moribonds atteints de fièvre typhoïde, de pneumonie, etc., auxquels on applique, comme pour dernier remède les vésicatoires aux jambes. » (*Manuel de mat. méd.* p. 288).

« Quelques efforts que l'on fasse à l'aide des révulsifs, dit M. le professeur Trousseau, pour arrêter les progrès d'une pneumonie d'une hépatite, d'une éruption pustuleuse de la peau ou des muqueuses, jamais on n'y parvient. »

digestif au moyen des vomitifs, révulsions *qui transforment tout cet appareil en un centre fluxionnaire, et congestionnent simultanément le foie, la rate, le pancréas, l'estomac* (sic). Cette méthode ne guérit pas le malade de l'affection dont il était atteint, et nous l'avons montré, en traitant des vomitifs ; elle produit souvent des désordres graves du côté des voies digestives. Comme l'a dit Montaigne : « pour ne (pas) guérir le cerveau au préjudice de l'estomach, offensent l'estomach et empirent le cerveau. » Mais l'allopathie peut martyriser impunément les malades. Ceux qui meurent ne s'en plaignent pas, et ceux qui survivent à ces souffrances attribuant leur salut à ces moyens barbares et incomplets servent ainsi à perpétuer les mêmes routines.

Il est des cas où les allopathes prétendent avoir guéri, et où ils n'ont fait que donner une autre forme à la maladie.

« Je suis parvenu, dit un médecin, à guérir cette dame de l'hystérie dont elle était atteinte ;

« Non, vous n'avez fait que changer la forme de sa maladie, qui a pris celle d'une métrorrhagie ;

« Quelques temps après, je l'entends se vanter d'avoir guéri l'hémorrhagie utérine.

« Mais ne voyez-vous pas que la peau brunit, que le blanc des yeux prend une teinte jaune, que les selles sont d'un gris blanc, que les urines ont acquis une couleur orange ?

« C'est ainsi que marchent les prétendues guérisons, commes les actes successifs d'une même tragédie » (1).

L'allopathie, emploie dans certaines circonstances la méthode des contraires, elle combat la constipation par

(1) *Organon, de l'art de guérir.*

les purgatifs, l'insomnie par l'opium, etc., et se montre très-fière des effets momentanés qu'elle obtient. Et cependant elle ne fait ainsi que pallier le mal pour l'aggraver ensuite. Nous l'avons déjà vu après l'usage des purgatifs la constipation n'est que plus forte ; après l'emploi de l'opium, l'insomnie n'est que plus opiniâtre. MM. Trousseau et Pidoux nous l'ont dit eux-mêmes : Les purgatifs augmentent la constipation et finissent par la rendre presque invincible, *en vertu de cette loi de réaction si universellement applicable dans l'économie.*

Ne voyons-nous pas tous les jours dans les affections douloureuses employer l'opium ? Il arrive parfois que ce moyen soulage d'abord le malade à la dose de quelques centigrammes, puis au bout de quelques jours, le même médicament ne donne plus de résultat si on n'augmente pas la dose ; encore un certain nombre de prises, et il faut une nouvelle augmentation et ainsi de suite. Et si l'on s'avise de vouloir cesser le palliatif, la douleur renaît plus intense que jamais. L'organisme, par le fait de la réaction, use donc le médicament, mais garde la maladie ; et que de gens qui, après avoir ainsi augmenté progressivement les doses, ont ajouté des accidents toxiques à ceux de l'affection dont ils étaient atteints !

Cette méthode, qui consiste à utiliser l'effet primitif d'un médicament, procède encore d'une manière tout-à-fait indirecte, et ne peut amener une véritable guérison ; car, à l'effet primitif qui n'est pas durable, succède bientôt un mouvement en sens inverse produit par la réaction vitale. Pour guérir il faut utiliser, au contraire, la réaction vitale ou effet secondaire qui est le seul durable, et dans ce but, employer des agents qui agissent directement en sollicitant les forces vitales à réagir contre la maladie.

Les méthodes palliatives séduisent le vulgaire par un semblant de raison, elles sont en outre, plus apparentes dans leur action, et parfois, elles amènent promptement une amélioration passagère qui semble montrer la puissance de l'art. Les suites fâcheuses qui en résultent, sont considérées par les malades comme une exacerbation du mal ; aussi ont-ils recours de nouveau aux mêmes moyens, et ils vont ainsi aggravant leur maladie jusqu'à ce qu'elle devienne incurable.

Les allopathes attribuent souvent à leur traitement des guérisons qui sont l'œuvre de la nature. Une maladie s'est-elle terminée heureusement, ils s'empressent d'accorder une véritable efficacité aux moyens dont ils ont fait usage. Et cependant cette affection abandonnée à elle-même eût présenté la même terminaison. Elle eût même, dans beaucoup de cas, guéri plus vite, car les secousses produites par les médicaments ne font souvent que mettre obstacle à la réaction vitale. Nous avons vu (1) les praticiens allopathes les plus habiles, préconiser les médications les plus opposées dans le traitement du rhumatisme, et affirmer en avoir obtenu les meilleurs résultats. Viennent des observateurs non moins considérables, qui, abandonnant le rhumatisme à lui-même, constatent qu'il se termine aussitôt, sinon plus tôt, que dans les cas où l'on emploie les médications les plus actives ; que de plus la méthode expectante ne présente pas ces accidents et

(1) P. 122 et suiv.

ces dangers qu'entraînaient souvent les autres méthodes. Rappelons également les essais entrepris par M. le professeur Bréra et M. Dietl (1). L'expectation employée par ces cliniciens dans la pneumonie, a donné des résultats supérieurs à ceux que fournissaient toutes ces médications auxquelles on attribuait la terminaison heureuse de la maladie.

Si les allopathes vantent incessamment des remèdes nouveaux et les abandonnent ensuite, c'est que souvent ils ont essayé ces médicaments sans tenir compte de la marche naturelle de l'affection.

M. Valleix montre que l'on attribue à certains médicaments des effets qui sont dus à la marche naturelle de la maladie (2).

« Nous terminerons par une dernière réflexion applicable à l'emploi de presque tous les moyens thérapeutiques, dit Guersent, c'est que le médecin doit être très-réservé sur les conséquences qu'il peut tirer des changements qui surviennent à la suite de telle ou telle médication plus ou moins composée, car il est souvent très-difficile, dans la marche plus ou moins compliquée d'une maladie, de distinguer parmi les phénomènes physiologiques qui se succèdent, ceux qui appartiennent à la force médicatrice de la nature, à l'idiosyncrasie du sujet, aux progrès de la maladie elle-même, aux circonstances dans lesquelles le malade est placé, et aux moyens que le médecin met en usage. Les illusions thérapeutiques sont ici faciles et nombreuses, et *trop souvent on est porté à attribuer à l'effet d'un moyen insignifiant, ou même quelquefois nuisible, des mutations favorables qui sont le résultat ou d'une influence atmosphérique, ou d'une impression*

(1) Voyez p. 274.
(2) T. I, p. 310.

morale, ou d'un effort spontané de la nature, qui guérit quelquefois heureusement, même malgré nos erreurs » (1).

M. le professeur Grisolle, va nous faire voir qu'en effet des moyens dangereux ont été regardés comme des agents curatifs très-efficaces.

« Il y a quelques années, dit-il, on a préconisé contre les érysipèles, les onctions avec l'onguent mercuriel; mais il est reconnu aujourd'hui que la plupart des guérisons attribuées à ce médicament doivent être uniquement rapportées à la marche naturelle de la maladie. D'ailleurs nous regardons cette médication comme dangereuse » (2).

Si les médecins sont exposés à de pareilles erreurs, que doit-il en être des gens du monde?

Il est enfin certaines guérisons dont les allopathes font honneur à leur doctrine et que cependant ils n'ont obtenu qu'en employant sciemment ou involontairement des moyens homœopathiques. La loi des semblables nous donne la clef de ces cures miraculeuses, que les journaux allopathiques exaltent, en se gardant bien d'en signaler la véritable origine. C'est ainsi que l'allopathie a employé avec succès le *soufre* contre les accidents mercuriels et dans certaines maladies cutanées, la *noix vomique* dans les gastralgies, dans les vomissements nerveux (Padioleau), dans certaines affections de l'intestin, contre la constipation et dans la dyssenterie (3); l'*acide nitrique* et l'*acide phosphorique* dans les diarrhées rebelles (Malgaigne), le *seigle ergoté*, la *sabine* dans les métrorrhagies, la *bella-*

(1) *Dict. de méd.*, t. XXVIII, p. 697.

(2) Grisolle, t. I, p. 560.

(3) Voy. Bayle, agrégé de la fac. de Paris, *biblioth. de thérap.* t. II, p. 128 à 248.

done dans la coqueluche, dans la scarlatine et comme préservatif de cette dernière maladie ; le *sous nitrate* de bismuth dans les gastralgies ; la teinture de *datura stramonium* dans les tics douloureux, le *thuya occidentalis* dans le traitement des condylomes, l'*aconit* dans les congestions actives, l'*arnica* dans les lésions mécaniques, le *quinquina*, l'*arsenic*, la *camomille* dans les fièvres intermittentes, le *mercure* dans la syphilis, le *fer* dans la chlorose, dans la suppression des menstrues, la *bryone* contre la constipation. L'*ignatia amara* dans les convulsions épileptiques, l'*hyosciamus niger* dans les affections cérébrales, la *digitalis purpurea* dans l'hydrothorax, le *solanum dulcamara* dans les dartres, le *veratrum album* dans l'hydropisie, et dans le choléra, le *guaiacum* dans les douleurs articulaires et dans le rhumatisme, le *zincum* dans les maladies des nerfs, le *rhus toxicodendron* dans l'hémoptysie, dans la paralysie, le *baume de copahu* dans la blennorrhagie.

M. le docteur Belloc a guéri certaines affections gastriques avec le *charbon de bois* pulvérisé (1) ; M. le professeur Trousseau, les vomissements incoercibles pendant la grossesse et l'incontinence nocturne de l'urine avec la *belladone*. Les *cantharides* ont été successivement préconisées dans la blennorrhagie par Bartholin, Werloff, Richard Mead, Robertson d'Édimbourg, etc. ; l'*arsenic*, dans les névroses de l'estomac avec accès, par le docteur Pultaert, et dans l'asthme avec accès répété, par le docteur Bouchard. M le docteur

(1) *Bull. de l'Acad, de méd.*, t. XV, p. 280 et suiv.

Yvaren s'est parfaitement trouvé de la *belladone* dans l'érysipèle grave. M. le docteur Arau a arrêté avec le *sous-nitrate de bismuth*, ces diarrhées qui suivent souvent les fièvres typhoïdes.

M. le docteur Metsch (numéro 22 de l'*Abeille médicale*), conseille la *sabine* comme moyen préservatif contre l'avortement. Lorsque les avortements antérieurs ont été précédés de contractions utérines, il unit à la sabine le *seigle ergoté* ; dans le cas où les avortements ont été précédés de ténesme de la vessie avec urines difficiles, douloureuses, il ajoute à l'infusion 6 gouttes de teinture de *cantharides*. Quand les avortements ont été précédés de dérangements dans les fonctions digestives (vomituration, diarrhée, etc.), l'auteur donne l'*ipécacuanha* en substance en alternant avec l'infusion de *sabine*.

Ne voyons-nous pas l'*ipécacuanha*, qui est un vomitif et qui purge, réussir entre les mains des allopathes à arrêter des vomissements opiniâtres, certaines diarrhées, la dyssenterie et la cholérine ? N'utilise-t-on pas le même médicament dans les hémoptysies, dans les métrorrhagies, et cependant il provoque chez l'homme sain ces hémorrhagies. L'*iode* produit la salivation (Wallace) et, au dire de tous les observateurs, l'amaigrissement. Et cependant on l'emploie contre la salivation, et le docteur Lebert (1) affirme l'avoir vu remédier au marasme. Il cause la dyspnée (Coindet, Mojsisovitz, etc.) ; la toux (Coindet) ; les crachements de sang (Mojsisovitz) ; la phthisie nerveuse (John), et cependant beaucoup d'al-

(1) *Traité prat. des mal. scrof. et tub.*, 1849, p. 97 et suiv.

lopathes affirment l'employer avec succès dans ces diverses maladies.

On se demandera peut-être comment les allopathes expliquent ces succès obtenus par des moyens qui produisent, chez l'homme sain, précisément les ensembles symptomatiques, qu'ils sont appelés à guérir chez l'homme malade. MM. Trousseau et Pidoux vont répondre à cette question. Ces deux auteurs, après avoir rapporté des guérisons remarquables de fissure à l'anus obtenues au moyen du ratanhia, medication, disent-ils, qui n'est nullement rationelle, ajoutent :

« Il nous resterait à demander comment et par quel mécanisme agit le ratanhia dans la curation de la fissure à l'anus. A cette question on répondra : « Cela guérit, que nous importe le comment ? » Et tout en confessant qu'en thérapeutique, *c'est presque toujours ainsi que l'on peut et que l'on doit répondre*, l'esprit cependant, inquiet et curieux, voudra se rendre compte et cherchera une explication qui le satisfasse (1).

Pour un homme qui n'aurait point de parti pris cette explication qui satisfasse, transpire par tous les pores des faits rapportés par MM. Trousseau et Pidoux ; mais ces Messieurs ne veulent point de celle-là et aiment mieux se retrancher dans cette triste négation de toute théorie, de toute doctrine médicale : « Cela guérit, parce « que..... cela guérit. »

Cependant ces guérisons par des moyens irrationels qu'on ne pouvait ou plutôt qu'on ne voulait pas expliquer, se multipliant de plus en plus et devenant embar-

(1) *Ouv. cit.*, t. I, p. 122.

rassantes, MM. Trousseau et Pidoux ont imaginé, pour satisfaire les esprits curieux auxquels l'explication précédente ne suffit pas, une homœopathie de leur façon, nommée méthode substitutive; grâce à cette imagination, les allopathes passent d'heureux jours; vienne une cure homœopathique, ils se hâtent de se l'approprier en vertu de la méthode de la substitution qui a le grand mérite, à leurs yeux, d'avoir reçu, du nom de son inventeur, un vernis allopathique.

« L'influence de l'ipécacuanha sur l'appareil respiratoire est fort remarquable, disent MM. Trousseau et Pidoux. Nous avons connu, à Tours et à St.-Germain en Laye, deux pharmaciens qui étaient pris d'un accès d'asthme toutes les fois qu'on ouvrait, dans leur boutique, le flacon renfermant l'ipécacuanha en poudre. On trouve dans les *Transactions philosophiques abrégées* (t. II, p. 69), la relation d'un fait absolument semblable. Les lois pathologiques que nous avons établies en traitant de la médication substitutive expliquent jusqu'à un certain point les bons effets de l'ipécacuanha dans l'asthme nerveux et dans l'asthme humide ; mais quelle que soit l'explication il faut admettre le fait » (1).

Cette méthode substitutive qu'invoquent MM. Trousseau et Pidoux, pour expliquer comment l'ipécacuanha, qui donne l'asthme à un sujet sain, le guérit chez un malade, n'est qu'une chimère née d'une fausse interprétation de faits. D'après cette hypothèse, les inflammations guériraient par les moyens qui déterminent une autre inflammation, laquelle se substitue à la première et disparaît en raison de sa moindre intensité. Nous

(1) *Ibid*, t. I, p. 674.

allons voir que, d'après MM. Trousseau et Pidoux eux-mêmes, cette théorie est tout-à-fait sans fondement.

« Dans la diarrhée simple, qui se lie à un état saburral de l'estomac.... l'ipécacuanha, disent ces auteurs, fait cesser les accidents *presque immédiatement.* »

Et comment cela? je le demande; serait-ce donc comme ils le pensent en déterminant une inflammation de la muqueuse gastro intestinale (1)? Mais que devient alors cette inflammation, si les accidents cessent *presque immédiatement*? L'explication, ce me semble, touche de près à l'absurde.

Les guérisons obtenues par l'allopathie, avec des moyens homœopathiques, offrent cela de remarquable qu'elles sont le plus souvent précédées d'une violente aggravation, produite par les fortes doses dont les allopathes font usage. Il n'est pas rare de voir de ces exacerbations amener la mort.

Les médicaments employés, suivant la loi des semblables, veulent être administrés à des doses très-faibles; car le remède employé dans une maladie est précisément celui qui, à l'état sain, produit des symptômes analogues à ceux de cette maladie. On conçoit donc le danger qui peut résulter de cette homœopathie faite au hasard, et qui agit dans le sens du mal à doses massives, et sans se douter même des effets produits par l'agent qu'elle manie. L'observation suivante, empruntée au *Traité clinique et pratique des maladies des enfants*, par MM. Rilliet et Barthez, ouvrage couronné par l'Académie des sciences

(1) Voyez *Ibid*, t. I, p. 761.

et par l'Académie de médecine, nous en fournira un exemple :

« On amène à notre hôpital de Genève, un enfant de sept mois, malade depuis quatre jours, et, évidemment, atteint d'une méningite franche, à forme convulsive. La maladie débute par de violentes convulsions ; dans leur intervalle, le petit malade reste dans le coma, qui alterne avec une vive agitation ; les convulsions se multiplient ; le coma ne disparaît pas, il s'y joint du strabisme, de la dilatation aux pupilles, des cris aigus automatiques caractéristiques ; le pouls, d'abord très-fréquent, devient inégal et ralenti ; il y a des soupirs, des mâchonnements. L'enfant est constipé, mais il n'a pas vomi... *Pendant deux jours les accidents cérébraux persistent* ; les cris intermittents étaient tellement aigus, que les autres malades de la salle ne pouvaient reposer, ni jour, ni nuit. Ils se plaignirent vivement, et la gouvernante, sans nous rien dire, eut alors l'idée d'administrer à notre petit malade deux poudres d'opium, dites poudres calmantes, de 5 centig. les deux.

Le lendemain, à la visite, nous trouvons l'enfant complétement narcotisé ; les pupilles sont très-contractées ; les membres sont en résolution ; la respiration est ralentie, profonde, inégale ; les cris ont complétement cessé. Nous crûmes que le pauvre enfant venait de recevoir son coup de grâce. Le narcotisme persista jusqu'au soir, puis tout l'appareil des symptômes ataxiques et, en particulier, les cris déchirants se reproduisirent ; alors nous reprîmes, en sous-œuvre, la médication *sur la voie de laquelle le hasard nous avait mis*. Le narcotisme ne tarda pas à se produire. Nous continuâmes, pendant plus de huit jours, l'administration de l'opium, tantôt plus, tantôt moins. *Nous maintinmes ainsi l'enfant dans un état presque habituel de narcotisme, et lorsque nous suspendîmes la potion, au quinzième jour de la maladie environ*, l'enfant ne présentait plus de symptômes cérébraux, mais *il était fortement constipé*, et avait le ventre très-ballonné. De légers laxatifs, des bains, une alimentation douce, finirent par triompher de ces symptômes. La guérison a été complète » (1).

Cette médication sur la voie de laquelle le hasard a mis l'auteur de cette observation, et qui lui a permis de guérir une affection dont les moyens allopathiques n'avaient pu triompher, est une médication homœopathique. Que l'on consulte la matière médicale pure de Hahnemann, article opium (2), on trouvera comme effets produits sur l'homme sain les symptômes qui caractérisaient l'état de cet enfant.

Ainsi : Violentes convulsions,
Coma alternant avec une vive agitation,
Strabisme,
Dilatation des pupilles,
Cris aigus automatiques,
Pouls inégal, ralenti,
Soupirs, mâchonnement, constipation.

Mais, comme on a pu le voir, peu s'en est fallu que cette guérison ne fût compromise par les doses auxquelles l'opium a été administré. Cet enfant a été soumis à une intoxication qui s'est manifestée par les effets primitifs du remède tels que la constipation, le narcotisme. Si au lieu d'avoir recours à une dose massive, on eût employé une dose homœopathique, la réaction vitale pouvant se développer librement eût été plus prompte et on eût évité l'aggravation.

Il ne paraît pas, du reste que MM. Rilliet et Barthez,

(1) T. I, p. 437.
(2) T. III, p. 198 et suiv.

aient songé à se demander pourquoi l'opium avait guéri. Toutes les réflexions que leur suggère ce fait le voici :

« Les effets de l'opium sont généralement redoutés chez les enfants ; mais dans une maladie aussi grave que la méningite, on peut, ce nous semble, l'employer sans trop de crainte. Voici un fait bien encourageant qui s'est passé sous nos yeux. »

Un fait encourageant rien de plus : encourageant à quoi ? A employer sans trop de crainte, dans une maladie aussi grave, l'opium, dont les effets sont généralement redoutés chez les enfants ! Je le demande, quel enseignement clinique, quelle indication pratique ressort-il pour le praticien de pareilles conclusions ?

On le voit ces guérisons remarquables à tant d'égards demeurent sans profit pour les allopathes qui semblent avoir des yeux pour ne pas voir. Elles demeurent pour eux d'heureux hasards, des faits isolés qu'ils n'ont plus le pouvoir de reproduire, et qu'ils ne tardent pas à ensevelir dans l'oubli. Et tandis que l'homœopathie, possédant la raison d'être de ces cures remarquables, marche éclairée par sa loi thérapeutique et la connaissance des effets pathogénésiques des médicaments, à de nouveaux succès, l'allopathie en est réduite à implorer le hasard et à tourner incessamment dans un cercle d'essais infructueux.

DEUXIÈME PARTIE.

HOMŒOPATHIE.

CHAPITRE Ier.

Découverte de l'Homœopathie.

Et dedit altissimus scientiam hominibus.
(*Eccl.* XXXVIII, 6).

Samuel Hahnemann, fondateur de l'homœopathie, est né à Meissen, dans le royaume de Saxe, le 10 avril 1755, d'un peintre attaché à la manufacture de porcelaine de cette ville (1). Dès son jeune âge il manifesta pour l'étude un penchant remarquable ; admis à l'école provinciale supérieure, dirigée par le docteur Muller, il étonna tous ses professeurs par ses progrès rapides. On rapporte qu'à quatorze ans, il remplaçait parfois le professeur de

(1) La maison que ce grand homme a habitée pendant son enfance, est signalée aujourd'hui à l'attention des étrangers par une table de bronze portant une inscription.

langue grecque dans ses leçons. Le directeur de l'école témoigna bientôt toute l'estime qu'il avait conçue pour le jeune Hahnemann. Son père ne pouvant continuer à subvenir aux frais de son éducation voulut le rappeler auprès de lui. Le docteur Muller le pria de ne pas lui enlever un élève qui promettait d'être un jour une des illustrations du pays, ajoutant qu'il l'autorisait à assister gratuitement à tous les cours.

Hahnemann put ainsi poursuivre ses études; il avait à peine atteint sa dix-huitième année, qu'il joignait déjà à la connaissance des sciences exactes, celle du latin, du grec, de l'hébreu, de l'arabe, de l'allemand, de l'italien, de l'espagnol, de l'anglais et du français. Son père qui le destinait au commerce, le laissa pendant dix-huit mois chez un négociant de Leipsik, mais la ferme volonté du jeune Hahnemann, qui se sentait entraîné vers la carrière médicale, et ses dispositions remarquables décidèrent son père à le faire admettre à l'âge de vingt ans (1775), à l'université de cette ville. Là, Hahnemann se trouva réduit à ses propres ressoures, car ses parents n'avaient pu disposer en sa faveur que d'une très-faible somme. Pendant les deux années qu'il passa à Leipsik, il lutta avec énergie contre les nécessités de la vie matérielle, traduisant la nuit des ouvrages de médecine, consacrant ses journées à l'enseignement des langues et aux études médicales.

L'université de Leipsik, manquait de clinique. Hahnemann désireux de compléter son instruction médicale, se rendit à Vienne afin de suivre la pratique du professeur Quarin. Il ne tarda pas à se faire remarquer de ce savant médecin, qui, lui ayant accordé toute sa confiance, se faisait remplacer par lui auprès de ses malades de la ville. Au bout d'un an, Quarin le recommanda comme son meilleur élève au baron de Bruckental, gouverneur de la Transylvanie; celui-ci, appela auprès de lui le jeune Hahnemann en qualité de médecin, et lui confia également la direction de sa bibliothèque, et de son cabinet d'antiquités et de médailles. Hahnemann quitta la maison du gouverneur pour revenir prendre ses grades en Allemagne. Le 10 août 1779 il obtint à l'université d'Erlangeen, le titre de docteur en médecine et en chirurgie. Il avait alors vingt-quatre ans. S'étant marié peu de temps après à Dessau, il s'établit à Gommern, dont il fut nommé médecin officiel, charge lucrative qui le fixa en cet endroit pendant trois ans environ.

Appelé à Dresde par plusieurs amis influents, il sut y mériter la considération générale et l'estime des hommes les plus distingués. Il eût bientôt une nombreuse clientèle. Wagner, le chef du corps médical, lui offrit la direction de de l'hôpital qu'il accepta, et la société économique de Leipsik, l'académie des sciences de Mayence l'appelèrent dans leur sein. Mais au milieu de ces promesses d'un brillant avenir, Hahnemann, aux prises avec les incertitudes de la pratique médicale, sentait le doute et les inquiétudes pénétrer dans son esprit et dans sa conscience. Doué d'une immense érudition, familier avec les auteurs anciens et modernes, il cherchait vainement la vérité dans cet amas confus d'opinions contradictoires, de pratiques diverses qu'on qualifiait de science médicale; là où il eût voulut des faits et des lois, il ne trouvait que des hypothèses et des théories : écoutons le exposer à son ami Huffeland, premier médecin du roi de Prusse, ses scrupules et ses doutes :

« C'était, dit-il, un supplice pour moi de marcher toujours dans l'obscurité avec nos livres, lorsque j'avais à traiter des malades, et de prescrire d'après telle hypothèse sur les maladies des choses qui ne devaient, non plus qu'à l'arbitraire, leur place dans la matière médicale. Je me faisais un cas de conscience de traiter les états morbides inconnus de mes frères souffrants, par ces médicaments inconnus qui, en leur qualité de substances très-actives (quand ils n'ont pas le cachet d'une rigoureuse appropriation, que le médecin ne saurait leur donner, puisqu'on n'a point encore examiné leurs effets propres), peuvent si facilement, dis-je, faire passer de la vie à la mort, ou produire des affections nouvelles et des maux chroniques souvent plus difficiles à éloigner que ne l'était la maladie primitive. Devenir ainsi le meurtrier ou le bourreau de mes frères, était pour moi une idée si affreuse et si accablante, que je renonçai à la pratique pour ne plus m'exposer à nuire........

Huit années de pratique exercée avec la plus scrupuleuse attention m'avaient déjà fait connaître le néant des méthodes curatives ordinaires. Je ne savais que trop, par ma triste expérience, ce qu'on devait attendre des préceptes de Sydenham et d'Hoffmann, de Boerrhaave et de Gambius, de Stoll, de Quarin, de Cullen et de Dehaen. »

Hahnemann, sans s'effrayer de la misère qui menaçait de l'atteindre, sacrifia son avenir et renonça complétement à la pratique. Il s'adonna dès lors à la chimie, où il se fit bientôt remarquer par des travaux utiles; il entra en relation avec Lavoisier et les hommes les plus éminents dans cette branche des connaissances humaines. Mais la chimie n'enrichissait pas alors ceux qui la cultivaient aussi facilement qu'aujourd'hui ; aussi, Hahnemann fut-il obligé de reprendre sa plume de traducteur pour subvenir aux besoins de sa famille.

Cependant, au milieu de ces travaux et de cette lutte avec la misère, il poursuivait la pensée d'une réforme médicale. De graves maladies qui attaquèrent ses enfants ajoutèrent un nouvel intérêt à ces recherches, qui désormais l'absorbèrent tout entier. Parfois le découragement le saisissait :

« J'étais sur le point de croire, dit-il, que l'art tout entier se réduisait à rien, et qu'il n'y avait pas moyen de le perfectionner. »

Mail il se relevait soutenu par sa confiance en Dieu :

« Oh non ! s'écriait-il, l'être infiniment bon, lorsqu'il permit aux maladies de blesser ses enfants, savait bien qu'il avait déposé quelque part un art au moyen duquel ces puissances martyrisantes pourraient être enchaînées et anéanties. Mettons-nous donc sur les traces de cet art le plus noble de tous. Il est possible cet art salutaire ; il doit être possible ; il doit même déjà exister.

« Ne voyons-nous pas effectivement, de temps en temps, un homme échapper, comme par miracle, à une maladie mortelle ? Les annales de la science ne nous signalent-elles pas des cas où des maladies qui semblaient ne devoir se terminer que par une mort déplorable, ont été rapidement vaincues, et ont fait place à une santé parfaite ? »

Les vérités qui demeuraient enfouies parmi les erreurs accumulées depuis tant de siècles, n'avaient point échappé à l'œil perspicace de Hahnemann, et son esprit n'attendait qu'une illumination soudaine, pour deviner la voie qui devait le conduire à la vérité. Un jour, occupé à traduire la matière médicale de Cullen, au chapitre du quinquina, il fut frappé des propriétés thérapeutiques nombreuses et contradictoires attribuées à ce remède et des hypothèses variées émises pour expliquer son action fébrifuge. Ces explications, qui n'expliquaient rien, éveillèrent son attention, et ce passage de Cullen, que personne n'eût remarqué, fût pour l'intelligence de Hahnemann, toute préparée à la commenter, un trait de lumière : « Tranchons le nœud, s'écria-t-il, j'essaierai le quinquina sur moi-même et j'en observerai les effets. »

Cette expérimentation entreprise par Hahnemann, fut le point de départ de la doctrine homœopathique. Jusqu'à lui personne n'avait eu l'idée de prendre à l'état de santé un médicament pour observer les effets qu'il pourrait produire. Cette pensée paraît pourtant si simple, qu'on ne comprend pas qu'elle n'ait pas été plus tôt réalisée :

« Mais, pourquoi, s'écrie Hahnemann, ce moyen n'a-t-il point été trouvé depuis vingt ou vingt-cinq siècles, c'est parce qu'il était trop près de nous et trop facile ; c'est parce qu'il ne fallait, pour y arriver ni brillants sophismes, ni séduisantes hypothèses. »

Et à ce propos, nous rappellerons ces éloquentes paroles prononcées récemment par M. le professeur Dumas :

« La providence, dit ce savant professeur, a semé sur nos pas une multitude de particularités, de faits vulgaires, que le commun des hommes remarque à peine, que le génie sait féconder, d'où il tire ses plus sublimes inspirations. Ces premiers linéaments de toute grande découverte, il n'est donné à personne de s'en passer ; mais, pour les mettre en œuvre, le travail d'un puissant esprit n'est pas moins nécessaire ; et si, pour dévoiler les lois qui régissent l'univers, il suffit d'une pomme qui tombe, il faut pourtant qu'un Newton soit témoin de la chute. »

Hahnemann expérimenta donc le quinquina sur lui-même, après s'être préalablement astreint à un régime convenable pour laisser au médicament toute sa sphère d'action. Il en prit, pendant quelques jours de fortes doses ; nota avec soin tous les phénomènes morbides qui se manifestèrent sur lui; ce qui le frappa et devait nécessairement le frapper, c'est que parmi ces phénomènes morbides, il éprouva des symptômes de fièvre intermittente. On comprend quel dût être l'étonnement de Hahnemann, en constatant qu'un médicament produisait sur l'homme sain, précisément les symptômes qu'il guérissait ordinairement chez l'homme malade. Il y avait là un rapport qui, s'il se reproduisait d'une manière générale, était une révélation tout entière. Aussi, avec cette aptitude du génie à saisir les rapports des choses et à remonter des phénomènes aux lois qui les régissent, Hahnemann vit-il s'ouvrir devant lui un champ indéfini et jusque-là inexploré d'expériences au bout duquel sa sagacité entrevit la loi des semblables.

Restait à constater que cette loi de similitude ne se manifestait pas seulement dans les effets du quinquina, mais qu'elle appartenait au mode d'action des diverses substances médicamenteuses. Hahnemann se dévoua tout entier à ces longues et pénibles expérimentations. Doué d'une santé parfaite, il se plaça dans un état permanent de maladie; il multiplia les essais sur un grand nombre de substances et il eut le bonheur de voir se confirmer les mêmes résultats, savoir, que les médicaments produisent sur l'organisme des effets analogues à ceux qu'ils peuvent guérir. Mais il ne s'arrêta pas à ces premières recherches; réunissant tout ce qui avait été écrit sur l'action des drogues simples, les empoisonnements aigus, les lentes intoxications, et compulsant toutes les guérisons remarquables rapportées par les auteurs, il vit encore se confirmer l'opinion qu'il s'était formée sur le mode d'action des substances médicamenteuses. Restait une autre épreuve à faire; il fallait expérimenter la doctrine au lit du malade. Il s'empressa d'accepter la Direction de l'Hôpital des aliénés de Georgenthal que lui offrit le duc Ernest de Gotha. Il y traita d'après la loi de similitude, et obtint les succès les plus encourageants, il guérit entre autres malades le Secrétaire de Chancellerie de Hanovre.

Hahnemann revint à Leipsik, afin d'y travailler plus complétement à l'élaboration du nouveau système médical. Il ouvrit dans cette ville, un cours pour les étudiants de l'Université; entouré bientôt d'élèves dévoués, il put entreprendre l'expérimentation des remèdes sur une plus grande échelle. Il répéta ses premières expériences, et étendit ses essais à un grand nombre de médicaments nouveaux. Ayant constaté que chaque substance médicamenteuse, en outre de ses propriétés les plus grossières, en recèle une multitude d'autres souvent fort importantes et qui étaient demeurées jusqu'alors ignorées; Hahnemann nota avec le plus grand soin les moindres nuances des effets médicamenteux. C'est ainsi qu'il arriva à constituer sa *Matière médicale pure*, arsenal immense dans lequel les homœopathes puisent sans cesse des armes précieuses contre l'infinie variété des cas morbides. De 1812 à 1822, il travailla à cette œuvre gigantesqué, sans pour cela se livrer avec moins d'ardeur à la pratique, et compléter ainsi ses travaux par les recheches cliniques.

Cependant Hahnemann, après avoir soumis, sous toutes les formes, la nouvelle doctrine au creuset de la logique et de l'expérience, en avait exposé les principes dans plusieurs écrits. Homme loyal et consciencieux, il croyait qu'on allait sinon les accueillir, avec enthousiasme, du moins les examiner avec impartialité ; il ne venait pas après tant d'autres ajouter à l'histoire de la médecine une vaine théorie ; il apportait des faits irrécusables, multipliés, et que chacun pouvait aisément vérifier ; mais ces hommes qui acceptaient alors avec tant de faveur les vues hypothétiques et extravagantes de Brown, n'eurent pour les travaux sévères et consciencieux de Hahnemann, que froideur et mépris. Une haine aveugle et implacable s'attacha à lui. Poursuivi par les médecins et par les pharmaciens, avec cette fureur passionnée dont beaucoup d'hommes de génie ont été les victimes, il fut obligé de fuir de ville en ville. Hahnemann cessa alors de chercher à convaincre ceux qui s'étaient déclarés ses adversaires. Armé de cette verve puissante que Broussais lui-même admirait, il répondit à leurs attaques par une juste et puissante critique. Devenu agresseur à son tour, il montra toute l'inanité des théories et de la pratique allopathique, et signala les plaies qui rongeaient la médecine depuis des siècles. Ces polémiques, qui ne tardèrent pas à attirer l'attention générale, amenèrent un grand nombre de partisans à la nouvelle doctrine.

Accueilli et protégé par un prince généreux, le Duc

d'Anhalt-Kœthen, qui le nomma son médecin d'office et conseiller d'État (1822), Hahnemann put se livrer librement à ses travaux littéraires et à la pratique de son art. Sa réputation était devenue plus qu'européenne. De toutes parts on réclamait ses conseils ; les personnages les plus éminents venaient se confier à ses soins. Entouré d'éléves respectueux et zélés, il voyait sa doctrine se propager parmi les médecins, et pénétrer avec eux dans les écoles et les Académies. L'heure de la réparation était venue, Hahnemann jouissait enfin du fruit de tant de labeurs, entrepris et suivis au milieu de luttes incessantes.

Veuf, depuis long-temps, il épousa, le 18 janvier 1835, Mlle D'Hervilly-Gohier, femme douée d'un esprit remarquable et de rares talents, qui était venue de Paris pour le consulter. Hahnemann pouvait ainsi espérer, pour la fin de sa carrière, une aimable société et des soins dévoués. Décidé à quitter Cöthen, il en partit nuitamment, afin d'éviter les obstacles que voulait opposer à son départ une population passée de la moquerie et de la haine à l'admiration et à l'enthousiasme. A Paris, où il se fixa, il continua de se livrer à la pratique ; on voyait se présenter, à ses consultations, les hommes les plus influents de la noblesse, de l'art et de la finance. Il est mort, dans cette ville, le 2 juillet 1843, conservant, jusqu'au dernier moment, toute la netteté de sa puissante intelligence.

Hahnemann a laissé un grand nombre d'ouvrages ; les plus importants sont : l'*Organon*, dans lequel il se livre à une étude critique de l'allopathie, et expose les principes de la doctrine homœopathique ; *la Matière médicale pure*, où sont consignés les effets des médicaments observés sur l'homme sain, et enfin le *Traité des maladies chroniques*. Cette trilogie, où le génie merveilleux du fondateur de l'homœopathie se montre à chaque page et qui suffirait à la gloire de plusieurs générations médicales, est le plus beau monument qu'on ait encore élevé à l'art de guérir.

Les adversaires de l'homœopathie en ont été réduits à invoquer, contre cette doctrine, l'immensité même de l'œuvre d'Hahnemann. Nous lisons dans le *Dictionnaire de médecine*, à propos du blâme jeté par l'Académie :

« Et, comme l'a fait, d'ailleurs observer M. Louis, dans la même séance (mars 1835), les faits que supposent les principes mis en avant par Hahnemann sont si nombreux, que vingt personnes, en y consacrant toute leur vie, n'auraient pu accomplir la tâche de les fonder sur l'expérience et l'observation, seules bases solides et réelles de la thérapeutique » (1).

Si MM. les académiciens, au lieu de mesurer Hahnemann à leur taille, se fussent élevés jusqu'à lui, eussent étudié sa doctrine, soumis à une expérience impartiale ces faits, qu'ils ont trouvé plus commode de nier, ils eussent trouvé que cette œuvre, que vingt académiciens n'auraient pu accomplir, Hahnemann a su l'achever. Et quelle admiration n'éprouve-t-on pas ensuite pour cet homme de génie quand on a constaté la réalité de cette œuvre colossale. Quelle place n'a-t-il pas méritée parmi nos gloires médicales, ce patient observateur qui a pu se résoudre à expérimenter plus de cent

(1) *Dict. de Méd.*, t. XV, p. 357.

médicaments, à noter un à un leurs symptômes avec une exactitude scrupuleuse (le soufre seul en a 1969), et à multiplier les essais sur la même substance. Quel nom donner à ce profond penseur qui, embrassant à la fois la physiologie, la pathologie et la thérapeutique, a su créer une doctrine complète; quel nom lui donner à cet infatigable publiciste, qui n'a craint ni les déchirements d'une lutte incessante, ni les persécutions de l'envie?

Et c'est à un pareil homme que nos chétifs observateurs prodiguent l'ironie; c'est en face de cette œuvre monumentale qui n'a pas de pareille à travers les siècles qu'on ose afficher le rire du mépris : *Invidia medicorum pessima.*

Si Hahnemann avait seulement trouvé un médicament spécifique, un moyen prophylactique comme Jenner, peut être après l'avoir persécuté et injurié pendant sa vie, en serait-on aujourd'hui à lui élever des statues; mais il ne s'est pas borné à doter la thérapeutique d'un spécifique aussi précieux que le quinquina ou le mercure, il a osé en découvrir un grand nombre; il a fait plus, il a donné la méthode au moyen de laquelle on pouvait arriver à s'en procurer de nouveaux; et enfin, la loi qui servait à leur application dans les maladies, et qui fondait la thérapeutique sur une base immuable. Oser faire tout cela quand on ne fait partie d'aucune coterie, quand on n'est pas de l'Académie! étonnez-vous donc ensuite que l'envie et l'ignorance s'acharnent encore sur ses cendres à peine refroidies.

Qu'il me soit permis, après ces quelques détails sur le vénérable fondateur de l'homœopathie, de payer un juste tribut d'hommages à ses fervents et dévoués disciples : Les Franz, les Gross, les Bœnninghausen, les Stapf, les Hornbourg. Plusieurs, après les expériences qu'ils avaient faites sur eux-mêmes, alors que la découverte des doses dynamisées n'était pas encore faite, ont langui dans les souffrances d'un mal incurable, et on peut dire, à bon droit, qu'ils ont été les apôtres et les martyrs de la nouvelle doctrine.

Nous ne terminerons pas cette courte notice, où nous avons surtout parlé de Hahnemann comme fondateur de la doctrine nouvelle, sans dire quelques mots de l'homme. Voici ce qu'écrivait, en 1833, un médecin distingué de Lyon, M. le docteur Rapou père, au retour d'un voyage entrepris dans le but de le connaître :

« Je n'ai pu me défendre, en voyant Hahnemann, d'un sentiment de vénération qu'aucun homme de génie et de science ne m'a encore fait éprouver. Ses cheveux blancs, son air grave et sévère tempéré par des manières très-affables, son front élevé, son regard vif et perçant, et le cachet ironique de son sourire révèlent bien le penseur profond, mûri par l'expérience, et le critique impitoyable qui a frappé de ses traits acérés la vaine et prétentieuse doctrine des écoles.....

« J'avais besoin de voir ce grand homme, dont on a si diversement parlé, pour l'apprécier convenablement ; j'avoue que j'ai été frappé de la netteté et de la logique de ses raisonnements, de son ardente conviction, de la fraîcheur et de la vivacité de ses idées. Voilà donc me, disais-je, l'objet de tant d'attaques passionnées et de malveillantes critiques, celui que nos confrères ont représenté comme un insensé ! »

Hahnemann, homme religieux et austère, consacrait tous ses moments à l'étude. Il ne quittait ses malades que pour reprendre ses travaux de cabinet, poursuivant son œuvre avec cette ardeur, cette patience infatigables qu'on rencontre dans certains savants d'outre Rhin. Mon père, qui a vécu dans son intimité, ne pouvait assez admirer son érudition vraiment prodigieuse et surtout cette modestie, ces manières affables et simples, ce dévouement à l'humanité, cet amour du bien que trahissaient ses moindres paroles. On retrouve du reste tous ces sentiments dans ses écrits. Hahnemann, savait non-seulement s'attacher tous ceux qui l'approchaient, mais il leur communiquait ces convictions profondes et cet amour de la science qui l'animaient. C'est auprès de lui que mon père conçut la pensée de se consacrer à la propagation de l'homœopathie dans les classes pauvres, propagation à laquelle il se voua pendant plus de vingt ans, et pour le succès de laquelle Hahnemann, malgré ses immenses travaux, daignait le soutenir de ses conseils et de ses encouragements.

CHAPITRE II.

Loi des Semblables. — Expérimentation pure.

> Basée sur une loi thérapeutique invariable, parce qu'elle est puisée dans la nature ; riche de la connaissance des véritables propriétés des médicaments, qui lui ont été dévoilées par l'expérimentation sur l'homme sain et confirmées par l'observation au lit des malades, toujours il lui est possible (à l'homœopathie) de déterminer *à priori* quel médicament est approprié à tel ou tel état pathologique donné.
>
> Docteur SOLLIER,
> Anc. Prés. de l'Acad. Imp. de Médecine de Marseille.

Nous avons indiqué dans le chapitre précédent quelles étaient les deux bases pratiques sur lesquelles Hahnemann avait fondé l'art de guérir; d'une part, la loi de similitude qui révèle la corrélation entre la maladie et le remède, d'autre part l'expérimentation pure, c'est-à-dire la méthode la plus sûre pour déterminer *à priori* les propriétés des médicaments. Voilà donc trouvé le principe qui régit la thérapeuthique, et la méthode qui régit la matière médicale. Nous allons examiner successivement ces deux principes, car ils constituent la partie la plus essentielle de l'homœopathie et, comme nous l'avons déjà remarqué, cette doctrine repose tout entière sur les faits les mieux observés, et tout ce qui est à proprement parler conception, théorie, idée systématique peut, à la rigueur, être laissé de côté sans infirmer ni la valeur de la loi de similitude, ni celle de l'expérimentation pure.

§ Ier.

Similia similibus curantur.

Les grandes vérités sont d'ordinaire précédées, comme le jour, d'une sorte de lueur crépusculaire, et longtemps avant qu'elles soient formulées d'une manière précise et qu'elles apparaissent dans tout leur éclat, un vague pressentiment les annonce. Il en a été ainsi de la grande loi qui domine la thérapeutique. Cette loi est si vraie et si générale, qu'on en retrouve l'application dans tous les temps et qu'elle a été entrevue, par les médecins de la plus haute antiquité. Hippocrate l'a pressentie ; ce vaste génie n'a pas seulement dit : *Le vomissement guérit par le vomissement* (aph), ce qui n'exprime qu'un fait isolé, mais il s'est élevé jusqu'à une pensée plus générale.

« La plupart des maladies guérissent par les agents susceptibles de les produire »(1).

(1) *De morbo sacro opp.*, t. III, p. 131, *éd Haller*.

Il revient du reste sur la même pensée dans plusieurs passages de ses écrits. Enfin Hippocrate, que nos adversaires citent souvent, mais qu'ils se gardent bien d'imiter ne se borna pas à reconnaître la valeur de la loi des semblables en théorie; sa pratique nous offre des exemples remarquables de l'application de ce principe.

« A Athènes, un homme fut pris de choléra; il rendait par haut et par bas....... ni le vomissement ni les selles ne pouvaient être arrêtées, sa voix s'était éteinte;..... les yeux étaient ternes et caves; il y avait des spasmes provenant du ventre...... Ce malade but de l'ellébore (veratrum), les selles et les vomissements s'arrêtèrent... il réchappa » (1).

Or, les effets produit par le *veratrum* sur l'homme sain, sont analogues à ceux du choléra, ainsi qu'on peut le voir, non-seulement dans la *Matière médicale pure*, à la pathogénésie de ce médicament, mais encore dans les ouvrages allopathiques (2).

Il y a 22 siècles, Démocrites écrivait à Hippocrate:

« L'ellébore qui rend la raison aux insensés, trouble les raisons saines. »

Parmi les médecins qui eurent un pressentiment de la loi des semblables, Hahnemann cite plus particulièrement Boulduc, Detharding, Bertholon, Thoury, Stœrck, mais celui dont la conviction à l'égard de la vérité

(1) *Œuvres complètes d'Hippocrate*, trad. par Littré, 5e livre, *des épidémies*, chap. X, t. V, p. 211.

(2) Voyez *Comment.* de André Matthiode sur Dioscoride, livre IV, p. 443. — Voyez surtout le même ouvrage, livre VI, p. 575. — Voyez Bouchardat, *Manuel de mat. méd. et de thérap.*, p. 97 et 101. — Voyez l'empoisonnement d'une famille par l'ellébore blanc dans le *Journal des connaissances médico-chirurgicales*, 1er nov. 1851.

homœopathique se trouve exprimée de la manière la plus formelle est le Danois Stahl (1).

« La règle admise en médecine, dit-il, de traiter les maladies par des remèdes contraires ou opposés aux effets qu'elles produisent (*contraria, contrariis*), est complétement fausse et absurde. Je suis persuadé, au contraire, que les maladies cèdent aux agents qui déterminent une affection semblable (*similia similibus*). »

Thomas Trastus soutint, dans une discussion, que la méthode de guérir d'après le principe, *similia similibus*, était la seule bonne. Van Helmont a défendu cette opinion (2).

Thomas Paracelse a écrit : *Scorpio scorpionem curat.* » Et ailleurs « Neque enim unquam ullus morbus calidus per frigida sanatus fuit, nec frigidus per calida, *simile autem suum similem frequenter curavit.* »

Linnée : « Morbus per morbum sanatur. »

Franck, ayant vu guérir la diarrhée par des purgatifs, se demande si, en thèse générale, les purgatifs ne guérissent pas la diarrhée ?

A une époque où les ouvrages de Hahnemann n'étaient point encore connus en France, Sainte-Marie de Lyon, dans son *Formulaire médical* (p. 80), après avoir rapporté des guérisons opérées par des médicaments qui donnaient à l'homme sain la maladie qu'ils étaient appelés à guérir chez l'homme malade, s'écriait :

« Il est impossible que ces faits ne soient que d'heureux hasards ; ils se rattachent indubitablement à *quelque grande loi*

(1) J. Hummel, *Comment. de arthritide*, Budingœ 1738, in-8, p. 40—42.

(2) Voy. Rapou, *Hist. de la doct. homœop.*, t. I, p. 390.

thérapeutique........ Il est certain que nous guérissons quelquefois en agissant *dans le sens même* de la nature et *en complétant* par nos moyens l'effort salutaire qu'elle a entrepris, mais qu'elle n'a pas la force d'achever. »

Cette pensée exprime de la manière la plus heureuse l'action des moyens homœopathiques.

Une chose remarquable, c'est qu'on retrouve cette idée chez les poëtes et chez les philosophes. Je citerai entre autres : Le Dante (*Enfer*) et Campanella (*cité du Soleil*).

Saint-Grégoire le grand disait au seizième siècle, dans ses *Œuvres morales* :

« Similia similibus aliquando curat medicina, aliquando contrariis. »

Saint-François de Salles écrivait vers le milieu du seizième siècle :

« Les médecins méthodiques ont toujours en bouche cette maxime que les contraires sont guéris par les contraires ; les spagiriques célèbrent une sentence opposée à celle-là, disant que les semblables sont guéris par les semblables. »

On voit donc que la loi de similitude a été pressentie dès l'origine de l'art de guérir. Ce n'est donc pas comme voudraient le faire croire certains médecins, une idée qui a surgi brusquement dans le cerveau du fondateur de l'homœopathie. Il est vrai de dire, au contraire, que depuis Hippocrate jusqu'à Hahnemann, elle a accompli cette phase d'évolution qu'on peut appeler la période de développement des vérités.

« S'il existe une idée ancienne, dit M. Chevreuil (*Journal des savants*, année 1853), c'est celle de combattre l'action délétère d'un corps sur l'économie animale par son identique, son semblable, son analogue ou son correspondant. Or le principe des médecines appelées de nos jours *Isopathie* et *Homœopathie*, et crues nouvelles par beaucoup de gens qui ne lisent que les journaux, est cette même idée. Nous n'éprouvons que l'embarras du choix des citations. »

L'homœopathie peut donc revendiquer une origine ancienne, et le chancelier Bacon ne pourrait nous reprocher de *venir sans paternité et en notre propre nom* (1). *Nous nous sommes arrêtés sur les voies anciennes*, suivant l'expression de ce philosophe, *nous avons considéré quel était le bon et le droit chemin, et nous avons tâché d'y marcher.*

Hahnemann, ainsi que nous l'avons vu, ne formula la loi des semblables qu'après en avoir reconnu la réalité par l'expérimentation pure et par la clinique. Il fit mieux, afin de prévoir toute objection, il montra qu'on en trouvait la vérification dans la pratique des médecins les plus célèbres de tous les temps. On trouve dans l'*Organon*, sous le titre de *Guérisons homœopathiques dues au hasard* (de la page 59 à la page 109) des exemples extrêmement remarquables de guérisons obtenues par des médicaments qui avaient précisément pour effet de produire sur l'homme sain une affection semblable à celle dont le malade était atteint. Il serait trop long de reproduire ces faits empruntés à l'école allopathique et dont nous n'avons pas besoin de faire ressortir la valeur, il nous suffira de citer à cet égard l'opinion de deux professeurs éminents de l'école de Paris, dont le témoignage en fait d'homœopathie ne saurait être suspect :

(1) Vid. *de dign. et augm. scienc., lib.* III.

« Lorsque Hahnemann émit le principe *similia similibus*, disent MM. Trousseau et Pidoux, il prouva son dire en l'appuyant sur des faits empruntés à la pratique des médecins les plus éclairés » (1).

La clinique de l'école ancienne continue à confirmer de nos jours la vérité du principe de similitude, et les allopathes les plus éclairés viennent déposer en sa faveur. On lit dans l'*Enchiridion* de l'illustre Huffeland, archiatre de Prusse, et premier médecin du Roi :

« La plupart des maladies nerveuses ou névroses ne peuvent être efficacement traitées que par l'emploi des substances qui produisent chez l'homme sain des souffrances semblables ».

Barthez dit avoir observé :

« Que l'abus des antiscorbutiques même médiocrement actifs, produit les symtômes du scorbut chez des sujets qui auparavant ne paraissaient point y être disposés. »

Nous lisons dans Barbier :

« On pourra trouver étonnant que, dans les affections spasmodiques, les remèdes les plus efficaces soient tous des substances (belladona, hyosciam, chamom.), qui, elles-mêmes, ont la faculté de susciter des accidents spasmodiques quand on les prend à haute dose. »

MM. Merat et de Lens, membres de l'Académie de médecine, ne disent-ils pas, à propos de l'emploi du baume de copahu :

« Il produit l'*inflammation des voies urinaires* et des parties adjacentes. Ainsi on l'a vu *enflammer l'urètre*, produire la *rétention d'urine, la phlegmasie de la vessie, celle de la prostate de l'anus, du rectum, etc.* C'est une chose remarquable de voir ce médicament conseillé pour guérir à peu près les mêmes maladies que d'autres praticiens lui voient causer » (2).

(1) *Ouv. cit.*, 3me édit., t. I, p. 453.

(2) *Dict. univ. de mat. méd.* Paris 1830, t. II, p. 419.

MM. Trousseau et Pidoux ont écrit, à propos de l'emploi de la belladone dans la folie :

«....... L'analogie, ce guide si sûr en thérapeutique, nous conduit à user de ce moyen (la belladone), dans le traitement de la folie, par cela même que la belladone, prise à une dose plus élevée, produit une folie passagère ; car *l'expérience a prouvé qu'une* MULTITUDE *de maladies étaient guéries par des agents thérapeutiques qui semblent agir dans le même sens que la cause du mal auquel on les oppose* » (1).

M. Bouchardat, pharmacien en chef de l'Hôtel-Dieu, professeur d'hygiène à la Faculté de Paris, observe que « La plupart des belles découvertes thérapeutiques de Th. Paracelse, reconnaissent pour point de départ le principe *similia similibus curantur* » (2).

Ces paroles acquièrent encore plus de valeur si on y ajoute celles qui précèdent :

« Sauf quelques produits importants, dont la découverte de l'Amérique et les recherches des chimistes ont enrichi la médecine, que faisons-nous de mieux aujourd'hui ? »

C'est-à-dire que faisons-nous de mieux que Paracelse ?

Rappellerons-nous les paroles si remarquables inspirées à M. Andral par la loi de similitude (3) ?

Les esprits distingués de l'école allopathique qui, au premier abord, avaient déclaré la loi des semblables si profondément absurde, en sont venus à enregistrer dans leurs journaux des aveux comme celui-ci, emprunté au docteur Louis Saurel, rédacteur de la *Revue thérapeutique du Midi*.

(1) *Ouv. cit.*, t. II, p. 70.

(2) *Formulaire magistral*, 1840, p. 404.

(3) Voy. Introduction, p.

« Notre incrédulité porte bien moins sur le principe des semblables, que nous reconnaissons *être rationnel et fréquemment applicable*, que sur les doses infinitésimales.

« *Nous croyons, sans peine, qu'on peut guérir certaines maladies, peut-être même* LA PLUPART DES MALADIES, *par des remèdes dont l'action leur est homœopathique*, pourvu que leur dose tombe sous les sens ; mais l'action des infiniment petits est une chose que nous ne pouvons concevoir. »

Il fut un temps où un aveu de ce genre n'eût pas trouvé une plume pour l'écrire, un journal pour l'éditer. Ainsi donc on accepte, dans le traitement de *la plupart des maladies*, la convenance de la loi de similitude ; bientôt on écrira dans *toutes* les maladies. On ne s'étonnera plus ensuite de voir des praticiens, dont le nom fait autorité dans l'école, invoquer, pour l'emploi d'un médicament, la loi homœopathique.

« L'administration de la strychnine, dit M. Mérat de l'Académie de médecine, cause des accidents tétaniques dans le système musculaire, qui nous ont fait penser qu'on pouvait peut-être appliquer ici l'axiome : *similia similibus curantur*, comme on voit un vomitif guérir certains vomissements, le quinquina provoquer et pourtant guérir la fièvre, etc. »

M. Mérat conclut en proposant l'emploi de la strychnine dans le tétanos (1).

Dans l'ordre moral, la loi de similitude présente les applications les plus frappantes. Ne voyons-nous pas des malheureux recouvrer la raison dans les mêmes circonstances où ils l'ont perdue, des maladies produites par une émotion morale être guéries par la même cause? Les

(1) *Dict. univ. de mat. méd.*, par Mérat et de Lens, membres de l'Académie de médecine, *supplément*, p. 677.

faits de ce genre abondent. Ne voyons-nous pas les hommes qui sont frappés d'affliction fuir les fêtes, les plaisirs, préférer la solitude, se complaire dans l'entretien des personnes qui partagent les mêmes peines, et ne trouver de soulagement que dans les larmes? C'est cette vérité vulgaire qu'expriment les vers du poète :

Cherchez, mortels, le tumulte des villes !
Ce qui charme vos sens, aggrave ma douleur.
Le silence et l'aspect des lugubres asiles,
Voilà ce qui convient au trouble de mon cœur....
Quand tout, autour de moi, respire la tristesse,
Mon cœur est soulagé, je sens moins mon malheur;
Je crois que la nature à mon sort s'intéresse;
Ou plutôt, il me semble, et j'en suis consolé,
Que tout est comme moi plaintif et désolé !

L'illustre professeur Lordat, dont le nom fait autorité en physiologie, va nous dire ce qu'il faut penser de la loi de similitude et de la loi des contraires au point de vue physiologique.

« Quand une tristesse vague, consécutive d'une passion mentalement dissipée, se prolonge indéfiniment, l'individu tombe fréquemment dans une hypochondrie qui l'oblige à s'adresser à la médecine. Les praticiens conseillent alors la *distraction;* mais comme ce précepte est vague, les amis et les parents engagent le malade à changer de vie, de lieu, de sociétés, d'habitudes. Si cela se fait sans ménagement et sans discernement ; si cela n'est pas dirigé par une thérapeutique rationnelle (le mot homœopathique eût été plus exact), le remède devient pire que le mal. Un contraste de conduite peut révolter l'individu et lui donner une aversion insurmontable pour tout ce qui a le moindre rapport avec le moyen prescrit....... *S'il est profondément triste, gardez-vous de chercher à l'égayer, commencez par le faire pleurer*........ le malade s'accoutumera progressivement à passer d'une tristesse amère à une tristesse langoureuse, de la langueur à la suavité, de la volupté au plaisir. *Ne heurtez pas un dynamisme humain* qui prend, il est vrai, une direction vicieuse, mais qui depuis long-temps n'en a pas suivi une autre. Si vous lui opposez directement un obstacle, il s'arrêtera, le détruira ou le franchira ; mais, *si vous vous unissez à lui pour marcher ensemble*, un artifice habile pourra vous rendre le maître de votre compagnon, et vous finirez par l'amener au lieu où vous vouliez qu'il arrivât » (1).

Il est à regretter que M. Lordat, absorbé par ses travaux physiologiques, n'ait pas pu, faute de temps, comme il le dit lui-même, étudier l'homœopathie et appliquer à la thérapeutique ces idées qu'il développe en physiologie; il eût été homœopathe.

Nous avons dit comment Hahnemann, ayant essayé sur lui-même le quinquina, et en ayant éprouvé, entre autres effets, des phénomènes de fièvre intermittente, avait été conduit à la découverte de la loi des semblables. Les allopathes n'ont pas manqué, comme on pense, de nier ce fait, d'autant plus capital qu'il était le point de départ de l'homœopathie. Nous croyons utile d'en démontrer la réalité, d'après les allopathes mêmes qui ont pris la peine de l'observer. Nous avons déjà vu ce qu'en pensaient M. Mérat de l'Académie de médecine (V. p. 501), MM. Trousseau et Pidoux (Voy. p. 342 et suiv.) ; invoquons le témoignage d'autres auteurs.

Ozann reconnaît au quinquina cette propriété fébri-

(1) 12e Leçon du cours de phys., année 1850-1851, *Gazette méd. de Montpellier*, 15 avril 1853.

fuge dans *Hufeland's journal* (t. 61, suppl., p. 97); Hirschel cite, à ce sujet, des observations très-concluantes *(Rhein, Westphal., Sûr médic. n. chirurg.* L. 2); Fr. Jos. Withmann traite longuement de cette propriété et l'établit sur une foule d'expériences dans l'ouvrage couronné en 1825 par la société médicale de Harlem et publié sous le titre : *Le sulfate de quinine étudié dans son action médicinale* (Mayence, 1827); Thomassin et Thuessink rapportent des faits analogues (*Geneesk Waarneming*. Groning, 1826).

« Dans l'aliénation mentale, le sulfate de quinine, administré à haute dose, à l'époque où l'intermittence n'est plus sensible, rend non-seulement le type, de continu qu'il était, intermittent, mais fait, qui plus est, changer le mouvement réactif en véritable fièvre intermittente, caractérisée par les périodes de froid, de chaleur et de sueur » (1).

Écoutons un des praticiens les plus considérables de l'allopathie, M. le docteur Bretonneau, dont MM. les professeurs Velpeau, Trousseau, etc., s'honorent d'avoir été les élèves :

« L'observation de chaque jour prouve que le quinquina donné à haute dose détermine, chez un grand nombre de sujets, un mouvement fébrile très-marqué..... Le plus souvent, des tintements d'oreilles, la surdité, et une sorte d'ivresse précèdent l'invasion de cette fièvre; un léger frisson s'y joint; une chaleur sèche, accompagnée de céphalalgie succède à ces premiers symptômes, s'éteint graduellement et se termine par de la moiteur. Loin de céder à de nouvelles et plus fortes doses de ce médicament, la fièvre causée par

(1) *Traité des phrénopathies*, par le docteur Guislain, p. 49, Bruxelles, 1835.

l'absorption du principe actif du quinquina, ne manque pas d'être exaspérée » (1).

« M. Piorry, dit le docteur E. Aubert, nie formellement que le sulfate de quinine produise la fièvre intermittente chez les individus sains. Quelque singulier que paraisse cet effet, nous pouvons assurer en avoir vu plusieurs exemples, et nous sommes heureux de pouvoir citer, à l'apui de notre assertion, l'autorité de M. Gaudorp, un de nos médecins militaires les plus distingués. Il résulte des expériences que ce médecin a faites sur lui-même, que le sulfate de quinine provoque chez un individu en bonne santé de véritables accès de fièvre intermittente » (2).

« M. le docteur R...., de Marseille (séance de l'Académie des sciences, juin 1851), rapporte que les ouvriers qui travaillent à la fabrication du sulfate de quinine sont sujets à une fièvre particulière qui imite la fièvre intermittente » (3).

Dans un travail présenté à l'Académie des sciences, par M. Chevalier, le 7 octobre 1850, travail intitulé : *Essai sur la santé des ouvriers qui s'occupent de la préparation du sulfate de quinine et sur les moyens de prévenir les maladies auxquelles ils sont sujets*, on trouve :

« Que M. Zimmer, fabricant de sulfate de quinine, à Francfort, a reconnu que les ouvriers qui étaient employés à la pulvérisation du quinquina dans sa fabrique, étaient atteints d'une fièvre particulière qu'il désigne par le nom de *fièvre de quinquina*. »

Nous pourrions multiplier les citations, et on en trouvera un certain nombre dans le cours de ce livre, qui sont empruntées aux allopathes.

(1) *Journ. des connaiss. médico.-chirurg.*, t. I, p. 136.

(2) *Revue médicale*, mars 1840, p 461.

(3) *Du quinquina*. Briquet, p. 118.

La vaccine qui est le fait le plus constant et le plus remarquable de l'ancienne médecine, rentre complétement dans la loi de similitude :

« As the cow-pox, disait Jenner, destroys the susceptibility of the small-pox, so the mall-pox destroys that of the cow-pox » (1).

« La vaccine, dit le docteur Magnan, n'est qu'une variété de la variole, et la preuve ressort non-seulement de la ressemblance de la pustule vaccinale avec la pustule variolique mais encore de ce fait qu'on produit la vaccine chez les vaches en les enveloppant dans des couvertures de laine dans lesquelles sont morts des varioleux. On vient de proposer, pour remplacer le vaccin de vache, qui est très-rare, d'inoculer aux personnes qu'on veut préserver de la variole le pus provenant de variole discrète, en mélangeant ce liquide avec du lait de vache, et ce procédé a réussi. (Voir la thèse du docteur Bossu sur l'inoculation lacto-variolique »).

Le soufre guérit certaines maladies de la peau qu'il produit sur l'homme sain. Le phénomène qu'on désigne sous le nom de *poussée* dans les établissements d'eaux sulfureuses, en est un exemple remarquable. Du reste, tous les agents directs ou spécifiques employés par l'allopathie, ne sont autre chose que des agents homœopatiques. Nous avons parlé du quinquina et du soufre : le mercure obéit à la même loi. Ce médicament, qui est le meilleur spécifique de la syphilis, produit en effet sur l'homme sain des phénomènes analogues à ceux de la maladie qu'il est appelé à guérir. Cette propriété remarquable a conduit le docteur Zlatarowich, aujourd'hui professeur de matière médicale à la célèbre Académie

(1) Voy. *Hooper's medical dictionary*. p. 440.

Joséphine de Vienne, à étudier et à embrasser l'homœopathie. Voici comment il raconte lui-même sa conversion à la nouvelle doctrine :

« Je traitais du mercure et des effets physiologiques de cette substance, lorsque tout-à-coup je m'aperçois que je fais la description à peu près exacte de la maladie vénérienne. Cette idée me traverse l'esprit comme un éclair, me frappe et m'interdit au point que je suis forcé de plier mes notes et de terminer brusquement la leçon, à la grande stupéfaction de mon auditoire.

Rentré chez moi, je fais renvoyer tout visiteur pour ne pas être distrait, et, dans un état de vive agitation, je me mets à réfléchir à la découverte importante que je venais de faire. Je ne connaissais l'homœopathie que d'une manière très-imparfaite, et j'avais contre elle les préventions communément partagées par ses adversaires. Cependant son principe des semblables me vint naturellement à l'esprit, et je cherchai avidement dans cette doctrine l'explication et la vérification générale de la particularité qui m'avait si vivement frappé dans les effets du mercure. Je vérifiai pour toutes les substances médicamenteuses la réalité de cette merveilleuse loi des semblables, loi thérapeutique générale et fondement de l'art de guérir; j'ai adopté depuis lors, sans restriction, la méthode homœopathique. »

§ II.

Expérimentation pure.

Ainsi que nous l'avons vu, deux routes se présentaient aux expérimentateurs pour étudier l'action physiologique des médicaments : l'une, l'expérimentation à l'état physiologique comprenant les expériences sur les animaux, les vivisections, les données toxicologiques et les essais sur l'homme lui-même; l'autre, leur expérimentation sur l'homme malade. L'école allopathique s'est surtout attachée à cette dernière méthode, s'adressant d'une manière secondaire aux expériences sur les animaux et aux données toxicologiques, négligeant enfin l'expérimentation sur l'homme sain. Nous avons démontré l'insuffisance de cette manière de procéder et l'inanité de ses résultats. Hahnemann comprit le premier toute la valeur de l'expérimentation sur l'homme sain, et il lui assigna le rang qu'elle méritait d'occupper. Avant lui cependant, Haller avait senti l'importance de ce lumineux précepte qu'il formula sans en poursuivre l'application. Vers le milieu du dernier siécle, il écrivait dans la préface de sa *Pharmacopée helvétique* (*p.* 12) :

« *Primum in corpore sano medela tentanda est, sine peregrina ulla miscella, exigua illius dosis ingerenda et ad omnes, quæ inde contiguas affectiones, qui pulsus, qui calor, quæ respiratio, quænam excretiones attendendum. Indè ad ductum phænomenorum in sano obviorum transcas ad experimenta in corpore ægroto.* »

Hahnemann, ayant entrepris d'établir une matière médicale contenant tous les effets produits par les médicaments sur l'homme sain, commença par essayer successivement les spécifiques généralement employés dans l'ancienne école; puis, agrandissant le cercle de ses recherches, il expérimenta des substances dont les propriétés spécifiques étaient entièrement inconnues. C'est ainsi qu'il arriva à déterminer les effets d'un grand nombre de médicaments, et qu'il put placer en regard de la pathologie ou science des manifestations morbides, la pathogénésie ou science des maladies médicamenteuses. La méthode des essais sur l'homme sain prit le nom d'expérimentation pure par opposition aux résultats impurs, c'est-à-dire, toujours mélangés des symptômes morbides que fournit la clinique.

Dans les expériences qu'ils ont entreprises sur l'homme sain, Hahnemann et ses élèves ont pris de nombreuses précautions, les unes relatives au sujet lui-même; les autres, aux médicaments; d'autres se rapportant aux résultats obtenus.

Et d'abord, en ce qui concerne les expérimentateurs il est plusieurs causes d'erreurs à éviter. On conçoit facilement que, si les remèdes ont un fond d'effets spéciaux qui se retouvent chez tous les expérimentateurs, il est des des symptômes accessoires, certains détails, certaines nuances qui peuvent présenter des variations suivant l'âge, la force, le tempérament, les dispositions particulières, le genre de vie, le sexe de chaque sujet. Ainsi, certains symptômes du médicament, se montreront chez les enfants qui se produisent rarement chez l'adulte, il en est ainsi, par exemple, de l'exanthème scarlatinoïde produit par la belladone. Des sujets robustes éprouvent un effet très-marqué d'un médicament, tandis que des sujets délicats pourront en être médiocrement affectés. Chez certains sujets, le remède aura de la tendance à porter ses effets sur un organe plutôt que sur un autre, et il produira par suite, d'une manière marquée, des symptômes qui seraient beaucoup moins sensibles chez d'autres expérimentateurs. Il est des sujets qui éprouvent des effets très-variés, quand d'autres n'en ressentent qu'un petit nombre.

Il y avait donc nécessité d'expérimenter, comme l'a fait Hahnemann, sur un certain nombre de sujets de sexes, de tempéraments, d'âges différents, placés dans des conditions sociales et des circonstances diverses. Il fallait également choisir des sujets doués d'une bonne santé, de manière à ce que les effets pathogénétiques des médicaments ne fussent pas altérés par une disposition morbide. On a objecté que cette condition était difficile à remplir, et, en effet, il est peu de sujets qui ne soient sous l'influence plus ou moins marquée de quelque principe morbide général, héréditaire, dont quelque organe ne soit plus facilement impressionnable que les autres, qui n'aient, en un mot, leur tendance, leur disposition maladive. Mais on peut remarquer aussi, que s'il est difficile de trouver des sujets parfaitement sains, il ne l'est nullement d'en trouver qui jouissent d'un état habituel de santé, et chez lesquels les manifestations normales de la vie l'emportent tellement sur les dispositions morbides, que la substance médicamenteuse pourra produire le plus grand nombre de ses effets exempts de toute modification, et qui resteront invariables dans les divers essais.

Pendant toute la durée de ceux-ci, les expérimentateurs doivent se soumettre à un régime régulier, éviter dans le choix des aliments et dans le milieu qui les entoure, tout ce qui pourrait troubler l'action du médicament, se tenir sous le double rapport du moral et du physique, dans un état de calme aussi complet que possible ; si cet état venait à être troublé, il faudrait recommencer de nouveau l'expérience.

Quant au médicament, la question des doses a une grande importance ; il importe de distinguer les effets recueillis après l'ingestion d'une dose faible, modérée ou forte. En général, la dynamisation et la petitesse des doses, favorisent l'apparition des caractères spéciaux qui forment les propriétés caractéristiques des substances. Ainsi, pour en citer un exemple bien connu, le tartre stibié, le calomel, l'huile de térébenthine administrés à doses minimes et réfractées, commencent à manifester leur action spéciale, le premier sur le poumon, le second sur l'appareil salivaire et buccal, la dernière sur l'appareil urinaire. A doses plus fortes, ces effets spéciaux font place aux effets généraux de purgation et de vomissement.

Les doses fortes, et ceci est vrai surtout pour les substances énergiques, excitent des effets tumultueux. L'allopathie s'arrête à ces sensations grossières, qui sont communes à un grand nombre de médicaments, et au milieu desquelles disparaissent toutes les nuances, tous les effets réels et caractéristiques de la substance expérimentée. L'homœopathie, au contraire, s'attache surtout à obtenir ces derniers effets, d'où se déduisent le caractère différentiel de chaque médicament et ses indications spéciales, et qui ne se manifestent le plus souvent que par une expérimentation continue, persistant même alors qu'on est obligé de les suspendre.

Les médicaments ont été expérimentés à des doses plus ou moins fortes, ils ont été rarement administrés en nature, mais en solution alcoolique ou après avoir été soumis à une trituration prolongée (1). Les médicaments

(1) M. Léon Simon fils, dans son excellent travail sur la différence

préparés suivant la méthode homœopatique à une dilution plus ou moins élevée, permettent de constater d'une manière plus complète les effets caractéristiques d'une foule de substances; il en est même qui ne manifestent leur action qu'administrés de cette manière. C'est en expérimentant avec les préparations homœopathiques que Hahnemann est arrivé à reconnaître les effets remarquables de substances, que l'ancienne médecine regardait comme inertes, ainsi, l'or à l'état métallique. Il prit de l'or, en feuilles, très-pur (de 23 carats et

de la méthode expérimentale dans l'école homœopathique et dans l'école allopathique, trace les règles à suivre dans l'expérimentation pure : « S'il paraît utile, dit-il, de donner le médicament en dissolution aqueuse, ce qui arrive pour certains sels, ou en infusion, comme on est parfois obligé de faire pour certaines plantes, on ne devra exécuter ces préparations qu'au moment de les administrer. Dans tous les cas, il faudra commencer par une quantité de médicaments aussi faible que possible, choisir souvent la 30me dilution, et répéter la dose chaque jour, jusqu'au moment ou se produisent les premiers effets de traction pathogénétique ».

Mais rappelons ce que dit Hahnemann dans son *Organon* relativement aux doses: « un médicament (expérimenté sur l'homme sain) n'affecte pas tout le monde avec la même force; il règne une grande diversité à cet égard. On voit quelquefois une personne qui paraît délicate n'être point affectée par un médicament qu'on sait être très-énergique et qui lui avait été donné à dose modérée, tandis qu'elle l'est assez fortement par d'autres substances bien plus faibles. De même, il y a des sujets très-robustes qui éprouvent des symptômes morbides considérables de la part d'agents médicinaux doux en apparence, et qui, au contraire, ressentent peu les effets d'autres médicaments plus forts. Or, comme on ne sait jamais d'avance lequel de ces deux cas aura lieu, il est à propos que chacun débute par une petite dose et qu'il l'augmente ensuite, de jour en jour, si la chose est jugée nécessaire ».

6 grains), en broya un grain pendant deux heures avec cent grains de sucre de lait. Ces cent grains dissous dans de l'eau, firent naître chez l'expérimentateur des symptômes marqués. Il en a été de même pour d'autres métaux. Il existe encore des substances telles, que le *graphites*, le *lycopode*, le *charbon végétal*, le *corail*, le *carbonate de chaux*, la *silice*, l'*alumine*, qui veulent être prises à des degrés élevés de trituration pour produire leurs effets.

Dès que l'expérimentateur voit se produire les premiers effets pathogénétiques, il cessera l'emploi du médicament, afin de laisser à la force vitale toute sa liberté d'action. Éprouve-t-il quelques souffrances, il se place dans des conditions diverses pour découvrir dans quel état le mal s'atténue, dans quel état le mal s'aggrave. A chaque moment il note les symptômes qui se présentent, et le médecin examine la note qui lui est présentée, la complète par des questions, et précise ce qu'il y trouve de confus ou d'obscur. Mais ce qui est préférable à tout, comme le dit Hahnemann, c'est que le médecin expérimente sur lui-même, parce qu'il est alors plus apte à juger les troubles qui peuvent survenir dans ses sensations, ses fonctions et ses organes.

C'est en soumettant à ces épreuves et sur un certain nombre de sujets une seule substance à la fois, après avoir bien établi son identité, s'il s'agit d'une plante ou d'un produit animal, ou après avoir reconnu sa pureté, si l'on opère avec un composé chimique, qu'on est arrivé à obtenir les symptômes caractéristiques de chaque substance. Ces symptômes ont été établis d'après le rapprochement d'expérimentations répétées de la même substance, et on les a distingués de ces effets plus ou moins rares qui dépendent des idiosyncrasies individuelles. On a établi de même la succession des symptômes dans leur ordre de génération. On a déterminé non-seulement les effets physiques, mais les effets moraux produits par le médicament ainsi que sa durée d'action, le moment du jour ou de la nuit où les effets morbides se manifestent de préférence, ou avec plus de force : les circonstances accessoires de la position du corps, de l'occupation, des conditions où se trouvaient placés les expérimentateurs, la recherche des agents dont l'influence soulage (antidotes) etc.

On conçoit qu'avec cette variété et cette richesse que présente la matière médicale homœopathique, il n'est pas non-seulement de maladies, d'ensembles symptomatiques, mais encore de symptômes isolés qui ne puissent arriver à trouver des agents appropriés :

« Oh ! prévoyante fécondité de la nature, s'écrie le docteur Rapou, la diversité infinie des maux sera couverte par la diversité infinie des remèdes et la variété infinie de leurs effets ! Ils produisent tous des modifications spéciales : j'aime déjà à les rapprocher par la pensée de certain type de maladies rebelles à la thérapeutique d'autrefois. Je vois le mercure, l'or, le daphné mezereum, le thuja, l'acidum-nitri, reproduire les caractères de la syphilis sous les formes les plus diverses ; le soufre me représente la gale ; la sepia, le lycopode, le rhus, le graphite, la douce amère, les espèces d'éruptions squammeuses, vésiculeuses, pustuleuses. La plupart des affections cutanées spéciales, qui tourmentent l'espèce humaine, semblent se dérouler à nos yeux, sous l'action toxique de ces substances ; l'arsenic, la pulsatille, la noix vomique, le kina excitent des pyrexies intermittentes. Le vératrum suscite une sorte de choléra, quelques symptômes de la fièvre jaune; la belladonne une fièvre scarlatineuse, l'aconit produit des exudations fibrineuses et rend le sang couenneux, la silice et les carbonates alcalins poussent à la diathèse purulente, etc., etc., etc. Qui pourrait énumérer les agents de la médecine spécifique qui se pressent sous nos mains? »

On a objecté à l'expérimentation sur l'homme sain de ne pouvoir produire, par les remèdes, des états correspondants à plusieurs maladies que présente le cadre nosologique, ainsi la phthisie, le cancer, les lésions organiques. On conçoit qu'il est une limite d'expérimentation que l'on ne pourrait dépasser sans porter une grave atteinte à la santé de l'expérimentateur. Des propriétés caractéristiques de remèdes doivent ainsi demeurer ignorées. Dans le but de combler ces vides de la pathogénésie et afin de pousser les essais jusqu'à la production des états morbides les plus graves, on a jeté les yeux en Allemagne sur les condamnés à mort; mais il est heureusement d'autres moyens d'arriver à compléter la matière médicale.

Les lacunes qui existent se comblent incessamment: 1° par les expériences sur les animaux, qui, quoiqu'offrant des données souvent inexactes à cause de la différence d'organisation qui existe entre l'homme et la brute, n'en présentent pas moins des résultats souvent utiles; 2° par l'étude de la toxicologie qui nous offre des ressources précieuses, en nous révelant chez l'homme, les effets graves ou mortels d'un grand nombre de substances et les lésions qu'elles entraînent à leur suite; 3° enfin, par les expériences cliniques. Ce moyen si stérile, si impuissant par lui-même, peut être d'une grande utilité lorsqu'il est uni à l'expérimentation pure.

« Supposons un cas d'inflammation à la gorge, dit M. le docteur Rapou fils, les essais sur l'homme sain indiquent les remèdes suivants : *aconit*, *bellad.*, *spong.*, *hepar.*, *mercur.*, *mezereum*. Cette inflammation est profonde, elle occupe non pas la muqueuse, mais le tissu cellulaire qui tapisse le fond du pharynx. La douleur est battante, sourde. Cependant la pathogénésie de ces diverses substances présente cette douleur pharyngienne, mal déterminée, parce qu'on ne poussa pas assez loin l'expérimentation pour la développer plus distinctement. On administre quelques-uns de ces remèdes sans succès bien marqué, jusqu'à ce qu'on en vienne au mezereum, qui guérit promptement et radicalement. L'on saura donc maintenant, au moyen de la clinique, que l'indication spéciale de *mezereum*, dans les affections de la gorge, n'est point une phlogose superficielle, mais une inflammation profonde avec douleur d'abcès dans le fond et les côtes du pharynx. »

On voit par cet exemple les indications précieuses que l'on peut tirer de la clinique comme complément de l'expérimentation pure, les faits ayant démontré que les remèdes sont aptes à guérir chez l'homme malade les états pathologiques qu'ils produisent sur l'homme sain, le praticien sait que les souffrances dissipées par l'*usu in morbis* peuvent être produites dans l'expérimentation pure, il les fait donc entrer dans la liste des phénomènes pathogénétiques ; aussi les pathogénésies des médicaments renferment-elles les effets purs augmentés des effets cliniques ; on a soin seulement de les distinguer par des signes convenus.

Telle est l'esquisse de la méthode suivie par Hahnemann

et ses élèves pour arriver à la connaissance des médicaments. Avons-nous besoin de faire remarquer combien elle est supérieure à celle adoptée par l'ancienne école? Elle fait cesser ces abstractions, ces hypothèses sans fin, ces assertions contradictoires, basées sur des raisonnements *à priori* et sur la recherche des causes essentielles qui font de la thérapeutique un véritable chaos. La matière médicale cesse, avec elle, d'être soumise au caprice des théories ; la pharmacologie devient une science réelle, distincte des autres sciences médicales. On ne prête plus aux médicaments des propriétés plus ou moins imaginaires, on se borne à constater celles qu'ils offrent réellement. La méthode expérimentale a remplacé l'hypothèse et l'affirmation dogmatique. Cette méthode d'expérimentation est complète, car elle joint à l'expérimentation pure toutes les données utiles qui peuvent être fournies par la clinique, la toxicologie, les expériences sur les animaux; car, dans son application à l'homme sain, elle nous met à même de reconnaître, dans toute son étendue, la sphère d'action du médicament. Évitant les secousses violentes, les effets perturbateurs, elle laisse à la force vitale toute liberté de réaction ; aussi les lésions de sensation et de fonction qu'elle fait connaître sont-elles nombreuses et variées.

Par ce mode d'expérimentation, nous cessons d'attendre, des spécifiques, des faveurs précaires du hasard; tous les agents médicinaux appartenant aux trois règnes de la nature, interrogés tour à tour au moyen de ce creuset vivant qui est toujours à notre disposition, nous laissent découvrir leurs propriétés jusqu'alors cachées ; nous pouvons indiquer par avance les états morbides qu'ils sont capables de guérir, et cela sans nous astreindre aux tâtonnements et aux lenteurs de l'empirisme, sans redouter les erreurs d'un dogmatisme hardi (1). L'activité des médecins, au lieu de se dépenser en luttes stériles, en discussions oiseuses, s'emploiera à découvrir des faits nouveaux et féconds en résultats; car la science de la pharmacologie, si elle a désormais des bases définies, réclame encore de nombreuses études et est loin d'être parvenue à sa perfection. Il est des substances qui voudraient être expérimentées de nouveau, d'autres qui attendent des expérimentateurs. Que de médicaments précieux sont encore inconnus ! Chaque substance n'a-t-elle pas ses caractères propres, ses propriétés spéciales, comme l'a dit le savant Haller ?

« Latet immensa virium diversitas in iis ipsis plantis quarum facies externas dudum novemus, animus quasi et quodcumque cælestius habent, nondum perspeximus. »

(1) Un exemple fera mieux comprendre la différence radicale des méthodes suivies par les deux écoles dans l'étude des médicaments. Supposons un médicament entièrement inconnu, même au point de vue chimique, botanique et zoologique, rapporté par un voyageur d'un pays sauvage où il l'aurait vu employer avec le plus grand succès contre de graves maladies, que son défaut de connaissances médicales ne lui permettrait pas de caractériser. Si l'ancienne médecine veut utiliser ce médicament, elle sera obligée de l'essayer sur des malades ; mais dans quelle maladie ? Voilà la difficulté; elle n'a aucun fil conducteur pour s'orienter ; car je ne dois pas parler des chimériques indications qu'elle retire de la couleur, de l'odeur ou de la saveur, etc. L'homœopathie n'a qu'à expérimenter convenablement cette substance sur l'homme sain, et les phénomènes morbides qu'elle produira seront les indications de son emploi dans les maladies.

Pendant long-temps les essais de Hahnemann ont suffi à l'école homœpathique, mais aujourd'hui les expérimentations se sont multipliées. Dans le duché de Bade il s'est formé une réunion de médecins dont le but principal est de se livrer à ce genre d'études ; chaque année, dans une assemblée générale, on indique la substance qui fera l'objet de l'expérimentation ; un prix est décerné à l'auteur de la meilleure pathogénèsie, et on publie le résultat des travaux de la société. A Vienne, il existe une société analogue, mais exclusivement consacrée à l'étude des remèdes. A l'institut homœopathique du Brésil, le nouveau docteur prête un serment composé de cinq articles dont le premier est ainsi conçu :

« Je jure de racheter les souffrances des malades, par les souffrances préventives causées par les expériences pures que je ferai moi-même ou par des personnes animées par la même charité. »

Les expériences de Hahnemann et de ses premiers disciples ont été répétées et ont procuré des résultats analogues. On trouve dans Ettmüller (1699) les effets produits sur l'homme en santé par la jusquiame, le solanum, etc., en tout semblables à ceux observés par Hahnemann. Dubois (de Tournay), dans sa matière médicale, met en parallèle les effets de la belladone, de la jusquiame, de l'arnica, de l'aconit, de la noix vomique, de la douce-amère sur l'homme en santé, et rien n'y contredit Hahnemann. Le célèbre Jörg, professeur de matière médicale à l'Université de Leipsick, ayant entrepris des essais sur l'homme sain, dans le but de confondre l'homœopathie, obtint les résultats indiqués par Hahnemann et, dès lors, ne résistant plus à l'évidence des faits, il en fit publiquement l'aveu.

Les essais tentés par Jörg sont trop intéressants pour que nous les passions sous silence. Ce professeur, en se déclarant l'antagoniste de l'homœopathie, n'avait pas l'intention de lui faire cette guerre passionnée, ignorante, que nous voyons se continuer en France ; il voulait la confondre non pas avec des plaisanteries surannées et de vaines paroles, mais par l'observation des faits et par des expériences positives. Il ne voulut pas se borner à dire, comme l'Académie, ceci ne peut pas être, ceci est faux, il entreprit de le prouver. Il répéta donc l'expérimentation des remèdes sur l'homme sain, comptant y trouver la condamnation des travaux de Hahnemann. Mais il arriva tout simplement à confondre son école. Etonné d'abord de voir se manifester des symptômes pathogénétiques, il le fut bien davantage lorsqu'il lui fut démontré qu'ils étaient semblables à ceux observés par Hahnemann. A mesure qu'il avançait dans son travail, Jörg perdait de sa première assurance.

« De tout ce fatras d'assertions erronées, dit-il, contenues dans les œuvres de Hahnemann, la médecine peut retirer quelques utiles préceptes, tels par exemple que l'administration des remèdes simples, leur étude sur l'homme sain, avant de les employer sur le malade, et quelquefois leurs applications aux états morbides qu'ils peuvent développer eux-mêmes. »

C'est là ce qu'il appelle *quelques utiles préceptes !*

Dans son troisième mémoire critique, Jörg n'est plus reconnaissable ; son opposition à l'homœopathie fait place à un vif enthousiasme pour l'expérimentation des remèdes et la réforme de la matière médicale, dont il se propose de faire dorénavant l'objet favori de ses travaux. Il commence par ces paroles remarquables que je ne saurais trop engager nos confrères dissidents à méditer.

« Plus j'essaie les médicaments, plus je m'étonne de notre ignorance en ce qui concerne leurs propriétés. Je ne connais *pas un seul remède* qui soit dépeint dans notre matière médicale tel qu'il se montre réellement par l'expérimentation sur l'homme sain............ Il est urgent de déterminer les effets propres à chaque substance, et les doses auxquelles elle les produit; il est temps de renoncer à s'en faire des idées *à priori*, d'après des théories plus ou moins fallacieuses......... Lorsque nous connaîtrons bien et en détail les propriétés de nos agents thérapeutiques, seulement alors nous pourrons nous flatter de pouvoir guérir vite, agréablement et avec toute la certitude désirable. »

Beaucoup de médecins sont devenus homœopathes après avoir imité Jörg et vérifié sur eux-mêmes les effets des médicaments; c'est en effet la meilleure manière d'arriver à se convaincre. A l'époque de l'introduction de l'homœopathie en France, quelques allopathes ont fait des essais, mais dans des conditions qui n'étaient nullement convenables ; les uns ne se sont pas soumis à un régime sévère et se sont exposés à des causes diverses de perturbation; les autres, comme M. Trousseau, ont opéré avec des quantités massives répétées à peine deux ou trois fois à de courts intervalles; il en est aussi qui ont fait usage d'une seule dilution et d'une dose invariable : ni les uns ni les autres n'ont obtenu rien de comparable aux résultats de nos expériences.

Ces expérimentateurs improvisés auraient dû savoir

que l'effet de toute substance toxique, administrée à dose massive, sans être redonnée plusieurs fois à de longs intervalles, consiste presque uniquement en modifications générales, insignifiantes et telles que le docteur Trousseau les a observées par lui même. Ils auraient dû comprendre que les quantités qui sont capables d'impressionner le malade dont l'état est toujours très sensible aux modificateurs homœopathiques, pourront rester sans action sur un homme bien portant ; que les médicaments déploient des effets très-variés suivant les doses auxquelles on les emploie, et que, pour obtenir la pathogénésie complète d'une substance, il faut l'avoir expérimentée à diverses dilutions ; qu'enfin on ne retrouve jamais la totalité des symptômes propres à un médicament sur un seul individu pour les raisons que nous connaissons déjà.

On trouvera dans l'*Organon* (1) des préceptes sur les règles à suivre et les conditions à remplir dans l'expérimentation des remèdes sur l'homme sain.

Si nous résumons ces considérations sur la loi des semblables et l'expérimentation pure, nous voyons que la thérapeutique homœopathique qui repose tout entière sur elles, n'est autre chose que l'art de guérir par les spécifiques. A ces moyens plus ou moins violents, perturbateurs, qu'on appelle rationnels, parce qu'ils sont déduits par voie de raisonnements des connaissances anatomiques, physiologiques et pathologiques, voire même chimiques et physiques ; à ces moyens indirects qui ne combattent pas

(1) Livre 2, section 2, chapitre 2, SS, 114 — 139. Traduction de Brunow.

le mal dans sa source, mais plus ou moins loin de sa source, d'une manière oblique et détournée ; à ces moyens hypothétiques dont l'emploi est subordonné à des idées préconçues, à des suppositions, à des jugements qui ne sont nullement hors de conteste, mais qui changent d'un jour à l'autre suivant la manière de voir de chacun, l'homœopathie est venue substituer ces moyens spécifiques qui guérissent sans perturbation, en vertu de propriétés intrinsèques, particulières et propres à chacun d'eux, qui sont directs, vont droit au but, et qu'on nommait autrefois empiriques, parce qu'on constatait leurs effets curatifs, sans pouvoir se rendre compte de leur mode d'action.

Avons-nous besoin de faire remarquer toute la supériorité que présentent les moyens spécifiques sur les moyens rationnels ? Qu'on écoute plutôt ce qu'en disent les allopathes eux-mêmes par l'organe du professeur Trousseau.

« Rien n'est plus variable et plus infidèle qu'un médicament dont l'effet thérapeutique ou éloigné est subordonné à un effet prochain ou physiologique ; et voilà de suite trouvée la raison pour laquelle on observe une si grande différence entre les médicaments dits *spécifiques* et ceux qu'on appelle *rationnels*, sous le rapport de la constance d'action qui est le caractère des premiers ; tandis que cette action est *si incertaine*, *si douteuse*, *soumise à tant d'insuccès* chez les seconds ! C'est que ceux-ci n'arrivent à leur effet curatif que par la médiation de leur effet physiologique, et que ceux-là ont un effet *immédiat* sur l'état morbide contre lequel on les dirige. Avec eux, aucun phénomène appréciable ne peut être aperçu entre la pénétration de l'agent dans l'organisme, et la modification qui en est ressentie par la maladie combattue ! Avec les autres, il n'y a souvent aucun rapport entre l'effet physiologique produit et le mal qu'on veut attaquer ; de sorte *qu'il advient, dans trop de cas, ou que cet effet physiologique provoqué n'a eu aucune influence sur l'état morbide, ou qu'il en a eu une plus ou moins fâcheuse*.... La perfection idéale de la pratique serait de savoir toujours susciter, à l'aide des agents de la matière médicale, les modifications physiologiques qui sont en rapport thérapeutique avec la maladie dont on entreprend le traitement » (1).

De l'aveu des allopathes eux-mêmes, toute médication rationnelle est donc *incertaine, indirecte, douteuse, soumise à une foule d'insuccès,* souvent *sans aucune influence sur l'état morbide* ou ayant *une action plus ou moins fâcheuse*, tandis que la médication spécifique est remarquable par la constance, la promptitude et l'innocuité de son action. Et cependant l'allopathie persiste à vouloir continuer cette médecine raisonneuse qui ne lui a donné aucun résultat. Tous ses moyens spécifiques se bornent à l'emploi empirique du mercure, du quinquina, du soufre, de l'iode, du fer. Ces quelques médicaments ont seuls survécu au naufrage des théories ; seuls, ils témoignent d'une manière manifeste de la puissance de l'art ; et les allopathes, au lieu de chercher le pourquoi de leur action curative, au lieu de les soumettre à l'expérimentation, se renferment dans une mortelle apathie, se bornant à constater quelques-uns des effets de ces substances que le hasard leur a révélés, et comptant sur lui pour leur fournir de nouveaux spécifiques, Ces spécifiques, disent-ils, guérissent, parce qu'ils guérissent. Cette explication

(1) *Ouv. cit.*, 3me édit., t. I, p. 50.

leur suffit et ils reviennent, en désespoir de cause, aux procédés rationnels.

Hahnemann, ce génie investigateur, en face de ces spécifiques qui formaient, pour ainsi dire, à eux seuls toute la thérapeutique positive de l'ancienne école, ne se borna pas à dire avec l'illustre Sydenham : *Si talia inveniri possint!* S'il était possible d'en trouver, il s'écria : *Inveniri possunt !* on peut en trouver, et, après avoir découvert par ses expériences le pourquoi de la spécificité du mercure, du quinquina et d'autres médicaments, il put dire *invenientur, inveniam.* En effet, il eût dans l'expérimentation pure un moyen d'obtenir de nouveaux spécifiques que la loi des semblables lui permit d'administrer non plus empiriquement, mais dans les cas qui en réclamaient l'emploi.

Les spécifiques trouvés par Hahnemann et ses éléves sont déjà nombreux. Aux spécifiques déjà connus, aux médicaments déjà usités dans l'ancienne école et dont ils ont étendu et précisé l'emploi, ils sont venus ajouter encore l'*agaric, l'alumine*, la *sepia*, la *silice*, le *platine*, le *manganèse*, le *lachesis*, la *fève de Malac*, le *lycopode*, le *graphite*, l'*huile de pétrole*, le *spigèle*, le *rosage*, le *charbon animal* et *végétal*, le *thuya occidental* et une foule d'autres.

Et en vérité, quand on a constaté par des expériences répétées les propriétés incontestables et merveilleuses de ces divers médicaments, c'est un spectacle douloureux et navrant que nous donnent ces médecins qui, tenant en souverain mépris ces substances que la bonté divine n'a pas voulu laisser improductives, se privent volontairement des immenses ressources qu'ils pourraient y puiser, et persistent à saigner, purger, affaiblir les malades en vertu de théories hypothétiques. Cette conduite n'étonne pas pour peu que l'on connaisse les hommes; mais elle conduirait à comprendre ces indignations mal contenues qui animaient un savant ami de Broussais, le docteur Frappart, lorsqu'il s'écriait dans sa lettre à MM. Arago, Bouillaud, Donné, etc.

Médecine! pauvre science!
Médecins! Pauvres savants!
Malades! Pauvres victimes!

Si nous nous demandions quelles sont les raisons qui ont mis obstacle et qui s'opposent encore au triomphe de la médecine spécifique sur la médecine rationnelle ou mieux raisonneuse, nous verrons d'abord que la perfection même de la première de ces méthodes a été un obstacle à sa propagation, avec elle pas le moindre prétexte à des élucubrations physiologiques ou pathologiques. Le spécifique éteint le mal en vertu de la propriété qui lui est inhérente, sans pouvoir servir de thème à des explications théoriques. Le médecin doit cesser toutes ses hypothèses sur la nature de la maladie, toutes ces vaines discussions où se complait l'amour-propre des maîtres, et où chacun donnant carrière à son imagination, interprète les phénomènes physiologiques, morbides, les effets curatifs, dirige et commente à son gré. Dans la méthode spécifique, les plus grands médecins ne sont plus ces hommes qui, possédant une plume facile, créent une théorie plus ou moins séduisante sur laquelle ils composent un livre qui ne leur a coûté que quelques frais d'imagination et de style, mais qui suffit à les placer au pinacle. Les meilleurs médecins sont ces expérimentateurs persévérants, ces travailleurs infatigables qui apportent, au lieu de théories, des faits ; qui enrichissent la science de spécifiques nouveaux, qui complètent ou systématisent les pathogénésies anciennes, toutes choses, en un mot, qui ne se trouvent pas aussi aisément que les théories.

Un autre motif de l'opposition séculaire que rencontre la méthode spécifique, est dans la fausse idée que l'on s'est faite des spécifiques. L'habitude de généraliser en thérapeutique, fait que les allopathes regardent la spécificité comme l'efficacité propre à un remède contre une espèce déterminée d'affection morbide : ainsi, le quinquina, est le spécifique de la fièvre intermittente; le mercure, celui de la syphilis, et lorsque ces remèdes ne réussissent pas, on accuse la spécificité d'être en défaut, de partager le caractère relatif et variable de l'action des procédés rationnels, tandis qu'on ne devrait accuser que la manière fausse dont a appliqué la spécificité. Si le remède n'a pas produit l'effet qu'on en attendait, c'est précisément parce que la spécificité n'existait pas, ou n'existait plus dans le cas auquel on prétendait l'appliquer; et ce qui le prouve, c'est que si au lieu d'avoir égard, pour le choix du spécifique, à ces dénominations élastiques de la nosographie, qui réunissent arbitrairement sous un même nom des états morbides différents, on s'adrese à l'ensemble symptomatique, si l'on choisit le remède qui produit sur l'homme sain les symptômes qu'on constate chez le malade ; si, en un mot, on établit le rapport homœopathique, la spécificité existant de nouveau, on voit survenir la guérison.

Cette manière d'envisager la spécificité qu'ont adoptée les allopathes, nous explique pourquoi plusieurs d'entr'eux n'ont trouvé aucune action curative aux spécifiques employés par l'homœopathie, et sur l'action desquels ils ont voulu s'éclairer. Qu'on se rappelle M. Andral, administrant l'*aconit* sans avoir égard aux symptômes, et parce qu'il y avait état fébrile, administrant de même la *belladone*, etc........ et on s'expliquera facilement leurs insuccès.

Ce qui a contribué à développer encore l'idée fausse qu'on se fait de la spécificité dans l'ancienne école, c'est que les spécifiques qui leur sont connus, tels que le mercure, le quinquina, le soufre, guérissent ordinairement les maladies spéciales auxquelles on les applique, par la raison que ces maladies sont typiques. Mais les autres médicaments, dépourvus de ce caractère de généralité dans leur action thérapeutique, parce que les maladies auxquelles on les oppose, diffèrent davantage soit par leurs causes, soit par leurs symptômes, ne peuvent offrir des indications aussi faciles, et demandent des études sérieuses pour être précisément opposés aux ensembles symptomatiques qui les réclament; aussi, est-on porté à nier leur efficacité et à les délaisser pour les moyens hypothétiques, si inférieurs qu'ils soient dans leurs résultats.

CHAPITRE III.

Des Doses Infinitésimales.

Celui qui, en dehors des mathématiques pures, prononce le mot IMPOSSIBLE, manque de prudence.

ARAGO (*Annuaire* 1853).

Les adversaires de l'homœopathie, dans leurs attaques contre cette doctrine, ont surtout insisté sur la question des doses infinitésimales. Quelques-uns ont cru que l'homœopathie était contenue tout entière dans l'emploi des globules; le plus grand nombre, pour se ménager de faciles attaques, a feint de le croire et s'est efforcé de le répandre. Pour combattre la loi des semblables, il fallait opposer aux expérimentations de Hahnemann et aux nombreux faits qu'il a empruntés aux meilleurs observateurs, des faits et des expérimentations contradictoires. Mais c'était là un travail sans gloire, et une rude tâche; la question des doses infinitésimales offrait, au contraire, une arène commode où à l'aide de quolibets et d'un simple appel au bon sens, on pouvait s'arranger facilement l'apparence d'une victoire. Les faits, il est vrai, venaient incessamment donner tort aux plaisanteries plus ou moins piquantes, dont se récréaient les allopathes, mais ces derniers trouvaient réponse à tout. Ces guérisons qu'on opérait avec des globules, sur des malades qui avaient vainement recouru pendant de longues années aux médications allopathiques, pure illusion! Ces succès obtenus dans les épidémies, mensonge! quant à ce mouvement des populations vers l'homœopathie, quant à ce patronage ouvertement accordé par plusieurs souverains et par des personnages éminents, on invoquait au besoin l'esprit ou la figure d'un homme pour les expliquer. Les homœopathes avaient, disait-on, des moyens tout particuliers de faire croire aux malades qu'ils étaient guéris. Il n'était pas jusqu'aux enfants en bas âge auxquels ils parvenaient à monter la tête; que dis-je, les animaux eux-mêmes trouvaient des vétérinaires homœopathes qui, agissant sur leur imagination, les guérissaient par la fascination de leur éloquence (1).

Les médicaments homœopathiques étaient donc les plus innocents du monde, de par la Faculté. Cependant

(1) Non-seulement il existe des vétérinaires homœopathes dans les principales villes de France, mais on en compte un certain nombre dans l'armée française; quant aux armées étrangères ce mode de traitement s'y est généralisé depuis plusieurs années. L'allopathie est moins chatouilleuse sur ce point; guérir homœopathiquement des animaux, passe encore, mais des hommes, ceci est un attentat aux droits de la Faculté.

les gens du monde, commençant à trouver que ces petits globules faisaient beaucoup parler d'eux et séduisaient trop de maladés, pour être aussi inertes qu'on voulait bien le dire, une nouvelle tactique devenait nécessaire, l'accusation d'inertie ne suffisait plus. On découvrit donc un beau jour que, sous leur honnête apparence, les globules, ces globules si innocents, si anodins, ces globules dont on parlait d'avaler autrefois sans inconvénient des boîtes, que dis-je, des pharmacies tout entières, étaient d'abominables poisons; et avec cette horreur pour les poisons, avec cette prudence qui, comme nous savons, est le caractère essentiel de la pratique allopathique, on continua à repousser les globules et à les signaler à l'abomination des malades. L'homœopathie guérissait quelquefois, mais *allopathiquement* et à quelles conditions, au prix de souffrances nouvelles, d'accidents effroyables, d'incessantes intoxications. Décidément les globules avaient montré la plus abominable dissimulation.

Tel est l'historique des attaques qui ont été dirigées contre les doses infinitésinales. Certains adversaires de l'homœopathie sont, comme on le voit, fort ingénieux. Aujourd'hui, suivant les gens auxquels ils ont affaire, ils s'adressent à la crédulité où à la peur. Les globules sont inertes ou dangereux, en sorte qu'on voit tous les jours certains malades refuser d'employer les médicaments homœopathiques, parce qu'ils sont trop innocents, tandis que d'autres les repoussent parce qu'ils sont trop perfides.

Et si nous disons toutes ces choses, c'est parce qu'elles

sont connues de tous, et qu'elles montrent la bonne foi avec laquelle en agissent certains médecins à l'endroit de l'homœopathie. Il est pénible de voir les gens du monde, se payer de pareilles billevésées et se faire les colporteurs de ces allégations fomentées par les coteries. Hélas ! pendant qu'ils affirment, sur la foi d'autrui, l'inefficacité des globules, ils laissent périr leurs enfants faute de quelques-uns de ces remèdes si inertes, qui pourraient les sauver; pendant qu'ils établissent des empoisonnements homœopathiques par ouï dire, ils emploient avec ceux qui leurs sont chers, ces poisons ou ces moyens barbares qui détruisent souvent la santé; quand ils ne conduisent pas le malade au tombeau.

L'homœopathie n'est pas, comme on le croit, tout entière dans les globules, ils n'occuppent qu'un rang secondaire; ils sont à la doctrine homœopathique dans le rapport du moyen au principe, si bien que celui qui guérirait par la loi des semblables et avec des doses plus fortes, n'en serait pas moins un homœopathe, tandis que celui qui, sans suivre cette loi, emploierait les doses les plus minimes, serait complétement étranger à l'homœopathie.

Ce fait des doses infinitésimales n'est pas, comme beaucoup se l'imaginent, une folle conception survenue dans un cerveau exalté, c'est l'observation qui a conduit à sa découverte, et chacun peut aisément en constater la réalité.

Hahnemann employait de fortes doses dans les premiers temps de sa découverte. Il remarqua bientôt que l'administration des médicaments était toujours suivie d'une aggravation momentanée des symptômes, aggravation qui atteignait parfois des proportions fâcheuses; il en conclut que les doses des remèdes étaient trop-énergiques. Il descendit donc à des doses plus faibles. Il avait employé plusieurs gouttes de la première préparation que subit la substance médicamenteuse et qu'on nomme la teinture mère, teinture qui s'obtient, pour les médicaments solubles, en faisant macérer la substance médicamenteuse dans de l'alcool rectifié; il employa seulement une goutte de teinture, puis une demi-goutte et même un quart de goutte. Pour opérer cette division, il versait une goutte sur du sucre de lait pulvérisé; il en résultait une sorte de pastille que l'on pouvait diviser en deux et même en quatre parties. Mais, dans certains cas, ces doses, déjà minimes, agissaient encore avec trop d'énergie; il fut donc amené à atténuer davantage, et parvenu à ces limites, il se vit contraint de modifier son procédé de division, en se servant d'un liquide intermédiaire. Il jeta donc une goutte médicinale dans quatre-vingt-dix-neuf gouttes d'alcool et les secoua fortement et long-temps; puis, ayant pris une goutte de ce liquide, qui ne contenait plus que la centième partie de la goutte médicinale, et l'ayant administrée homœopathiquement, il reconnut que, tout en perdant de son action grossière et materielle, ce centième guérissait aussi bien qu'une dose plus forte et avait l'avantage d'amener plus rarement des aggravations. Il voulut pousser plus loin ces expériences; il fit donc tomber une goutte du liquide médicinal ainsi étendu dans quatre-vingt-dix-neuf autres gouttes d'alcool, remua fortement le flacon et administra une goutte de cette nouvelle préparation. Il trouva que cette goutte conservait encore une puissance remarquable.

Hahnemann, en opérant ainsi, crut amoindrir, atténuer les effets des médicaments, ce qui l'engagea à donner à cette série de préparations le nom de dilutions; nous avons vu comment on préparait les deux premières dilutions; on continue successivement de même pour les dilutions suivantes. Pour la préparation des substances insolubles dans l'alcool (solides), Hahnemann tritura pendant une heure, un grain avec quatre-vingt-dix-neuf grains de sucre de lait, substance dépourvue de toute propriété médicinale; chaque grain de cette première trituration contenait un centième de grain du médicament, de même qu'une goutte de la première dilution renferme un centième de goutte de teinture mère. Il obtint la deuxième trituration en broyant, comme pour la précédente, un grain de la première avec 99 grains de sucre de lait et ainsi de suite. Après la troisième trituration, les médicaments, d'abord insolubles dans l'alcool, devenant solubles dans ce liquide, Hahnemann continua les préparations en dissolvant un grain de cette troisième trituration dans 99 gouttes d'alcool hydraté, il eut la quatrième dilution, etc..... Afin de faciliter la pratique et de permettre la réduction des doses à volonté, de manière à éviter toute aggravation, Hahnemann employa des globules faits avec du sucre et un peu d'amidon et imbibés de la dilution qu'il voulait employer.

Un fait remarquable observé par Hahnemann et constaté depuis par ses disciples, est que certaines affections qui résistent aux basses dilutions, sont guéries par celles qui sont plus élevées. Ce fait, reconnu par des milliers de médecins, démontre que la préparation homœopathique développe la vertu curative du médicament, au lieu de l'atténuer, comme on serait porté à le croire. Certaines substances, regardées comme inertes à l'état ordinaire, acquièrent, préparées homœopathiquement, une grande vertu ; il en est même qu'on emploie de préférence aux hautes dilutions, afin qu'elles produisent tout leur effet, tel est le lycopode.

Les diverses espèces de forces médicamenteuses ne sont pas latentes au même degré dans les substances qui les recèlent ; ainsi *l'aconit*, l'*opium*, la *digitale*, dégagent librement, dans leur texture naturelle, l'agent toxique dont ils sont pourvus, tandis que le *lycopode*, la *silice*, la *sépia*, etc., le tiennent renfermé et ne le produisent au dehors que par la trituration, la division extrême de leurs molécules ; d'autres substances occupent, sous ce rapport, un état intermédiaire.

Comme on le voit, ces résultats obtenus par Hahnemann sont plus qu'une théorie, ils sont le fruit de l'expérience et de l'observation. Hahnemann, du reste, a dédaigné d'expliquer ces faits par des hypothèses plus ou moins savantes, il n'a cherché que la vérité et a répondu à toutes les objections : « Faites la même expérience, mais faites la bien. »

Repousser cette découverte, à cause de son étrangeté et refuser de l'expérimenter, serait absurde après les enseignements de l'histoire. Comme le dit le poète :

Le vrai peut, quelquefois, n'être pas vraisemblable.

D'ailleurs, nous avons vu jusqu'à présent la manière dont Hahnemann avait procédé dans toutes ses recherches; nous savons que ce n'était pas un esprit imaginaire se repaissant d'illusions, ni un ignorant innovateur, ni un observateur inattentif. Aussi, quelqu'étonnant que soit le fait en lui-même, c'est une affirmation grave que la sienne; et le juger sans expérimenter, serait faire preuve d'un mauvais vouloir avéré, ou d'une opposition systématique et inintelligente. Hahnemann dit avoir observé, observons à notre tour.

« Rien ne peut remplacer l'expérience personnelle, lorsqu'il s'agit d'admettre l'action des doses infinitésimales, dit le savant médecin de l'hôpital Beaujon; j'ai fait pour ma part plus de cinq cents expériences pour m'en convaincre. » (1).

Or, des milliers de médecins, disséminés dans toutes les parties du monde, ont contrôlé les essais du fondateur de l'homœopathie et sont demeurés convaincus de la réalité de sa découverte. Ils ont expérimenté sur l'homme sain et sur l'homme malade, ils ne se sont pas bornés à essayer les substances que l'ancienne médecine considère comme actives, ils ont encore vérifié que des substances qu'elle regarde comme inertes avaient des effets préparées homœopathiquement. Les expériences ont été faites sur la plus vaste échelle et publiquement dans un grand nombre d'hôpitaux. Et, qu'on ne l'oublie pas, tous ceux qui confessent aujourd'hui l'homœopathie ont été incrédules comme les autres, et ce sont les faits, des faits maintes fois contrôlés qui, seuls, ont pu les convaincre.

(1) Tessier, *Recherches cliniques*, etc., *Préface*, p. XXIX.

Faut-il supposer d'ailleurs que le charlatanisme se produise sur une aussi vaste échelle, avec des moyens qui froissent à un aussi haut degré les préjugés ? N'est-il pas inouï de voir tant d'hommes, tant de médecins parmi lesquels on peut en citer qui ont donné les gages les plus sérieux à la science, se rencontrer dans tous les pays du monde, dans la même communion d'idées, principalement sur un fait aussi étonnant, aussi merveilleux ? Si les médicaments homœopathiques se préparaient par un moyen secret que l'on refusât de livrer, que personne ne pût expérimenter, nous comprendrions le doute; mais non, les homœopathes ne demandent qu'à voir multiplier les expériences, leurs préparations sont dans toutes les mains, s'ils n'étaient pas certains de ce qu'ils disent, oseraient-ils affirmer des choses aussi inouïes, alors que la vérification est si facile ?

Cependant les allopathes se refusent à expérimenter et persistent à se renfermer dans une négation absolue. Ils disent que supposer une action à des doses infinitésimales est contraire à la raison. Qu'est-ce que la raison en face d'un fait ? Or, nous ne saurions trop le répéter, l'action des doses infinitésimales est un fait qui se prouve par l'observation, et qui n'a pas besoin d'explication pour exister. Ce mot de raison ne signifie-t-il pas trop souvent orgueil, préjugé, ignorance ? N'est-ce pas au nom de la raison que l'on a repoussé, dans tous les siècles, les plus sublimes conceptions de l'esprit humain ? N'invoquent ils pas la raison, ces hommes qui nient tout ce qu'ils n'ont pu voir dans le champ de leur microscope, ou à la pointe de leur scalpel, et qui, de négations en négations, en sont venus à nier l'âme, à nier Dieu?

Matérialistes orgueilleux, qui voulez faire de votre entendement la mesure des choses, ignorez-vous qu'en dehors de la création visible, il y a encore toute une création invisible qui échappe à nos sens ; ignorez-vous que cette science, dont vous êtes si fiers, n'est que de l'ignorance auprès de ce qu'il vous reste à savoir ; avez-vous oublié « que nous ignorons encore une notable partie des propriétés de la matière, comme le dit de Humbold, et *qu'il nous reste à découvrir des séries entières de phénomènes dépendant de forces dont nous n'avons actuellement aucune idée ?* » (1). Autour de vous se pressent des merveilles inexpliquées, et quand Dieu daigne vous révéler quelqu'une de ces forces mystérieuses qui régissent la création, vous ne savez que nous parler de votre raison et pousser d'insolentes clameurs. Et, cependant, cette intelligence, aux bornes étroites de laquelle vous voudriez rapetisser l'univers, nous a-t-elle donné la raison intime de quoi que ce soit ? Comprenez-vous pourquoi des astres remplissent l'espace ? Comprenez-vous comment le soleil vous éclaire et réchauffe la terre; en jouissez-vous moins de sa bienfaisante influence ! Savez-vous ce que c'est que la matière, l'esprit, l'infini, le néant ? Vous comprenez-vous vous-même ? Savez-vous par quel mécanisme vous remuez vos membres et exercez votre pensée, ou comment la nourriture se transforme en votre propre substance ? Niez ces phénomènes naturels de tous les jours, qui vous pressent, qui vous entourent, qui sont en vous, car vous ne

(1) *Cosmos.*, t. I, p. 81.

les comprenez-pas ; niez cette nature qui se joue de vos explications ; faites le vide ici bas et contemplez la solitude de votre raison survivant à cet anéantissement des choses.

« Où en serions-nous, disait Arago, si nous nous mettions à nier tout ce que nous ne pouvons pas expliquer ? » Et en effet, notre siècle a été témoin de belles et étranges découvertes ; nous voyons tous les jours de merveilleux résultats obtenus par des puissances impondérables. Pour quelle part compte l'état massif de la matière dans les prodiges inexpliqués du magnétisme animal, du magnétisme minéral, de l'électricité ? L'aimant communique ses propriétés à des milliers de tiges du même métal sans rien perdre de son poids, et ces tiges jusqu'alors inertes, sont douées de propriétés manifestes sans que leur pesanteur ait varié ; le galvanisme nous montre des morceaux de métal qui, placés à côté les uns des autres, produisent les effets les plus surprenants. Le fluide électrique aimante à des milliers de lieue, avec une promptitude inouie une barre de fer doux ; ce même fluide impondérable produit la lumière la plus étincelante. On admet ces belles découvertes des forces électriques, magnétiques, voltaïques, et on repousserait aveuglément les découvertes tout aussi vraisemblables faites au sujet des forces médicamenteuses ? On admet les faits les plus merveilleux dans le monde purement matériel (1), et on se récrierait alors qu'il s'agit de

(1) Citons un fait emprunté à la chimie. Il résulte d'un travail sur la décomposition de l'eau, lu par M. Millon à l'Académie des sciences, qu'il suffit d'une petite quantité de solution métallique, ajoutée dans

l'organisme humain. On reconnaît par exemple que l'appareil de Marsh, qui n'est qu'un composé de tubes bruts et inertes, rend manifestes jusqu'à des millioniè-mes de grammes d'arsenic (1) et on s'étonne ensuite que l'organisme humain doué d'une vitalité qui se traduit par la sensibilité la plus exquise, puisse ressentir l'influence des médicaments aux doses les plus infinitésimales. Ah ! de grâce, Messieurs les savants, soyez plus modestes et permettez-nous de croire que le chef-d'œuvre du créateur est au moins aussi parfait que les appareils sortis de vos mains.

Ce n'est pas seulement de nos jours qu'on a remarqué les effets considérables produits par de très-petites doses d'agents médicamenteux.

Boerrhaave, l'illustre chef de l'école iatro-mécanicienne, en avait été étonné ; son livre intitulé *Tractatus de viribus medicamentorum* renferme une série de faits bien propres à faire réfléchir les adversaires des petites doses.

la proportion d'un millième, d'un cent millième, et souvent dans une proportion moindre encore, pour centupler l'action d'un acide sur un métal ou pour annihiler cette action, ou pour la provoquer quand elle n'existe pas, ou enfin pour changer la nature du produit

(1) On lit dans la *Revue scientifique* du docteur Quesneville. « L'appareil de Marsh est d'une sensibilité *qui tient du prodige*, il rend manifeste jusqu'à des millionièmes de gramme d'arsenic..... M. Mohr a voulu fixer quelles étaient les limites de la sensibilité de l'appareil, et il a cru découvrir que la 700,000 dilution en était le dernier terme ; M. A. Devergie a été jusqu'à la millionième dilution et il a encore obtenu des taches. La commission de l'institut a obtenu des taches arsenicales bien caractérisées, en agissant sur des liquides qui ne renfermaient qu'un millionième, ou même que *deux cinq millionièmes* de leur poids d'acide arsenieux. »

Boerrhaave avait été frappé : 1° de la violence des effets produits par de légères causes physiques ou par des causes morales ; 2° de la divisibilité infinie de la matière ; 3° des perturbations graves amenées dans l'économie par des parcelles extrêmement tenues de certaines substances médicinales. Il tire de ces observations cette conclusion remarquable : *Medicamenta dividi possunt in partes adeò minutas, ut imaginationis vim penè eludant quæ tamen retinebunt vires.*

Dans le même chapitre il dit encore : *Ex dictis patet partes medicamentorum eò usque communui posse, ut captum nostrum fugiant, et quidem licet partes sint diaphanæ sensusque quoque fugiant, nihilominus effectus notabiles in corporibus nostris producent.*

De nos jours, des praticiens éminents de l'ancienne école ont reconnu la puissance des doses infinitésimales. Huffeland, à propos de l'emploi de la belladone comme préservatif de la scarlatine, proposé par Hahnemann, prévoit l'objection des petites doses.

« Cet objet, dit-il, est digne de la plus grande attention et mérite qu'on le soumette à des expériences suivies, car se laisser prévenir contre ce moyen par l'extrême petitesse de la dose, ce serait oublier qu'il est ici question d'un effet dynamique, c'est-à-dire d'un effet sur le vivant et qu'on ne peut apprécier ni par les livres, ni par les grains. Quel est celui qui a pu déterminer pondérativement l'arome, ou bien la quantité d'un virus nécessaire pour produire un effet quelconque? *Etendre une substance est-ce donc constamment l'affaiblir?* Et le liquide qui s'étend, ne peut-il devenir un véhicule qui développe en elle une propriété nouvelle, un nouveau mode d'action plus subtil que celui qu'elle possédait auparavant? »

Un illustre professeur de la Faculté de Montpellier M. Risueño d'Amador, écrivait à propos des doses infinitésimales.

« Quand des atomes peuvent engendrer un être tout entier, jusqu'à quel point avons-nous le droit de les taxer d'impuissance, alors qu'il ne s'agit que de le modifier ? Si un atome donne la vie, est-il plus difficile de concevoir qu'il puisse changer sa manière d'être ? Quand le plus existe et nous saute aux yeux dans les procédés de la nature, pourquoi le moins serait-il déclaré impossible (1) ?

Le célèbre professeur Récamier, après avoir expérimenté pendant tant d'années tout l'arsenal thérapeuthique de son école, vient déclarer dans les journaux :

« Que c'est aux principes impondérables seuls que chaque médicament doit sa façon d'agir, sa puissance, son efficacité, chaque médicament étant un conducteur spécial des principes impondérables » (2).

M. Récamier annonçait qu'il espérait un jour démontrer, dans un travail de longue haleine qui l'occupait depuis fort long-temps, que *les principes impondérables sont les seuls agents véritablement modificateurs, et que les milliers de corps pondérables qui forment notre richesse pharmaceutique ne sont que des milliers de supports, que les véhicules divers des principes impondérables*.

Le célèbre professeur Bréra, après avoir fait de nombreuses expériences, a reconnu la puissance des doses infinitésimales.

« Les phénomènes que l'on rencontre à chaque instant dans l'étude de la nature, dit-il, nous convainquent suffi-

(1) *Action des agents impercep. sur le corps vivant*, p. 27.

(2) *Journal des conn. médico-chirurg.*, 16 janv. 1851, p. 34.

samment des incomparables pouvoirs de la matière subtilisée d'une manière presque inconcevable. »

« Le temps n'est déjà plus, dit M. Jourdan, membre de l'Académie de médecine, où des plaisanteries relatives aux doses infinitésimales pouvaient sembler d'assez bons arguments contre l'homœopathie. Des faits incontestables sont là qui doivent imposer silence au raisonnement pur. Ces doses minimes agissent, exercent même une action puissante, surprenante. Le doute n'est plus permis à cet égard » (1).

M. le docteur Pleindoux aîné, savant médecin de Nîmes, parlait ainsi au congrès scientifique de 1844, en sa qualité de secrétaire de la section de médecine.

« Ce serait un tort de vouer au ridicule l'emploi de certains medicaments, par cela seul qu'ils sont ordonnés à des doses infiniment fractionnées. La vie est un mystère, les lois qui la caractérisent ne sont pas moins mystérieuses, les agents qui en troublent l'harmonie et qui par conséquent, produisent des maladies sont loin d'être toujours appréciables, et il serait déplacé de croire qu'on peut toujours comprendre et expliquer comment les médicaments, à des doses infiniment petites, peuvent rappeler les lois de la vie à l'état normal, c'est-à-dire à la santé, en agissant sur elle d'une manière heureuse. Oui, c'est le temps, le temps seul qui peut apprendre à coordonner les merveilles de la nature ; on ne les expliquera, on ne les comprendra probablement jamais, puisque la vie et la pensée, qui sont l'expression la plus noble, la plus élevée de la vie, sont des choses essentiellement incompréhensibles, etc » (2).

Nous venons de voir reconnaître en plein congrès scientifique, par le secrétaire de la section de médecine, l'influence que peuvent avoir les médicaments à des

(1) *Traité de mat méd. pure, préf.*, T. I, p. 6 et 7.
(2) Voyez le compte-rendu du congrès.

doses *infiniment fractionnées*. Les idées homœopathiques commencent à s'imposer partout, nous avons vu déjà des journaux allopathiques se prononcer ouvertement sur l'excellence de la loi de similitude, il en est qui vont plus loin et qui n'ont pas craint d'insérer des articles, des lettres où l'on ose se demander si l'on n'a pas tort de rejeter les doses infinitésimales, ces doses infinitésimales qui soulevaient jadis tant de moqueries. Nous empruntons la lettre suivante au *Journal des connaissances médicales et pharmaceutiques* du docteur Caffe (10 avril 1855). Personne assurément n'accusera la rédaction de ce journal de sympathie pour la doctrine homœopathique.

A Monsieur le docteur Caffe.

Monsieur et honorable confrère,

Désireux de découvrir en tout la vérité, permettez-moi de le faire en cette circonstance, bien entendu en dehors de toute préoccupation de secte médicale..... A-t-on toujours raison en rejetant l'action des infiniment petits? A chaque instant, nous faisons de cette sorte de thérapeutique, sans nous demander si la proportion en poids du médicament n'est pas à dose déjà bien faible, eu égard à la masse du corps. — Ainsi il est certain que nous sentons d'une manière efficace l'influence d'un à deux centigrammes d'opium, et cela d'une façon si marquée, que cette quantité suffit pour donner lieu chez certaines personnes à des accidents de narcotisme, et cependant le médicament ingéré sans doute avec des pertes dans l'absorption intestinale est, chez un homme pesant soixante kilogrammes, : : 1 : 6,000,000 ; on donne les sels dangereux, comme le dento chlorure et les sels d'arsenic, à des doses de 1/20ᵉ de grain, soit de 500/20ᵉ, ou dans la proportion de 1 : à 60,000,000. Qui de nous a supputé les doses bien plus petites des poisons animaux ou végétaux, qui ont sur l'économie une si triste action ? qui s'est demandé la quantité en poids de la matière putride qu'une mouche aura pu pomper sur un cadavre en putréfaction, et aura ensuite déposée et inoculée avec son suçoir sur la peau ou la conjonctive d'un homme, pour cette molécule de putrifuge devenir l'élément d'un foyer charbonneux ?

La quantité de venin que contient le double canalicule du crochet d'une vipère haji, d'un fer de lance, d'un crotale, s'élève-t-elle à un milligramme?......... j'en doute ; et cependant quel effet rapide et funeste ! Enfin les gaz répandus dans l'air tuent à la proportion d'un huit centième pour l'hydrogène sulfuré; c'est ici un dosage énorme, que celui de près d'un millilitre pour litre ; mais pour les effluves marécageuses, ces miasmes de toute sorte qui vous foudroient comme ils ont foudroyé nos troupes dans la Dobrutscha, ou vous saisissent dans ces longues fièvres intermittentes, lutte souvent néfaste entre la vie et la mort, et cela en quelques heures, dans les champs empestés de Pœstum, autrefois champs de roses, dans les marais de Porto Vecchio, de St-Florent, du Golo en Corse ; ils n'ont pu être saisis et ne le seront sans doute jamais, dans leur teneur et dans leur poids, et pour établir cette proportion en poids du poison introduit à la masse du corps, il nous faudrait accumuler sans doute bien des tranches de décimales. Et où s'arrêter dans le fractionnement?

Qui a pesé, dosé les corpucules, éléments légers et probablement peu pondérables qui transmettent les exanthèmes varioleux, rabioleux, et que probablement les médecins peu soigneux de précautions sanitaires, portent avec eux de familles en familles, de demeures en demeures, sur leurs mains et leurs habits ?

Les atomes des odeurs, ceux du musc, on le sait, sont impondérables. — Les poisons végétaux du mancenillier, de l'upartienté de Java, diffus dans l'air, tuent l'homme qui court et l'oiseau qui vole. — Quelques tiges d'euphorbe, un peu de coque du Levant, répandus sur la mer, endorment ou asphyxient le poisson qui vient dormir ou mourir à la surface de l'eau ! Et la proportion entre le poison répandu et le véhicule, la mer, n'est-elle pas infiniment petite ?

Ces réflexions me sont suggérées par un fait récent et que j'ai pu d'autant mieux apprécier, que le sujet de l'observation est un homme de haute valeur, *incapable de croire à ce qu'il ne sent pas et d'être dupe d'une superstition médicale*. M. B., géologue distingué, a éprouvé sur lui-même l'effet évident *de je ne sais plus quel agent thérapeutique*. En proie à une névralgie générale de la face, qui a probablement son point de départ dans le système ganglionnaire de l'œil, à la suite d'excès dans l'usage de la loupe et du microscope, et de longues écritures, ce malade éprouve, à peu d'intervalle de l'ingestion du médicament fractionné, quand la crise le prend, un mieux sensible et il peut continuer son travail.

Cette action des infiniment petits sur notre microcosme, d'autre part notre petitesse et celle des plus grands animaux relative à la masse terrestre, dont nous sommes avec eux les imperceptibles et orgueilleux parasites, tout cela n'est-il pas fait pour abaisser notre superbe, quand on pense qu'un homme d'un mètre quatre-vingts, fût-il le plus grand potentat du monde, n'est, en sa taille, au rayon terrestre, que : : un mètre : 540,540,000, ou à peine égale à la division du millimètre par 540, ce qui, je crois, est inappréciable avec les meilleurs microscopes.

Je vous donne ces faits, cher confrère, pour les mettre dans votre estimable journal, sous la subrique *Nugœ philosophicœ*, et croyez à mon profond sentiment d'estime (1).

Dr A. Bourjot-Saint-Hilaire.

(1) Comme l'a fait remarquer le *Journal de la Société gallicane homœopathique* de Paris, en reproduisant cette lettre, il est bien différentes inexactitudes ou faits mal rapportés qu'on pourrait y si-

Mais l'aveu le plus significatif sorti de l'école allopathique en faveur des doses infinitésimales, est celui d'une des sommités allopathiques, le docteur Kopp de Hahnau, conseiller supérieur du prince de Hesse. Ce professeur entreprit des expériences suivies dans le but de prouver la nullité de la doctrine homœopathique. Le professeur Jörg, comme nous l'avons vu, avait essayé de détruire l'homœopathie, par l'expérimentation sur l'homme sain, et il était arrivé à confondre sa doctrine. Le conseiller Kopp se proposa le même but que Jörg, par l'expérimentation clinique, et il arriva au même résultat. Comme Jörg, il eut la bonne foi et le courage de publier ses travaux :

« Si j'étais appelé, dit-il, à prononcer, comme juré, ma conscience ne me permettrait pas de m'exprimer autrement : — Oui les décillionièmes déploient des vertus curatives déterminées » (1).

Il est curieux d'observer, dans l'ouvrage de Kopp, le combat intérieur qu'il s'est livré en le publiant. Poussé d'un côté par sa loyauté, retenu de l'autre par la pensée de faire triompher une école qui a froissé péniblement ses opinions et son amour-propre, volontiers il voudrait nier cette vérité qui lui est terrible (*Fürchterliche Wahrheit*) ; mais il est trop honnête homme pour parler contre ses convictions (2).

gnaler ; notre seul but a été, en la faisant connaître, de montrer combien les idées homœopathiques gagnent chaque jour les esprits.

(1) *Kopp's Erfahrungen*... Frankfurt, 1832.

(2) Avons-nous besoin de dire que Kopp ne fut pas à l'abri de la mauvaise humeur de ses collègues. Dès qu'il eût fait connaître le

Si l'on demandait à un médecin allopathe pourquoi telle substance, la manne, par exemple, n'est employée qu'à la dose de plusieurs grammes, tandis que d'autres, telles que l'acide hydrocyanique ou l'acide arsenieux agissent à la dose de quelques milligrammes, il n'aurait pas de raison directe à donner de cette différence énorme de doses. Il se bornerait à répondre que l'expérience seule révèle le degré d'énergie des médicaments, et par conséquent les doses auxquelles on doit en faire usage. Nous pourrions, à bon droit, nous contenter de cet appel à l'expérience, et dire que l'observation démontre l'action des préparations homœopathiques. On ne peut combattre une pareille assertion que par des faits bien observés. Nous nous efforcerons cependant de rendre accessible à ceux qui veulent s'éclairer, une vérité que bien peu cherchent à constater par la meilleure des méthodes, l'expérimentation.

Mais, avant d'aborder cette question, nous répondrons à une objection qu'on ne manque jamais de faire à l'homœopathie ; on prétend que les préparations homœopathiques sont dépourvues d'action, puisque les réactifs chimiques ne peuvent déceler dans ces préparations la présence de la substance dont la préparation porte le nom, cela en vertu du principe *ex nihilo nihil*. C'est une grande erreur que de faire ainsi de la chimie le criterium

résultat de ses expériences, le professeur Sachs, de Kœnigsberg, fit paraître contre lui un pamphlet intitulé : *Kopp et l'homœopathie*, dans lequel il adresse aux partisans de Hahnemann les insultes les plus furieuses, et insiste auprès du gouvernement prussien, pour qu'on interdise absolument la nouvelle méthode et qu'on chasse impitoyablement du royaume tous les contrevenants.

de ce qui est et de ce qui n'est pas. Les chimiste les plus distingués vont répondre pour nous à cette objection plus spécieuse que solide ; on verra qu'ils sont loin de croire eux-mêmes à la puissance qu'on attribue à leurs analyses.

« Il peut y avoir, dit M. Chevreul, dans l'atmosphère, une matière délétère qui échappera au chimiste, parce qu'elle y est en proportion trop faible. Ainsi, bien que plusieurs analyses d'eau de Seine, prise au-dessous des lieux les plus propres à la vicier, n'aient fourni rien de concluant, il est permis d'admettre, avec Thouret, Tenon, Parent-Duchatelet, qu'il y peut entrer *des principes d'infection qui se revèlent seulement par leurs effets sur l'organisme* (1).

« En 1818, le célèbre chimiste Davy, se trouvant en Italie, fit, en compagnie de J. Mojon, des expériences avec l'eudiomètre, sur l'air marécageux des localités où les fièvres intermittentes règnent continuellement. L'analyse de cet air, pris sur différents points des lieux les plus insalubres, et à différentes hauteurs, a toujours donné pour résultat, exactement les mêmes proportions des éléments constituants de l'atmosphère la plus pure » (2).

« La chimie a fait de nombreux et infructueux efforts, dit M. Maillot, pour déterminer la nature des agents morbifiques que renferment les émanations marécageuses. Volta, Fourcroy, Gattoni, Moscati, Rigaud de Lisle, Vauquelin, Julia-Fontenelle et Deveze, tels sont les noms qui se rattachent à ces recherches » (3).

Citons encore un de nos médecins militaires les plus distingués, le docteur Boudin qui a observé les fièvres pendant 17 ans sous les latitudes les plus diverses.

(1) M. Levy, *Traité d'Hygiène*, t. II, p. 579.
(2) Giacomini, *Traité de matière méd. et de thérapeutique*, p. 350.
(3) *Traité des fièvres intermitt.*, p. 257.

« En présence des modifications imprimées à l'organisme de l'homme, dit-il, dans les contrées marécageuses, l'impuissance de l'eudiométrie et des divers réactifs de la chimie ne saurait être révoquée en doute, pas plus que cette même impuissance n'infirme l'existence du miasme producteur des fièvres des hôpitaux et des prisons. Gianonni, ajoute-t-il a nié l'existence des miasmes paludéens, parce qu'ils étaient invisibles ; autant voudrait-il nier Dieu, parce qu'on ne le voit pas avec les yeux du corps » (1).

Parmi ces savants qui veulent tout exppliquer, il est des auteurs, comme le rappelle M. le docteur Boudin, qui constatant l'impuissance de la chimie à reconnaître la présence des miasmes marécageux, en sont venus à nier leur existence, comme d'autres auteurs l'ont fait dans notre siècle pour le virus syphilitique qui échappait également à leurs recherches (Desruelles).

«L'infusion ou la décoction de mercure est encore quelquefois mise en usage, et Gaspard a prouvé (*Journal de Physiologie*, de Magendie, t. I, p. 242) que cette décoction avait des propriétés évidentes, bien que l'analyse chimique ne pût pas y démontrer de mercure » (2).

Nous pourrions multiplier les faits qui démontrent qu'on aurait tort de conclure qu'il n'y a rien là où la chimie ne trouve rien. D'ailleurs, à quel titre la chimie interviendrait-elle dans ce qui est une question purement médicale? La chimie a pour domaine la matière inorganique et la matière organique privée de vie, et l'on oublie trop souvent que notre corps est de la ma-

(1) *Traité des fièv. int.*, p. 37.

(2) Trousseau et Pidoux, *Trait. de matière médicale et de thérap.* • édition, t. I, p. 255.

tière organique, animée d'une force vitale ; or, c'est aux médecins et non aux chimistes qu'appartient la matière organique vivante. Le médicament s'adresse à l'être vivant, c'est donc au médecin qu'il appartient de constater ou de nier son action.

D'ailleurs que nous a appris la chimie sur les influences qui produisent les effets les plus énergiques sur le corps humain ? absolument rien. Elle n'a pas pu en apprendre davantage sur le vaccin qui préservait de la variole, que sur la morve chevaline, et sur la salive du chien enragé. Ne nous dit-t-elle pas que le pus d'un abcès ordinaire présente la plus complète identité avec le pus syphilitique ou le pus d'un bubon de pestiféré. Ces pus ne diffèrent ni physiquement ni chimiquement, ni microscopiquement, et cependant l'un est sans portée tandis qu'une quantité minime des autres peut infecter toute l'économie et y produire des maladies bien caractérisées.

« Soumettez à l'analyse chimique, à l'examen du microscope, à tous les moyens d'investigations, dit M. Baumes, le sang, les humeurs d'un malade en proie à la diathèse syphilitique, vous ne trouverez rien qui vous annonce une altération qui corresponde à cette diathèse » (1).

N'a-t-on pas fait des analyses inutiles dans différents pays pendant le choléra? Toutes ces maladies si redoutables qui désolent l'humanité, n'ont donc pu être révélées matériellement par la chimie, et cependant qui oserait nier leur action? Or, les agents homœopathiques agissant dynamiquement à la façon des miasmes morbides, que pourrait donc sur eux la chimie. De même qu'elle ne

(1) *Précis hist. et prat. des mal. ven.*, p. 133.

peut constater l'existence des miasmes morbides, elle ne peut reconnaître les miasmes médicamenteux, ce qui n'empêche ni les uns ni les autres d'avoir de remarquables effets. C'est le cas de rappeler ce que dit M. Littré des bornes de la chimie et de son impuissance pour ce qui a trait à la vie :

«Dans le milieu vivant, toutes les qualités qu'elle (la chimie) possède à un degré si éminent tournent contre elles ; ce qu'elle veut mesurer ou peser n'est ni exécutable ni pondérable; ce qu'elle veut assujettir à des proportions a pour caractère d'en changer sous les moindres influences ; ce qu'elle veut prévoir n'est pas susceptible de prévision par le côté chimique » (1).

Afin de mettre autant d'ordre que possible dans la question des doses infinitésimales, nous la diviserons en trois parties. Nous traiterons : 1° De la divisibilité de la matière; 2° De l'action des infiniment petits sur l'organisme vivant ; 3° De l'influence du mode de préparation sur l'action des agents médicinaux ; et, enfin nous présenterons la théorie de l'action des doses infinitésimales.

§. Ier.

De la divisibilité de la Matière.

L'univers est infini. Cet espace immense, dans lequel se meuvent une multitude de mondes et où le soleil lui-même n'est qu'un atome, n'a pas de limites. Le fait

(1) *Revue des deux mondes* 1er janvier 1855.

scientifique le plus propre à nous donner une idée de cette immensité est celui que rapporte M. de Humboldt :

« Herschel, dit-il, estimait que la lumière émise par les dernières nébuleuses, encore visibles dans son télescope de quarante pieds, devait employer près de deux millions d'années pour venir jusqu'à nous » (1).

On sait que la lumière parcourt soixante-dix mille lieues par seconde ; que l'on calcule combien il y a de secondes en deux millions d'années, et, en multipliant ce nombre par soixante-dix mille, on aura un chiffre qui exprimera, en lieues, la distance effroyable de ces nébuleuses à la terre. Voilà l'infiniment grand, le terme opposé est l'infiniment petit. De même que l'esprit ne peut admettre une limite à l'infiniment grand, de même il n'aperçoit pas, à l'autre extrême, de limite à l'infiniment petit. Cette conception de l'infini a fait admettre par les physiciens, comme un axiome, la divisibilité infinie de la matière, quoique l'imperfection de nos procédés ne nous permette pas de la poursuivre au-delà de certaines limites.

« Toute étendue abstraite est essentiellement divisible à l'infini, comme le démontrent une foule de considérations géométriques, et ce résultat est, pour l'esprit humain, le plus incompréhensible des problèmes, le plus inaccessible des mystères, a dit le professeur Desdouit » (2).

Pour donner une idée de l'extrême divisiblité de la matière, parlons « de ces bacillaires, corpuscules microscopiques dont la *pointe d'une aiguille* peut écraser des cen-

(1) *Cosmos.*, t. I, p. 175.

(2) *Traité de l'homme et de la création.*

taines, et qui n'en forment pas moins des couches considérables, exploitées depuis des siècles, sous le nom de tripoli » (1).

Un pouce cube de tripoli renferme plus de un billion sept cent cinquante millions d'individus de l'espèce appelée *galionella ferruginea* (2).

« La vie, dit M. de Humbold, est répandue dans la nature avec une telle profusion, que de petits infusoires vivent en parasites sur d'autres infusoires plus grands, et même que les premiers servent à leur tour de demeure à d'autres infusoires encore plus petits.... A la multiplication rapide des animalcules microscopiques vient se joindre, pour quelques-uns (anguilles du froment, infusoires roulés en cercle, cours d'eau ou tardigrades), une étonnante vitalité. Après avoir été desséchés, pendant 28 jours dans le vide à l'aide du chlorure de chaux et de l'acide sulfurique, après avoir été chauffés à cent-vingt degrés, ces infusoires ont pu encore être rappelés à la vie et sortir de leur engourdissement » (3).

« Pour tous les corps connus, dit M. Pouillet, il n'y a aucune limite perceptible à la divisibilité. »

Après avoir rapporté quelques faits remarquables de la divisibilité de la matière, le savant professeur emprunte au règne animal des exemples de divisibilité qui sont bien autrement intéressants :

« Les globules du sang de l'homme, dit-il, ont un cent-cinquantième de millimètre. On peut calculer d'après cette donnée qu'il y en a près d'un million dans la goutte de sang d'un millimètre cube, qui pourrait être suspendue à la pointe

(1) A. de Quatrefages, de l'Institut, *Souvenirs d'un naturaliste*, p. 4 et 5.

(2) Ehrenberg, *Mémoires de l'Académie de Berlin*, 1838, p. 59.

(3) *Cosmos.*, t. I, p. 574.

d'une aiguille. Ces globules ne sont pas des atomes, car ils peuvent être brisés par des actions chimiques, et ensuite ils peuvent être reconstruits ; il n'y a aucun doute qu'ils ne donnent naissance à une multitude de parties distinctes quand ils passent dans la nutrition, car les fibres musculaires et celles des autres tissus se composent de globules très-différents des globules du sang et toujours beaucoup plus petits.

« Enfin, il y a des animaux complets qui sont aussi petits que les globules du sang et que les plus petites choses perceptibles. Nous pouvons les voir et les étudier ; mais c'est le dernier terme où la vue puisse atteindre. Ce qui est plus petit n'a plus de grandeur pour nos sens, et n'a plus de mesure ; c'est le commencement de l'indéfini en petitesse où se jette notre pensée, et qu'elle poursuit indéfiniment sans trouver un terme où elle doive s'arrêter.

« Au-delà de ce dernier terme de sensibilité organique, tout cependant n'est pas hypothèse et conjecture ; ces animalcules sont des êtres, et des êtres essentiellement composés de parties ; ils sont organisés puisqu'ils ont la vie et le mouvement ; ils sont pourvus de sens puisqu'ils ont la force et l'instinct. Dans les fluides où ils vivent, ils exécutent, comme les poissons, des mouvements rapides et variés ; ils se dirigent vers un but, ils évitent les obstacles, quelquefois même ils les surmontent ; enfin ils ont besoin d'une proie et ils savent la chercher et la saisir. Nous verrons, en optique que dans les dernières classes des êtres visibles, les mœurs ne sont pas moins curieuses à observer que dans les classes les plus apparentes ; mais dès à présent nous pouvons conclure que, dans le petit tout impalpable qui compose un individu de cette espèce, il y a des choses distinctes, des parties molles et des parties solides, des espèces d'articulations pour les mouvements, et des espèces de canaux pour les fluides ; enfin, que parmi cette excessive petitesse, il y a une nutrition dans toutes les parties et une circulation nécessaire. Ainsi, le raisonnement poursuit encore la divisibilité de la matière après que nos sens ne peuvent plus la constater ; et comme l'ensemble des phénomènes de la chimie,nous conduit à admettre l'existence des atomes, nous arrivons à cette conséquence définitive, que les atomes sont incomparablement plus petits que les dernières parcelles que nous pouvons saisir avec le sens le plus délicat, aidé de l'instrument le plus parfait. » (1).

Réaumur a trouvé qu'un fil de soie était composé de soixante millé autres fils.

R. Boyle ayant fait dissoudre un grain de cuivre dans l'ammoniaque et l'ayant versé dans soixante-dix-sept pouces cubes d'eau, celle-ci fut entièrement teinte en bleu : un pouce cube renferme deux cent seize millions de parties visibles, il s'ensuit que le grain de cuivre se trouvait divisé en soixante-dix-sept fois, deux cent seize millions de parties, c'est-à-dire, seize billions six cent trente-deux millions.

Nous voyons par les exemples qui précédent que la matière est divisible à l'infini, et comme le dit M. le professeur Dumas : « Quelque soin qu'on prenne pour réduire les corps en poussière, ils ne seront jamais ramenés à l'état moléculaire » (2).

Le mode de préparation des médicaments homœopathiques qui consiste à les soumettre à une trituration prolongée ou à des secousses énergiques, a précisément pour effet de porter la division de la matière à un très-haut degré. Il vient un moment où cette division est telle qu'elle devient inaccessible à nos sens. On a voulu voir jusqu'à quel degré de division on pouvait encore cons-

(1) Pouillet, *Eléments de phys. et de météor.*, t. I, p. 14, 6e édition,

(2) *Traité de chimie*, t. I, p. 51.

tater la présence de la matière dans les triturations homœopathiques.

Au point de vue chimique : MM. Mohr et Alph. Devergie ont cherché à connaître à quel point de divisibilité l'arsenic pouvait arriver, tout en restant sensible à nos sens. Le premier est arrivé à la 700,000e partie d'un grain ; le deuxième à la millionième, et ils retrouvérent encore avec l'appareil de Marsh, des taches arsénicales légères, fugaces et pondérables.

MM. Petroz et Guibourg, pharmaciens et membres de l'Académie, ayant entrepris de rechercher également la présence de la matière dans les dilutions homœopathiques, opérèrent sur le sublimé corrosif ; ils purent, à l'aide de l'hydro-sulfate de soude, trouver des traces de sublimé dans la quinzième dilution (1).

Au point de vue microscopique : En 1833, M. Séguin ayant examiné les six premières triturations du cuivre avec un microscope d'un grossissement de soixante-quinze diamètres, constata dans chacune d'elles la présence de globules d'un brun noirâtre uniformément divisés dans le sucre de lait (2).

Mayerhoffer reprit ces expériences avec le plus grand soin. Il examina d'abord au microscope le sucre de lait, l'alcool, l'eau distillée, et même le porte-objet, et cette vérification faite pour éviter toute erreur, il soumit à cet instrument diverses préparations homœopathiques faites par lui-même. Il constata la présence de molécules métalliques parfaitement distinctes et caractéristiques dans

(1) *Mat. méd. pure, trad.* par Jourdan, préface, p. 6.

(2) *Hygea*, Bd. VII, p. 1.

la 14e dilution d'*étain*, dans la 12e de *platine*, de *cuivre* et d'*argent*, dans la 10e de *mercure* et d'*or précipité*, dans la 8e de *fer* et la 5e, d'*or en feuilles*. Le diamètre des plus petits atomes de *platine* observés par lui était de 1/720e de ligne ; par conséquent, plus de moitié plus petit qu'un globule de sang dont le diamètre est de 1/300e de ligne (1).

Seguin et Rummel s'étant servi du microscope solaire, ont cru reconnaître des atomes métalliques jusque dans la deux centième dilution. Ces dernières expériences auraient besoin d'être confirmées.

En résumé, ces données démontrent que dans un degré déjà élevé de dilution, à la 14e par exemple, le médicament se retrouve encore divisé en une quantité de molécules telle, que sur une étendue de 1/120e de ligne on en peut distinguer cinq ou six. A un microscope grossissant 17,000, qu'on en substitue par la pensée un autre d'un pouvoir décuple, centuple et au-delà encore, on ne pourra douter que des millions de molécules, de plus en plus petites, ne devinssent visibles à leur tour dans le même espace où l'on n'en distingue que quelques-unes à peine, avec le grossissement de 17,000 fois. Il suffit, à cet égard, de se rappeler les exemples d'infiniment petits que nous avons cités, et particulièrement ceux qui sont empruntés à M. de Humboldt et à M. Pouillet. Pourquoi l'esprit qui reconnaît en zoologie une série d'êtres inacessibles aux sens et cependant *doués de vie et d'instinct*, se refuserait-il à admettre en médecine des

(1) *Hygea*, Bd. XVI, p. 17, et dans la *Revue critique et rétrospective de la mat. méd. homœop.* Paris, 1842, t. IV, p. 250-269.

séries de dilutions renfermant une matière inaccessible à nos sens, et qui conservent cependant ce principe qui est la source de leur action. N'oublions pas que nous ne pouvons nous faire une idée claire de l'infiniment grand et de l'infiniment petit; il n'existe pour nous aucun point de comparaison, car la mesure que nous sommes tentés d'appliquer est de beaucoup trop petite ou beaucoup trop étendue. Nous oublions facilement que les épithètes, grand et petit, ne sont que relatives et non absolues.

§ II.

Action des infiniment petits sur l'organisme vivant.

C'est un fait bien connu que des particules matérielles infiniment petites, répandues dans l'air et dont l'analyse ne peut constater la présence, suffisent à produire les effets les plus manifestes. Il en est ainsi des particules odorantes :

« Les émanations végétales, dit M. le professeur Chomel, sont quelquefois causes déterminantes de maladies » (1).

« La présence de fleurs odoriférantes dans les appartements a produit des céphalalgies, des vertiges, des syncopes, des vomissements, un état de somnolence, etc. » (2).

Ces émanations peuvent causer la mort; nous lisons dans le *Dictionnaire de médecine* (3) :

(1) *Path. génér.*

(2) Levy. *Traité d'hygiène*, t. 1, p. 620.

(3) T. XXII, p. 21.

« Une jeune femme de Londres ayant renfermé dans sa chambre à coucher un grand nombre de lis en fleur, fut trouvée morte dans son lit; des paquets de violettes causèrent de la même manière la mort d'une jeune fille, au dire de Triller............ L'odeur du musc, de l'ambre ou de fleurs, a occasionné des syncopes ou des convulsions. »

Bayle a reconnu qu'un grain de musc peut remplir pendant vingt ans de ses émanations odorantes un grand espace, *dans lequel l'air se renouvelle chaque jour*, sans que la masse éprouve la moindre diminution. Et cependant pendant vingt ans il s'est échappé de ce corps des molécules innombrables et actives à ce point que, sur les personnes qui ont séjourné momentanément dans cet appartement, plus de la moitié ont été impressionnées; les unes ont eu des éblouissements, les autres des céphalalgies, celles-ci des tintements d'oreilles, ceux-là des vomissements d'autres des crises de nerfs variées.

M. le docteur Maillot qui a étudié en Afrique l'influence des émanations telluriques et marécageuses, signale leur activité.

« On a plus d'un exemple, dit-il, de gens qui se sont endormis sur les bords d'un marais et qui ont passé des bras du sommeil dans ceux de la mort. »

Ces atomes dont la chimie ne peut constater la présence, et qui constituent les émanations marécageuses, se répandent à des distances considérables. M. Maillot rapporte, qu'aux Indes Occidentales, les équipages de vaisseaux placés à 1500 toises du rivage, ont été ravagés par les fièvres intermittentes.

« En Corse, dit-il encore, il y a des villages qui, situés à une grande distance des marais, sont tourmentés par les fièvres intermittentes toutes les fois que les vents viennent à souffler dans cette direction. »

MM. Merat et de Lens rapportent :

« Qu'en 1803 l'incendie des mines de mercure a occasionné des tremblements nerveux à plus de neuf cent personnes des environs. »

Hermbstaedt a vu en 1795 plusieurs commis être pris de salivation dans une salle qui, ayant servi jadis à mettre des glaces au tain, avait été ensuite transformée en comptoir (1).

M. Colson rapporte que lui-même et cinq autres élèves en médecine, attachés au service des vénériens, furent attaqués de gonflement mercuriel des gencives, bien qu'ils n'eussent touché aucune préparation mercurielle, mais seulement en séjournant dans les infirmeries où leur service les retenait (2).

« Une femme dont parle Fabrice de Hilden fut prise de ptyalisme pour avoir respiré l'air d'une étuve où son mari subissait des frictions mercurielles » (3).

Leblanc et Dumas ont démontré que l'oxide de carbonne répandu dans l'air à la dose de 1 pour 100, forme un mélange gazeux presque subitement mortel pour les animaux. Nous pourrions multiplier les faits de ce genre.

Certaines eaux minérales dont personne ne peut nier aujourd'hui l'action sur l'homme sain ou malade, contiennent des proportions d'arsenic, d'iode, etc., très-

(1) *Journal d'Huffeland, extrait bibl. méd.*, LXXIII, p. 394.
(2) *Arch. gén. de méd.*, t. XII, p. 70.
(3) Orfila, *Toxic. gén.*, 1,354.

petites relativement à celles dont l'allopathie fait usage. Walchner et Figuier ont publié l'analyse des eaux de *Wiesbaden ;* ce dernier chimiste a trouvé que 100 litres de cette eau contenaient 0, 045 d'acide arsénieux.

Les eaux de *Pyrmont*, de *Lamscheid* et de la vallée de Brohl, près d'*Audermach* renferment de l'arsenic et du cuivre; mais dit Walchner, toutes ces eaux minérales, parmi lesquelles il en est dont la salubrité est connue et renommée depuis long-temps, recèlent ces substances en quantité tellement minime, que leur valeur remonte simplement à des *millionièmes* (1). Turck, après avoir constaté que mille litres d'eau de *Plombières* ne contenaient que cinq centigrammes d'arsenic (un millième de grain par litre), s'exprime de la manière suivante, quant à l'action thérapeutique de ces eaux :

« La présence de l'arsenic dans nos eaux augmente nécessairement beaucoup leur action médicale, et aide puissamment à expliquer la guérison des plaies anciennes et d'un certain nombre de dartres, de beaucoup d'affections des organes respiratoires et des voies digestives, celle des fièvres intermittentes rebelles ainsi que des maladies nerveuses et rhumatismales. »

Voilà donc une eau minérale qui ne renferme pour chaque litre, qu'un millième de grain de l'agent médicamenteux, et qui suffit à triompher des maladies les plus rebelles.

Les eaux de *Vichy*, de *Bussong*, de *Provins*, de *Pyrmont*, d'*Ems* et de *Wiesbaden*, contiennent l'arsenic, disent Chevalier et Gobley, *en proportion infiniment plus*

(1) Bouchardat, *Repert de pharm.*, t. IV, p. 224, année 1848.

petite que celle que les médecins prescrivent tous les jours, et, cependant, on pourra peut-être expliquer, par la présence de cette substance dans ces eaux, certaines guérisons qu'il serait impossible d'expliquer d'une autre manière.

Aux *Eaux-chaudes*, d'après la notice de M. Izarié (1852), la source de Minvielle contient 0,000,000,2 de soufre et 0,000,000,5 de sulfure de sodium, par litre d'eau, et celle de *Baudot*, 0,000,3712 de soufre, et 0,000,6582 de sulfure de sodium.

A *Aix-la-Chapelle*, l'analyse de Liebig donne pour la *source dite de l'Empereur*, iodure de sodium 0,00051 et 0,00360 de bromure de la même base.

Les expériences de M. le professeur Bouchardat sur les poisons démontrent combien il faut peu de substance toxique pour obtenir les effets les plus énergiques.

Dans un travail lu à l'Académie des sciences (séance des 24 et 31 juillet 1843), M. Bouchardat s'exprime ainsi :

« Les préparations arsenicales, à la dilution d'un millième, empoisonnent les végétaux ; les poissons éprouvent de même l'action toxique de ces susbstances. Aucune plante, aucun animal, n'a résisté à l'influence des préparations mercurielles; l'action délétère des sels mercuriels est vraiment prodigieuse par rapport à leur petite dose ; un milligramme d'iodure de mercure, dissous dans vingt litres d'eau, a suffi pour tuer, en quelques secondes, les poissons que l'on a plongés dans cette dissolution; cette proportion de sel mercuriel est tellement faible, un vingt millionième ($^1/_{20,000,000}$), qu'elle échappe aux réactifs chimiques les plus sensibles. Et quelle peut être la quantité que les poissons ont absorbée ?

Les poissons sont comme foudroyés dans l'eau contenant un millième d'essence de moutarde. L'essence d'amandes amères, privée d'acide cyanhydrique, a encore une action plus prononcée. Il *y a là des faits nouveaux qui trouveront, nous n'en doutons pas, leur application dans la physiologie des animaux supérieurs et* MÊME DANS LA THÉRAPEUTIQUE. »

M. le professeur Bonelli de Turin fit piquer un animal avec une des dents dont était armée une tête de serpent à sonnettes, en dessication depuis quinze à seize ans au moins, exposée à la poussière et à l'action de toutes les variations atmosphériques, et qui auparavant avait déjà passé plus de trente ans dans l'esprit de vin. A son grand étonnement, et à celui de ses élèves, il vit périr l'animal une heure après.

Après avoir fait remarquer que la peau et les poils d'un animal charbonneux peuvent produire la pustule maligne, M. le professeur Nélaton ajoute :

« Le danger de ce contact survit long-temps à la mort de l'animal, et le virus est si inhérent à ces parties, que *tous les procédés de l'industrie qui les modifient si profondément, tels que le lavage, le cardage des laines, le tannage des cuirs, etc., ne leur enlèvent pas cette funeste propriété.* » (1).

On connaît les expériences de Spallanzani sur les fécondations artificielles. Ayant versé quelques gouttes de liqueur séminale de salamandre dans une masse d'eau, et ayant déposé une goutte de ce mélange dans un grand baquet également plein d'eau, il y plongea, par milliers des œufs de salamandre, qui furent presque tous fécondés. Chaque goutte du liquide était devenue

(1) *Ouv. cit.*, t. I, p. 267.

participante de toutes les propriétés de la matière prolifère. Bien plus, cette propriété s'y manifesta avec une énergie supérieure à celle de la matière séminale non diluée, qui féconda proportionnellement beaucoup moins d'œufs.

« Oui, même, dit Spallanzani, après que j'eus mêlé la semence à quatre fois son poids d'eau, il se développa 300 larves, tandis que je n'y mêlai que sa moitié d'eau, il n'y en eut que 100 de fécondés.... Enfin, chose très-curieuse, cette dissolution aqueuse conservait sa force fécondante plus long-temps que la semence pure. »

Trois grains de sperme suffirent à Spallanzani pour rendre fécondante une livre d'eau ; un globule de cette eau, qui ne devait contenir qu'un 2,994,687,500mes de grain, fécondait un œuf.

MM. Dumas et Prévost ont prouvé, dans leur expérience sur la fécondation, que, *pour réussir dans la fécondation artificielle, il importe que le sperme soit délayé; trop concentré, il perd de son action.*

Arnold renouvelant les expériences de Spallanzani, a pu obtenir la fécondation avec une troisième dilution, c'est-à-dire, une liqueur renfermant un millionième de sperme. Le même expérimentateur a produit deux pustules vaccinales bien caractérisées par l'inoculation d'un mélange d'une partie de vaccin avec cent parties d'eau.

Comme le fait remarquer avec raison le docteur Magnan, il y a dans l'étiologie un fait qui ne peut manquer de faire impression sur les personnes qui voudront bien y réfléchir : c'est que la gravité des maladies est d'autant plus grande, que les causes qui les produisent sont moins matérielles. Tout ce qui est en excès ou en défaut, dans le milieu où nous vivons, certaines altérations ou falsifications de substances alimentaires, etc., peuvent déterminer en nous des maladies; mais dans tous les cas où la cause est sensiblement matérielle, il faut qu'elle agisse, ou pendant un certain temps, ou avec une certaine intensité, pour produire de funeste effets. Au contraire, les affections les plus dangereuses, les plus insidieuses dans leur marche, les plus funestes par leur terminaison, où, quand elles guérissent, les plus fâcheuses par la profonde atteinte qu'elles ont portée à l'organisme, sont celles qui sont produites soit par des virus, soit par des miasmes, c'est-à-dire par des matières animales ou végétales tellement atténuées et divisées, que non-seulement nos yeux ne peuvent les saisir, mais que la chimie et le miscrocope sont impuissants à en démontrer la présence (1). Ainsi : la scarlatine, la variole, la fièvre typhoïde, l'angine couenneuse, la peste, le choléra, la fièvre jaune, etc., sont dues bien évidemment à l'action de particules de matières infiniment atténuées, provenant de substances végétales ou animales. Comparez à ces maladies, les plus graves de toutes sans contredit, les affections franchement inflammatoires, qui sont généralement produites par l'action du froid, par les changements brusques de température, et voyez quelles

(1) *Le principe invisible*, dit M. Chomel, qui produit la contagion est ordinairement enveloppé dans une substance visible comme le mucus, la sérosité, le pus liquide ou desséché en croute, la sueur. (*Path. gén.* 3e édition, p. 41).

différences elles présentent sous le rapport de la gravité ! Et pour rendre cette comparaison encore plus sensible, n'est-il pas remarquable que les affections purement morales, sont de toutes les plus rebelles aux secours de la médecine ? La véritable raison de ces différences, c'est que les causes matérielles des maladies n'agissent guère que sur la trame de nos tissus, tandis que les causes ténues, subtiles, et en quelque sorte immatérielles, portent leur action sur les organes immédiats de la vie, et pour ainsi dire, sur la force vitale elle-même.

Des atomes ont engendré un être, des atomes lui font subir les altérations les plus complètes, les plus profondes, qu'il puisse présenter, pourquoi donc d'autres atomes ne suffiraient-ils pas à rétablir l'harmonie de ses fonctions ? N'est-il pas rationnel, au contraire, de faire agir sur l'organisme dans un but thérapeutique des agents curatifs, dans un état analogue à ceux qui produisent les maladies.

« Les phénomènes morbifiques, disait l'illustre Bichat, se réduisent tous, en dernière analyse, à des altérations diverses des forces vitales, et l'action des remèdes doit évidemment se réduire aussi à ramener les altérations de ces forces à l'ordre naturel » (1).

Or, pour ramener ces forces vitales, invisibles, impondérables à leur ordre naturel, quoi de plus convenable que ces forces médicamenteuses invisibles, impondérables qui résident dans les médicaments !

Nous avons généralement le tort d'oublier que la matière

(1) *Anat. gén.*

est pour la moindre part dans les phénomènes de notre organisme.

« Les vrais ressorts de notre organisation, dit Buffon, ne sont pas ces muscles, ces veines, ces artères, que l'on décrit avec tant d'exactitude et de soin. Il réside des forces intérieures dans les corps organisés, qui ne suivent point du tout les lois de la mécanique grossière que nous avons imaginée et à laquelle nous voulons tout réduire. »

De même qu'un principe de vie invisible, impondérable anime notre corps qui n'en est que l'enveloppe grossière et préside à ses opérations comme à ses désordres, de même les médicaments *agissent*, comme le dit Celse, *par une certaine vertu qui est en eux*, et non par la matière qui n'est que le véhicule de leurs forces curatives. Force vitale, forces médicamenteuses, voilà les deux termes que doit envisager le médecin éclairé, et qui ne s'arrête pas aux apparences. On ne saurait trop le répéter après Cuvier : La matière n'est que dépositaire des forces, la matière passe et les forces restent.

Quand Ampere a dit que l'étendue des corps lui semblait n'être qu'un mode apparent et que la matière du monde entier pourrait bien être contenue dans le creux de la main, n'a-t-il pas fait comprendre par là que, pour lui, ce qui se voit des corps n'est pas la chose la plus importante, la chose qui en régit les propriétés, mais, bien au contraire, c'est ce qui ne se voit pas, les vertus et les forces, qui régit tout le reste ?

Nous venons de parler des virus et des miasmes, comme causes des maladies les plus graves. Examinons le virus vaccin, le plus merveilleux agent préventif qui soit connu. Le vaccin est un liquide extrait d'une pustule spéciale, dite vaccinale, susceptible de se reproduire indéfiniment par inoculation. Ce fluide donne, à l'analyse chimique de l'eau, de l'albumine et un peu d'hydrochlorate d'ammoniaque.

Vainement essaierait-on de mélanger ces trois substances dans les proportions indiquées par la chimie, on ne reproduirait pas le vaccin (1). Ce qui constitue *essentiellement* le virus est donc quelque chose qui échappe à l'analyse. Or, comme la dose de vaccin employée est très-exiguë, on peut se faire une idée de la quantité d'élément réellement actif qui s'y trouve (2). Quel est l'effet d'une si petite dose de virus ? Il préserve presque toujours l'organisme durant toute la vie, c'est-à-dire, pendant soixante, quatre-vingts ans d'une maladie grave, qui naguère encore, moissonnait les populations. En vérité, ce serait incroyable, chimérique, absurde, si le fait ne s'était pas produit des millions de fois.

Mais il y a autre chose dans le vaccin que l'action d'un infiniment petit sur l'organisme, il y a cette loi des semblables qui donne une si grande énergie d'appropriation aux préparations homœopathiques. En sorte que la

(1) Examiné au microscope, le vaccin ne présente pas d'animalcules.

(2) Lorsqu'une piqûre aussi peu profonde qu'elle soit, a porté le virus variolique ou le virus vaccin sous l'épiderme d'un individu, les lavages immédiats, l'application instantanée des ventouses, la cautérisation elle-même, pratiquée dès que le virus a touché les parties vivantes, n'empêchent pas le développement de la variole ou de la vaccine. (Voyez Landouzi, *Essais sur la doctrine des revaccinations*, p. 52.

découverte la plus glorieuse de l'ancienne médecine est un fait qui ne prouve rien en faveur de ses idées et de ses principes, mais qui justifie la loi thérapeutique et les petites doses de la nouvelle école.

Si nous nous adressons à la thérapeutique allopathique, nous verrons qu'elle nous offrira des applications remarquables des infiniments petits; ne nous apprend-elle pas qu'il suffit de respirer une seconde quelques atomes de térébenthine pour que les secrétions renales offrent une odeur prononcée de violette?

Qui ne connaît les résultats si remarquables obtenus par M. le docteur Boudin, médecin en chef de l'hôpital militaire du Roule, lorsqu'il traitait les fièvres d'Afrique, à l'hôpital de Marseille, avec des centièmes de grain d'acide arsénieux?

On lit dans le *Dictionnaire universel de matière médicale*, de MM. Mérat et de Lens :

« On assure que l'odeur seule du quinquina guérit la fièvre intermittente. M. Delpech, négociant français à Caraccas, ayant fait coucher un fiévreux dans ses magasins remplis de quinquina, celui-ci fut guéri par la seule odeur de cette écorce; ce qui fut répété sur plusieurs autres malades dans le même cas. »

MM. Trousseau et Pidoux énumérant les modes d'introduction du quinquina dans l'économie comme agent curatif, disent :

« Enfin, il est une voie indirecte que Rosenstein a indiquée : lorsqu'un enfant à la mamelle est atteint de fièvre intermittente, ce praticien conseille de donner le quinquina à la nourrice. On trouve dans le *Journal de medecine* de Vandermonde (tome XXXV, p. 415, un exemple remarquable de ce mode d'administration » (1).

On lit dans le même ouvrage à propos du mercure :

« Des praticiens prudents et expérimentés, craignant pour des enfants ou pour des malades profondément débilités, d'appliquer sans intermédiaire le mercure, sous quelque forme qu'il pût être, l'employèrent médiatement et le firent préalablement absorber à des femelles d'animaux, à des femmes dont le lait prenait des propriétés curatives d'autant plus précieuses, que le mercure *conservait ainsi toutes ses propriétés curatives, sans offrir d'ailleurs aucun des inconvénients qu'on lui reproche avec juste raison.* »

Après avoir cité des praticiens distingués qui ont employé cette méthode, MM. Trousseau et Pidoux ajoutent :

« Cet usage (d'administrer le mercure à la nourrice), existe encore de nos jours, non-seulement dans l'hospice des enfants trouvés de Paris, mais encore dans celui de presque toutes les grandes villes; c'est celui que nous avons adopté nous-mêmes dans notre service d'enfants à la mamelle de l'hôpital Necker.

« A Paris, M. Damoiseau a fondé, d'après l'invitation de plusieurs médecins, un établissement où il soumet à des frictions mercurielles et à l'ingestion du calomel ou du sublimé, des anesses et des chèvres dont le lait est ensuite porté à domicile. M. A. Lebreton, l'un des accoucheurs les plus distingués de la capitale, a eu surtout de fréquentes occasions de traiter de cette manière des enfants ou des femmes débiles qui ne pouvaient supporter le mercure sous aucune forme » (2).

Un praticien allopathe distingué, M. le docteur Mu-

(1) *Ouv. cit.*, t. II, p. 314.

(2) *Ouv. cit.*, t. 1, p. 204.

naret, auteur du *Médecin de la ville et de la campagne*, a adressé au président de l'Académie de médecine de Paris, un mémoire intitulé : *De l'emploi des granules en médecine.* Dans ce mémoire nous trouvons les passages suivants :

« Je connais les granules préparés par M. Pelletier ; je les prescris ou je les administre à mes malades. Les principaux avantages qui distinguent cette préparation officinale sont les suivants :

« 1° *Dosage exact et invariable*, le granule est une dragée composée de sucre et de gomme, ne contenant qu'une proportion très-petite du remède : *un milligramme*, par exemple, sur *dix centigrammes* environ de sucre, proportion Pelletier. On compte les granules pour arriver à une dose plus forte, ou on en administre un seul dans un véhicule (car il est très soluble).

« 2° *Administration commode* et même agréable du médicament........... A propos d'enfants n'est-ce pas un bienfait pour eux?

« 3° *Conservation la plus longue.*—Le sirop fermente, la potion peut s'altérer à un point toxique, les pilules se durcissent, se décomposent et provoquent, comme j'en ai cité des exemples, une indigestion toujours grave chez des sujets affaiblis par la maladie ; tandis que, dans sa coque dure et polie, l'*atome* d'un médicament énergique reste inaltérable, et un granule peut se conserver un demi-siècle.

« 4° *Transport facile.*—Le granule réalise le vœu de Sydenham : un praticien peut emporter avec lui, et *dans une boîte de quelque centimètres*, de quoi médicamenter sa clientèle pendant plusieurs jours.

« Une lettre à des dimensions trop restreintes, Monsieur le président, pour vous rapporter celles de mes observations qui sont favorables à l'emploi thérapeutique des granules; j'en citerai seulement une, en vous demandant la permission de vous signaler ensuite les résultats de quelques autres.

« Le nommé Thevenet avait été frappé d'une paralysie du bras droit, à la suite d'une chute, je crois; il avait déjà consulté plusieurs médecins, et essayé autant et plus de remèdes : électricité, douches, frictions, vésicatoires, et même une potion avec l'EXTRAIT DE NOIX VOMIQUE, lorsqu'il se décida à me consulter.

« Thevenet était un client sur la prudence duquel je pouvais autant compter que sur la force de sa constitution; en conséquence, je lui avais confié dix granules de *strychnine*, en lui recommandant d'en avaler UN d'heure en heure, mais d'en SUSPENDRE l'administration DÈS QU'IL ÉPROUVERAIT DES SECOUSSES TROP VIOLENTES DANS LE MEMBRE MALADE.

« Le troisième jour, mon client, dans son accès de reconnaissance, vint me trouver et me dit en m'embrassant : vous m'avez guéri! En effet, il me serra la main avec une main qui ne pouvait, avant mon traitement, retenir un couteau, une pipe, et il s'était servi de son bras dès le second jour.

« J'appris, avec détail, que la seconde dragée avait commencé à lui TRAVAILLER (sic) le bras; « mais j'ai tenu bon, ajouta-t-il, et me voilà prêt à vous défendre, s'il le faut, avec le poing que vous m'avez rendu.

« J'ai substitué bien des fois, et avec un succès encourageant, des granules d'*aconitine* A UNE ÉMISSION SANGUINE, dans les cas de pléthore, de congestion sur un organe, de point pleurétique et au début d'un rhumatisme articulaire aigu.

« J'ai réussi à combattre certaines constipations opiniâtres avec des granules de *strychnine*.

« Enfin, Monsieur le Président, j'ai eu le bonheur de délivrer une femme et trois autres personnes d'accès de fièvre nerveuse, à l'aide d'un granule d'*acide arsénieux*, pris à jeun pendant une durée de trois à sept jours. Mais toute médaille a son revers. — Un médicament qui se présente au malade avec les apparences agréables d'un bonbon peut inviter aux imprudences. On se figure, dans le public, que l'efficacité du remède doit toujours être *en raison de sa quantité*, et avec la pensée d'avancer l'heure de la guérison, à l'insu du médecin, au lieu d'un granule, on en avale deux, trois...... Voilà un danger que je dois signaler et qu'il faut prévenir.

« *Dans le cours de mes expériences, j'ai aussi rencontré des constitutions assez impressionnables pour ne pouvoir tolérer* UN GRANULE *à la fois*. La supérieure du pensionnat d'Irigny, à laquelle j'avais administré UN SEUL GRANULE d'*atropine*, fut prise, quelques heures après, d'étourdissements, d'aphonie, d'hallucinations de la vue des plus bizarres, qui persistèrent jusqu'au lendemain. Mme T...., dont le mari est professeur de l'école vétérinaire de Lyon, ayant pris UN SEUL GRANULE de *cicutine*, éprouva des nausées, un sommeil très-agité, et son pouls descendit de 85 à moins de 70.

« Je termine cette lettre, déjà trop longue, Monsieur le Président, par un doute philosophique. Le granule est peut-être le grain de sable de Bacon, avec lequel nous pourrons, — avec le secours du temps et de l'observation, sa fille, — terminer notre pyramide médicale.

« Car, en définitive, *il ne s'agit pas seulement d'une préparation officinale à préconiser, mais de la spécificité* remise à l'étude et de la simplification de nos formules, vainement réclamée, depuis Hippocrate, par tous les bons praticiens. *Le mélange des médicaments est la fille de l'ignorance*, disait le philosophe que je viens de nommer. — J'ajoute que la polypharmacie est très-proche parente du *charlatanisme*, qui protége, par une occulte solidarité, la réputation du médecin médiocre, et les intérêts d'*une profession qui s'en va*.

« Si les membres de la commission nommée pour les granules m'accordent qu'un grand progrès est en cause, à leur sujet, — j'augure bien de leur rapport, et, par anticipation, je les remercie au nom de la science, qui veut avancer, et de l'humanité malade, qui veut guérir.

« J'ai l'honneur, etc.

« Dr MUNARET. »

Que penser des granules du docteur Munaret? cela ne fait-il pas un peu l'effet des globules administrés par l'homœopathie? *Cette boîte, de quelques centimètres qui peut contenir de quoi médicamenter pendant plusieurs jours la clientèle d'un praticien*, ne ressemblent-elle pas beaucoup aux pharmacies homœopathiques portatives? Mais voilà qui est plus grave. Non-seulement, les granules produisent des effets manifestes, mais ces effets sont souvent trop énergiques. *J'ai rencontré*, dit M. Munaret, *des constitutions assez impressionables pour ne pouvoir tolérer un granule à la fois*, et il rapporte des intoxications produites par l'administration d'un seul granule. A propos de la tendance du malade à prendre deux ou trois granules au lieu d'un seul, M. Munaret ajoute : « Voilà un danger que je dois signaler et qu'il faut prévenir, » c'est-à-dire, que nous verrons bientôt les allopathes, après avoir employé les granules, en venir à imiter Hahnemann et à chercher le moyen d'atténuer de plus en plus l'activité de leurs préparations.

M. le docteur Munaret termine, en disant, qu'il ne s'agit pas seulement avec les granules d'une simple préparation officinale à préconiser, mais de la *spécificité ;* il s'élève donc ainsi du moyen jusqu'à la loi. Aussi ne peut-on s'étonner de voir M. Munaret *substituer l'aconit à une émission sanguine dans des cas de pléthore, de congestion sur un organe, de point pleurétique, et au début d'un rhumatisme articulaire aigu*. Voilà donc après les granules, la loi des semblables.

Les granules de M. Munaret qui ont été adoptés par un grand nombre de praticiens, ont été imaginées comme on voit pour les allopathes qui veulent arriver à l'homœopathie, sans donner raison aux homœopathes. Après avoir prodigué l'injure à Hahnemann, ces messieurs lui empruntent successivement tout ses procédés, et ils nous apprendront bientôt que l'homœopathie a été inventée par les allopathes. M. le professeur Trousseau n'a-t-il pas déjà créé la *méthode substitutive*, et M. Munaret les *granules*.

§ III.

De l'influence du mode de préparation sur l'action des agents médicinaux.

Les médicaments, dit M. le docteur Magnan, n'agissent sur l'organisme que lorsqu'ils sont amenés à un certain degré de division. C'est ce que les anciens avaient exprimés par cet aphorisme *corpora non agunt nisi soluta*. Les substances insolubles sont inertes, ou pour mieux dire, leurs propriétés dynamiques sont latentes. On peut avaler impunément une balle de fer, d'or, d'argent, etc., sans éprouver autre chose que ce qui peut résulter de leur action mécanique. On peut avaler du mercure cru ou métallique sans inconvénient. Ce métal, quoique liquide n'est pas absorbé, et on s'est parfois servi avec succès de son action mécanique dans les cas d'invagination intestinale (1).

Mais que, par un procédé quelconque, on réduise en poudre assez fine le fer, l'or, l'argent, le mercure, et

(1) Trousseau et Pidoux, *ouv. cit.*, 2e édit., t. I, p. 255.

alors on obtiendra des substances *dynamiques*, c'est-à-dire douées de propriétés spéciales sur l'économie, qui ne sont ni physiques, ni chimiques. On peut avaler deux cents, trois cents grammes de mercure coulant, et on ne prendra pas impunément quelques centigrammes de ce métal bien divisé, soit en le triturant avec de l'axonge, soit en l'agitant très long-temps dans l'eau (1). L'arsenic métallique n'a aucune propriété toxique, parce qu'il est insoluble dans nos humeurs, mais à l'état d'acide arsénieux, c'est-à-dire divisé, soluble, il constitue un des poisons les plus actifs.

Tous les auteurs sont unanimes sur ce point, et nous n'avons que l'embarras du choix pour citer leur témoignage.

« D'après les investigations de MM. Lombard, Benoiston, Jonhson, Knight, les poussières minérales ont une action d'autant plus dangereuse, qu'elles ont acquis un plus grand degré de ténuité » (2).

« En général, le degré extrême de pulvérisation, facilite l'action de toutes les substances dont les principes actifs ne sont pas solubles » (3).

C'est en vertu de ce principe qui n'est contesté par personne, qu'on peut se rendre compte des faits suivants :

« L'influence de l'ipécacuanha sur l'appareil respiratoire est fort remarquable. Nous avons connu, à Tours, un phar-

(1) Le mercure ainsi préparé se présente sous la forme de poudre noirâtre que l'on considérait comme un protoxide, mais qui n'est réellement que le métal très-divisé. M. Edwards et Vavasseur, *Man. de mat. méd.*, 3e édit., p. 402.

(2) Levy, *Traité d'hygiène*, t. I, p. 516.

(3) Milnes Edwards et Vavasseur, *Man. de mat. méd.*, p. 101.

macien, nommé Ducoudray, qui était pris d'un accès d'asthme toutes les fois qu'on ouvrait dans sa boutique le flacon renfermant l'ipécacuanha en *poudre*. On trouve dans les *Transactions philosophiques abrégées* (t. II, p. 69.), la relation d'un fait absolument semblable » (1).

« Plusieurs d'entre nous ont connu à Marseille un pharmacien militaire qui était obligé de s'enfermer dans son appartement hermétiquement fermé, toutes les fois que, dans ses magasins, on *pulvérisait* de l'ipécacuanha. Les vomissements étaient incessants si la fenêtre était ouverte » (2).

« Les effets du mercure se font non-seulement sentir quand le médicament est appliqué aux tissus, mais encore quand, volatilisé à la température ordinaire, il est respiré, et qu'il imprégne les vêtements » (3).

C'est cette volatilisation du mercure qui explique la funeste action de ce métal sur les doreurs qui en font usage, et sur les mineurs qui l'exploitent.

Nous avons rapporté plusieurs exemples des effets produits par la volatilisation du mercure, et empruntés à M. Colson (4), mais le plus grave et le plus probant est celui qu'on trouve dans les *Transactions philosophiques* (part II, p. 402).

« En 1810, le vaisseau anglais de 74 le *Triomphe*, reçut à son bord une grande quantité de mercure. Le métal s'échappa des vessies et des barils qui le contenaient, et de là se répandit dans tout le navire. Dans l'espace de trois semaines deux cents hommes furent affectés de salivation, d'ulcérations à la bouche et à la langue, accompagnées de paralysies partielles, et de dérangement des intestins. Les effets se

(1) Trousseau et Pidoux, *ouv. cit.* 2e édit., t. I, p. 659.

(2) Dr Chargé, *L'homœopathie et ses détracteurs*, p. 177.

(3) Trousseau et Pidoux, *ibid*, t. I, p. 211.

(4) Voyez p. 561.

firent également sentir sur les animaux que l'on avait à bord. Les moutons, les cochons, les volailles, les chèvres, les souris, les chats, et même un chien et un serin périrent victimes de la même influence » (1).

Les remarquables expériences de Giacomini sur les poisons prouvent, de la manière la plus éclatante, combien la division augmente la puissance de leur action dynamique. Cet habile physiologiste, un des médecins les plus distingués de l'école italienne, a fait de nombreux essais sur les animaux avec l'arsenic, le sublimé corrosif, le nitrate d'argent, le chlorure d'antimoine, la cantharidine et la cantharide. Toutes ces expériences, sans exception, démontrent que ces toxiques agissent avec plus de rapidité et d'énergie lorqu'ils sont dissous, étendus d'eau, que lorsqu'ils sont donnés purs et concentrés. Giacomini a expérimenté dans le but de distinguer les effets dynamiques des poisons de leurs effets physico-chimiques (2).

Ce sont ces derniers que les toxicologistes français ont considéré plus spécialement, et, comme le remarque

(1) Trousseau et Pidoux, *ibid.* t. I, p. 212.

(2) Le sublimé corrosif, dit Giacomini, nous l'avons administré aux chiens et aux lapins à doses diverses, mais toujours mortelles. Nous avons suivi un ordre comparatif, c'est-à-dire, en le donnant, chez les uns, dissous dans beaucoup d'eau, chez les autres, à l'état salin en y ajoutant seulement très-peu d'eau pour en faciliter la déglutition. Constamment, les chiens aussi bien que les lapins qui l'avaient bu en lavage périssaient après deux, six, quinze minutes, ou trois heures au plus tard, selon la quantité du poison; tandis que les autres, qui l'avaient pris à l'état concentré, survécurent quatre, six, dix fois autant de temps que les précédents, etc. Il en a été de même pour l'arsenic et les autres toxiques. Giacomini, *Traité de mat. méd. et de thérap.*, p. 15-17.

Giacomini, la toxicologie, envisagée de ce point de vue étroit, est pleine d'erreurs.

Un médecin français, Sainte-Marie, a présenté des observations analogues à celles du célèbre professeur de l'Université de Padoue.

« Je parlerai d'un effet singulier, dit-il, et à peine observé, quoiqu'il arrive tous les jours; c'est l'accroissement d'activité qu'acquièrent certaines substances, quand elles sont mêlées à l'eau en certaines proportions ; ce liquide, loin d'énerver leur vertu, comme on est d'abord porté à le croire, ne fait que la développer ; serait-ce en délayant le principe actif et en le rendant plus pénétrant, en le faisant arriver, par un véhicule subtil, à un plus grand nombre de parties et de tissus auxquels il ne parviendrait pas sans cette circonstance ? » (*Formulaire* 56).

Suivent plusieurs exemples à l'appui de cette explication.

« Un médicament *très-étendu*, dit Schwilgué, est, *toutes choses égales d'ailleurs*, *moins propre à déterminer une action locale et plus susceptible d'être absorbé.*

Il existe aussi un grand nombre d'observations qui prouvent que les médicaments, donnés à petites doses répétées (doses réfractées), ont une action plus profonde et plus générale que lorsqu'on les emploie en quantité considérable. Ainsi « le sulfate de soude, administré à haute dose, n'est point absorbé ; son action est locale et se borne sur les intestins, il agit comme purgatif ; à dose faible, il est absorbé et devient diurétique. Il en est de même du nitrate de potasse.....

« La digitale, à haute dose, agit comme éméto-cathartique ; à dose réfractée, elle est absorbée, agit sur la circulation et devient diurétique. L'ipécacuanha, à haute dose, agit sur l'appareil gastro-intestinal comme vomitif et souvent comme purgatif ; à doses plus faibles, dites réfractées, il provoque des vomituritions sans vomissements ni purgations ; à dose plus faible encore, sa présence ne se manifeste par aucun trouble sensible de l'estomac ou des intestins, cette dose est dite altérante ; dans ce cas, il est absorbé et il modifie la sécrétion de l'appareil pulmonaire. » (1).

Ces faits prouvent évidemment que les substances médicinales doivent être divisées et données à de petites doses pour produire tous leurs effets dynamiques. Si leurs quantités sont trop considérables, elles déterminent une irritation locale et sont rejetées par les vomissements, les selles, ou éliminées par d'autres voies. Si ce sont des poisons, dits irritants, ils provoquent une inflammation locale qui s'oppose à leur absorption, et, par conséquent, à leur action dynamique. C'est par cette raison qu'on a vu bien souvent de fortes doses de poison ne pas produire d'effets toxiques, ou en produire de moindres que de petites doses.

Théorie de l'action des Doses infinitésimales.

Parmi les homœopathes qui se sont occupés de rechercher ce qu'est la force médicamenteuse en elle-même, les uns pensent qu'elle est une propriété de la matière, d'autres une puissance distincte de la matière et ayant cette dernière pour support. Les premiers considèrent les

(1) Bouchardat, *Formulaire magistral* 1840, p. 42. — Voir Trousseau et Pidoux, *Ouv. cit.*, articles *Ipécacuanha*, *Digitale*, *Mercure*, etc., — Voir le *Mémoire* de MM. Laveran et Millon sur le passage de quelques médicaments dans l'économie animale, dans le *Compte-rendu* de l'Académie des sciences, t. XIX, p. 347.

doses homœopathiques comme toujours *matérielles* et n'attribuent leur efficacité qu'à une extension de surface de la substance, qui, divisée et devenue ainsi plus pénétrante, manifeste des propriétés médicinales plus actives ; les seconds voient dans les préparations homœopathiques, soit une *spiritualisation*, soit une *vivification* du médicament, soit une sorte d'*infection* par celui-ci, du véhicule et, de proche en proche, jusqu'à l'organisme. M. le docteur Magnan a présenté d'une manière remarquable ces diverses théories :

« Si la force ou vertu médicamenteuse, dit-il, n'est autre chose que le résultat des propriétés matérielles des corps, ou pour parler plus exactement, une de ses propriétés matérielles, elle ne peut s'exercer qu'à la surface de la substance médicamenteuse. Supposons, pour rendre plus sensible cette pensée, qu'une balle de métal inoxydable et douée de vertus médicinales quelconques (hypothèse contraire à ce que nous avons vu), soit introduite dans les voies digestives ; elle n'agira que par sa surface qui sera représentée par 1. Toutes les molécules internes, bien plus nombreuses que celles de la surface, seront nécessairement sans action. Mais si on divise la balle en deux parties égales, la surface active de ces deux moitiés de la balle représentera 1 + X, c'est-à-dire la surface de la balle entière 1, plus l'aire des deux surfaces provenant de la section de la balle X. Une nouvelle section de ces deux moitiés de la balle donnera une surface bien plus grande que celle de la précédente division, et, à plus forte raison que la balle entière, et ainsi de suite ; en sorte que plus on divisera la balle en un grand nombre de parties, et plus on augmentera la surface, et par conséquent l'action médicamenteuse.

« Prenons un autre exemple, ou plutôt présentons le même sous une autre forme. Avec la main, on peut saisir un boulet de canon; de la même main, au lieu d'un boulet, on saisira deux ou trois biscaïens, vingt à trente balles de fusil, un plus grand nombre de chevrotines, et un nombre encore bien plus considérable de gros plomb de chasse. Si le plomb est fin, la main pourra contenir quelques milliers de grains; si le plomb est réduit en poussière, ce ne seront plus des milliers, mais des millions et au-delà selon le degré de finesse auquel le métal se trouvera réduit. Ce qui veut dire que la même quantité de substance peut nous donner un plus ou moins grand nombre de particules actives, selon le degré de division qu'on lui fait subir » (1).

(1) L'objection qui se présente naturellement à l'esprit et qui, au premier abord, semble avoir quelque valeur, c'est que, en admettant que la division soit indispensable pour développer les propriétés des médicaments ou du moins les rendre manifestes, cette division a pour terme la dissolution de ces médicaments, soit dans l'eau, soit dans nos humeurs. Mais cette objection, plus spécieuse que solide, et qui tient à ce que nous ne nous faisons pas de l'infiniment petit, une idée aussi exacte que de l'infiniment grand, ne résiste pas à un examen un peu sérieux. Les trois raisons suivantes, dont une seule suffirait, me paraissent y répondre victorieusement : 1° Les corps solides sont divisibles à l'infini, comme nous l'avons vu, et, divisés par un liquide, ils le seraient dans des proportions limitées? Cela ne peut être, parce que cela implique contradiction ; 2° La même substance étant inégalement soluble dans divers liquides, il s'ensuivrait qu'elle aurait différents degrés de divisibilité, chose encore plus contradictoire, et par conséquent plus impossible que la précédente ; 3° Enfin les liquides dissolvants, étant divisibles eux-mêmes, y a-t-il quelque bonne raison de penser que les corps qu'ils tiennent en dissolution ne le seraient plus ?

Si l'on veut bien ne pas perdre de vue que la matière est divisible à l'infini, et que les *corps*, comme le dit M. Dumas, *quelque soin qu'on prenne pour les réduire en poussière, ne seront jamais ramenés à l'état moléculaire*, on ne s'arrêtera pas aux limites des sens et on établira par la pensée des séries successivement décroissantes dans la série des infiniment petits. La division de la matière croissant ainsi de plus en plus, augmente, dans une proportion qu'on pourrait calculer mathématiquement, les surfaces du corps divisé, c'est-à-dire, quelle multiplie les points de contact du médicament avec les organes ou les éléments de l'organisme qui doivent être en relation avec lui pour en ressentir l'impression ou l'action. Cette division, en détruisant la force de cohésion qui retient les molécules agrégées, les rend aussi plus mobiles, plus libres, plus solubles ; par conséquent, une très-petite dose en apparence de matière très-divisée peut contenir plus de particules actives, plus de surface libre, que des masses dans lesquelles la plupart des molécules sont restées centrales et par conséquent inertes.

Dans le cas où on regarderait la vertu médicinale comme une force distincte de la matière ayant pour support la matière, on s'expliquerait également les effets produits par la division moléculaire. Elle aurait en effet, pour résultat, d'opérer par la desagrégation la séparation de cette force d'avec la matière, c'est-à-dire, de la dégager de son support. Les procédés de division s'exerçant par le broiement ou la succusion, il est rationnel de penser que la force médicamenteuse se dégage du corps, pour ainsi dire, indéfiniment. De même que le calorique, la lumière, l'électricité, le magnétisme, sont en général latents dans les corps qui les récèlent; ainsi, la vertu médicinale est en grande partie latente dans la plupart des substances toxiques. De même que ces forces sont développées, qu'elles sont libérées de leur gangue par certains procédés, dont le plus efficace est le frottement; ainsi le dynanisme médicamenteux est mis au jour par le broiement, la division des molécules du remède. De même que ces forces mises à nu, peuvent être rassemblées sur un nouveau support; de même, on peut communiquer à une substance neutre la vertu médicinale extraite des corps qui la renferment primitivement. On voit combien est secondaire ici le rôle de la matière; une de ses parties, quelque petite qu'elle soit, renfermera plus de force médicamenteuse, si elle a été soumise à un procédé de développement, que la quantité la plus considérable. Cela ne veut pas dire cependant que la matière n'ait son importance; car, elle permet, comme support de la force, d'en produire d'autant plus qu'elle est plus volumineuse. Ainsi donc, la division aurait pour but de débarrasser le médicament, autant que possible, de ses actions physiques et chimiques, qui sont en raison de la masse, en développant les forces médicamenteuses.

Nous avons mentionné une explication toute différente et plus physiologique émise par quelques homœopathes. Ils considèrent la force médicamenteuse comme une sorte de miasme ou de contagium qui communique ses propriétés au véhicule (sucre de lait ou alcool), auquel on le mélange, et qui peut se reproduire indéfiniment en quelque sorte comme le virus vaccin. C'est ainsi, que dans l'ordre physique, nous voyons l'aimant communiquer ses propriétés à l'acier qui, devenu aimant à son tour, a la propriété de transmettre les mêmes forces, et ainsi de suite.

Le mode de préparation des médicaments homœopathiques, est une des causes principales de leur énergie. Il suffit, pour juger de son influence, de voir, comme nous l'avons rapporté, des substances regardées comme inertes à l'état naturel (lycopode, silice, alumine, etc.) qui, préparées homœopathiquement, produisent les effets les plus remarquables et les plus énergiques sur l'économie.

Mais il est encore d'autres considérations à faire valoir en faveur de l'action des doses infinitésimales. Si ces doses se montrent aussi efficaces, c'est que les organes auxquels on les adresse sont malades et par conséquent doués d'une grande receptivité pour les agents médicamenteux ; c'est qu'il existe une affinité intime entre le médicament et l'état morbide auquel on l'adresse. Dans chaque globule, il y a non-seulement la force médicamenteuse inhérente à la dilution dont il est imprégné, mais encore la loi des semblables. Ainsi supposons une inflammation pulmonaire, dans laquelle on ait administré la bryone : ce médicament produit précisément employé à certaines doses, une inflammation analogue dans les poumons des personnes bien portantes; on devra donc nécessairement ne faire usage que de doses très-faibles, pour ne pas aggraver l'inflammation du poumon et pour obtenir seulement une réaction. Peut-on avoir recours à une quantité trop petite quand on agit sur un objet disposé pour recevoir cette influence ? Qu'on se figure une masse prête à perdre l'équilibre, et à céder à la pesanteur qui tend à l'entraîner. Quelle que soit l'immensité de son volume, on comprend très-bien que la plus petite quantité imaginable dont on la chargera, le simple ébranlement d'un son pourront déterminer sa chute. Au lieu d'agir dans le sens de la masse, opère-t-on au contraire dans le sens opposé, il sera nécessaire d'employer des doses qui égalent et même surpassent sa pesanteur.

En finissant, nous répondrons à une objection que l'on fait souvent aux doses infinitésimales. On allègue que le milieu dans lequel nous vivons, aussi bien que les aliments et les boissons dont nous faisons usage, devraient avoir des propriétés médicinales et même à un plus haut degré que les préparations homœopathiques, eu égard au nombre de substances de diverses natures qu'elles renferment. Nous observerons d'abord que ces substances contenues dans l'atmosphère, les boissons, etc., produisent souvent des maladies (1), et si ces agents ne le font pas plus souvent, c'est sans doute qu'ils sont dans un état de division grossier, et n'ont pas subi les préparations qui permettent aux médicaments homœopathiques de produire des effets dynamiques. N'avons-nous pas vu que certains médicaments ne produisaient d'effets qu'alors qu'ils avaient été préparés de

(1) Ne voit-on pas journellement des personnes malades pour avoir fait usage d'une autre eau que celle à laquelle elles étaient accoutumées, pour avoir changé d'habitation ? La fièvre typhoïde, cette affection si grave reconnaît parmi ses causes principales, l'arrivée dans une grande ville (voy. Grisolle, t. I, p. 43).

cette manière? Cette innocuité peut tenir aussi à ce que notre énergie vitale, est assez puissante pour triompher de l'influence de ces substances, en les modifiant par le phénomène de l'absorption, ou enfin à ce que l'habitude que nous avons d'en ressentir l'influence, émousse l'action qu'ils peuvent avoir sur nous.

Nous avons peut-être discuté un peu longuement cette question des doses infinitésimales. Les considérations que nous avons fait valoir, ont eu seulement pour but de montrer que la découverte des forces médicamenteuses n'est pas irrationnelle, comme on voudrait le faire croire car, pour notre propre compte et, en notre qualité d'homœopathe, nous aimons peu les théories; aussi n'avons-nous pas la prétention de légitimer ainsi l'emploi des préparations homœopathiques. Que nos adversaires expérimentent comme nous l'avons tous fait, qu'ils expérimentent bien, et ils ne tarderont pas à partager nos convictions. Si les doses infinitésimales leur répugnent par trop, qu'ils reconnaissent la loi des semblables, que comme méthode ils aient recours à l'expérimentation pure, et, pour les doses, il nous suffira qu'ils admettent les conclusions de Schwilgué: *ce n'est*, dit cet auteur, *que par des expériences cliniques répétées qu'on doit déterminer les doses des médicaments*. Les expériences cliniques ont conduit aux doses infinitésimales Hahnemann et ses disciples, les adversaires de la posologie homœopathique y seront bientôt conduits comme eux.

CHAPITRE IV.

Dynamisme vital. — Théorie de la loi des Semblables.

L'esprit de théorie peut suivre deux directions. Tantôt il se propose d'expliquer les phénomènes, de rechercher leur raison d'être : c'est son mauvais côté, celui qui a pour point de départ l'hypothèse et pour aboutissant nécessaire l'erreur. Tantôt il accepte les principes et les faits qui en sont l'expression et essaye de donner la loi ou les lois des uns et des autres. Sous une allure plus modeste et plus réservée, la théorie, dans ce cas, se présente dans toute sa force et dans toute sa vérité; elle prend dans une doctrine le rang légitime qui lui appartient.

Docteur Léon Simon,
Cours de médecine homœopathique professé à Paris.

Nous avons exposé les bases pratiques sur lesquelles repose l'homœopathie, nous avons examiné la question des doses infinitésimales; avant de poursuivre, nous devons faire remarquer combien la marche suivie par Hahnemann, dans la création de la nouvelle doctrine, était rigoureuse et scientifique. On a pu voir dans cette exposition que nous avons faite de la nouvelle doctrine, que ce grand réformateur avait suivi cette méthode qui a fait faire de si grands progrès aux sciences physiques. Partant de l'observation des faits, il s'est élevé par induction aux lois qui les régissent, peu soucieux des théories, il s'est attaché avant tout à l'observation. Jusqu'à lui la marche adoptée par les médecins avait été entièrement opposée; elle avait consisté à expliquer par voie d'hypothèse ce qu'on ignorait, et à déduire d'idées plus ou moins conjecturales, et présentées néanmoins comme principes des conséquences nécessairement erronées et incomplètes. Partant de l'hypothèse, on arrivait nécessairement à l'erreur.

Néanmoins, on a osé traiter Hahnemann de rêveur et d'idéologue. Or, nous le demandons, de ces deux méthodes qui fondent la science, l'une, sur l'hypothèse, l'autre, sur l'observation, laquelle est une rêverie? De ces hommes qui cherchent la vérité, les uns, dans les faits, les autres, dans les ténèbres de leur raison ; lesquels méritent le nom de rêveurs et d'idéologues?

Hahnemann idéologue et rêveur!....... Mais les théoriciens et les théories, n'ont pas eu d'adversaire plus persévérant, plus infatigable. Dès la première page de son *Organon*, il pose en principe que la première, l'unique vocation du médecin, est de rendre la santé aux personnes malades.

« La mission n'est pas, comme l'ont cru tant de médecins, de forger des systèmes en combinant ensemble des idées creuses, et des hypothèses sur l'essence intime de la vie, et la production des maladies dans l'intérieur invisible du corps, ou de chercher incessamment à expliquer les phénomènes morbides et leur cause prochaine, qui nous restera toujours cachée, en noyant le tout dans un fatras d'abstractions inintelligibles, dont la pompe dogmatique en impose aux ignorants, tandis que les malades soupirent en vain après des secours. Nous avons assez de ces savantes rêveries que l'on appelle médecine théorique, et pour laquelle on a même institué des chaires spéciales. Il est temps que tous ceux qui se disent médecins, cessent enfin de tromper les pauvres humains par des paroles vides de sens, et qu'ils commencent à agir, c'est-à-dire, à soulager et guérir réellement les malades. »

Puis il ajoute : « La médecine est une science d'expérience. »

Et ailleurs : « Quand le fait est positif, peu nous importe la théorie scientifique de la manière dont il a lieu. J'attache peu de prix aux explications que l'on pourrait essayer d'en donner. »

L'homœopathie repose donc tout entière sur l'observation ; cependant elle accepte la théorie comme un moyen de développer, en les précisant, les principes qu'elle a proclamés ; mais loin de se laisser gouverner par elle, elle la domine au point qu'elle la juge, la repousse ou l'accepte, selon que les spéculations théoriques ébranlent ses principes ou leur prêtent un appui quelquefois utile, jamais indispensable.

C'est un besoin de notre nature, une tendance générale de l'esprit humain, que de remonter des phénomènes aux causes qui les produisent, aux lois qui les gouvernent ; la notion empirique des faits ne saurait nous satisfaire ; il nous faut en quelque sorte leur raison d'être ; l'homœopathie donne satisfaction à ces tendances dans certaines limites, car, cette aspiration instinctive vers la causalité, cesse d'être dangereuse quand on lui assigne dans une doctrine sa juste valeur, comme l'ont fait Hahnemann et son école.

Ces réflexions, une fois posées, nous pourrons aborder plus librement certaines questions théoriques qui se produiront dans le cours de ce chapitre.

§ Ier.

Dynamisme vital.

Toute doctrine, pour être complète, doit offrir une solution logique et expérimentale des quatre problèmes qui se sont présentés à l'étude des médecins de quelque façon qu'ils aient tourmenté les questions qu'on agite depuis des siècles. Connaissance de l'homme, notion exacte des maladies, connaissance des vertus des médicaments et des notions qui permettent de les appliquer utilement au traitement des maladies.

L'homœopathie est une doctrine complète, car elle répond aux différents termes de ce problème doctrinal. Si elle a donné les moyens d'arriver à la connaissance des médicaments, ainsi que la loi qui doit guider dans leur application pratique, elle a également étudié l'homme à l'état physiologique, et rendu compte des changements survenus dans son organisme, passé de l'état sain à l'état pathologique.

Hahnemann qui était franchement spiritualiste en philosophie, était vitaliste en physiologie, et partant en médecine. Examinons les solutions qu'il apporte aux questions physiologique et pathologique.

L'homme est l'union de deux causes actives immatérielles avec un corps, ensemble de parties matérielles qui est l'instrument de ces deux causes : Ame, force vitale ou dynamique et matière, voilà donc l'homme (1).

Hahnemann laisse en dehors de sa doctrine ce qui ne lui appartient point. L'âme, proprement dite (*spiritus*),

(1) Un physiologiste éminent dont la Faculté de Montpellier est fière, à juste titre, M. le professeur Lordat a exposé et défendu cette doctrine avec un talent remarquable dans plusieurs de ses livres. Avons-nous besoin de citer les noms de tous les hommes distingués qui, depuis Hippocrate, ont proclamé ces doctrines vitalistes, dont l'école de Montpellier est encore aujourd'hui le foyer ?

A côté de ces autorités de la science, il en est encore que nous devons citer. St.-Paul, exprimant ses souhaits aux Thessaloniciens a dit (v. 23) : « Que Dieu vous sanctifie en tout, afin que tout ce qui est en vous, l'*esprit*, *l'âme* et le *corps*, se conservent sans tache pour l'avénement de Jésus-Christ. » — « Jésus-Christ, dit St.-Cyrille, a pris tout ce qui constitue la nature humaine, à savoir, le *corps*, l'*âme* et l'*esprit*. » — St.-Irénée : « la *chair*, prise à part, n'est pas l'homme; elle est seulement le corps de l'homme et une partie de l'homme. L'*âme* seule n'est pas davantage l'homme; elle n'est que l'âme de l'homme et une partie de l'homme. L'*esprit* n'est pas non plus l'homme; car il se nomme esprit et non pas homme. Mais, le mélange et la réunion de tout cela, constitue l'homme parfait. » (*Contra Hares*, lib. V, cap. VI.) Origène dit expressément que l'homme est composé d'un *corps*, d'une *âme* et d'un *esprit*. (*Princ.*, lib. III, cap. IV.) St.-Augustin : « Il ne peut y avoir que trois sortes de créatures : la créature spirituelle, qui excelle dans les anges; la créature animale, qui se manifeste dans la vie des bêtes ; la créature corporelle, qui est visible et tangible. Or, toute créature se trouve aussi dans l'homme, parce que l'homme est composé de l'*esprit*, de l'*âme* et du *corps* (St.-Augustin, n° 53, *Exp.*)

ce rayon divin par lequel l'homme fut fait à l'image et à la ressemblance de son créateur, influe certainement sur la vie physiologique, mais ne la soutient pas, ne la gouverne pas. Au-dessus des organes, au-dessous de l'âme raisonnable, se trouve la force vitale (*anima vivens*), être immatériel, sans lequel la collection de nos organes ne serait pas un organisme. Cette force a une existence substantielle antérieure aux organes eux-mêmes ; elle en est le principe vivifiant, régulateur ; c'est elle qui préside à tous les phénomènes physiologiques, pathologiques et thérapeutiques dont chaque organisme peut offrir le spectacle.

L'impossibilité d'expliquer les fonctions et les phénomènes organiques par les lois et les principes seuls de la physique, de la mécanique et de la chimie ; telle est la raison logique de l'admission de cette force particulière, spéciale, inconnue dans son essence comme toutes les forces de la nature. Le principe vital est donc une conception aussi légitime que l'attraction newtonienne, que l'affinité chimique, que le magnétisme minéral et animal, etc., en prenant ces dernières expressions dans le sens de *force* ou de principe d'action.

Le dynamisme vital est le principe cardinal de la physiologie. En plaçant les phénoménes organiques sous la dépendance de la force vitale, la physiologie n'est plus exposée à tomber sous le joug des théories purement physiques, mécaniques ou chimiques. Avec cette donnée, le physiologiste, tout en admettant dans l'organisme des phénomènes physiques et chimiques, les subordonne à l'action de la force vitale. Sachant que l'essence de celle-ci lui échappe, il ne consume pas son temps et ses efforts à rechercher la raison intime des phénomènes et des fonctions organiques, il ne commet point l'erreur si commune de prendre pour cause ce qui n'est qu'effet, pour principe d'action ce qui n'est que résultat; il se garde des nombreuses hypothèses dont l'histoire de la médecine présente le triste et monotone tableau; en un mot, il s'en tient à la physiologie expérimentale. Le domaine de la physiologie a-t-il jamais été mieux circonscrit, plus exactement déterminé? Et cette science fut-elle jamais appelée à de plus hautes et de plus solides destinées? Comment pourrait-elle désormais entreprendre sur la métaphysique ou sur les sciences physiques ou chimiques?

L'influence du dynamisme vital n'est pas moins grande en pathologie. En reconnaissant un principe de vie unique et primordial qui anime et vivifie l'organisme, on arrive logiquement à cette conclusion que les maladies ne sont primitivement qu'une perturbation de ce même principe vital qui maintenait l'intégrité et l'harmonie des fonctions; en d'autres termes on conclut que les maladies sont de nature dynamique; elles ne consistent pas, comme l'a cru long-temps l'ancienne école, *en une chose matérielle cachée dans l'intérieur, mais en une modification dans la manière de sentir et d'agir*. La maladie n'est donc point un être, elle n'est pas non plus un accident, elle est une manière d'être (1). Elle ne consiste pas

(1) Hahnemann s'abstient de définir la maladie en tant qu'être, ou si l'on veut en tant que mode absolu, et en cela il a parfaitement raison, car une définition absolue de la maladie ne saurait être qu'un

essentiellement en une altération des fluides et des organes, et les lésions anatomiques qui servent actuellement de base à la plupart des dénominations pathologiques ne sont que le résultat, le produit de la modification préalable de la force vitale.

« Quand l'homme tombe malade, dit Hahnemann, cette force active par elle-même, partout présente dans le corps, est, au premier abord, la seule qui ressente l'influence dynamique de l'agent hostile à la vie. Elle, seule, après avoir été désaccordée par cette perception, peut procurer à l'organisme les sensations désagréables qu'il éprouve, et le pousser aux actes insolites que nous appelons maladies. »

Le principe vital étant invisible, inconnaissable dans sa nature, le pathologiste s'abstient de toute investigation sur la nature même de la maladie, son essence, sa cause prochaine; il comprend que ces choses se rattachant à la force vitale, les recherches qu'on ferait sont aussi illusoires que celles qu'on voudrait diriger sur cette force elle même, et laissant de côté l'ontologie pathologique, il se borne à connaître ce qui est appréciable à ses sens. La maladie se caractérise donc à ses yeux par la totalité des symptômes ; et l'impossibilité de rencontrer deux groupes de symptômes absolument identiques, le conduit à l'individualisation morbide qui devient d'une si grande importance en thérapeutique.

« Etant invisible par elle-même, dit Hahnemann, en parlant de la force vitale, et reconnaissable seulement par les effets qu'elle produit dans le corps, cette force n'exprime et ne

paralogisme ou une erreur. Aussi la doctrine de Hahnemann est-elle la condamnation de toutes les définitions de ce genre, données avant lui, et depuis lui par les faiseurs de systèmes.

peut exprimer son désaccord que par une manifestation anormale dans la manière de sentir et d'agir de la portion de l'organisme accessible aux sens de l'observateur et du médecin, par les symptômes de la maladie. »

« Le médecin, dit encore Hahnemann, doit s'attacher à bien saisir les symptômes appréciables *et tout ce qu'ils ont de particulier* ; car il n'est pas plus possible dans ces maladies (les maladies chroniques) que dans les autres, d'obtenir une véritable guérison sans *individualiser* chaque cas particulier, d'une manière rigoureuse et absolue » (1).

Sous le rapport de l'art de guérir, le principe du dynamisme vital a des conséquences importantes qu'il est facile de déduire. C'est d'abord la guérison des maladies en vertu de l'énergie vitale. De ce que la pathologie est dynamique, il en résulte encore que la thérapeutique doit l'être également; que ce n'est point par des moyens physiques et chimiques qu'on doit combattre les maladies et que les médicaments ne guérissent que par leurs propriétés virtuelles ou dynamiques. Il s'ensuit enfin que le traitement ne doit pas être local mais général, et qu'en faisant disparaître le symptôme local ou la lésion organique, on n'a point éteint nécessairement la maladie.

En résumé, le principe du dynamisme vital est l'élément philosophique de l'homœopathie, le lien commun

(1) Hahnemann ne rejette point, en principe, l'essentialité des maladies, ou tout au moins d'un certain nombre d'entre elles ; il conteste en fait la complète identité chez des individus divers de tel ou tel état morbide habituellement qualifié d'un même nom, d'où il conclut que chaque maladie constitue, si l'on apporte à l'observer une attention suffisante, une véritable individualité, dont le traitement exige, pour être véritablement homœopathique, une médication à part.

qui unit les diverses vérités de sa doctrine. Sous elle, elle cesse d'être intelligible, elle manque en quelque sorte de sanction, on n'aperçoit plus l'ordonnance logique qui rattache entre elles toutes ses parties.

Le dynamisme vital est la partie spéculative de l'homœopathie, mais il domine toute la doctrine. Rejetez le dynamisme vital, la loi des semblables n'en existe pas moins, il est vrai, l'action des infinitésimaux ne cesse pas d'avoir lieu, mais vous avez des faits, vous n'avez pas de doctrine (1).

L'homœopathie est donc une doctrine; cette doctrine est complète; cette doctrine est essentiellement dynamique. Le DYNAMISME VITAL, est son principe physiologique; la LOI DES SEMBLABLES, son principe thérapeutique; elle reconnaît comme principe pathologique, la NATURE DYNAMIQUE DES MALADIES; comme principe de matière médicale, L'ACTION DYNAMIQUE DES MÉDICAMENTS.

L'homœopathie, disons nous, est une doctrine complète. En effet, seul entre tous Hanhemann a constitué une œuvre dans laquelle les vérités expérimentales sont illuminées par les conceptions de l'esprit et celles-ci justifiées par les faits expérimentaux. A toutes les époques, il est vrai, il y a eu des vitalistes; mais le fondateur de la nouvelle doctrine a eu sur ses prédeces-

(1) Cette théorie est-elle juste ou n'est-elle que spécieuse, dit le docteur Teste? C'est ce que Dieu seul pourrait dire. Mais au moins me paraît-il certain qu'il n'en existe point d'aussi plausible et qui se prête d'une manière aussi satisfaisante, tant à l'explication des faits pathologiques qu'aux plus abstraites combinaisons de la philosophie médicale.

seurs l'immense mérite d'avoir su dépouiller le vitalisme du voile mystique qui l'enveloppait, et d'en avoir déduit les connaissances théoriques et surtout les connaissances pratiques qu'on ignorait complètement avant lui. Aussi ne pouvons-nous trop nous étonner de voir des hommes dont nous honorons le caractère et le talent, repousser sans examen l'œuvre de Hahnemann. Que de bien ils pourraient faire, s'ils voulaient secouer le joug de la routine ou des influences, s'ils portaient la verdeur de leur savoir dans ce champ nouveau, au lieu de se condamner volontairement à un labeur stérile dans ses résultats. Combien n'est-il pas à regretter surtout que l'école de Montpellier, si remarquable par l'unité et l'excellence de sa doctrine, par le talent des professeurs qui la composent, n'ait pas proclamé ces vérités thérapeutiques qui ne sont que l'application pratique des principes sur lesquels repose tout son enseignement. Pourquoi faut-il que le vitalisme reste entre ses mains une belle théorie, une source inépuisable de considérations académiques, d'une utilité pratique très-restreinte? L'ensemble même des procédés thérapeutiques qu'elle emploie, n'est-il pas en opposition directe avec l'esprit de sa doctrine? Les médications auxquelles elle en est réduite, ne s'immiscent-elles pas dans le travail de la guérison, sans égard pour les lois et les tendances de la force vitale qui y préside? Que les vitalistes laissent enfin aux organiciens ces médications d'un autre temps, et qu'ils mettent leur pratique d'accord avec leurs principes! Déjà, l'un des hommes les plus éminents de la faculté de Montpellier, M. le professeur Risueno d'Amador, — et ce sera un éternel honneur pour lui et pour cette école, — a proclamé le premier dans une chaire académique, la vérité des principes homœopathiques. Que ceux qui partagent les mêmes convictions, et il en est de ceux-là, au sein même de la Faculté, ne craignent pas d'imiter son exemple; que ceux enfin, qui ont jugé sans connaître, étudient afin de se prononcer.

§ II.

Théorie de la loi des semblables.

S'il est une doctrine qui ait réuni autour d'elle des esprits éminents et de profonds observateurs, c'est celle de la *nature médicatrice*. La plupart des médecins, après avoir étudié la marche des maladies, et observé les luttes qu'elles produisent dans l'organisme, ont reconnu que la force vitale était la source et l'agent de la guérison, que dans le cas où celle-ci s'opérait avec le secours de l'art comme dans ceux ou elle survenait spontanément, c'était par le procédé intime et impénétrable de la réaction vitale qu'opérait la nature (1).

(1) Ce qu'il y a de positif, dit M. le professeur Bouillaud, c'est que sans l'intervention des actes vitaux, les maladies les plus simples en apparence, telles que les plaies, les ulcères, les fractures, par exemple, ne sauraient en effet guérir. L'art place les parties dans certaines conditions favorables à la guérison; puis à la force plastique de la nature seulement appartient le pouvoir de fabriquer le cal et la cicatrice. C'est par un autre acte vital, celui de l'absorption, que s'accomplit la disparition de ces matières anormalement épanchées dans des cavités ou infiltrées dans la trame des organes, etc., etc.... (*Essais sur la philosop. méd.* p. 312).

Cette *nature médicatrice* que reconnaissent également l'école Hippocratique et l'école homœopathique, et dont le médecin n'est que le ministre et l'interprète, ne diffère en rien de celle qui crée et maintient l'organisme dans son état normal, c'est la force vitale, partout présente dans l'organisme et sans cesse active depuis le moment où deux molécules organiques se réunissent jusqu'à la mort.

Quand les causes morbides qui agissent sur la force vitale sont légères, il en résulte des troubles insignifiants qui passent inaperçus, ou de simples indispositions qui peuvent se terminer par les seules ressources de la nature. Mais quand les influences morbides sont intenses il y a maladie ou déviation notable du rhythme naturel, et malgré la tendance que présente souvent l'organisme à revenir à l'état normal, il a besoin d'être soutenu et dirigé dans cette lutte. Alors, le secret de l'art consiste à intervenir à propos pour solliciter convenablement la force vitale, et l'élever à un degré tel d'activité et d'énergie qu'elle arrive à triompher de la maladie. Tout remède homœopathique agit précisément de cette manière; il est un agent d'agression pour notre force vitale, agent qui l'oblige à se défendre et à devenir active autant qu'il le faut pour opérer la guérison ; produisant précisément les symptômes que l'on remarque chez le sujet affecté, il agit dans le sens de l'ensemble symptomatique fourni par la force vitale désaccordée, et par conséquent sollicite directement celle-ci à réagir. La réaction est d'autant plus prompte et plus sûre, que la force vitale n'a pas été comme cela arrive par l'allopathie, déprimée par les évacuations sanguines et autres moyens débilitants.

On voit donc combien sont fausses ces idées qui attribuent une action fort lente aux agents homœopathiques; ce qui rendrait leur emploi insuffisant dans les maladies aiguës. Les doses massives de l'allopathie, les moyens violents auxquels elle a recours, peuvent paraitre plus actifs à des esprits peu éclairés qui sont disposés à juger des. actions en raison des masses, qui ignorent que, dans les maladies, il ne faut pas tant frapper fort que frapper juste; mais les observateurs sérieux ont bientôt reconnu que ces procédés de l'ancienne école sont *indirects* quand ils ne sont pas dangereux, tandis que les médications homœopathiques étant essentiellement *directes* dans leur action, gissent avec plus de promptitude et d'énergie.

La force vitale, telle que la conçoit Hahnemann, diffère de celle de certains médecins, en cela que loin d'être intelligente, d'agir avec intention et par raisonnement, et d'être toujours capable, abandonnée à elle-même, d'opérer dans les maladies des efforts salutaires et bien dirigés, elle n'est que « cette grossière nature qui ne peut pas, comme un chirugien intelligent, rapprocher les lèvres béantes d'une plaie et les réunir par première intention; qui, dans une fracture, est impuissante, quelque quantité de matière osseuse qu'elle laisse épancher, pour redresser et affronter les deux bouts de l'os; qui, ne sachant pas lier une artère blessée, laisse un homme, plein de vie et de force, succomber à la perte de tout son sang; qui ignore l'art de ramener à sa situation normale la tête d'un os déplacé par l'effet d'une luxation, et rend même, en très-peu de temps, la réduction impossible à la chirurgie par le gonflement qu'elle excite dans les alentours; qui, pour se débarrasser d'un corps étranger, violemment introduit dans la cornée transparente, détruit l'œil entier par la suppuration ; qui, dans une hernie étranglée, ne sait briser l'obstacle que par la gangrène et la mort ; qui, enfin, dans les maladies dynamiques, rend souvent, par les changements de forme qu'elle leur imprime, la position du malade d'autant plus fâcheuse qu'elle ne l'était auparavant, etc. » (1).

Aussi, loin d'imposer au praticien un rôle d'expectation, comme le faisait le plus souvent le naturisme, le vitalisme d'Hahnemann exige une thérapeutique active. Le praticien de la nouvelle doctrine n'imite pas ces médecins naturistes de l'école ancienne que nous voyons se renfermer dans l'expectation en face d'un grand nombre de maladies ; il ne se borne pas, en présence des prodromes ou des symptômes initiaux d'une affection, à contempler gravement la langue et à tâter le pouls de son malade, sans rien prescrire, sous prétexte qu'il ne faut pas troubler les opérations de la nature, ou qu'on doit attendre que la maladie se *caractérise*, mais, en réalité, parce que l'allopathie manque d'agents curatifs capables de diriger les efforts de la nature, sûrement et sans perturbation.

Le médecin homœopathe comprend que, se borner à l'expectation, dans le cours d'une maladie, c'est livrer la vie du malade à ces efforts de la vitalité qui sont souvent insuffisants ou mal dirigés ; il comprend que, donner à la maladie le temps de se *caractériser*, c'est lui permettre d'envahir l'économie et de déprimer de plus en plus la force vitale, cette force vitale qui est la source de la guérison ; en conséquence, il s'empresse de solliciter

(1) Hahnemann, *Organon*, p. 31.

la réaction par des moyens appropriés, opérant doucement et sans secousses, et c'est ainsi qu'il arrive non-seulement à diriger, à abréger le cours des maladies, mais encore à arrêter, à leur début, des états morbides graves qui auraient pu se *caractériser* et, par suite, compromettre la vie.

Prévenir les maladies, triompher des influences morbides au moment où elles commencent à se manifester, n'est-ce pas le plus beau triomphe du médecin ? Et ce résultat, auquel l'ancienne école n'est jamais parvenue, la nouvelle doctrine l'obtient souvent, grâce aux ressources variées offertes par les agents de sa matière médicale. Tandis que l'allopathie prescrit doctoralement les infusions chaudes, attendant que les symptômes fournis par le malade puissent recevoir un des noms de maladie indiqués par la nosologie, afin d'appliquer aussitôt le traitement *le plus généralement usité*, c'est-à-dire, celui qui est actuellement *à la mode*; l'homœopathie trouve dans sa matière pure des médicaments qui s'adressent directement à l'ensemble symptomatique, souvent complexe et mal caractérisé, offerts par le malade.

CHAPITRE V.

L'Homœopathie réalise les conditions nécessaires à l'art de guérir.

Ainsi l'art de guérir est arraché du sable mouvant des hypothèses, et posé sur la base fixe de l'expérience élevée à la hauteur de l'expérimentation. Celle-ci est susceptible d'un développement indéfini, et permet d'espérer qu'on trouvera peu à peu les moyens de guérir les maladies les plus graves, dans des conditions déterminées.

Docteur Magnan.

Nous avons reconnu que l'art de guérir réclamait la connaissance de quatre notions également nécessaires: 1° connaissance du malade; 2° des médicaments; 3° du mode le plus convenable de préparation et d'administration de ces agents; 4° connaissance enfin d'une loi des indications. L'allopathie, nous l'avons vu, ne satisfait à aucune de ces conditions; il nous reste à démontrer actuellement que l'homœopathie nous fournit la solution de ces différents termes du problème médical.

1° Connaissance du malade.

L'homœopathie, dans l'examen du malade, ne s'arrête pas aux classifications générales de la nosologie; elle n'établit pas sa médication d'après un nom de maladie, déduit des symptômes les plus saillants offerts par le malade; elle ne se perd pas en recherches sur la nature *inconnaissable* des maladies, afin d'en déduire un traitement toujours hypothétique; sa méthode consiste à individualiser les cas morbides, en ayant égard à tous les phénomènes sensibles qu'elle observe chez le sujet affecté. Elle recueille donc la totalité des symptômes que présente chaque malade et arrive ainsi à former un tableau complet de l'état morbide qui lui permet de choisir ensuite le médicament approprié.

Ce n'est pas à dire que la pratique de l'homœopathie se réduise à un mécanisme inintelligent consistant à recueillir, pêle-mêle les symptômes morbides, pour les comparer aux symptômes médicamenteux; il s'agit, au contraire, d'une œuvre raisonnée qui ne peut s'opérer qu'à l'aide des connaissances fournies par la science des maladies et par l'examen constant des malades. Le praticien peut ainsi arriver à déterminer la valeur, le caractère de chacun des symptômes offerts par le sujet affecté, les classer ensuite suivant leur importance relative, en les subordonnant les uns aux autres, de manière à établir un diagnostic précis. La science pathologique lui offrira des ressources précieuses pour lier dans son esprit l'état présent du malade avec l'état qui l'a précédé comme avec celui qui doit le suivre; elle lui permettra de connaître la marche qu'a suivie la maladie, de prévoir son évolution future, les complications et les terminaisons possibles, d'établir dès lors son pronostic. Grâce aux connaissances anatomiques, physiologiques, pathologiques, il précisera le siége du mal, reconnaîtra les lésions qui ont pu se produire ou qui menacent de se montrer, reconnaîtra souvent dans des symptômes peu apparents, mais caractéristiques une entité pathologique qui menace de devenir redoutable, appréciera la valeur du traitement qu'il va employer et mettra, autant que possible, la médication en rapport, non-seulement avec l'état actuel du sujet, mais avec l'ensemble de sa maladie.

Comme on le voit, le médecin homœopathe arrive ainsi à établir, à la fois, scientifiquement et médicalement ou *individuellement*, si on peut dire ainsi, l'état du malade.

Les observations de rhumatisme articulaire aigu empruntées à des cliniciens éminents de l'école ancienne que nous avons rapportées (Voy. p. 408) ont pu donner une juste idée de la négligence qu'apporte l'allopathie dans l'examen des malades. Il ne sera pas inutile d'exposer la méthode suivie par l'homœopathie, nous choisirons à dessein la même affection et nous emprunterons l'exposé suivant à un travail remarquable publié par M. le docteur Escallier :

« Mettons le médecin homœopathe en présence d'un malade affecté de rhumatisme articulaire aigu..... Aidé des connaissances nosologiques, et s'armant de tous les moyens nécessaires pour étudier et analyser d'une manière scientifique les différents symptômes présentés par ce malade, il ne tarde pas à constituer dans son esprit, au moyen d'une classification méthodique de ces symptômes, un tableau synthétique dans lequel il reconnaît la maladie en même temps qu'il y trouve la notion précise de la forme spéciale de cette maladie chez le sujet qu'il a devant lui. C'est ainsi qu'après avoir constaté chez le malade l'existence d'une affection du tissu fibro-séreux des articulations accompagnée de douleur, d'une fluxion sanguine, plus ou moins prononcée, avec un certain degré de fièvre, après avoir noté la mobilité plus ou moins marquée dans la marche de cette affection, il conclut à l'existence d'un rhumatisme articulaire aigu.

« Mais la connaissance, chez un malade, de l'existence d'une fluxion articulaire mobile avec fièvre, suffisante pour indiquer l'existence d'un rhumatisme aigu, suffisante aussi à l'empirique pour la traiter, est loin de satisfaire le véritable thérapeutiste et le médecin hahnemannien. Il lui faudra reconnaître et préciser,

D'une part, *dans l'état local :*

« Le siége du mal : quelles articulations sont prises, et quel est le tissu affecté dans chacune d'elles; l'état physique des articulations malades, leur volume, leur forme, leur coloration ; les caractères ou la modalité de la douleur, savoir : leur nature ou leur espèce indiquée par une comparaison, leur continuité ou leur intermittence, leur exacerbation et leur rémission, sous telle ou telle influence; le mode et le degré de mobilité de l'affection.

D'autre part, quant à l'*état général :*

« La fièvre, sa modalité ; et, à ce propos, l'état de la

peau, sa sécheresse ou l'abondance des sueurs; l'existence, le degré, le caractère des phénomènes nerveux; la présence ou l'absence des symptômes gastriques.

Ajoutons à ce tableau :

« Les *complications* du côté de l'état local et de l'état général;

« La *marche* de la maladie, ses prodromes, son cours plus ou moins régulier, l'acuité de ses progrès ou la lenteur de son allure, sa tendance à une terminaison franche ou sa velléité de passer à l'état chronique;

« La nature des *causes* prédisposantes et déterminantes; enfin, l'indication de ce qui est tout à fait *personnel* au sujet malade : son âge, son sexe, ses habitudes, sa constitution, son tempérament, sans oublier son état moral, et enfin ses antécédents personnels ou héréditaires.

« Tel est résumé, dans ses traits principaux, le travail nosographique demandé au vrai médecin homœopathe qui se trouve en présence d'un malade affecté de rhumatisme articulaire aigu. »

On nous observera peut-être, qu'il est des praticiens allopathes, qui se livrent à un examen très consciencieux du malade, et qui suivent la méthode dont on vient de lire l'exposition. Nous demanderons alors à quoi bon toutes ces recherches, puisqu'elles doivent aboutir invariablement à la même médication. On a pu voir dans la discussion du rhumatisme à l'Académie, comment les praticiens les plus éminents comprenaient le traitement de cette maladie. La plupart ont un traitement invariable qu'ils appliquent à tous les cas, quels que soient les symptômes; d'autres varient la médication suivant quelques indications générales, qui sont loin de résumer l'ensemble symptomatique individuel, offert par chaque sujet. Supposons que le praticien allopathe ait constaté par un examen attentif, que les souffrances ressenties par le malade, affectent le caractère lancinant, qu'elles s'aggravent par le mouvement et le contact, que la chaleur du lit les soulage, et qu'elles se manifestent surtout la nuit ; ou bien au contraire, que les douleurs offrent des caractères entièrement opposés, quelle conclusion en déduira-t-il pour le choix du médicament ? MM. Bouillaud, Piorry, Rochoux en emploieront-ils moins les émissions sanguines ; M. Martin Solon, le nitrate de potasse ; M. Tanchou l'eau froide ; M. Levrat les préparations de colchique associées au sulfate de quinine et à l'extrait d'opium, etc., etc. ?

Si les observations de MM. Andral, Vigla, Fabre, etc., que nous avons rapportées, sont si incomplètes dans les indications qu'elles fournissent sur les symptômes c'est précisément parce que ces praticiens ont reconnu le peu d'utilité qu'il y avait pour la médication à mentionner ces détails. Avons nous besoin de dire au contraire, combien toutes ces nuances symptomatiques, ont d'importance en homœopathie, où elles décident parmi la *bryone*, la *belladone*, le *mercure*, la *chamomille*, la *pulsatille*, le *rhus*, le *colchique*, l'*arnica*, etc, etc., quel est le médicament auquel le praticien doit avoir recours?

2° Connaissance des médicaments.

Nous ne reviendrons pas sur l'exposition que nous avons faite de la méthode suivie par l'école homœopathique dans l'étude des substances médicamenteuses. Nous avons vu comment on était arrivé à créer par l'expérimentation sur l'homme sain, une matière médicale contenant les effets d'un grand nombre de médicaments. Le praticien homœopathe devra étudier dans toutes ses parties cette œuvre immense; ce n'est qu'après avoir long-temps poursuivi ce labeur difficile et aride qu'il pourra espérer de pratiquer dignement son art. Il arrivera ainsi à posséder la connaissance des effets, produits par chacune des substances dont il doit faire usage, et il pourra opposer à la variété innombrable des formes morbides, les effets variés fournis par les médicaments. Et dans cette étude il ne suffit pas d'apprendre machinalement des symptômes ; de même qu'en pathologie ils n'ont pas tous la même valeur et doivent être subordonnés les uns aux autres, de même les symptômes produits par les médicaments devront être appréciés suivant leur importance, afin de faire une application convenable des agents curatifs au lit du malade.

Cette connaissance des médicaments, qui est si nulle dans l'ancienne école, sert de base à la pratique de l'homœopathie; elle en rend, à la vérité, l'étude difficile et éloigne d'elle ceux qui se sont trop accoutumés aux médications commodes de l'allopathie. Il est aisé, en effet, de se familiariser avec les indications banales des émissions sanguines, des purgatifs, des révulsifs, etc., de retenir en outre les formules de quelques moyens empiriques qu'on emploie dans chaque maladie, quand les moyens dit rationnels ont échoué. Ne voyons-nous pas les bonnes femmes, les gardes malades, rivaliser aujourd'hui avec les médecins et prescrire les purgations et les sangsues, en sorte que ceux-ci en sont venus à se renfermer presque exclusivement dans la pratique de la chirurgie où ils peuvent développer les qualités qui les distinguent.

Afin de montrer toute l'inanité des ressources de l'allopathie, sous le rapport de la connaissance des médicaments, nous avons emprunté au *Manuel de matière médicale* de M. le professeur Bouchardat, les articles consacrés à la *pulsatille* et à la *bryone* (Voy. p. 424 et suiv.); nous lui opposerons le résumé des indications fournies par le *Manuel de médecine homœopathique* du docteur Jahr pour les divers médicaments en général, et, en particulier, pour la *pulsatille* (1).

Pulsatilla (Anémone des prés).

Suivent les : *Indications relatives à l'histoire naturelle et à la préparation de la plante..... — Indication des doses usitées et de la durée d'action dans les cas aigus et les cas chroniques..... — Antidotes de la pulsatille et indication des substances dont elle est l'antidote..... — Médicaments dont ses effets la rapprochent....... — Médicaments après lesquels elle paraît surtout utile quand elle est d'ailleurs indiquée par les symptômes.... — Médicaments qui conviennent surtout après la pulsatille.....*

Dans un article intitulé CLINIQUE, M. le docteur Jahr signale les maladies dans lesquelles ce médicament est

(1) Voyez ce *Manuel*, t. I, p. 584.

généralement usité, *quand d'ailleurs il est indiqué par l'ensemble des symptômes*. Le caractère italique distingue les maladies où le médicament est le plus employé; des signes convenus indiquent les affections où son emploi est plus restreint. Nous avons vu l'allopathie consacrer à peine quelques lignes à l'énumération des affections dans lesquelles cette substance peut être utilisée, on en trouve deux pages dans le *Manuel* de M. Jahr.

Viennent ensuite les symptômes produits par le médicament. Les symptômes fournis par l'expérimentation pure y sont distingués des effets cliniques; les symptômes purs qui ont été confirmés par des guérisons y sont également indiqués. Le caractère italique signale les effets cliniques ou pathogénétiques qui ont été observés ou guéris plus fréquemment que les autres.

Nous donnerons une idée de la manière dons les symptômes sont classés :

Symptômes généraux. — *Douleurs tractives et tressaillantes* dans les muscles, aggravées *la nuit* ou *le soir au lit*, ainsi qu'à la chaleur de la chambre, soulagées au grand air et accompagnées souvent de torpeur avec faiblesse paralytique, ou de gonflement dur des parties affectées, etc., etc., etc.

Peau. — Prurit le plus souvent *brûlant* ou *picotant* (comme par des piqûres de fourmis), principalement *le soir* et la nuit, à la chaleur du lit, aggravé en se grattant, etc., etc., etc.

Les symptômes sont groupés sous les désignations suivantes : — Sommeil, — Fièvre, — Moral, — Tête, — Yeux, — Oreilles, — Nez, — Visage, — Dents,

— BOUCHE, — GORGE, — APPÉTIT, — ESTOMAC, — VENTRE, — SELLES, — URINES, — PARTIES VIRILES, — RÈGLES, — LARYNX, — POITRINE, — TRONC, — BRAS, — JAMBES.

3° Connaissance du meilleur Mode de préparation, d'administration et de dosage des Médicaments.

Les meilleurs modes de préparation et d'administration des médicaments sont évidemment les plus simples, ceux qui présentent la substance dans l'état de pureté le plus parfait. Sous ce rapport, l'homœopathie offre toutes les conditions désirables. La préparation officinale qui renferme la substance en nature, se fait par le procédé qui permet le mieux d'obtenir toute la vertu médicamenteuse de cette substance. Les plantes doivent être fraîches et récoltées pendant la floraison, on en recueille le suc dans l'alcool. Les plantes exotiques ne doivent subir aucune préparation étrangère avant d'arriver au pharmacien homœopathe, qui seul fera la teinture ou la poudre pour l'usage médical. Les substances minérales et animales doivent avoir été dépouillées de tout ce qui pourrait altérer leur pureté.

L'homœopathie n'emploie jamais aucun mélange médicamenteux; chaque médicament est donné isolément, et quand on fait usage de préparations composées de plusieurs éléments, des sels par exemple, ce n'en sont pas moins des remèdes simples et qui sont donnés aux malades tels qu'ils ont été expérimentés sur l'homme sain. Le praticien de la nouvelle doctrine administre toujours les médicaments de manière à ce qu'ils ne puissent se nuire et que chacun d'eux ait le temps de développer ses effets.

Avons-nous besoin de faire remarquer combien les préparations homœopathiques sont d'une administration à la fois commode et agréable, surtout alors qu'on les compare aux drogues des officines allopathiques et aux procédés barbares et dégoûtants de l'allopathie, tels que les vésicatoires, les cautères, les moxas, les sangsues, etc., auxquels la nouvelle doctrine n'a jamais recours? On voit de suite combien ces avantages sont inappréciables particulièrement pour la médecine du jeune âge.

Les préparations homœopathiques sont faites à l'avance et peuvent se conserver long-temps sans s'altérer ; elles fournissent en outre un mode de dosage exact et invariable, alors qu'on n'est jamais assuré d'obtenir dans une même formule allopathique, des proportions identiques.

Quant aux doses usitées en homœopathie, elles sont suffisantes pour faire succéder l'état de santé à la maladie, c'est-à-dire, pour anéantir cette dernière sans faire courir au malade, comme le fait l'ancienne médecine, les dangers d'une autre maladie, ou d'une terminaison funeste. Le praticien a la faculté d'atténuer les doses, autant qu'il le peut désirer et de les mettre ainsi en rapport avec ces organisations impressionables aux médicaments qui éprouvent des accidents toxiques souvent formidables, après avoir employé les doses les plus minimes, usitées en allopathie. Grâce à la variété de dilutions qu'offre chaque remède, le médecin peut obtenir d'un médicament tous les effets curatifs qu'il peut lui demander ; c'est ainsi qu'on verra souvent une substance produire à une dilution nouvelle, un effet qu'on n'avait pas obtenu à la précédente.

4° Connaissance d'une loi des indications.

L'état du malade ayant été médicalement constaté par le médecin homœopathe, les propriétés pathogénétiques des médicaments étant présentes à sa mémoire, il trouvera dans la loi des semblables, la loi qui régit l'usage à faire de ces médicaments dans le cas qu'il a à traiter. Il dressera deux tableaux corrélatifs et également complets, l'un présentant les symptômes de la maladie et l'autre offrant un ensemble de phénomènes analogues produits chez l'homme sain par plusieurs médicaments et parmi ces médicaments il choisira celui qui couvre le mieux l'état morbide.

On le voit, grâce à la loi de similitude, le praticien procède avec certitude et cesse d'être livré aux hypothèses ; pour lui la médecine n'est plus cette science que Barthez a dit être *une science d'inductions et de probabilités*. Plus de ces divisions déplorables au lit du malade qui compromettaient à la fois la vie des malades et la profession de médecin.

Qu'une épidémie arrive, le praticien n'est plus réduit à essayer successivement sur les malades tous les agents dont la thérapeutique dispose, la loi des semblables lui indiquera, dans la matière médicale, les substances auxquelles il doit avoir recours. C'est ainsi, qu'en 1829, lorsque le choléra commença à envahir l'Europe, les médecins homœopathes qui se trouvaient dans les pays, frappés par l'épidémie, écrivirent à l'illustre fondateur de l'homœopathie pour lui demander conseil, et Hahnemann, de son cabinet, sans avoir jamais observé le choléra épidémique, déduisant la pratique comme une conséquence logique des principes, formula le traitement de cette maladie tel qu'il existe actuellement, c'est-à-dire, tel que l'expérience clinique l'a confirmé sur une vaste échelle. Ce fait remarquable, immense est certainement le plus considérable qui se soit jamais produit dans la médecine de tous les temps. Le typhus ravagea deux fois l'Allemagne, Hahnemann recourut à la matière médicale et formula dans les deux formes épidémiques qui se manifestaient, le traitement approprié, traitement dont la clinique confirma pleinement la valeur.

Telle qu'elle est, la matière médicale offre d'immenses richesses; elle permet le plus souvent d'établir le rapport entre la maladie et le remède et de trouver le semblable de la plupart des états morbides. Il est cependant des cas où l'on ne peut établir une similitude parfaite, et on ne peut s'en étonner quand on sait combien les maladies offrent d'éléments variables et compliqués. Malheureusement la science des médicaments ne date que du commencement du siècle; on ne peut donc lui demander de suite la perfection qu'elle ne peut manquer d'acquérir par l'effet du temps. Mais la base est posée, la voie est ouverte et tracée et l'on peut répéter aux expérimentateurs ces paroles du sage :

Travaillez, prenez de la peine,
C'est le fonds qui manque le moins.

En résumé, l'homœopathie satisfait à toutes les conditions d'une thérapeutique prudente et rationnelle. Médication directe, certitude dans les médications, innocuité dans les résultats, tels sont les avantages de la nouvelle doctrine. Aussi peut-on dire qu'elle seule a acquis le droit d'écrire au fronton de son école ce beau précepte de Celse : *Citò tutò et jucunde sanare*, tandis qu'on ne peut lire sur l'édifice en ruine de l'ancienne médecine que cette triste et désolante inscription : *Tarde periculose et dolenter*.

Qu'on ne s'y trompe pas, nous ne voulons pas dire que l'homœopathie guérisse toutes les maladies et les guérisse toujours promptement, mais nous avançons qu'elle combat victorieusement une foule d'affections rebelles à l'ancienne thérapeutique, qu'elle guérit plus sûrement et plus rapidement ces maladies vis-à-vis desquelles l'art n'était pas entièrement impuissant; qu'enfin elle obtient ces résultats sans laisser après elle ces convalescences longues et désastreuses que produisent les évacuations sanguines et tous les moyens débilitants fréquemment usités dans l'ancienne médecine. Nous ne saurions trop le répéter, l'homœopathie, quand elle ne guérit pas le malade, le soulage souvent et, lorsqu'elle n'y parvient pas, au moins elle n'ajoute pas des maladies médicinales à celles dont il est déjà atteint, elle ne l'entoure pas de cet appareil de torture qui soulève à la fois le dégoût et la pitié, et dont les personnes qui approchent le malade ont elles mêmes à souffrir.

L'homœopathie, enfin, comme l'a fait remarquer l'illustre Huffeland, a établi dans les maladies les préceptes hygiéniques les plus sages. On ne voit plus avec elle de pauvres patients réclamer vainement une nourriture fortifiante dont ils ont le plus pressant besoin ; on n'entend plus des médecins avouer qu'ils ont vu des convalescences se prolonger indéfiniment faute de nourriture, et même, le dirais-je? des malades tués par la faim (1).

(1) Voyez Rapou, *Ce que c'est que l'Homœopathie*, p. 33.

(2) On sait combien les médecins de l'ancienne école diffèrent sur leur manière de comprendre le régime. La plupart restent fidèles aux vieilles traditions ; on les voit tantôt montrer un rigorisme absolu et mettre leurs malades à une diète sévère, tandis que, d'un autre côté, ils tolèrent l'usage d'une foule de moyens qui peuvent troubler les effets du traitement, ou agir d'une manière active sur le malade. Le régime homœopathique repose sur deux principes invariables : 1° éviter, pendant le traitement, l'usage de toute substance médicamenteuse, ou contenant des principes médicamenteux qui pourraient troubler l'action des remèdes administrés, c'est ainsi qu'on prohibe les épices, les liqueurs, le café, la plupart des tisanes tolérées par l'ancienne médecine, etc.; 2° Donner une nourriture fortifiante, du bouillon de bœuf, des viandes, à moins de contre-indication spéciale.

FIN.

TABLE DES MATIÈRES.

CHAPITRE V.

De la Saignée.

CHAPITRE VI.

Dangers des médications allopathiques.

PAGES.

CHAPITRE VII.

Les Allopathes à la recherche d'une thérapeutique.

CHAPITRE VIII.

L'Allopathie ne réalise aucune des conditions nécessaires à l'art de guérir.

CHAPITRE IX.

DEUXIÈME PARTIE.

Homœopathie.

CHAPITRE I.

CHAPITRE II.

Loi des semblables. — Expérimentation pure.

(1) Nous rectifions ici une erreur qui s'est glissée dans le corps du livre. Au lieu d'*organicisme* le texte porte *anatomo-pathologisme.*

RÉPONSE AUX LETTRES DE M. MANEC,

SUR L'HOMŒOPATHIE.

Ne craignez pas de traiter légèrement une chose légère.

MALGAIGNE.

Académie de Médecine (Séance du 8 janvier 1856).

On a pu dire avec raison, que l'école allopathique n'avait pas encore produit une critique sérieuse de l'homœopathie. Serait-ce que le sujet n'ait point tenté les auteurs? Non, assurément, car il a paru une multitude de réfutations, livres, brochures ou discours. Serait-ce que les hommes éminents, les écrivains brillants de l'école ancienne aient dédaigné des attaques trop faciles? Mais journalistes et professeurs, théoriciens et praticiens se sont efforcés d'étouffer la réforme de Hahnemann.

Où trouver la raison de cette impuissance? Comment des hommes d'un véritable talent, des écrivains doués d'une plume correcte et facile, brisés aux polémiques en sont-ils venus à écrire des pamphlets indigestes, des réfutations qui ne réfutent rien?

Cette impuissance de la critique en face de la doctrine homœopathique, nous en trouvons la raison dans la vérité des principes sur lesquels elle repose; elle s'explique encore par la nature des attaques qui ont été dirigées contre elle.

« Toute découverte, comme l'observe M. le docteur Jousset, rencontre toujours à sa naissance deux espèces de critique; l'une, sincère et loyale dans ses procédés, recherche franchement si l'idée nouvelle doit être classée parmi les vérités ou parmi les erreurs; l'autre, cherche à étouffer par tous les moyens l'idée qu'elle examine, sans se préoccuper de savoir si elle est vraie ou fausse. »

L'homœopathie s'est vue placée en face de ces deux sortes de critiques. Parmi les hommes appelés à la juger, il s'en est trouvé qui l'ont sérieusement étudiée, et qui ont retiré de cet examen la conviction qu'elle portait en elle l'avenir de la médecine. Tout en acceptant la réforme proposée par Hahnemann, ils l'ont soumise à une critique sévère. Cette critique véritablement éclairée, car elle était sans passion, car elle connaissait la doctrine qu'elle jugeait, a produit des livres sérieux, a donné des résultats utiles (1). Grâce à elle la science médicale s'est dégagée de plus en plus de l'obscurité qui l'enveloppait, les vérités du passé se sont unies dans de justes rapports avec les idées nouvelles, afin de former un ensemble doctrinal complet.

(1) Les meilleurs travaux critiques sur l'homœopathie sont dus à des homœopathes. Chose digne de remarque, tandis que ces critiques sorties de l'école homœopathique, signalaient certaines erreurs échappées à Hahnemann, et mettaient en lumière les vérités qu'il avait proclamées, les allopathes condamnaient tout ce que les idées nouvelles renfermaient de vrai et s'appropriaient par contre les erreurs de Hahnemann; c'est ainsi qu'ils admettent la théorie de la substitution (méthode substitutive).

Mais à côté de cette critique sérieuse et sincère, il en était une qui avait repoussé l'homœopathie sans la connaître et qui poursuivait sans relâche son œuvre d'ignorance et de passion. Jugeant en aveugle, ses arguments portaient à faux, sa logique était boiteuse, sa raillerie même était émoussée. Ne pouvant triompher par la force des faits et des arguments elle s'adressa bientôt à des moyens moins honnêtes, elle employa l'injure et la diffamation.

Peut-on s'étonner que cette critique n'ait rien produit?

Et qu'on ne nous accuse pas de juger trop sévèrement nos adversaires. Les faits sont là qui parlent plus haut que tout ce que nous pourrions dire. Encore aujourd'hui n'avons-nous pas sous les yeux un de ces pamphlets, où l'impuissance le dispute à la passion. Nous voulons parler des *Lettres sur l'homœopathie* publiées récemment par M. Manec jeune (1).

M. Manec jeune est un terrible homme, un grand pourfendeur qui ne s'est proposé rien moins que d'écrire une RÉFUTATION COMPLÈTE de la nouvelle doctrine; c'est du moins ce qu'on voit en caractères triomphants sur la couverture de son livre. Pauvre allopathie! ses amis lui avaient déjà jeté à la tête des pavés bien lourds, il ne lui manquait plus que de recevoir celui-ci!

LA RÉFUTATION COMPLÈTE étant une sorte de résumé de tous les ouvrages de ce genre parus jusqu'ici, et ayant été fort goûtée de l'ancienne école, nous en détacherons quelques pages pour l'*esbattement* des homœopathes et comme échantillon des critiques allopathiques.

Disons d'abord que les lettres de M. Manec jeune sont adressées à un étudiant en médecine, à l'endroit duquel il nous semble avoir conçu certaines craintes et dont il s'efforce d'affermir les croyances allopathiques. Cet étudiant, à ce que nous raconte M. Manec jeune, « Malgré le juste mépris que

(1) *Lettres sur l'homœopathie ou réfutation complète de cette méthode curative*, par P. A. Manec jeune, D. M. P. 1855, Paris, Victor Masson.

les professeurs de nos facultés et toutes les sommités médicales de l'Europe, témoignent pour l'homœopathie, désire connaître cette singulière doctrine » (p. 1). Voyez-vous le curieux, qui ne veut pas s'en rapporter aux anathèmes des maîtres ! et quand on pense que pour le désespoir de M. Manec jeune, il existe beaucoup de ces étudiants-là !

Voyez cependant où peuvent conduire les illusions et la crédulité de la jeunesse : le jeune ami de M. Manec, en entendant parler du bruit que fait l'homœopathie de par le monde et en particulier « du bruit qu'a fait sur les bords de la Garonne le congrès homœopathique de Bordeaux, » avait cru que l'homœopathie n'était pas morte, qu'elle était même très-vivante. Ici M. Manec jeune se hâte de le désabuser.

« Vous avez pu croire, dit-il, que l'homœopathie n'était pas morte, puisqu'elle faisait mine de vouloir vivre encore ? Erreur ! mon jeune ami. La censure de toutes les illustrations médicales du siècle ; le mépris de l'Académie ; une exclusion honteuse de l'enseignement de nos célèbres Facultés ; les arrêts des Tribunaux ; la réprobation des hommes sensés ; les rires du public ont bien tué l'homœopathie...... C'est en vain que, pour appeler de cette condamnation universelle, elle s'agite dans le vide ; elle argumente sur des négations ; elle invente des machines de la force de plusieurs chevaux pour faire *tinter* ses imperceptibles globules ; elle secoue et dilue à l'infini pour développer des forces imaginaires ; elle parade publiquement avec ses tabatières-pharmacie, bien plus inépuisables que nos magasins de droguerie. Efforts impuissants !.... l'homœopathie se meurt ; l'homœopathie est morte ! C'est son cadavre que l'on cherche à galvaniser ; c'est lui qui s'agite et que nous sentons encore. Je viens faire sans doute son oraison funèbre et jeter la dernière pelletée de terre sur le cercueil de cette triste défunte » (p. 2).

En vérité, monsieur Manec, vous faites bien du bruit autour de ce cercueil, sur lequel vous venez jeter la dernière pelletée de terre et quelle pelletée ! Un volume de

240 pages, avec préfaces et autres (4 fr. 50). L'homœopathie se meurt, l'homœopathie est morte ! Pourquoi donc alors ces cris, cette indignation, ces colères, quand vous la rencontrez sur votre chemin? Pourquoi vous mettre en si grands frais de recherches et d'éloquence, et tant vous démener dans un gros livre ?

« Pour la *tranquillité de ma conscience*, dites-vous, j'ai « eu la bonhomie d'étudier cette dôctrine *pendant trois ou* « *quatre ans*, bien que l'homœopathie me parut absurde *à* « *priori*. » (Préface, p. XX.) Étudier pendant trois ou quatre ans une doctrine que vous dites être une *monstrueuse absurdité* en vingt endroits de votre livre et qui, selon vous, ne supporte pas le moindre examen ; en vérité, vous feriez tort à votre intelligence !..... Avouez plutôt que vous ne connaissez pas l'homœopathie et que vous la jugez sur la foi de vos maîtres.

Quant à la mort de celle que vous appelez la triste défunte, cela date déjà de vingt ans. MM. Trousseau et Gouraud, M. Bally, M. Pointe, M. Bouchardat, M. Pelletier, M. Bouillaud, M. Orfila, et tout un état-major de héros avaient lutté aussi contre l'homœopathie, et l'avaient déclarée bien et dûment morte. C'est alors, qu'obéissant à un bon mouvement de charitable humanité, l'excellent M. Loude proposa à l'Académie de déposer les restes de la défunte dans les caveaux de la commission des remèdes secrets ! Et voilà que vous venez aujourd'hui remuer ces ossements. Mais quel métier de hyène faites-vous donc là ? Si vous déterrez et si vous remuez ainsi pendant trois ou quatre ans, *pour la tranquillité de votre conscience*, toutes les méthodes absurdes qui sont mortes, il faut convenir que votre conscience est bien chatouilleuse, et que les théories de votre école ne vous inspirent qu'une bien médiocre confiance. Soyez franc, encore un aveu : c'est bel et bien une doctrine vivante que vous voudriez enterrer aujourd'hui, une doctrine, comme vous dites « *qui s'agite et que vous sentez encore* » dites mieux, une doctrine que vous sentez trop, qui vous presse de toutes parts et menace de vous déborder.

M. Manec n'est pas de ceux qui insultent les mourants, il sait d'ailleurs cette fable de la Fontaine, où il est parlé d'un lion qui reçoit certains coups de pied, pourquoi donc alors prodigue-t-il à l'homœopathie, cette doctrine qui se meurt, certaines épithètes? Pourquoi se montre-t-il si irrité contre ces pauvres homœopathes ? Nous savons qu'il est dans l'habitude de certains princes de la science, d'en user un peu brutalement avec nous : c'est là un vieux péché. Pour un allopathe de la vieille roche, ce débordement d'épithètes ronflantes soulage ; aussi, trouvons-nous que M. Manec n'a pas été trop prodigue en ce genre ; il nous appelle seulement des *théoriciens à songes creux*, des *ambitieux sans clientèle*, des *sectaires*, des *charlatans* (voir la préface ;) des *maniaques* et des *cerveaux malades* (p. 219) ; des *continuateurs d'un pauvre fou* (p. 205) ; des *échappés de Bedlam ou de Charenton* (p. 141), etc., etc. « Les homœopathes, dit-il avec M. Bouillaud, ne sont pas tous des dupes, l'homœopathie est aussi le réfuge des *fripons* et des *charlatans* » (p. 236).

« Nouveaux commis-voyageurs en médecine, dit encore M. Manec, ces Messieurs s'attribuent un rôle qui déjà a été *flétri* plusieurs fois devant les Tribunaux, comme il mérite de l'être, et, donnant suite à *leur désintéressement*, ils n'hésitent pas de conseiller à *leurs faiseurs complaisants* de vendre 1 fr. 50 c. à 3 fr. un petit flacon qui vaut à peine 10 ou 15 centimes, et cela, pour donner à leurs médicaments une importance qui est nécessaire au besoin de la cause » (p. 191).

Enfin, M. Manec demande s'il ne serait pas temps de mettre ces maudits homœopathes sous les verroux : « Cependant, dit-il, s'il était bien reconnu que cette méthode est une folie, ne faudrait-il pas mettre les homœopathes dans l'impossibilité de nuire, comme on y met les autres espèces de fous ? » (préface, p. XV). Il est vraiment malheureux, n'est-il pas vrai, Monsieur, que la Faculté n'ait pas ses coudées franches; les allopathes vertueux pourraient au moins paisiblement voir lever l'aurore, pendant que ces fous d'homœopathes seraient confiés à votre garde et aux soins de l'honorable M. Bouillaud.

Nous disions que M. Manec n'avait laissé échapper que la moitié des grosses choses qu'il avait sur le cœur. Voyez plutôt : « Je n'oublierai pas, dit-il, dans sa préface (p. XXVI), que les homœopathes sont des médecins, et, à ce titre, j'aurai pour eux les égards que l'on se doit entre confrères. Il m'est d'autant plus agréable d'en agir ainsi, que parmi eux se trouvent des hommes pour lesquels j'ai la plus grande estime et une *affection toute particulière.* » C'est en effet ce qu'on peut appeler une affection *toute particulière*!

M. Manec arrive à la loi des semblables; la thérapeutique homœopathique reposant sur cette loi, on pouvait penser que M. Manec réunirait tous ses efforts pour en démontrer la fausseté. Certes M. Manec n'eût pas demandé mieux, il eût ainsi obtenu cette réfutation complète dont il nous parle en tête de son livre, comme certain chasseur faisait de la peau de cet ours qu'il n'avait pas tué; M. Manec était donc plein de bonne volonté, mais comment arriver à cette réfutation? M. Manec jeune a dû passer de mauvaises nuits sur cette question. Et puis voulez-vous ensuite qu'un honnête allopathe ne soit pas un peu en colère quand Pégase est rétif et que cette maudite loi des semblables lui murmure aux oreilles ces vers qu'elle persiste à répéter aux faiseurs de réfutations complètes :

Plutôt que d'emporter de moi
Seulement le quart d'une obole,
Tu te romprais toutes les dents.

M. Manec s'est donc perdu, comme ses prédécesseurs, dans le vague des propos et a pris, avec force soupirs, sa retraite dans les broussailles; ne pouvant nous offrir un seul argument, il a essayé de quelques plaisanteries, — *des coups de bâton guéris par les coups de bâton, de l'indigestion guérie par une nouvelle indigestion*; — mais, hélas! le rire de l'auteur de la *réfutation complète* ressemble à une grimace. Aussi M. Manec se hâte-t-il de confier à M. le professeur Requin le soin de le tirer de ce mauvais pas, et M. Requin, dont le témoignage, comme vous savez, n'est pas suspect en fait d'homœopathie, nous déclare, d'un air parfaitement doctoral, qu' : « *à priori*, le précepte *similia similibus* est un précepte qui choque le sens commun : Combattre une maladie, un symptôme, par un agent qui soit de nature à produire, sur l'homme sain, une perturbation précisément semblable à cette maladie, *c'est là évidemment une idée absurde.* » Voilà donc la loi des semblables jugée et il faut avouer que le lecteur est bien difficile s'il n'est pas satisfait.

A propos de la loi des semblables, M. Manec, qui ne trouve pas un argument à lui opposer, insinue que les explications de cette loi, fournies par Hahnemann, sont fausses et contradictoires, et il nous donne à entendre que le fondateur de l'homœopathie a basé la loi de similitude sur une comparaison comme celle d'une prise de tabac et autres du même genre (p. 35). Nous répondrons à M. Manec que les exemples rapportés par Hahnemann, ces exemples qu'il se garde bien de citer, sont des faits, et des faits valent bien des plaisanteries. Ces faits établissent que dans l'histoire de la médecine on rencontre à chaque page la preuve de l'efficacité des médicaments choisis d'après le principe des semblables. Que M. Manec lise le chapitre de l'*Organon*, intitulé: *Des guérisons Homœopathiques dues au hasard*, de la page 59 à la page 109, il trouvera des arguments comme il voudrait en présenter. Que M. Manec réponde ensuite à cette appréciation de ces mêmes faits écrite par deux des hommes les plus éminents de son école, MM. Trousseau et Pidoux :

« Lorsque Hahnemann émit le principe thérapeutique *similia similibus curantur*, disent ces auteurs, *il prouva son dire en l'appuyant sur des faits empruntés à la pratique des médecins les plus éclairés* » (1).

(1) *Ouv. cit.*, 3me édit., t. I, p. 453.

Mais ce sont là des choses que M. Manec fait semblant d'ignorer ; car elles auraient deux graves inconvénients : le premier, d'établir, par des faits nombreux et irrécusables, la vérité de la loi des semblables; le second, de démontrer que Hahnemann, ce fou, ce charlatan, était un homme d'une haute et profonde érudition.

Avons-nous besoin de dire que nous passons ensuite aux fameuses plaisanteries sur les doses infinitésimales? Globules noyés dans les puits, dans les rivières, dans les fleuves, dans les lacs, dans la mer. « Une goutte de teinture première, dit-il, exigerait toute l'eau de la mer Noire pour être poussée à la onzième dilution. A la vingtième, il faudrait deux cent quarante mille soleils remplis d'eau, et à la trentième, il en faudrait cent billions de fois plus que tous les mondes de la création pourraient en contenir. C'est fabuleux!........ C'est incroyable ! » (p. 124).

« Un plaisant de Paris avait cru faire une bonne charge en disant que pour prendre un vomitif, il jetterait un grain d'émétique dans la Seine, au-dessus du Pont-Neuf, et qu'il irait ensuite à Rouen boire une verrée d'eau à la rivière. Ce n'est pas à Rouen qu'il faudrait aller pour prendre l'émétique, c'est bien au-delà de l'équateur ! C'est à la jonction des deux Océans, un pied posé sur le cap de Bonne-Espérance et l'autre sur le cap Horn, la face tournée vers le pôle sud, qu'il faudrait boire une verrée d'eau, si l'on voulait ne prendre le remède qu'à la douzième dilution » (p. 123).

Et cela dure des pages entières ! Comment, Messieurs de l'allopathie, vous des hommes graves, instruits, vous en êtes encore là après vingt ans? Mais vous ignorez donc que tout cela ne fait plus rire ! Vous ignorez donc que les lecteurs veulent aujourd'hui des arguments, des faits et non des plaisanteries. Des faits, des arguments, où les prendriez-vous ?

« Vous me direz peut-être, observe M. Manec, que j'affirme à mon tour, en niant l'action des remèdes ainsi dilués et qu'entre ces assertions opposées, vous n'avez d'autre motif pour déterminer votre jugement, que le degré de confiance inspiré par chaque adversaire ? Oui, jusqu'ici, j'ai souvent affirmé sans preuves (vous pourriez dire toujours), *pour ne pas interrompre le cours de mon argumentation* (l'excuse est bonne). — Mais vous verrez dans ma prochaine lettre sur quelles autorités imposantes et irrécusables reposent mes affirmations » (p. 219).

Et voulez-vous savoir quelles sont les autorités irrécusables sur lesquelles reposent les affirmations de M. Manec ? Ce sont la *Gazette médicale*, le *Journal des connaissances médico-chirurgicales*, M. Pointe, MM. Trousseau et Gouraud, M. Bally, M. Bouillaud surtout, cet académicien qui a osé dire : *il faut avoir en soi assez de force de résistance pour refuser d'expérimenter* (1), enfin l'Académie et l'Association des médecins de Paris. Les seules autorités irrécusables dont M. Manec ait omis de parler sont ces médecins en chef des armées étrangères, ces médecins des princes, ces professeurs de Faculté, cette multitude de médecins de tous les pays, qui, par ordre de leur souverain, ou de leur propre mouvement ont entrepris des essais couronnés partout de succès, et les faits de ce genre ne manquaient pas comme on a vu ailleurs (voyez de la page 44 à 87). En revanche, les fameuses expériences de M. Andral sont, comme de coutume, pompeusement commentées dans le livre de M. Manec ; il n'est pas jusqu'aux essais de Naples qui n'y aient trouvé leur place. Croyez-moi, M. Manec, parlez le moins possible des essais de Paris et de ceux de Naples surtout, car il est un certain livre de M. le docteur Cosmo de Horatiis, président de l'Académie médico-chirurgicale et médecin du Roi, que vous vous gardez bien de citer et dont nous pourrions vous signaler des passages fort curieux ; il est aussi une certaine enquête judiciaire où il est question de *figues empoisonnées données aux malades de la cli-*

(1) Voy. Guyard, p. 94.

nique homœopathique de Naples....... Mais nous aimons mieux passer ce fait sous silence pour l'honneur médical.

M. Manec, qui affirme sans preuve *pour ne pas interrompre le cours de son argumentation*, veut du reste que ses lecteurs le croient sur parole : « Je m'abstiens, dit-il, de faire à vos yeux étalage d'une érudition facile et de *mauvais aloi*, en vous citant les écrits de tous ces radoteurs d'outre Rhin, dont j'emprunte ici l'opinion. *Vous pouvez avoir toute confiance en ma probité littéraire et tenir pour parfaitement exact tout ce que je vous dirai de ces gens là* (p. 46). (1)

En conséquence de cette belle résolution, M. Manec jeune s'abandonne librement à toute la fougue de ses inspirations. Il crée une homœopathie de sa façon, ajoute, retranche, suivant les besoins de sa cause. Quant à ces *radoteurs d'outre-Rhin*, qui ont osé discuter les articles de foi de l'ancienne médecine, qui se sont permis de présenter des arguments et des faits à l'appui de leurs opinions, l'auteur de la réfutation complète les laisse dans l'ombre ; les citer serait faire de l'érudition de *mauvais aloi*, de cette érudition qui pourrait ouvrir les yeux des malades.

Nihil sapiens affirmat quod non probet. Ce n'est pas, comme on voit, le fait de M. Manec jeune. Nous savons comment il en a agi à l'égard de la loi des semblables, il ne se montre pas plus scrupuleux à l'endroit du quinquina. A l'en croire, ce médicament ne donne pas la fièvre. Cela est démontré, cela est évident, cela doit être, le quinquina n'a pas le droit de produire un appareil fébrile ; au besoin, M. Manec jeune jeune serait là pour l'en empêcher. Nous renvoyons cet auteur aux citations consignées dans notre livre et empruntées à l'école allopathique. Nous ne pensons pas que M. Manec jeune ait la prétention de mettre son opinion en parallèle avec celle

(1) M. Manec ajoute il est vrai « J'aurai le soin, du reste, de copier textuellement toute phrase de quelque importance. » Mais nous verrons bientôt de quelle manière il s'acquitte de ce soin.

de ses maîtres, MM. Bretonneau, Trousseau, Mérat, etc., etc.

Mais le croira-t-on, M. Manec après s'être livré à ces écarts étranges que nous avons signalés, prend son air le plus grave et réprimande vertement les homœopathes. La discussion n'est pas possible avec de pareils adversaires : Comment voulez-vous qu'un honnête critique, comme M. Manec jeune, ne soit pas saisi d'une noble indignation lorsqu'il se trouve en face de ces médecins audacieux qui *ont l'habitude de procéder par affirmation et sans prendre le soin de prouver ce qu'ils avancent* ? (p. 20).

Si M. Manec est pauvre en faits et en arguments, en revanche il est prodigue d'exclamations et d'épithètes ronflantes : *Quel amas de rapsodies ! Quel charlatanisme ! Quelles absurdités !* s'écrie-t-il à tout moment. M. Manec serait-il comme ces chanteurs qui, la nuit crient bien haut, afin de reprendre courage et de s'étourdir ?

Nous arrivons enfin à l'appréciation de la matière médicale homœopathique. L'auteur se compare d'abord au grand Frédéric. « Le Grand Frédéric s'écriait un jour, en chassant devant lui une horde de cosaques : « Après m'être battu contre les Français, voilà pourtant quels ennemis je suis obligé de combattre ! » Nous pouvons dire à notre tour : Après avoir lu tant de bons ouvrages en médecine, nous voici réduits à parcourir la *matière médicale* de Hahnemann ! Frédéric était certainement bien moins à plaindre que nous ; car enfin les cosaques étaient encore des ennemis et il y avait quelque mérite à braver leurs coups, tandis que les livres des homœopathes ne sont que des rêveries » (p. 79).

Et ailleurs (p. 141). « En vérité, mon cher ami, j'ai besoin d'être soutenu par le devoir de tenir une parole donnée pour surmonter le dégout que j'éprouve à vous exposer de pareilles misères. C'est la rougeur au front que j'ai lu dans les œuvres d'hommes qui portent, comme nous, le titre de médecin, ces puérilités et ces extravagances, dignes tout au plus de quelque échappé de Bedlam ou de Charenton. »

« Remuons un peu ce *fumier*, comme l'appelle notre savant confrère D...., dit encore M. Manec » (p. 84).

Voilà donc M. Manec jeune, qui, après avoir déterré les ossements de l'homœopathie nous parle de remuer du fumier. M. Manec jeune aime les métiers étranges.

Mais parlons des objections faites par M. Manec à la matière médicale. Selon cet auteur, le meilleur moyen de connaître les vertus curatives des médicaments est de les essayer non sur l'homme sain, mais sur l'homme malade (p. 59).

Il dit à propos de la matière médicale allopathique : « Le *hasard* nous a fait découvrir les vertus thérapeutiques d'un grand nombre de médicaments ; d'un autre côté des *idées théoriques plus ou moins justes* et des raisonnements fondés sur des analogies nous ont conduit à tenter des essais avec d'autres substances. »

Si pour constituer la thérapeutique, M. Manec préfère aux essais sur l'homme sain, le *hasard* et des *idées théoriques plus ou moins justes*, personne ne peut l'en empêcher, mais en face de son opinion on a besoin de se rappeler que tous les goûts sont dans la nature. Deux pages plus loin M. Manec ne tient plus le même langage. « Après avoir étudié, dit-il, les propriétés physiques et surtout chimiques d'une substance, nous l'expérimentons alors sur des animaux dont l'organisation se rapproche le plus de la nôtre et, enfin......, nous essayons cette même substance sur l'homme sain et sur l'homme malade » (p. 61).

En vérité, M. Manec, vous admettez l'expérience sur l'homme sain, *tu quoque*, mais que dirait donc M. Bouillaud, s'il vous entendait ? Il est vrai que vous avez soin de faire précéder l'expérience sur l'homme sain de celle sur les animaux, mais enfin c'est un progrès. Je me demande seulement pourquoi tantôt, vous nous faisiez la guerre. Pardonnez encore à ma curiosité, mais je voudrais savoir où se trouvent dans vos matières médicales, les tableaux des effets produits sur l'homme sain par ces substances que, selon vous, votre école aurait si bien expérimentées? la vue en serait-elle interdite aux profanes? Pour mon compte, j'avoue les avoir vainement cherchés (1).

« M. Manec cherche ensuite à tourner en ridicule l'expérimentation des médicaments sur l'homme sain, et pour cela, il commence par se moquer des précautions recommandées par Hahnemann et par ses élèves pour cette expérimentation. Il trouve mauvais que les personnes en expérience notent ainsi toutes les sensations qu'elles éprouvent. Il est évident cependant qu'on ne saurait prendre trop de précautions pour éviter de se tromper, et il faut avoir grand besoin d'arguments pour reprocher à des expérimentateurs d'avoir noté tout ce qu'ils ont éprouvé pendant une expérience.

« Enfin, pour le besoin de la cause, M. Manec fait des citations en dehors de la vérité, comme on peut le voir dans les passages suivants : « Hahnemann, dit-il, exhorte les médecins à se soumettre eux-mêmes à l'expérimentation» (p.65). Ce conseil est évidemment empreint d'un esprit d'honnêteté que tout homme qui n'est pas décidé à toujours blâmer, aurait reconnu sans peine. M. Manec aime mieux faire une fausse citation. « Merci du conseil, dit-il; gardez-vous bien de le suivre, mon cher ami, vous qui n'avez pas une foi aveugle dans la parole du maître..... Voici quelques-unes des petites incommodités qu'éprouva Hahnemann : L'arsenic lui donna une mélancolie religieuse; la phthisie, une ulcère cancéreux. La scille, lui fit venir la gangrène froide. »

« M. Manec écrit en note: il est bien entendu que l'arsenic et les autres médicaments que nous citons ont été employés à dose homœopathique » (p. 71).

(1) Nous nous sommes longuement étendus, dans cet ouvrage, sur la valeur de l'expérimentation sur l'homme sain, sur l'homme malade, sur les animaux, ainsi que sur toutes les questions qui intéressent la matière médicale, nous y renvoyons nos lecteurs. Nous en dirons autant de ce qui est relatif aux doses infinitésimales.

« Or, les expérimentations précédentes se trouvent bien dans les livres d'Hahnemann, mais elles ne sont point de lui. Elles sont empruntées à Greding, à Majault, à Stoerk et à d'autres auteurs parfaitement étrangers à l'homœopathie et aux doses infinitésimales Il est donc complétement faux de dire qu'à la suite de l'ingestion des médicaments à doses homœopathiques, Hahnemann ait éprouvé une *phthisie*, un *cancer*, etc., etc., et M. Manec ne peut pas s'être trompé, puisque les passages auxquels il fait allusion, se trouvent ainsi écrits dans la *Matière médicale.*

N°s 751 Phthisie (Majault).
752 Fièvre phthisique (Stoerk).
791 Ulcère cancéreux qui rendit nécessaire l'ablation du membre (Heinze), etc., etc.

« Puisque M. Manec a lu le n° d'ordre des symptômes (et il l'a lu, puisqu'il le cite exactement), il ne peut pas n'avoir pas vu le nom placé entre paranthèses. Il est donc pris en flagrant délit de fausse citation, et il lui est impossible de se justifier » (1).

M. Manec prétend encore que les expérimentateurs ont attribué au médicament les symptômes qui ont pu se développer naturellement et non sous son influence, pendant la durée de l'expérimentation. Nous ferons d'abord observer à M. Manec que les expériences ont été répétées et contrôlées avec soin par un grand nombre d'expérimentateurs, et d'expérimentateurs jouissant d'une santé convenable. S'il est, à la rigueur, quelques phénomènes qui peuvent s'être developpés spontanément, il y en a d'autres qui ne peuvent s'attribuer à la même cause, ainsi les symptômes suivants que nous prenons au hasard dans l'histoire du Lycopode, présentée par M. Manec.

(1) Le fragment qui précède est emprunté à l'article publié dans l'*Art médical*, (num. de février 1856) par M. le Dr Jousset. Ce savant critique a trop bien répondu aux différentes objections présentées par M. Manec, pour que nous nous dispensions de le citer.

La tête est fortement entreprise ; — les cheveux tombent à un point étonnant ; — les gencives saignent beaucoup quand on se nettoie les dents (deux jours après) — grande mobilité des dents ; — les dents jaunissent, etc., etc..... Sont-ce là « les phénomènes, si naturels et si ordinaires qui doivent se produire chez tout le monde dans l'espace de quelques jours? »

On pourrait soutenir que les observations sont fausses, mais on ne peut pas dire que les phénomènes qu'elles rapportent, se soient developpés spontanément et naturellement.

« L'argument le plus important de M. Manec contre la matière médicale de Hahnemann est celui-ci : « Toutes les substances offrent, à peu de choses près, les mêmes symptômes ; plus de quarante médicaments ont produit les *vertiges* et un violent mal de tête ; un nombre considérable produisent le coryza, le hocquet et les renvois, etc., etc. » (p. 84).

« Cet argument contre la matière médicale est semblable à celui-ci contre la semeiotique. Tous les symptômes sont à peu près les mêmes dans toutes les maladies ; comment donc est-il possible d'en tirer des signes pour le diagnostic ? Il y a plus de quarante maladies dans lesquelles on observe la céphalagie ; dans un grand nombre on rencontre de la fièvre, etc., etc. Mais cet argument n'a de valeur que pour le médecin qui n'a pas étudié la semeiotique, sans cela il saurait que la céphalalgie et la fièvre diffèrent dans chaque maladie, et que c'est la connaissance de ces différences qui distinguent l'homme fort en diagnostic ; celui qui peut reconnaître une maladie par un seul signe : *ex ungue leonem.*

« Les symptômes fournis par l'action des médicaments sur l'homme sain présentent des différences analogues, seulement il faut une certaine étude pour être en état de les apprécier. Examinons les quatre premiers médicaments des quarante qu'indique M. Manec, comme produisant le vertige, et nous verrons que le symptôme est loin d'être toujours identique. Ces quatre médicaments sont : l'*acétate de chaux*, l'*acide muriatique*, l'*acide phosphorique* et l'*aconit*.

« Le vertige produit par l'*acétate de chaux* vient par accès, la tête se penche en avant et un peu à gauche. Il est également fort dans le repos et dans le mouvement. Quand le vertige prend en marchant, il y a tendance à tomber du côté droit.

« Le vertige produit par l'*acide muriatique* est un tournoiement dans la tête, avec démarche incertaine. Ce vertige est plus fort dans la chambre qu'à l'air libre.

« Le vertige de l'*acide phosphorique* a pour caractère de se produire en marchant ou en étant debout, et de ne pas se manifester en étant assis.

« Le vertige de l'*aconit* est encore plus caractéristique ; il augmente par le mouvement, et principalement au commencement du mouvement, en se levant de sa chaise. Il s'accompagne d'envies de vomir. On voit par ces quatre exemples comment il est possible de distinguer les symptômes analogues produits par plusieurs médicaments. Il est donc faux de dire que « toutes les substances offrent, à peu de chose près, les mêmes symptômes.» C'est là de la critique facile et voilà tout.

« M. Manec objecte encore que beaucoup de médicaments produisent des effets opposés, ce qui doit laisser les homœopathes dans un grand embarras. Il est très-vrai que beaucoup de médicaments produisent des effets alternatifs opposés, effets primitifs et effets consécutifs sur la valeur desquels on peut différer, mais qui prouvent au moins que la matière médicale de Hahnemann n'a point été faite à plaisir comme M. Manec voudrait le faire croire ; car, dans ce cas, on eût évité cette contradiction apparente qui n'embarrasse pas l'homœopathe autant que cet auteur semble le croire, puisque des effets alternatifs opposés des médicaments lui permettent de les employer dans des cas morbides analogues, par exemple dans les alternatives de diarrhée et de constipation, de faim canine et d'anorexie, de somnolence et d'insomnie qui caractérisent certaines maladies » (1).

M. Manec s'étonne de ce que certains médicaments produi-

(1) Dr P. Jousset, *loco citato.*

sent du prurit dans plusieurs parties du corps (p. 91), que l'action de plusieurs autres soit caractérisée par des déchirements, etc.

« Sur cent quarante-huit symptômes, dit-il, que le colchique a fournis à M. de Gersdorf, soixante-neuf appartiennent aux déchirements et aux tiraillements, tout le reste est à l'avenant. » (p. 97).

Nous ne voyons pas ce qu'il y a d'étonnant à ce que chaque médicament provoque des sensations, des douleurs spéciales; mais M. Manec veut s'étonner à tout prix. Ainsi, la matière médicale contenant les symptômes de la génération comme ceux de la digestion, de la circulation, etc., l'auteur de la *Réfutation complète* se voile pudiquement la face et crie à l'obscénité. Il nous semble l'entendre répéter, après certain héros de Molière :

> Par de pareils objets les âmes sont blessées,
> Et cela fait venir de coupables pensées.

Si M. Manec jeune veut nous en croire, il effacera de son livre ces marques exagérées d'une pudeur qui ne trompe personne. Après tout, M. Manec jeune est MÉDECIN et dans le sanctuaire médical s'étalent nécessairement certaines nudités que l'homme de l'art ne voit que par les yeux de la science. Quant à ceux qui y apportent d'autres pensées, ils eussent mieux fait de n'y jamais entrer.

Préoccupé, avant tout, de ridiculiser les homœopathes, M. Manec, auquel les arguments faisaient défaut, s'est plu à noyer la loi des semblables, les doses infinitésimales, etc., dans un inextricable pêle mêle, parmi des erreurs attribuées aux homœopathes et vingt fois repoussées par ceux-ci, parmi d'éternelles et insipides plaisanteries. Il s'est efforcé de dissimuler sa faiblesse sous cette confusion qui demanderait un volume pour être débrouillée, ce dont personne à coup sûr ne s'avisera.

Nous n'en finirions pas si nous voulions relever toutes les citations détournées de leur sens véritable, toutes les opinions attribuées à plaisir aux homœopathes, que M. Manec

Ne pourrait-on pas se demander : de qui se moque-t-on ici? Si ce n'est pas de l'ironie, que penser d'une pareille hardiesse?

Quoi! le traitement du rhumatisme est en progrès! si tel est le progrès en médecine, on ne doit pas s'étonner que tant de gens, de médecins surtout, le nient avec une triste assurance. Il paraît que l'Académie possède une manière toute particulière de l'apprécier; mais aux yeux des hommes sérieux, n'est-ce pas une dérision?

Cinq ans se sont écoulés depuis la discussion que nous avons rapportée. La thérapeutique du rhumatisme a-t-elle fait quelque progrès? A-t-on fini par s'entendre et par établir un traitement reconnu préférable par tous? nullement; chacun a gardé ses prédilections et ses rancunes; je me trompe, de nouveaux médicaments sont venus grossir le nombre de ceux sur lesquels on ne pouvait compter, et ajouter encore à la confusion. Après avoir été vantés outre mesure par un certain nombre de praticiens, ils ont été abandonnés pour de nouveaux essais.

Afin de compléter l'aperçu que nous avons donné du traitement du rhumatisme, examinons les opinions qui se sont produites en dehors de l'Académie : et, d'abord,

« s'estait porté depuis : « j'ai eu un froid extrême, fit-il, et j'ay « fort tremblé; » « Cela est bon! » suyvit le médecin. A la troisième « fois, il lui demanda de rechef comment il se portait : « je me sens, « dict-il, enfler et bouffir comme d'hydropisie : » « voyla qui va bien!» » adjousta le médecin. L'un de ses domestiques venant aprez à s'en- « querir à luy de son estat : « Certes, mon amy, respondit-il, à force » de bien estre, je me meurs. »

*

citons un praticien belge distingué, le docteur Gouzée, médecin principal à l'hôpital d'Anvers :

« On a vanté, dit-il, dans ces derniers temps les traitements les plus violents et les plus disparates contre le rhumatisme articulaire aigu. L'émétique, le nitre, les saignées, l'opium, l'iodure de potassium, le sulfate de quinine, ont été employés à des doses d'une énormité effrayante, et certes, maints patiens exposés à ces diverses médications n'ont pas guéri *citò*, *tutò*, et *jucundè*. On dit même que le sulfate de quinine, à doses rasoriennes, a frappé quelquefois *à côté du but*, c'est-à-dire, *le malade*.

« J'emploie depuis long-temps une simple médecine expectante contre cette maladie, et il ne se passe pas d'année que je n'ai lieu de m'étonner de la facilité et de la promptitude des guérisons, en songeant aux peines que d'autres se donnent pour arriver au même but, si toutefois ils y arrivent (1).

Depuis 1843, la pratique de M. Gouzée n'a fait que confirmer les assertions qu'il a émises, et M. le docteur Dewalsche (2), en présence des luttes qui se continuent, a cru devoir publier un certain nombre d'observations de rhumatismes traités à la clinique de M. le professeur Gouzée, par les moyens purement hygéniques et diététiques. Il en tire les conclusions suivantes :

« 1° Le rhumatisme articulaire aigu a une tendance naturelle à se terminer dans le cours du premier ou du second septenaire.

2° Traité par l'expectation, aidé de quelques moyens simples, hygiéniques, diététiques, il poursuit sa marche sans accidents, sans dangers, et s'arrête aussitôt, si non plus tôt, que lorsqu'il est traité par des médications actives ;

(1) *Archives de la médecine belge*, janvier 1844, p. 7.

(2) *Gazette des hôpitaux*, 30 juillet 1853, p. 364.

Mais ce n'est pas tout, M. Manec jeune, qui a publié ses lettres dans le journal **le Papillon**, est né *français* et galant, il a conservé les illusions de cet âge heureux où, le front orné d'une couronne de bleuets, on aime à folâtrer sous les saules. Toujours à propos de la matière médicale, M. Manec jeune sert à ses lecteurs le passage suivant, qu'il nous dit, je ne sais trop pourquoi, avoir écrit le 27 avril 1855. C'est, comme chacun sait, le moment de l'année où la sève travaille et où commencent les joyeusetés du printemps. Le 27 avril 1855, M. Manec jeune soupirait ainsi dans le journal **le Papillon** :

« *J'en appelle à tous les hommes sensibles et particulièrement aux hommes mariés : quand on voit une jolie femme s'endormir à son côté, l'esprit bercé par de douces et tendres pensées, n'est-il pas naturel et n'est-on pas heureux de trouver sur sa physionomie les traces d'un aimable contentement et le* SOURIRE DU PLAISIR ? *Eh bien ! ces symptômes du bonheur n'ont pas trouvé grâce devant les homœopathes!* Ces terribles guérisseurs, dans leur rage d'effacer les symptômes morbides, et tout est morbide à leurs yeux prévenus, conseillent de combattre l'air riant par la *stramoine*, le rire par l'*alun*, et le sourire encore plus dangereux par le *galvanisme* ! Galvaniser une femme qui sourit en dormant !.... Mais quel danger y a-t-il donc là pour sa santé générale ?... Si elle est d'un caractère aimable, il n'y a rien d'étonnant à la voir sourire en songeant à son bonheur ou à son enfant, et il faut être bien homœopathe pour y voir le plus léger inconvénient. Si, au contraire, elle est d'une humeur acariâtre, pourquoi priver son mari d'un moment de repos ? J'en demande bien pardon à Messieurs les homœopathes, cette pratique ne prendra point en France ; jamais un médecin *français* ne profanera son art au point d'aller, sans utilité bien reconnue, remplacer sur une figure charmante les grâces du sourire par les grimaces convulsives que produit la pile voltaïque ; il n'y a que l'Allemagne, ce pays des revenants, des fantômes et de la danse macabre, où de pareils exemples puissent trouver des imitateurs. » (p. 216).

Est-ce bien vous, M. Manec jeune, vous un homme grave, qui rappelez à la raison ces rêveurs d'homœopathes, vous si pudibond alors qu'il s'agit de détails nécessaires et purement médicaux, qui devenez aussi léger, aussi folâtre, et qui, à propos de rien, vous livrez avec complaisance à ces peintures de boudoir. Serait-ce que vous seriez désireux de montrer aux lectrices du **Papillon**, toutes les facettes de votre style? Après les charges sur les cosaques à la façon de Fréderic le grand (style héroïque), les ressources d'une dialectique formidable, puis les injures et les diffamations, enfin les tableaux à la façon de Boccace.

Du grave au doux, du plaisant au sévère.

En vérité M. Manec vous excellez dans tous les genres et on ne peut se lasser de vous admirer. Mais puisque nous parlons de la dialectique formidable de M. Manec jeune, citons quelques-uns de ces arguments irrésisistibles dont il semble avoir le secret.

Après avoir cité un certain nombre de médicaments usités en homœopathie: *Aconitum*, *alumina*, *agaricus*, *arsenicum*, *aurum*, *belladona*, *bryonia*, etc, etc., suit une demi-page de de ces noms. M. Manec ajoute; « Vous me demanderez peut-être si le nom de tous ces médicaments se trouve reproduit à la suite de chaque variété du sommeil, ce qui serait aussi long que fatigant? Non, il n'en est pas tout-à-fait ainsi, et les écrivains de l'homœopathie qui sont des hommes à ressources, ont adopté un procédé laconique, fort agréable à l'œil, et qui offre en même temps l'avantage d'exercer d'une manière très-utile l'esprit du lecteur, forcé de deviner ces espèces d'énigmes. Par exemple, les substances dénommées plus haut s'écrivent comme il suit en homœopathie: *Acon.*, *alum.*, *agar.*, *ars.*, *aur.*, *bell.*, *bry.*, etc, etc. Ce n'est pas fort clair, mais c'est assez plaisant. Au fond, cette espèce de grimoire pourrait bien cacher un sens profond, quelque chose de cabalistique peut-être, qui contribuerait singulièrement à l'effet prodigieux de ces remèdes et des hautes dilutions. Ce sont là des secrets du maître, et je n'ai ni la prétention ni le loisir de chercher à éclaircir de pareils mystères.

entasse dans son livre, afin de se ménager de faciles attaques. Nous l'avons dit, toute la défense est ainsi faite, quand elle ne se compose pas de plaisanteries malheureuses. Citons, comme exemple, une des difficultés soulevées par M. Manec à propos de la pratique homœopathique :

« Je prends au hasard, dit-il, quatre médicaments polychrestes : la *belladone*, le *soufre*, le *lachesis* et le *lycopode*. La première de ces substances est le SPÉCIFIQUE, le *simile*, de 191 affections différentes ; le soufre, celui de 222 ; le lachesis, de 132, et le lycopode, de 113 (p. 164). — « ...... A quoi bon s'embarrasser dans une recherche toujours difficile du *simile*? Il n'y aura qu'à donner le premier médicament venu, et l'on peut être assuré qu'il se rencontrera toujours quelques-uns des symptômes de la maladie assez analogues aux siens pour qu'il les fasse disparaître (p. 175). »

Pour détruire tout cet échafaudage, observe M. le Dr Jousset, il suffit, comme presque toujours avec M. Manec, de rectifier les citations. Non-seulement M. Jahr (auquel M. Manec a emprunté une partie des chiffres précédents), ne dit pas que la belladone, le soufre, etc., soient les spécifiques de 191 ou de 222 maladies, mais il dit précisément le contraire. Voici la phrase de M. Jahr, phrase stéréotypée, à propos de chaque médicament, dans son *Manuel*, sous le titre d'*Avis clinique* : « Étant indiqué par l'*ensemble des symptômes*, ce médicament *pourra quelquefois être utile* dans l'un ou l'autre cas des affections suivantes. » (Chapitre *Aconit*). Ou bien « Se laissant guider par l'*ensemble* des symptômes, on verra les cas dans *lesquels on pourra consulter* ce médicament contre. » (Chapitre *belladone*), et il ajoute en note : « ..... Nous voulons dire que, dans les affections citées, le médecin pourra s'adresser à ce médicament, *non pour l'employer comme spécifique*, mais seulement *pour s'assurer, par la comparaison des symptômes, s'il y a réellement indication suffisante ou non pour y avoir recours*. Agir autrement, ce serait non-seulement le meilleur moyen de ne jamais obtenir de guérison, mais *ce serait aussi faire l'abus le plus déplorable de nos citations, abus contre lequel nous protestons une fois pour toutes, et pour tous les médicaments où nous avons donné une énumération pareille.»* (Note du chapitre *Aconit*).

Ici le démenti est jusque dans les mots : « Les médicaments *ne doivent point être employés comme spécifiques* dans les affections énumérées, mais seulement *consultés*. C'est M. Jahr lui-même qui a souligné ces membres de phrases pour montrer toute l'importance qu'il y attachait. La vérité ainsi rétablie, que devient la grande difficulté soulevée par M. Manec? un effort malheureux et peu sincère pour égarer le lecteur. Si l'on prend un mémorial thérapeutique quelconque, celui de M. Bouchardat, par exemple, on verra que l'émétique et l'opium ont été donnés dans à peu près toutes les maladies; serait-il, cependant, vrai de dire que M. Bouchardat indique l'opium ou l'émétique comme le spécifique de toutes les maladies? Non, sans doute, c'est cependant là le raisonnement de M. Manec contre l'homœopathie » (1).

Nous avons répondu aux objections de M. Manec qui méritaient d'être réfutées, citons en quelques-unes de celles dont son livre est plein et qui se réfutent elles-mêmes :

« A propos du réveil, dit-il, je ne saurais me dispenser de vous faire remarquer le nouvel exemple du changement radical que les homœopathes tendent à introduire dans les fonctions de notre économie. Le réveil est souvent accompagné d'une certaine envie, que nous appellions même un besoin, et que nous recommandions à nos malades de satisfaire, afin, disions-nous, d'éviter l'irritation de la vessie par le séjour trop prolongé du liquide, dont elle est le réservoir, et de prévenir dans cette poche membraneuse le dépôt des sels que ce liquide tient en dissolution. Précaution superflue! Un globule de digitale ou de morphine met à l'abri de tout accident celui qui ne veut pas s'astreindre à cet usage vulgaire de se débarrasser du superflu de la boisson. — Inutile d'ajouter que les crevasses, les ruptures de la vessie et autres désagréments de la rétention d'urine sont guéris du même coup. » (p. 208).

(1) Dr Jousset, *loco citato*.

documents, mais il commet d'étranges bévues; c'est ainsi que nous voyons figurer dans son livre, parmi les homœopathes, des médecins qui ne l'ont jamais été ; qu'il nous cite comme autorités homœopathiques, des auteurs que tous les médecins de cette école ont ouvertement condamnés, le tout afin de produire, à grand peine, une ou deux pauvres citations. A l'entendre, Hahnemann « mourut *pauvre* comme beaucoup de novateurs » (p. 8), et ailleurs il rapporte qu'il « a fini le cours de ses divagations dans une maison d'aliénés » (p. 205).

Or, il est bon de savoir qu'Hahnemann est mort à Paris, possédant une fortune considérable, ce qui n'ajoute rien à son mérite et à la valeur de sa doctrine ; mais ce qui montre comment M. Manec raconte l'histoire. Ajoutons encore qu'Hahnemann a conservé jusqu'au dernier moment sa belle intelligence ; il est mort entouré de sa famille pendant qu'il poursuivait encore ses immenses travaux scientifiques, et recevait les personnages les plus haut placés qui venaient de toutes les parties du monde le consulter. Mais, M. Manec, traite Hahnemann de pauvre fou. Quant à M. d'Amador, professeur de la Faculté de Montpellier, il ne prend pas même la peine de le discuter, c'est « un professeur ÉCLOS sous le ciel brûlant de l'Espagne » (p. 18). Nous arrivons enfin à M. Tessier, ce *rénégat* de l'école de Paris (*sic*), M. Tessier, qui s'est permis d'introduire l'homœopathie dans les hôpitaux de Paris, sans en avoir obtenu la permission de M. Manec jeune: « Est-ce par conviction ? se demande M. Manec ? est-ce par originalité ? est-ce par le désir de faire du bruit ou bien par suite de cette versalité d'esprit qui porte certains hommes d'une jeunesse orageuse et débraillée à se jeter dans un mysticisme outré, quoique la raison ni la morale n'approuvent ces déplorables compensations ? Je ne hasarderai à ce sujet aucune supposition, pour ne pas m'exposer à prêter à rire *au valet de chambre de M. Tessier*, qui en sait peut-être aussi long, à ce sujet, que celui de Sylla, sur l'abdication de son maître » (p. 146). Que vient faire le valet de chambre de M. Tessier en cette affaire ?

Il est une observation que nous devons faire à l'auteur des *Lettres sur l'homœopathie.* Avant d'entrer dans la polémique et de réfuter une doctrine, il faut être bien certain d'en posséder une soi-même qu'on puisse mettre à la place de celle qu'on cherche à renverser. Or, M. Manec n'a pas de convictions raisonnées, M. Manec n'a pas de croyances bien établies, M. Manec enfin n'a pas de doctrine. Non, il n'en a pas : voyez plutôt : Après avoir exalté à la page 22 de son livre, la *Médecine hippocratique, cette médecine perfectionnée par plus de vingt siècles d'expériences et d'observations*, etc., il nous donne à la page 28, la définition suivante de la maladie : « La maladie est pour nous un *fait matériel; c'est un changement* plus ou moins appréciable *dans un ou plusieurs de nos organes*, changement qui modifie les fonctions de ces organes et qui se traduit à nos yeux par des symptômes qui sont les signes de la maladie. »

Si je ne me trompe, nous voilà bien loin de ce qu'on est convenu de désigner sous le nom de *Médecine hippocratique.* Un des représentants les plus distingués de cette *médecine hippocratique* pour laquelle M. Manec paraît professer tant de vénération, M. le professeur Golfin, n'a-t-il pas écrit dans un ouvrage où il développe les idées de son école : « La cause efficiente *essentielle* de toutes nos maladies commence *par l'altération de la force vitale*, la lésion de la matière organique n'est que l'effet de cette altération.... Il est conséquemment exact de dire *altération des forces vitales et organiques.* (1). »

M. Manec nous répondra peut-être qu'il est allopathe, que sa doctrine est l'*Allopathie.* Mais alors nous lui demanderons de quelle allopathie il veut parler. Est-ce celle de M. Andral ou de M. Bouillaud, de M. Valleix ou de M. Chomel, de M. Ribes ou de M. Trousseau, de M. Lordat ou de M. Piorry?........ Quelle est son allopathie ? Y a-t-il une doctrine nommée allopathie ?

Les lettres de M. Manec ont paru dans un journal d'Agen,

(1) *Études thérapeutiques sur la pharmaçodynamie*, p. 102.

Ce procédé, presque hyérogliphique pour le vulgaire, d'écrire par abréviation les noms latins des remèdes, n'a pas peu contribué au succès des homœopathes, auprès des esprits superficiels. Cette pratique jointe à leurs habitudes, quand ils ne sont pas trop occupés, d'inscrire matin et soir, avec un soin minutieux et puéril, tous les phénomènes qu'ils observent chez le malade, tous ceux que celui-ci a remarqués lui-même, et enfin tout ce que peuvent raconter les personnes qui l'entourent, donnent aux médecins de cette école, aux yeux de certaines gens, les apparences d'hommes savants, de médecins consciencieux et de profonds observateurs. Rien ne plaît tant en général aux malades et n'est plus propre à nous gagner leur confiance que d'écouter avec une patiente complaisance le récit détaillé de leurs souffrances..... Le médecin homœopathe caresse avec un art infini cette faiblesse de ses malades, et il se fait du moins leur complaisant s'il ne peut leur être utile avec ses globules. Joignez à ce talent le goût général pour une thérapeutique qui n'offre ni remèdes désagréables à prendre, ni douleurs à supporter, et vous aurez le secret des succès de quelques homœopathes etc., etc., etc., » (p. 213 et suiv.).

M. Manec jeune ne s'arrête pas en si beau chemin, sa verve est inépuisable. Il passe avec un égal succès de la thérapeutique et de la matière médicale aux doses infinitésimales, des doses infinitésimales à la pathologie. Et à propos de pathologie citons l'argument qu'il oppose à l'individualisation des maladies.

« Oui, dit-il, les bons pathologistes n'ignorent pas plus que vous que chaque cas particulier de maladie présente quelque chose de spécial qui le distingue d'un autre cas de même nature; mais à leurs yeux ce n'est pas une raison pour se mettre en quête d'un médicament spécifique pour chacun de ces cas, car *ils voyent les habitants d'une ville assiégée, par exemple, se nourrir à peu près des mêmes aliments alors que chacun d'eux présente aussi une idiosyncrasie ou tempérament particulier* » (p. 62).

M. Manec jeune ne sachant plus à quoi s'en prendre, finit par reprocher à l'homœopathie de n'être pratiquée que par des médecins qui ont des noms étranges, ce qui paraît à ses yeux un crime abominable. Comment ne pas croire, en effet, que l'allopathie est la meilleure des doctrines, quand « on ne rencontre dans le camp opposé que des Ægidi, des Hirsch, des Helbig, des Héring, des Lux, des Mosthaff, des Trincks, des Paffer, des Kurtz, des Kopp, des Krestchmar, des Rau, des Rapou, des Rimbart, des Sach, des Schmid, des Staft, des Schrœen, des Stieglitz, des Shuler etc, etc!! Tous noms d'une grotesque étrangeté et bien dignes de l'obscurité profonde d'où les a tirés, pour un jour, leur cynique apostasie et la plus ridicule des excentricités !!! (p. 145). »

Vous demandiez des arguments, il me semble qu'en voilà. Si l'homœopathie résiste à celui-là, c'est que décidément elle a la vie dure. Répondez homœopathes, répondez si vous le pouvez ! M. Manec, en homme qui sait la valeur des choses tient du reste tout particulièrement au susdit argument, c'est là une de ses grosses pièces ; aussi y revient-il encore à la page 193. « Je ne puis laisser passer de nouveau ce nom fameux de Lux, dit-il, sans faire une remarque qui n'a peut-être pas échappé à votre esprit : c'est que les principaux apôtres des grandes excentricités de notre époque se distinguent tous par des noms assez bizarres et presque *calembouriques*. Ainsi le saint-simonisme compte dans son sein M. Bazard et M. Enfantin, *ce grand et beau jeune homme qui cherchait la femme libre sur les rives du Bosphore*. Le fouriérisme nous offre M. Considérant et l'honorable confrère M. Ordinaire, qui *cherchaient l'œil de l'esprit là ou vous savez*. L'homœopathie a M. Lux, M. Chargé et tant d'autres qui semblent ne pas savoir ce qu'ils cherchent. SINGULIÈRE ET TRISTE COINCIDENCE, QUI N'EST SANS DOUTE QUE LE PRÉSAGE DU SORT COMMUN QUI ATTEND TOUTES CES MISÈRES : L'OUBLI, L'OUBLI LE PLUS PROFOND ET LE MIEUX MÉRITÉ. » Ceci comme vous voyez, s'élève à la hauteur de la philosophie de l'histoire !...

Nous ne savons à quelle source M. Manec jeune a puisé ses

car pour cela il vous manque, premièrement une théorie qui rende compte du mode d'action des agents dits révulsifs; secondement, un ensemble de préceptes pratiques qui en règlent l'emploi. »

Et, comme pour joindre l'exemple au précepte, M. Malgaigne ajoute plus loin, dans le même discours :

« Je constate avec plaisir que les partisans des exutoires à demeure diminuent de plus en plus parmi les médecins. M. Jolly, dans un article sur la scrofule, dit que *bien des fois les cautères lui ont semblé occasionner cette maladie, mais non la guérir*. A la faculté, on discutait, il y a quelques jours, le sujet d'un mémoire pour le prix Corvisart. Je proposai le séton. « Et, où voulez vous qu'on étudie cela? me fut-il objecté: Est-ce dans votre service? » Oh non ! Mes collègues firent des réponses analogues à la mienne. Un seul me confia qu'il en appliquait quelquefois, mais il me défendit de le nommer ici, me menaçant de me démentir (longue hilarité). Pour ne pas m'y exposer, je tairai donc son nom. *Ce n'est pas*, dit-il *que j'y croie beaucoup, mais c'est un moyen qui agit sur l'imagination des malades ; il produit un effet moral* (*Rires*). »

Ce que M. Malgaigne a dit de la révulsion pourrait être appliqué avec autant de raison à la plupart des théories qui ont régné dans la science et qui sont tombées dans le mépris, tout en laissant après elles des conséquences pratiques toujours en honneur dans l'esprit des médecins. Presque toutes les médications décorées du nom de rationnelles nous offrent l'exemple de cette singulière contradiction. On ne croit plus aux théories qui leur ont donné naissance et on affirme pourtant qu'elles seules peuvent satisfaire la raison. Cette comédie se joue gravement, mais tôt ou tard la vérité se fait jour, et quelque sceptique railleur déclare *qu'il ne croit pas beaucoup à tel ou tel moyen, mais que ce moyen agit sur l'imagination des malades et qu'il produit un effet moral* (1).

M. Malgaigne s'adressant à la jeunesse médicale s'est encore écrié :

« Comme M. Bouvier, je m'adresse, pour obtenir de nouvelles lumières, aux membres de l'Académie ; mais, par de là l'Académie, je vois une génération nouvelle et je lui dis aussi : cherchez ; ne croyez jamais sur parole, pas plus M. Bouvier que M. Malgaigne ; regardez, pensez par vous-mêmes ; n'ajoutez foi qu'à l'expérience ; allez dans le service de M. Bouvier et voyez ce qu'il obtient du séton ; mais ; sachez-le, ce même M. Bouvier *ne sait en ce moment ni pourquoi, ni quand, ni comment il faut se servir de ce moyen* ; et ce qui le prouve, c'est qu'il fait appel à moi pour le lui dire, appel, certes, désespéré ! »

(1) Les partisans de la médecine rationnelle ne pourraient-ils pas trouver quelqu'autre drôlerie que le séton pour agir sur l'imagination de leurs patients ? Malheureusement pour ces derniers, cet exutoire ne se borne pas à produire des effets purement moraux. Nous lisons à ce sujet dans le *Dictionnaire de médecine*, t. 28, p. 319.

« Il peut arriver quelques accidents après l'application du séton, soit primitivement, soit secondairement. Une hémorragie peut suivre la lésion d'une petite branche artérielle.... La douleur, dans des cas rares, est très-vive et peut aller jusqu'à nécessiter la section complète de quelque filet nerveux ; on a vu même, lorsque les tissus musculaires et fibreux profonds avaient été intéressés, survenir l'accident le plus grave qu'on ait à redouter, le tétanos ; quelquefois, dès le lendemain, ou au bout de peu de jours, il peut se développer un érysipèle ou des abcès ....; enfin, on a vu survenir la gangrène de la peau, et dans ce cas, il a fallu supprimer le séton et mettre en usage le traitement général et local des affections gangréneuses. Un phénomène qui accompagne presque toujours le séton, surtout dans les premiers temps de son application, c'est l'engorgement des ganglions voisins, contre lequel, du reste, aucun moyen particulier n'est nécessaire. »

le *Papillon*. Les homœopathes de cette ville et particulièrement notre savant confrère, le docteur Andrieu, ancien professeur agrégé de la Faculté de Montpellier, pour lequel M. Manec jeune nous paraît avoir une *affection toute particulière*, ayant paru fort peu émus des attaques de M. Manec jeune, ce dernier les accuse de refuser la discussion. Le savant médecin de l'hôpital Beaujon, M. Tessier, vis-à-vis duquel M. Manec n'a pas craint d'employer la diffamation, répondra pour nos confrères d'Agen à cette insinuation. Aristote dit-il, demande quel est le plus sot, de celui qui trait un bouc ou de celui qui lui tient le baquet, c'est-à-dire de celui qui débite des sornettes en matières graves, ou de celui qui perd son temps à les réfuter sérieusement : *adhuc sub judice lis est.*

Les allopathes qui paraissent avoir vivement goûté les lettres de M. Manec jeune, l'ont supplié de les livrer à la publicité : « Plusieurs médecins recommandables de nos contrées, nous dit ce dernier à la fin de sa préface, qui nous honorent de leur amitié, *se méprenant sans doute sur la portée et sur l'utilité de notre travail*, nous ont demandé l'autorisation de le faire imprimer *aux frais du corps médical de ce département* afin d'en rendre la propagation plus facile. Cet honneur inattendu nous a trop flatté pour que nous ayons pu élever la moindre objection contre ce projet. » Allons, M. Manec, avouez-nous que vous n'êtes pas mécontent de votre livre et je puis vous assurer que les homœopathes en sont aussi très-enchantés.

Les lettres de M. Manec ont donc été publiées « sous le patronage des Médecins les plus recommandables du Lot-et-Garonne, auxquels se sont joints un grand nombre de leurs confrères des départements voisins » (p. 6). MM. les médecins qui ont pris l'initiative de cette publication ont adressé un prospectus à leurs confrères du midi de la France, où nous lisons : « Il (M. Manec jeune) a énergiquement interpellé à son tour les homœopathes qui sont restés muets. Pendant huit mois qu'a duré sa polémique (monologue serait le mot propre) il les a tenus ATTACHÉS AU PILORI DE LA HONTE ET DU

RIDICULE, SANS QU'ILS AIENT OSÉ RÉPLIQUER UN SEUL MOT!..... QU'AVAIENT-ILS A RÉPONDRE, D'AILLEURS, A CETTE RÉFUTATION NETTE, PRÉCISE, ÉCRASANTE, ÉCRITE AVEC TANT DE VERVE ET DE CLARTÉ? » Mais qu'a donc fait M. Manec jeune aux médecins de Lot-et-Garonne?.....

— Messieurs les médecins de Lot-et-Garonne « voulant donner à leur digne confrère un témoignage éclatant de leurs sympathies et de leur reconnaissance, ont pris la résolution de faire imprimer, à leurs frais, cette excellente critique, digne de rester dans l'histoire des hérésies médicales de notre temps.» Lecteurs vous souvient-il de certaine pièce de Skaskpeare ayant pour titre : *Beaucoup de bruit pour rien.*

Nous reproduirons, en terminant, l'appréciation suivante empruntée à M. le docteur Jousset :

« Les *Lettres sur l'Homœopathie*, publiées par M. Manec jeune dans un journal politique, nous offrent tous les caractères de cette critique de mauvais aloi : citations fausses ou détournées de leur sens véritable; inintelligence feinte ou réelle des problèmes à résoudre; injures, diffamations; dénonciations même au pouvoir et aux administrations; rien ne manque aux *Lettres sur l'homœopathie* pour en faire un pamphlet du plus mauvais goût, rien pas même cette tactique habituelle qui consiste à couvrir toutes les violences sous le voile de la liberté de penser, du respect de la tradition et de l'amour de l'humanité. *Aussi n'aurions-nous pas répondu à ces lettres, si elles n'avaient été éditées par les médecins du département du Lot-et-Garonne et si elles n'avaient emprunté à cette circonstance une sorte d'autorité.....*

Nous faisons un appel à la bonne foi des *médecins de Lot-et-Garonne*; nous les prions de considérer combien il est peu honorable de rester les éditeurs d'un livre qui contient des mensonges et des inepties; nous sommes persuadé qu'ils ont cru M. Manec sur parole et qu'ils protesteront avec nous contre la *mauvaise foi en matière de critique.* »

LUD. DE PARSEVAL.

www.ingramcontent.com/pod-product-compliance
Ingram Content Group UK Ltd.
Pitfield, Milton Keynes, MK11 3LW, UK
UKHW022318190726
13856UKWH00001B/69

9 782011 766267